儿童健康·营养·安全促进丛书

儿童健康促进方案

Health for Young Children：Promoting Wellness

（第2版）

原　著　Joanne Sorte，Inge Daeschel，
　　　　Carolina Amador
主　译　张　悦　王惠珊
译　者　（按姓氏笔画排序）
　　　　王　硕　王　燕　王惠珊　牛　贺
　　　　冯围围　苏余芬　张　悦　岳　青
　　　　赵晓非　徐　韬　徐轶群　唐　鹤

U0197071

北京大学医学出版社

ERTONG JIANKANG CUJIN FANG'AN (DI 2 BAN)

图书在版编目(CIP)数据

儿童健康促进方案 / (美)乔安妮·索尔特(Joanne Sorte),
(美)英奇·达舍尔(Inge Daeschel),(美)卡罗莱娜·阿马多尔
(Carolina Amador)著;张悦,王惠珊译.—北京:北京大学
医学出版社,2018.6
　书名原文:Health for Young Children:Promoting Wellness
　ISBN 978-7-5659-1676-2

　Ⅰ.①儿…　Ⅱ.①乔…②英…③卡…④张…⑤王…
Ⅲ.①儿童－保健－方案　Ⅳ.①R179

　中国版本图书馆 CIP 数据核字(2017)第 240222 号

北京市版权局著作权登记号:图字:01-2017-5351

儿童健康促进方案(第2版)

主　　译:张　悦　王惠珊
出版发行:北京大学医学出版社
地　　址:(100191)北京市海淀区学院路 38 号　北京大学医学部院内
电　　话:发行部 010-82802230;图书邮购 010-82802495
网　　址:http://www.pumpress.com.cn
E-mail:booksale@bjmu.edu.cn
印　　刷:北京强华印刷厂
经　　销:新华书店
责任编辑:董采萱　　责任校对:金彤文　　责任印制:李　啸
开　　本:789mm×1092mm　1/16　印张:14.75　字数:340 千字
版　　次:2018 年 6 月第 1 版　2018 年 6 月第 1 次印刷
书　　号:ISBN 978-7-5659-1676-2
定　　价:80.00 元

版权所有,违者必究
(凡属质量问题请与本社发行部联系退换)

原著作者简介

Joanne Sorte 是一名从业超过 35 年的幼儿专业人员，她在美国俄勒冈州立大学（OSU）获得了文学学士学位和人类发展与家庭科学理学硕士学位。她最初在美国华盛顿亚基马的 Home Base 项目中担任一名家庭指导员，从而开启了自己作为幼儿专业人员的工作生涯。后来，在华盛顿朗维尤洛尔哥伦比亚学院的学前项目中担任指导，并担任开端计划（Head Start）的家庭服务协调员。目前，在俄勒冈州立大学公共卫生和人类科学学院中担任高级教员。

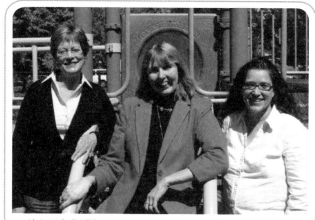

从左至右分别为 Joanne Sorte, Inge Daeschel 和 Carolina Amador

Joanne 在俄勒冈州立大学儿童发展实验室担任主任。该实验室推行一种多元化的早期教育项目模式，来自低收入家庭的儿童可以在俄勒冈启蒙教育幼儿园学龄前项目的支持下参与其中。有特殊需求的儿童可以与来自普通社区的儿童共同接受学前教育。Joanne 为儿童发展专业的实习生提供指导，进行毕业生督导，并为儿童发展和健康事业的研究提供条件。她还是俄勒冈开端计划协会（Oregon Head Start Association）中一名非常活跃的成员，曾经与 Inge Daeschel 合作编著了针对学前教育领域的干预方案《健康行动：获得健康的五个步骤》，并积极协助儿童早期教育机构与家庭共同改善儿童的健康状况。

Inge Daeschel 是一位拥有儿科营养学专业认证许可的注册营养师。她在美国纽约州立大学普雷兹堡学院取得了食品和营养学学士学位，曾在波士顿麻省综合医院完成了营养膳食实习，并获得诺克斯维尔田纳西大学颁发的营养学理学硕士学位。Inge 曾就职于杜克大学医学中心，起初担任儿童营养师，随后任首席临床营养师助理。该职位有助于其帮助家庭了解儿童在营养方面的需求。

后来，Inge 随家人搬到俄勒冈，并就职于科瓦利斯诊所（Corvallis Clinic）。她在俄勒冈州立大学儿童发展实验室和俄勒冈启蒙教育学龄前项目担任卫生和营养服务协调员，并在不久后接受了俄勒冈州立大学人类发展与家庭科学学院的指导员职位。同时，Inge 还是一名营养顾问，为一家地区医院、一项妇幼计划以及一系列开端计划（Head Start）提供服务。她在抚养儿童方面所拥有的专业技术是以其个人经验和职业经验为基础的，是在她抚养四个子女的过程中获得的（其中包括一名患有多种食物过敏的孩子）。她曾经与 Joanne Sorte 合作编著了一项干预方案《健康行动：获得健康的五个步骤》，旨在通过儿童早期项目中营养和身体活动的核心信息来提升他们的健康水平。

Carolina Amador，医学博士，是一名获得执业认证的儿科医师。她曾在希腊雅典的佐治亚大学获得语言病理学教育学士学位，并于奥古斯塔的佐治亚医学院获得医学学位，在美国摩根敦的西弗吉尼亚大学完成了儿科实习。她曾在西弗吉尼亚大学担任总住院医师，并在此建立了一个泌乳门诊，致力于为那些愿意母乳喂养的母亲们提供帮助。Carolina 还获得了美国西雅图华盛顿大学颁发的公共卫生硕士学位，专注于孕产妇和儿童健康。她与丈夫搬到了美国俄勒冈科瓦利斯，作为一名儿科医生工作了 10 年，目前受雇于一家社区卫生中心，其服务对象大多数是西班牙裔和流动工人。在担任基层儿科医生期间，Carolina 对儿童肥胖预防、健康差异和拉丁裔人口的健康产生了浓厚的兴趣。她热衷于参加倡导维护儿童健康的社区活动和组织，包括俄勒冈州立大学的俄勒冈启蒙教育幼儿园学龄前项目健康服务咨询委员会、本顿县健康体重和生活方式联盟、本顿县口腔健康联盟以及本顿县母乳喂养联盟。在多年的教育和医疗实践生涯中，她曾多次参加在厄瓜多尔、洪都拉斯、乌干达和马拉维举办的国际医疗活动。

本书献给我亲爱的父母 Jean 和 Burrell Godard，以及我的家人 Bruce，Cascade，Matt，Caden，Jerry，Misty，Isabelle，Nate 和 Sally，是他们教会我什么是营养、卫生保健和安全，以及户外玩耍的乐趣。

——Joanne Sorte

感谢我的丈夫 Mark 以及我的四个孩子 Ariel，Lea，Kimberly 和 Devin，他们的爱与支持是我完成这本书的动力。

——Inge Daeschel

真诚地感谢每一个孩子，他们为世界带来了智慧、勇气和欢乐。还要特别感谢为我带来平安、喜乐和惊叹的家人：Scott，Lucia，Oscar 和 Felix。

——Carolina Amador

译者前言

Nutrition, Health and Safety for Young Children: Promoting Wellness（第2版）一书是由美国俄勒冈州立大学的 Joanne Sorte 和 Inge Daeschel 教授以及本顿和林恩县社区卫生中心的儿科医生 Carolina Amador 共同编写的。这本书全面概述了儿童从出生到入学前在营养、卫生保健和安全方面的需要，旨在为教师和即将成为教师的人员提供实用、易于理解的信息，帮助他们在家庭式托儿所、儿童保育中心、幼儿园和学前班等儿童早期照养机构为幼儿服务。作者通过轶事、案例和真实的例子，帮助读者了解健康概念，熟悉教育环境，掌握保健策略。

原著全书一共有16章，涵盖健康促进、营养促进和安全促进三方面内容。每一章节都详细阐述了相关定义、影响因素、实践方法和政策要点，针对不同年龄、不同需求的儿童提出特定的学习活动和课程计划，为教师促进儿童健康发展提供了丰富、实用的资料。

本书的翻译工作由中国疾病预防控制中心妇幼保健中心儿童卫生保健部的十多名儿童保健以及相关学科的工作者通力完成。翻译后该书分为《儿童健康促进方案》《儿童营养促进方案》和《儿童安全促进方案》三个分册，分别围绕促进儿童健康的三个重要方面进行阐述。该书旨在为我国儿童保健工作人员以及托幼机构卫生保健服务人员提供详细了解国外托幼机构儿童保健工作的窗口，并为规范我国托幼机构群体保健服务提供参考。

在翻译此书的过程中，我们力求尊重作者原意，在正确理解的基础上做到准确达意，并且符合中文的书写和阅读习惯，以使这本书的全部内容能准确、通畅地为相关专业人员所迅速运用。

由于翻译人员众多，各人对原版书意思的理解可能存在不尽相同之处，故书中难免出现一些中文表达的缺陷甚至错误。在此，我们诚恳地希望读者能给予谅解，并不吝指正。

在组织翻译这本书的过程中，对于出版社编辑人员的精心校对、指正和不厌其烦的协调，我们在此深表感谢！

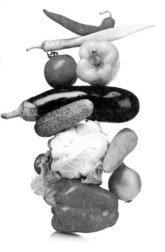

原著前言

对一名儿童早期发展工作者来说，这是一个既令人兴奋又充满趣味的时代！众所周知，儿童保健专业人员为儿童早期奠定健康基础发挥着重要作用，幼儿教师也在儿童学习和成长中承担着越来越重要的责任，这对儿童早期发展工作者来说既是吸引也是挑战。在本书的第2版中，我们邀请您一起探寻当今养育儿童需要面临的诸多挑战，例如儿童群体呈多样性发展、食物过敏的确诊越来越多、令人忧心忡忡的肥胖流行、百日咳病例的增多、人们更加关注托幼机构或学校中有特殊保健需求的儿童、儿童安全出现新的威胁、发展健康环境的意识在逐渐提升、儿童早期可持续发展策略的制订等。本书探讨的这些问题可以帮助儿童早期发展工作者理解儿童营养、卫生保健和安全之间的相互联系，并将这些知识灵活运用于儿童及其家庭。

本书 * 为读者提供了从出生到学龄期的儿童营养、卫生保健和安全需求的综合知识体系，内容中的案例、场景和相关问题能使读者如身临其境般站在专业的角度做出思考。本书为服务于儿童家庭看护、儿童保育中心、托幼机构、学校的儿童保健人员和教师们提供了充足的知识储备。

本书的目的是清晰、准确地为读者提供儿童健康相关的各种概念，帮助读者顺利完成相关工作，同时也提供了促进儿童健康发展的方法。读者深入了解促进儿童健康的基本方法后，应该能够掌握以下更进一步的技能：

与儿童及其家庭合作，共同促进儿童营养、卫生保健和安全。读者应了解婴幼儿营养、卫生保健和安全工作有赖于合作网络的支持，而您就是这个网络的一分子。

构建和实施适当的健康促进方法。读者能在实践中设计和应用与儿童年龄及发育水平相匹配的方法，以符合其发育水平、健康状况和语言发展的需求，并适合其家庭的文化习惯。

理解营养、卫生保健和安全对儿童发展的重要性。读者将在以下方面做好准备：

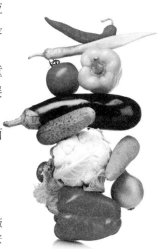

- 提供有益的营养，促进生长、发育和学习。

---

* 译者注：原著为单独一本，为便于中国的读者根据自身需求查阅相关内容，翻译后的中文版按原书的内容分为三个分册，分别是《儿童健康促进方案》《儿童营养促进方案》和《儿童安全促进方案》。

- 满足儿童个体的健康需求，制订有益于健康的教学活动，使儿童建立终生受益的良好习惯。
- 营造确保儿童身心安全发展的健康环境，为儿童打造激发求知欲、创造力和感知力的环境基础。

读者朋友，我们向您发出热情的邀请，如果您也珍视儿童早期健康，重视儿童生长发育，并愿致力于开发每一个儿童的潜能，使他们拥有健康、快乐、美好的未来，欢迎加入儿童早期发展工作者的队伍。

接下来，为您介绍本书第 2 版所更新的内容，以及如何使用本书去学习、观察和进行教学。

本版更新

- 来自美国各地的儿童早期发展专家们共同贡献了"项目经验"部分。这部分内容为读者介绍了来自不同社区的一些具体实践项目，展示了近年来为儿童和家庭传递营养、卫生保健和安全信息做出的努力和尝试。本书的每章都可以看到这个板块。

- 更新了近年来营养方面的重要进展，包括健康饮食计划（USDA My Plate）、《美国居民膳食指南》（*Dietary Guidelines for Americans*，2010 版）、2010 年"健康无饥饿儿童法案"（Healthy，Hunger-free Kids Act），以及基于最新婴幼儿喂养循证依据修订的学校午餐计划所做的重要改动等。

- 扩充健康实践方面的讨论内容，从而更适合教师使用。例如，纳入了健康筛查要点、常见感染性疾病特征、为有特殊保健需求的儿童制订学校管理策略以改善健康等内容。另外，儿童早期的社会交往和情感健康问题也广受关注，这一内容也纳入了"儿童心理健康"章节之中。

- 依据最新的临床实例更新了安全相关章节，如紧急预案、实施心肺复苏的新策略、引起广泛讨论的儿童虐待和暴力等。

- "伦理问题"板块描述了相关的具体场景，以激发读者从专业角度去思考实际问题，并探讨如何依据专业行为准则去实践。

- 提供了使发育特殊儿童和正在学习语言的儿童理解健康概念的方法，以确保所有的孩子都能够掌握健康知识。

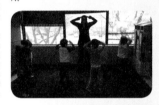

项目经验
培训健康指导教师

Tracy Moran 和 Tom Browning，Erikson Institute and Illinois Action for Children

在 2009 年 11 月，芝加哥市卫生局通过了一项联合决议，建议芝加哥以中心为基础的儿童保健中心实施新标准，目的是减少儿童肥胖的发生率，提高整体健康水平。具体而言，新的标准涉及限制儿童观看屏幕的时间、摄入低脂牛奶、减少含糖饮料，同时增加日常体力活动。

大家都认识到需要进行培训来解决全体儿童的健康问题。当地机构[1]合作起来，为早期儿童保健从业者提供培训研讨会。培训人员针对卫生和健康的挑战设计了头脑风暴和讨论。讨论的主题包括促进从业者成为健康模范、健康食品的可及性和可支付能力、社区的高发犯罪活动、父母的冷漠等。研讨会形成了全面深入的课程，旨在促进从业者加深关于儿童营养、体力活动、卫生和全面健康的知识和行为。

参与者提出了许多建议来促进体力活动，例如将塑料小球放在勺子上的接力赛、水瓶子保龄球、外出步行了解自然和环境，或者给每个孩子一个放大镜，让他们探索室外环境等。

在 9 个月内，5 名培训师开展了 87 次培训，有超过 1000 人参加。培训设立在城市的低收入社区以及郊区，均是方便利用公共交通工具到达的地方。课程使标准实施达到了高度一致，评估调查显示，超过一半的受训人员在培训前就达到了除牛奶以外的标准。28% 的

受训人员认为，低脂牛奶的标准是最难被认同和推广的，原因包括成本增加，以及儿童和（或）家长不认同。

其中一个受训者 Maria Salazar 说："在日常工作中，我开始把 2% 的奶改为 1%。最开始的时候我很担心，但是孩子们很容易接受这种变化。我让孩子们玩拼图游戏，这样他们每天就能活动得更多了。孩子们累了以后睡得更香了。我也会参加到孩子们的活动中去，我喜欢这样。"

[1] 包括 The Otho S.A. Sprague Memorial Institute、Erikson Institute、Illinois Action for Children、the Chicago Department of Public Health and the Consortium to Lower Obesity in Chicago Children

伦理问题

想象一下你想在班上组织"大家一起来做汤"的活动，要求每个儿童都带食物来加到汤中。对班级里家庭收入低的儿童来讲，带食物可能很困难。你会如何安排这个活动，使每个儿童和家庭的尊严与价值都得到尊重？

帮您理解健康概念

- 作者用叙述的方法，通过故事、病例和真实事件将健康概念具象化来帮助读者理解。每章开头的场景通常会展示一些关于教师、儿童以及家庭应对营养、卫生保健和安全问题的事例。这些场景通常会贯穿整章以体现教学的目标。

- 本书内容力求在营养、卫生保健和安全概念的教学过程中考量到文化背景，如素食、宗教、不同文化的饮食，以及如何为来自不同文化背景的儿童和家庭进行服务。

- 儿童心理健康是很独特的一章，探讨了当今儿童情感健康的需求 *。

- 强化概念和名词以增强教学效果，例如设置学习目标、核心概念和关键词表，并且在每章文末设有问题回顾、讨论以及实践要点等板块。

- 章节中设有特色主题，例如营养笔记、安全环节、政策要点和健康贴士，均为读者展示了当今的卫生保健、安全和营养问题。

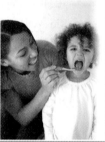

帮您为儿童讲授健康概念

- 在重新修订的第一章"你在儿童健康中的角色"[*]中，通过学习活动和日常课程为读者建立营养、卫生保健和安全的整体观念，并为需要在实践中创建学习活动的读者提供了活动计划模板。
- 每一章都为读者提供了健康相关活动教案，为不同发育阶段的儿童（婴儿、幼儿、学龄前儿童和学龄儿童）提供适当的课程。

健康探索　吃水果和蔬菜使我保持健康

学习产出：儿童将会从感官上对水果和蔬菜进行体验（触觉、嗅觉、味觉）。

关键词：触觉、嗅觉、味觉、结构、气味、香味、调料、食物名称、维生素、矿物质、纤维和彩虹的颜色名称。

安全性观察：注意儿童的食物过敏和限制，避免其再食用这些食物。准备食物时注意保证食安全以及避免潜在的食物窒息。在儿童参与时，注意清洁和安全问题。

婴儿和幼儿

- 目标：可以吃手指食物的婴儿和幼儿触摸、嗅闻、品尝水果和蔬菜。
- 材料：纸杯或塑料杯、盘子或托盘、水果和蔬菜（例如香蕉、浆果类、柑橘、绿色豆类、西葫芦、南瓜、胡萝卜、土豆）。
- 活动计划：将蔬菜煮软至可以用叉子叉起来，将食物切成许多小片，每片不大于1/4英寸（译者注：1英寸约为2.5cm）。对于婴儿和幼儿，根据其喂养计划对在某个时间提供食物。首先给他们熟悉的食物，然后再给一些新的食物让儿童探索。将切下来的小块食物放在碟子或盘子中并置于一个托盘上，用纸巾把碟盖盖住，使食物充满神秘感，请孩子们集合做游戏，告诉他们这里有很多水果和蔬菜，可以对应字母中的每一个字母。为儿童读书。读书时鼓励儿童说出水果和蔬菜，用语言引导儿童，"水果和蔬菜对我们的身体有好处。吃水果和蔬菜使我们感觉良好，为我们的身体提供所需要的能量保持健康，所以我们可以奔

们闻一下吧。"假装闻一下食物，然后后说："这个香蕉闻起来很香！让我们尝一下这个香蕉吧！"假装尝一下，然后说："这个香蕉尝起来很甜！"下一次尝试

- 如何调整活动：为正在学习英语的儿童制作卡片，描画出将要探索的食物，包括食物的英语和儿童母语的名称（如果需要，为所有的孩子用语言给出拼写），说出食物的英语和母语名称。帮助那些些有特殊发育需要的儿童，首先给他们洗干净并戴手套的手将食物送到儿童面前。根据儿童的需要提供足够的时间触摸、嗅闻和品尝食物，不要强迫儿童去尝试食物。用语言鼓励儿童尝试，"你正在通过触摸、嗅闻和品尝了解这些水果和蔬菜，这是学习的好办法。"
- 你达到目标了吗？儿童是否用触摸、嗅闻和品尝的方式探索着了提供给他们的食物？

感的事物。给孩子们一些时间去探索。确保每个儿童能准备好拿到杯子，并嗅闻、品尝提供的食物。不要强迫儿童触摸、嗅闻和品尝食物。

- 你达到目标了吗？儿童能够描述每一种食物的质地、气味和味道吗？儿童是否可以描述为什么吃水果和蔬菜很重要？

学龄前和幼儿园儿童

- 目标：儿童将会探索不同水果、蔬菜的结构、味道和气味，并学习为什么这些食物可以对儿童有好处。
- 材料：由Lois Ehlert编写的儿童读物《饮食字母表》(Eating the Alphabet: Fruits & Vegetables from A to Z)，书中描绘的6种新鲜水果和蔬菜、6个杯子、锡箔纸、餐纸巾、小盘子、勺、餐巾、餐盘或托盘。
- 活动计划：挑选6种食物，将他们切成一口大小的片，将各种食物放在碗中并置于一个托盘上，用纸巾把碗盖住，使食物充满神秘感，请孩子们集合做游戏，告诉他们这里有很多水果和蔬菜，可以对应字母中的每一个字母。为儿童读书。读书时鼓励儿童说出水果和蔬菜，用语言引导儿童，"水果和蔬菜对我们的身体有好处。吃水果和蔬菜使我们感觉良好，为我们的身体提供所需要的能量保持健康，所以我们可以奔

跑、游戏并能够强壮地成长。"叫出对中水果、蔬菜的名字，请已经尝试过这种食物的孩子跳起来。每叫到一种新的食物，就换一种运动，就换一起坐在桌旁。请儿童闻闻在锡箔纸碗中的食物，让他们通过闻来认识。然后，让孩子们拿开锡箔纸盖，发现杯子中的食物。揭开锡箔盖并传递服有食物的碗，邀请儿童品尝每一种食物，确认每种水果、蔬菜的味道。鼓励他们描述每一种食物的质地、气味和味道。通过语言：来肯定儿童的努力，"你正在通过触觉、嗅觉和味觉探索这些水果和蔬菜。"强调为什么吃这些食物很重要。

- 怎样调整活动：在班级中使用带有食物的图片，图片的食物名称用英语和儿童的母语标出。双语级中儿童所说的所有语言复述这种食物的名称，在用语言引导孩子们触摸、品尝和嗅闻食物时，同时用语作强化信息。注意一些孩子可能厌恶触摸某些食物或某种质

学龄儿童

- 目标：儿童将学习到健康饮食包括"半个盘子"的水果和蔬菜，他们能够辨认出非常有利于健康（富含维生素A）的水果和蔬菜的颜色组合，而且可以描述为什么水果和蔬菜是膳食中的重要部分。
- 材料："我的餐盘"迷你海报（获取网址：www.choosemyplate.gov/downloads/mini_poster_English_final.pdf），展示有许多水果和蔬菜的图片或海报，彩虹颜色的水果和蔬菜的卡纸，描画有有色彩明亮的水果和蔬菜的杂志图片（或水果和蔬菜的贴纸），白色的小纸盘，铅笔或标记笔，剪刀，胶水。
- 活动计划：将儿童聚集在一起，向他们展示"我的餐盘"迷你海报，简要回顾不同的食物分类，指出海报上展示的一餐健康的食物，其中包含盘子的一半水果和蔬菜，用语言告诉儿童这些健康食物的好处："水果和蔬菜中富含维生素、矿物质和纤维，这些物质对身体成长而言是非常必要的。"解释非常有利于健康的水果和蔬菜是深绿色、橙色或红色的，例如菠菜、西兰花、芒果、木瓜、哈密瓜、胡萝卜、红

薯、红辣椒和西红柿，邀请儿童用彩色的硬纸制作一个餐具盒。将一个小的纸盘粘在这个餐具垫上，请儿童用水果和蔬菜的图片填满半个小纸盘，颜色含彩虹为多个颜色。儿童可以剪贴图片，画出食物的图案，或写下食物的名称或食物的，并且用这个食物盘或食物组颜色的彩笔来写。提醒他们确保包括了深绿色和橙色和红色的食物。

- 怎样调整活动：在每一张七彩卡纸上用英语或班内儿童的母语写出每个颜色的名称，用班级中所有儿童的母语的发育水平。给儿童留出充足的时间制作，在剪出图片前，提供适合的剪刀，胶棒或胶带，准备提供水果和蔬菜的贴纸，帮助儿童完成活动。
- 你达到目标了吗？儿童能够用彩色的水果和蔬菜装满半个盘子吗？他们是否纳入了深绿色、橙色和红色的水果和蔬菜？他们能够说出为什么水果和蔬菜是健康的食物吗？

---

[*] 译者注：即《儿童健康促进方案》分册第一章。

致　谢

感谢参与审阅本书的各位专家：来自 Chattahoochee 技术学院的 Maria Abercrombie，来自 Laredo 社区学院的 Marilyn Cavazos，来自 J. S. Reynolds 社区学院的 Jennifer M. Cave，来自 Olive Harvey 学院的 Ivy Cobbins，来自 Allan Hancock 学院的 Karen Demchak，来自 Lake Sumter 社区学院的 Joanne Greata，来自 Northeast Lakeview 学院的 LeAnna Hale，来自 Lord Fairfax 社区学院的 Lori Killough，来自 Central Oklahoma 学院的 Janette C. Wetsel。他们反馈的宝贵意见使本书从形式到内容都在专业性方面得到加强。

感谢来自俄勒冈州立大学儿童发展实验室的学生、儿童以及儿童的家庭，还要感谢教职员工们所提供的专业建议。

感谢 Benton 和 Linn 社区卫生中心的员工，他们热心地为社区内贫困儿童提供服务，奉献了大量的时间和精力。

最后要感谢本书编辑 Julie Peters 和 Bryce Bell，是他们的鼓励、专业评鉴和支持使得本书能够成功出版。

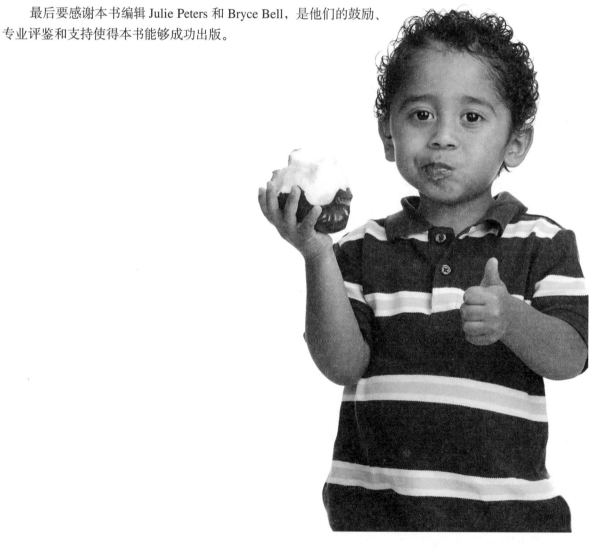

目 录

第一章

你在儿童健康中的角色

学习目标

1. 给健康下定义并描述营养、卫生、安全如何影响儿童健康。

2. 确定并讨论儿童健康的影响因素。

3. 制订一个合理的课程计划来教授健康概念。

4. 描述与家庭及社区工作者合作促进儿童健康的方法。

这是 Kaylee 家庭托儿所的午饭时间。Kaylee 在儿童早期发展专业获得副学士学位后，在照顾她的两个孩子的同时，开设了家庭托儿所，并将其作为她的事业。孩子们洗过手后，一起来到饭厅准备吃午饭。Kaylee 给 Dominique 准备了"墨西哥卷饼"和一勺炸豆及磨碎的奶酪。对大一点儿的孩子 Nancy，因为她牛奶过敏，Kaylee 给她准备了没有奶酪的玉米饼。随后，Kaylee 坐下来和孩子们一起吃。"豆子！"Dominique 说道。Kaylee 和孩子们一起为 Dominique 学会的新单词喝彩。

在小镇的另一边，Hector 正在幼儿园回收垃圾。当他走过一幢楼时，Hector 想起了 Zach，那个坐着轮椅去上儿童早教课程的孩子。Zach 患有一种不断加重的肌肉萎缩病。但 Zach 那令人赞叹的精神在 Hector 的脑海中挥之不去。今天，Zach 问鲸鱼能不能在北极的冰层下生存，但 Hector 不知道答案，所以他决定回家时到图书馆去，找本关于鲸鱼的书，以便他和 Zach 一起来研究一下。

在另外一个社区，Sharina 和 Amelia 拿着夹有安全检查表的书写板走过儿童游乐场地。他们在帮助检查儿童游乐区，这是旨在增加儿童户外活动的部落健康倡议的一部分。他们记录下运动器材下的地面是硬的，发现孩子们会把树皮扔过篱笆。他们开始为改善游乐场环境想主意、提建议。

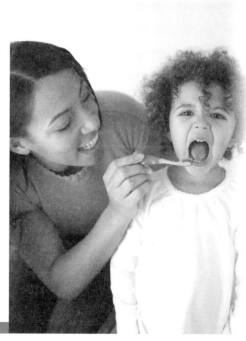

对儿童早期发展专业人员来讲，这是个激动人心的时代！各种关于生长发育的研究不断关注儿童早期发展对未来学习能力的重要性，老师在引导儿童发展方面的重要作用也越来越被重视和认可。老师在发展对儿童健康有益的营养、保健和安全的环境中的重要性仅次于家长。老师会在多种机构提供保健和教育服务，包括家庭儿童照养机构、托儿所、幼儿园、课后照养机构、夜间照养机构等。由于在最初几年，保健和教育是相互交织在一起的，所以我们把那些为儿童提供保健和教育的人统称为儿童早期教育工作者。

儿童早期教育工作者在很多方面有共同点。在开篇的例子中，每位老师都表现出对儿童特别的喜爱之情以及丰富的儿童发展知识。每个人都乐于承担照顾孩子的责任，包括：个性化规划、日常任务以及课堂管理。每个人都积极地接受有意义的挑战：在保证儿童安全的前提下提供促进学习的体验。这些措施的核心是每一个儿童的营养、健康和安全。本章描述了营养、卫生和安全的关系，提供了对儿童健康具重要影响的相关信息，对时下营养、卫生和安全的相关问题进行了探索，并讨论了通过老师讲授健康概念来影响儿童发育及未来潜能的重要途径。

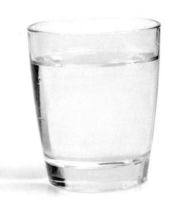

▎为儿童健康奠定基础

家庭成员、儿童早期教育工作者和社区成员共同组成了一个以人们的健康为目标的假想社区。健康是一种身体健康并且幸福的积极状态，常用健康、快乐、蓬勃发展等词汇进行描述。健康来源于健康的行为，包括进食营养丰富的食物、适当运动、充足睡眠。要获得健康需要得到一些资源，包括充足的食物、预防接种、卫生保健及安全的环境。儿童早期是为健康奠定基础的重要时期。在儿童早期学习有利于健康的行为对儿童获得良好的发展、建立学习能力都是至关重要的。

健康
保持健康和健康生活方式的积极状态

理解营养、卫生保健和安全之间的相互关系

良好的生长、发育及健康的生活方式是通过确保营养、卫生和安全达到的。每部分都对儿童的茁壮成长具有特定作用：

- "营养"包括营养素的摄入、消化、吸收，营养素之间的相互关系，以及它们对成长和健康如何发挥作用。为了儿童能够适宜生长，在最初几年，儿童的饮食，或者说是为了营养身体、支持其功能而摄入的食物和饮料，必须满足儿童的营养需求。提供安全、健康的食品是早教老师最基本的责任。

- "保健"关注身心健康，以及没有疾病。它是通过旨在预防和减少疾

饮食
为了营养身体、支持其功能而摄入的食物和饮料

病的生活方式来达到的。老师在这方面可以做很多工作，如鼓励家长带儿童进行预防接种、教孩子如何洗手以及何时洗手等。

- "安全"以保护孩子远离伤害为核心。这是通过减少意外伤害或不利环境因素暴露的可能性来实现的。老师可以通过创造安全的环境，采取适当的措施，以及监督儿童的安全互动等方式来提高安全性。

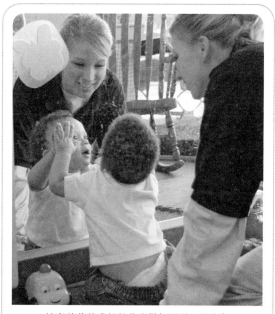

健康并茁壮成长的儿童做好了学习的准备

这些因素之间的相互关系很明显。一个因素的良好结果会对其他因素起促进作用，而一方面的不足也会影响其他方面。例如：

- 要保证食物健康，保存、制作及供应的条件必须卫生、安全。
- 当儿童进食安全、卫生的食品时，他们的身体得到了理想发育（包括学习在内）所需的营养。健康的饮食也增强了孩子抵御疾病及患病后康复的能力。
- 健康的儿童身体强壮，能够以协调、安全的方式玩耍。一个健康的、营养全面的儿童在学习时注意力更集中，能更好地学会安全规则及保健方法，如进食健康食品。

某些方面的相互联系是很复杂的。例如，儿童时期的营养会影响成年后的疾病发生风险（Faulk & Dolinoy，2011；Simopoulos & Milner，2010）。从孕期开始，饮食就通过影响特定基因的表达来决定儿童未来健康与否的倾向（*Nutrition and the Epigenome*，2012）。在胎儿期、儿童早期、青春期、老年期，饮食都可以影响基因功能，并对健康产生正面或负面的影响（Dolinoy，Das，Weidman，& Jirtle，2007）。例如，母亲在孕期的饮食和增重率、婴儿的出生体重和婴儿期饮食都可以预测孩子成年后患慢性病的风险。研究认为，这些因素会引发基因表达的表观遗传学改变（由外界因素而非基因本身导致的改变），增加了儿童未来患肥胖症、糖尿病、心脏病、癌症等疾病的可能性（Dolinoy et al.，2007；Simopoulos & Milner，2010；Wang et al.，2012）。

老师们普遍认识到营养、卫生和安全之间关系的重要性，并通过课堂活动来促进关系的正向发展。他们知道在早期发展过程中需要进行健康行为的学习。同时，老师们还：

- 与儿童家长们共担责任，提供对婴幼儿来说尽可能最好的营养，以满足儿童的营养需求，同时避免儿童未来患慢性病。

- 促进积极健康的行为，并通过提供信息、家访等，帮助确定儿童健康服务的缺口。
- 确保孩子们在儿童早期照养机构的安全体验。

　　老师在儿童生命中产生的影响的确是十分重要的。在开篇实例中，每个老师都会通过实现儿童早期计划中的营养、卫生和安全目标来把握住机会。Kaylee 根据不同年龄的饮食需要，制作了满足不同儿童需求的营养午餐。Hector 不只关注 Zach 的健康，还通过带来新书同 Zach 一块学习、探索来满足他的好奇心。Sharina 和 Amelia 全面检查操场的安全问题，考虑到了鼓励适当户外运动（如球类运动）所需的支持。要把健康方案付诸实践，就需要老师们注意了解当前形势，以及在儿童早期计划中影响营养、卫生和安全的各种问题。

认识营养服务的发展趋势

　　在生命早期的几年，良好的营养对预防疾病和促进健康具有重要作用，这一点正重新受到重视。目前，影响儿童营养健康的发展趋势和指南都把重点放在超重和肥胖的预防，以及儿童健康饮食的重新定义上。

肥胖流行

超重

可能会导致肥胖的脂肪过多状态，衡量标准为体重指数位于第 85 到第 95 百分位数之间

肥胖

会影响健康的脂肪过度积聚的疾病状态，衡量标准为体重指数大于第 95 百分位数

　　在美国，**超重**或**肥胖**儿童的数量自 20 世纪 70 年代起以惊人的速度增长。2 ~ 5 岁儿童的肥胖率从 20 世纪 70 年代的 5% 上涨到 2004 年的 14%，到 2010 年一直保持在 11% 左右；同期 6 ~ 11 岁儿童的肥胖率也从 6.5% 上涨到 19%，之后保持在 19% 左右（US Department of Education，2011；Odgen & Carroll，2010；Ogdan, Carroll, Kit, & Flegal，2012）。儿童青少年的肥胖高发被定义为肥胖流行。由于儿童青少年肥胖或超重与后来严重的健康问题息息相关，所以肥胖流行已经引起了人们的普遍关注。

　　肥胖的发病率在州与州之间有区别，甚至一个州内的城市之间也不一样。低收入家庭学龄前儿童肥胖的发病率最高，平均每 7 个儿童就有 1 个为肥胖。不同种族和民族间肥胖率也各不相同。2009 年，肥胖发病率最高的是美国印第安人和阿拉斯加土著儿童（近 21%），之后依次是西班牙裔（18%）、非西班牙裔白人（12%）、非西班牙裔黑人（12%）和亚洲 / 太平洋岛屿儿童（12%）（CDC，2012）。

　　多种因素与肥胖流行有关。家庭饮食行为因素包括吃零食多、不在家吃饭、饮食份量较大等（Let's Move，2012）。这些饮食习惯是不健康的，因为零食和方便食品都是高糖、高脂肪、高能量的。同时，体力活动相关的生活方式也与此有关。静坐活动的增加使能量消耗减少，例如坐着看电视、玩电脑游戏等（American Psychological Association，2012；Council on Communications and Media，2011）。老师们还报告说儿童的活动越来越

少，因为他们花更多的时间在桌面活动而不是户外活动上（Sorte & Daeschel，2006）。综合起来看，高能量饮食和低能量消耗已经导致了更多的儿童超重和肥胖。这一趋势会使幼儿的健康结局变差。

尽管认识到了肥胖的问题，有些人还是觉得关注幼儿的肥胖问题太严苛了。此外，许多州在认证儿童保育中心时并没有涵盖鼓励健康饮食和体力活动的内容（CDC，2012）。因此，老师们必须运用他们的专业技能来设计课堂营养和运动方案，以教给儿童健康的行为习惯，帮助他们健康成长（图 1-1）。

重新定义儿童膳食

关于在儿童早期满足儿童特殊营养需求以及促进健康饮食习惯，卫生行政部门的认识正在逐渐提高。已经开发了多种资源来帮助老师和家长，以为儿童目前及未来的健康助力。

《美国居民膳食指南 2010》　美国农业部、卫生部、人类服务部通过《美国居民膳食指南 2010》（U.S. Department of Health and Human Services & U.S. Department of Agriculture，2011）来促进美国民众的营养行为。该指南明确了儿童青少年的特殊营养需求，提供了基于证据（即循证）的饮食和体力活动的建议。

膳食营养素参考摄入量（Dietary Reference Intakes，DRIs）　国家医学研究所通过 DRIs 对美国的营养素摄入进行指导，提供了对儿童健康发育意义重大的维生素、矿物质、能量等的推荐摄入范围。

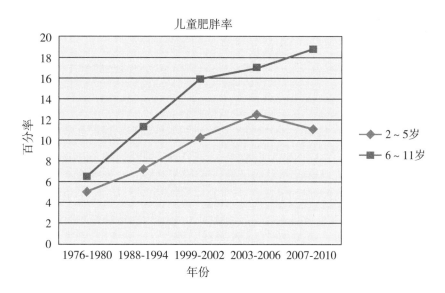

图 1-1　**儿童肥胖变化趋势**

来源：National Center for Health Statistics. Health, United States, 2011: With Special Feature on Socioeconomic Status and Health. Hyattsville, MD. 2012. http://www.cdc.gov/nchs/data/hus/hus11.pdf#075 and Ogden, C. & Carroll, M. (2010). Prevalence of Obesity Among Children and Adolescents: United States, Trends 1963-1965 through 2007-2008. NCHS Health E-Stat.Retrieved June 2012 from http://www.cdc.gov/nchs/data/hestat/obesity_child_07_08/obesity_child_07_08.htm#table1.

我的餐盘（My Plate）"我的餐盘"是由美国农业部开发的新工具，能帮助美国人直观了解膳食中应该安排的五类食物的比例（包括蛋白质、水果、蔬菜、谷物和乳制品）（U.S. Department of Agriculture，2011）。"我的餐盘"就像之前的食物金字塔，旨在以易于理解的简单形式展示美国居民膳食指南的关键信息。该膳食指南有助于家长和老师理解该给孩子吃什么来维持孩子的健康，并促进儿童养成良好的饮食习惯。

儿童喂养指南   为儿童营造积极营养环境的指南也在继续完善中。喂养指南考虑了食物是如何呈现给幼儿的，描述了老师和家长的角色及责任，确保食物干净、安全，重申了儿童具有选择吃什么和吃多少的权利。各种卫生机构、专业机构和政府组织都参与了儿童喂养指南的制订。例如，开端计划（Head Start）、国家婴幼儿教育协会（National Association for the Education of Young Children，NAEYC）、美国农业部儿童及成人食品保健计划（CACFP）和美国全国学校午餐计划（NSLP）等儿童营养计划等，提供了关于婴幼儿喂养的特殊建议。理解关于营养的基本概念和婴幼儿喂养的循证建议可帮助老师们奠定理想营养的知识基础，这是健康的重要组成部分。"项目经验"讨论了一种协作方法，来实施循证的解决儿童肥胖的策略。

了解当前儿童保健面临的问题

在通常的认识中，卫生保健是建立在预防疾病和治疗疾病的基础上的，然而仍然有许多儿童未能获得基本的医疗保健服务。目前的努力都集中在解决这个问题上，包括：确定健康指标、探索卫生保健的差距、了解儿童心理健康的作用、明确在早期教育中纳入具有严重健康问题的儿童的重要性。

健康的指标

从 1997 年开始，联邦政府各机构开始通过儿童与家庭统计联邦多部门论坛（Federal Interagency Forum on Child and Family Statistics，FIFCFS）发布儿童和家庭健康报告：《美国儿童概况：关键的国家幸福指标》[（Federal Interagency Forum on Child and Family Statistics（FIFCFS），2012]。这些指标帮助我们了解，为确保每个儿童都有健康成长的机会，我们必须克服的挑战。这些指标在后面进行了讨论。

医疗保险   医疗保险覆盖率是一项重要指标，可以说明家庭是否能够获得预防保健，以及当孩子生病或受伤时是否可以获得治疗。在 2010 年，730 万名 0 ~ 17 岁儿童（占近 10%）在某段时间没有任何形式的健康保险（FIFCFS，2012）。没有医疗保险的家庭更有可能由于成本过高而放弃预防保健服务，或者会延迟治疗，直到疾病进展到一定程度。

项目经验

培训健康指导教师

Tracy Moran 和 Tom Browning，Erikson Institute and Illinois Action for Children

在 2009 年 11 月，芝加哥市卫生局通过了一项联合决议，建议芝加哥以中心为基础的儿童保健中心实施新标准，目的是减少儿童肥胖的发生率，提高整体健康水平。具体而言，新的标准涉及限制儿童观看屏幕的时间、摄入低脂牛奶、减少含糖饮料，同时增加日常体力活动。

大家都认识到需要进行培训来解决全体儿童的健康问题。当地机构[1]合作起来，为早期儿童保健从业者提供培训研讨会。培训人员针对卫生和健康的挑战设计了头脑风暴和讨论。讨论的主题包括促进从业者成为健康模范、健康食品的可及性和可支付能力、社区的高发犯罪活动、父母的冷漠等。研讨会形成了全面深入的课程，旨在促进从业者加深关于儿童营养、体力活动、卫生和全面健康的知识和行为。

参与者提出了许多建议来促进体力活动，例如将塑料小球放在勺子上的接力赛、水瓶子保龄球、外出步行了解自然和环境，或者给每个孩子一个放大镜，让他们探索室外环境等。

在 9 个月内，5 名培训师开展了 87 次培训，有超过 1000 人参加。培训设立在城市的低收入社区以及郊区，均是方便利用公共交通工具到达的地方。课程使标准实施达到了高度一致。评估调查显示，超过一半的受训人员在培训前就达到了除牛奶以外的

标准。28% 的受训人员认为，低脂牛奶的标准是最难被认同和推广的，原因包括成本增加，以及儿童和（或）家长不认同。

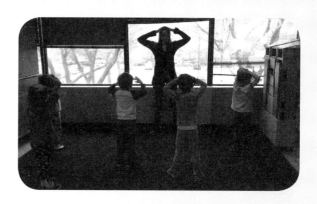

其中一个受训者 Maria Salazar 说："在日常工作中，我开始把 2% 的奶改为 1%。最开始的时候我很担心，但是孩子们很容易接受这种变化。我让孩子们站着玩拼图游戏，这样他们每天就能活动得更多了。孩子们累了以后睡得更香了。我也会参加到孩子们的活动中去，我喜欢这样。"

[1] 包括 The Otho S.A. Sprague Memorial Institute，Erikson Institute，Illinois Action for Children，the Chicago Department of Public Health and the Consortium to Lower Obesity in Chicago Children

有日常医疗提供者　有确定的、可及的卫生保健服务来源的家庭（有时称为医疗家庭）更有可能获得预防保健及治疗服务，以确保良好的健康。在没有常规医生的情况下，家庭可能在急诊室或通过其他渠道获得服务，但这些机构均缺乏医疗记录及对儿童疾病史的了解。2010 年，5% 的孩子没有常规医生（FIFCFS，2012）。

口腔健康　口腔卫生保健，包括日常刷牙和专业牙科护理，是一般健康的重要指标。1 岁以上的儿童应该每年进行一次口腔检查，然而许多儿童都没有看过牙医。2010 年，2 ~ 4 岁的儿童和 5 ~ 17 岁儿童中，分别

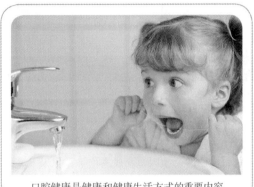

口腔健康是健康和健康生活方式的重要内容

有 48% 和 15% 在过去的一年内没有做过口腔保健护理（FIFCFS，2012）。这应该引起重视，因为蛀牙是儿童最常见的疾病。若口腔问题得不到处理，会对儿童的健康、学习和能力发展都产生负面影响。

儿童期预防接种　预防性保健服务包括接种可预防疾病的疫苗。2009 年，19 ～ 35 个月的儿童中有 70% 接受了推荐的预防接种。这意味着剩下的 30%，也就是高达 800 万名儿童，未获得针对可预防疾病的保护（FIFCFS，2011）。

卫生保健差异

卫生保健差异是指部分儿童个人或群体在疾病风险上不平等，不能获得适当的卫生保健。生活在贫困地区、属于少数民族、父母为青少年的儿童具有最高的健康不平等的风险。贫困儿童通常没有什么医疗保险，也没有常规医生。他们往往更容易患口腔疾病，也很少进行预防接种。

儿童的心理健康

婴幼儿的心理健康是一般健康内容的一部分。心理健康被认为是健康整体和健康生活方式的关键部分——不仅仅是没有疾病或残疾。它包括社会情感的健康，以及应对社会生活、发挥作用的能力。美国婴幼儿心理问题的发生率之高已被认为是当今美国的一个危机。6% 的家长说他们的孩子有严重的情绪行为问题（FIFCFS，2012）。大多数幼儿心理健康问题并未被解决。原因包括：心理保健服务可及性差、疑似诊断为心理疾病时带来的耻辱感、缺乏具有婴幼儿服务专业知识的心理卫生咨询师等（World Health Organization，2010）。心理健康问题不解决会带来疾病或伤害的风险，而且限制了儿童回归正常生活的机会。

接纳有严重健康问题的儿童

相比从前，儿童早期教育机构服务了更多具有特殊健康问题的儿童。哮喘和食物过敏变得越来越普遍。例如，17 岁以下的儿童有 9.4% 被诊断为哮喘（700 万），有近 5% 有严重的食物过敏（Bloom，Cohen，& Freeman，2011）。服务对象中糖尿病儿童越来越多，同样有其他不确定健康需求的儿童也越来越多，如铁缺乏、肥胖或有其他健康问题者。这一趋势增强了对老师进行培训和支持的重要性，使其有效管理儿童的特殊卫生保健需求。对教师来说，充分了解儿童特殊的健康问题并了解如何在学校解决，这是十分重要的。为此，鼓励儿童早期照养机构与卫生保健专业人员合作，以此作为为有特殊卫生需求儿童制订适宜服务计划的资料。在开篇的实例中，Hector 展示了他能轻松处理 Zach 的特殊健康问题。就像他鼓励 Zach 对鲸鱼的好奇心时所展示的，Hector 证明了他能够透过 Zach 的健康问题观察到他的内心。

识别儿童安全方面的突发事件

儿童在家庭及儿童早期照养机构的安全与儿童健康息息相关。涉及儿童安全的紧急问题包括儿童活动场所的安全管理、规范指导方针的实施，以及针对灾害的预案。

安全管理

近几年，大家开始越来越关注儿童早期照养机构的安全性。儿童在整个社区的多个空间中活动，有些活动区域会面临特定的安全挑战。儿童家长也会带来压力，需要向他们解释所采取的安全措施能够确保没有人可以把他们的孩子从活动场所带走。这里常涉及的是离异父母之间的监护权问题。虽然大多数地方都有一些方法限制其他人进入，但并不是所有机构都安装了密码锁等安全装置。这个问题还会继续被探讨下去，因为家人和老师仍担心这些安全装置是否能真的确保儿童的安全，以及这些装置是不是会过度，以至于破坏儿童活动的舒适环境。

规范指南

儿童照养和教育机构的认证条例不时出台，以应对新出现的儿童安全风险。对最高人数限制、成人 - 儿童比例、儿童监护的法规、工作人员和志愿者的犯罪背景审查步骤等规定要定期进行回顾，以确保充分满足儿童的安全需求。

许多国家的认证机构都在实行信息透明化，让公众了解对认证机构进行投诉的方法。这鼓励个人报告儿童机构中可能对儿童有害的不安全环境和问题，也是管理指南鼓励社区参与改善儿童安全的一种方式。

儿童玩具的设计和材料也引起了越来越多的关注。有毒油漆、可能导致窒息的小零件、吞食后会带来危险的小磁铁等可能的风险致使玩具被召回，并促进了新的儿童产品安全标准的制定。"安全环节"中是一个例子。这些变化趋势要求老师们持续关注因安全问题而召回的新闻、安全行为以及潜在的儿童设施安全问题。美国消费品安全委员会发出的警告是一个好开端。

应急管理计划

过去十年的灾害和突发事件增加了人们对制订婴幼儿应急管理计划必要性的认识。自然灾害如极端天气，人为灾难如化学品泄漏或是有目的的袭击，这些都不幸地列在安全管理规划的最前沿。加上参加半日或全日制

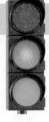

安全环节　　管理玩具安全的法律挑战创新

《消费品安全改进法案 2008》禁止销售包含以铅为主要成分的部件或含有多种化学物质塑料部件的玩具产品。生产商必须证明玩具符合法律要求，这需要独立的实验室测试，以证明每一个玩具组件都符合指南要求。规范玩具安全性的法律旨在消除危险的儿童游戏产品给儿童带来的危险，但有些人认为这会使玩具生产限定在大规模生产的商业化产品内，而非由教育机构用创新的或传统工艺材料制作的玩具。

来源：Consumer Product Safety Act，as Amended H.R. 2715，Public Law 112–128（August 12, 2011 Version），retrieved April 9, 2012, from www.cpsc.gov/businfo/cpsa.pdf.

教育的儿童越来越多，制订儿童安全受到威胁时的反应机制是十分必要的。同时，还应该确保教师和儿童的活动场所与社区联系在一起的，这样才能使应急管理计划全面覆盖。

通过国家倡导支持健康

　　幼儿教师、家庭成员、卫生专业人员和政策制定者合力通过政策和国家倡议来促进儿童健康。这些努力都是基于寻求一种使民众共同预防和干预疾病的公共卫生方法。鼓励个人学习和实践积极的健康行为，社会负责建立促进个人及社区健康的政策和实践。"政策要点"强化了这一概念：儿童的健康发展有助于国家强大。几个国家性的倡议促进了对儿童健康的关注。每个倡议都着眼于个人和社会的共同努力。这些都是公民和政府共同努力以满足全民健康需求的案例。

《健康居民 2020》

　　《健康居民 2020》是一个始于 1979 年的倡议，现在重新掀起了促进全国人民健康和福祉的新浪潮。它围绕循证实践中获得的健康目标来策划，其目标是帮助所有年龄的人群：

- 获得高质量的生活、更长时间的寿命，免于疾病、残疾、伤害和过早死亡。
- 实现健康公平，消除贫富差距，改善各群体的健康状况。
- 创建促进健康的社会和自然环境。
- 提高生命全周期的生活质量，促进健康发展和健康行为。
  [美国卫生与公共事业部（U.S. Department of Health and Human Services, HHS），2012]

　　为了实现这些目标，《健康居民 2020》提出了 42 个主题和 28 个健康指

图1-2　《健康居民2020》中旨在改善儿童营养、保健和安全的主题

- 获得高质量的卫生服务
- 临床预防服务
- 环境质量
- 伤害和暴力
- 孕产妇和儿童健康
- 心理健康

- 营养、体育锻炼和肥胖
- 口腔健康
- 生殖和性健康
- 健康的社会决定性因素
- 物质滥用
- 烟草

来源：Healthy People 2020 by the U.S. Department of Health and Human Services, retrieved March 21，2012，from www. healthypeople. gov/2020/.

标重点领域，并在其中设计了 600 个目标。图 1-2 列出了与婴幼儿保健和教育有关的主题。这一倡议邀请全社会，从个人到组织，都把目标融入到日常生活中去。以这种方式，该项目产生出多种改善儿童和家人健康状况的方式。

2010 健康无饥饿儿童法案

该法案重新授权了一些政府的儿童营养计划，如全国学校午餐和早餐计划以及儿童和成人保健食品项目。它指导农业部（USDA）改善低收入家庭儿童的健康食品可获得性，通过要求学校和儿童机构提供更健康的食品选择以解决儿童肥胖问题，通过 WIC 计划扩大对母乳喂养的支持。它还包括了餐费报销率的增加，这是 30 年以来的头一次。这一立法代表联邦政府做出了这样的承诺：提高健康食品的可及性，教育儿童做出健康的食物选择，教会儿童可以提高一生健康水平的良好习惯（USDA，2012）。

国家行动呼吁

"国家行动呼吁"（National Call to Action）是美国健康与人口服务部（HHS）通过促进美国人的口腔健康和消除疾病来提高美国人健康水平的一个计划（HHS，2003）。该计划通过公共和私人团体的合作而得以启动，这些团体认为口腔健康是至关重要的。口腔健康是指牙齿、牙龈和口腔所有方面的健康。美国卫生局局长把口腔健康问题形象地描述为"沉默的流行病"，会影响包括贫困儿童、部分种族以及少数民族在内的弱势群体（HHS，2003）。社会各个阶层的合作伙伴都面临着改善健康状况的挑战：

口腔健康
包括牙齿、牙龈和口腔的所有方面的健康

- 促进口腔健康；
- 改善生活质量；
- 消除口腔健康差距（HHS，2003）。

行动的重点集中在鼓励大家提高对口腔健康重要性的认识，以及克服获得口腔保健的障碍。

美国健康儿童保健

美国健康儿童保健是美国儿科学会倡导的一项旨在提高家庭之外儿童保健中的早期教育、健康和安全的举措。这项举措呼吁家庭、儿童早期教育工作者和卫生专业人员合作，帮助孩子以健康的状态进入学校，做好学习准备。该计划的目的包括：

- 增加预防保健服务的可及性；
- 确保客观外界环境的安全；
- 促进所有儿童的家庭医疗。

美国健康儿童保健可作为为儿童保健工作人员和家庭提供健康和安全材料的资源。它与 HHS 妇幼保健局资助的项目合作，提供技术支持，提高儿童对卫生保健服务的获得性（American Academy of Pediatrics，2007）。美国健康儿童保健的核心观点是儿科医生和其他社区工作人员可以作为一个团队进行协作，开发有助于儿童的综合服务。

儿童保健的国家健康和安全执行标准

国家卫生与安全资源中心儿童保健和早期教育项目是 HHS 妇幼保健局的一个机构。该资源中心负责改善美家庭外儿童保健机构的健康和安全。为了实现这一目标，该中心为家庭和儿童保健工作人员提供了一个资源，称为《照顾我们的孩子——国家健康和安全执行标准：家庭外儿童保健项目指南》。图 1-3 列出了该资源的一个范例。该指南是与美国儿科学会和美国公共卫生协会合作制定的。它们可直接作为婴幼儿的服务标准、婴幼儿项目的许可指南，也可作为政策制定的资源。

国家儿童研究

国家儿童研究是调查环境对幼儿健康和发展的影响的项目。有数家联邦机构参与该项目，包括美国国家卫生研究院（National Institutes of Health，NIH）和美国环境保护署。该项目对来自美国各地的 100 000 名儿童从出生追踪到 21 岁。这项研究的目标是：

- 改善儿童的安全与健康；
- 深入了解各种因素对健康和疾病的影响（National Institute of Child Health and Human Development，& National Institutes of Health，NIH，2012）。

国家儿童研究将揭示自然和社会环境、生物、遗传、心理因素对儿童

> **图1-3 国家健康与安全资源中心儿童保健和早期教育项目提供的健康和安全资源**
>
> - 家庭指南，包括可选择的儿童保育和早期儿童项目的质量指标
> - 指南出版物，例如《照顾我们的孩子——国家健康和安全执行标准：家庭外儿童保健指南项目》，提供了典型的和特殊保健情况下的标准，比如照顾具有特殊发展需求的儿童、运送儿童、药物管
> - 理等
> - 网络资源，比如 Healthy Kids Healthy Care
> - 儿童保育信息的链接
> - 对常见问题的解答
> - 国家认证信息

来源：American Academy of Pediatrics, American Public Health Association, National Resource Center for Health and Safety in Child Care and Early Education. 2011. Caring for our children: National health and safety performance standards; Guidelines for early care and education programs (3rd ed.). Elk Grove Village, IL: American Academy of Pediatrics; Washington, DC: American Public Health Association. Also available at nrckids.org.

成长和发展不同阶段的影响，有助于深入理解这些因素对健康和疾病的影响。这项研究的结果将影响卫生实践和政策的发展，而政策会引导个人和机构实践以及政策发展，以改善婴幼儿的卫生与健康状况。

初等和中等教育法案（ESEA）

ESEA 作为 1965 年林登·约翰逊总统《向贫困宣战》（*War on Poverty*）的一部分由国会批准通过。其目的是引导教育资金的合理分配，消除成长在不同经济状况家庭的儿童间的差距。其出发点是通过平等的受教育机会、高标准和责任制来缩小差距。ESEA 每 5 年重新修订一次，最近的一次是在 2001 年，命名为《不让一个孩子掉队法案》（*No Child Left Behind Act*）。目前 ESEA 处于再授权过程，命名为《改革蓝图》（*Blueprint for Reform*）。此《蓝图》（*Blueprint*）继续为缩小差距努力，通过设计教育项目以及增加与非营利组织合作的灵活性来鼓励州和地方创新。涵盖的优先领域如下：

- 为上大学或就业做准备的学生；
- 每一所学校都有优秀老师和领导；
- 所有学生公平和机会均等；
- 提高标准和奖励优秀；
- 促进创新和持续改进（U.S. Department of Education，2010）。

《改革蓝图》致力于发展一个"从大学到工作的摇篮"，以培养成功、安全和健康的学生（U.S. Department of Education，2010，第 31 页）。该提议强化了家庭、教师、社区之间合作的需求。它认为好老师对于孩子的成功是至关重要的。

共同核心州立标准计划

共同核心州立标准计划（Common Core Initiative）于 2010 年开始实施，通过开发一个帮助儿童及 K-12 年级的青少年做好进入大学及职场准备的一致性框架，来响应《改革蓝图》（*Blueprint for Reform*）的号召。这个计划由全国最佳实践州长协会（NGA 中心）和全美州首席教育官理事会（CCSSO）进行协调整合。在教师和教育专家的努力下，一系列通用标准列出了不同年龄段儿童在英语语言艺术和文学、历史、社会研究、科学、技术、数学等方面的目标。目前，45 个州已经采用了《共同核心州立标准》（NGA Center & CCSSO，2010）。早期儿童教育是与此项目相伴随的项目之一。名为"衔接计划"（*Connection Project*）的项目致力于确定儿童发展的开端计划、早期学习框架、幼儿园共同核心州立标准间的联系。目标是确保儿童在幼儿园能够获得成功入学所需的技能。

21 世纪技能伙伴关系

"21 世纪技能伙伴关系"是另一个致力于促进儿童和青少年发展的项目。它是由美国教育部、商业组织和一些感兴趣的人于 2002 年成立的。它的使命是确保美国高中毕业生能够胜任严格的高等教育课程，并能为他们在 21 世纪全球劳动力竞争中脱颖而出做准备。为 21 世纪技能设计的内容有（The Partnership for 21st-Century Skills，2011）：

- 核心课程知识：如阅读、数学、科学、公民学和政治。
- 21 世纪的内容：包括公民素养，全球视角、健康和健康意识。
- 学习和思考能力：如批判性思维、解决问题和协作。
- 信息和通信技术：使用和开发技术的能力。
- 生活技能：包括领导力、道德、责任和社会责任。

尽管在这方面儿童早期教育不是正式的合作伙伴，但是它的很多内容与儿童早期发展方法是一致的，旨在帮助儿童提高能力，使之能成为自主学习者，并为自身健康负责。

如果……

你的亲戚问你做托儿所老师的计划，你会如何描述你作为老师所要进行的合理实践，以及进行营养、健康和安全教育的责任？

▍影响儿童健康的因素

许多因素会影响儿童的健康和学习能力。有一部分因素可以增加儿童的兴趣并丰富其经历，而另一些因素的存在可能会对儿童的发展造成不良影响。一些因素可能造成普遍的或总体的影响，另一些因素则可能会在儿童早期发展中导致营养、健康、安全的变化。这些影响很复杂，老师们需要去考虑。老师们能够强化积极影响的效果，也有机会调整或消除那些有破坏性的或负面的影响，帮助儿童获取成功的能力，反之他们将无法获得成功。

考虑儿童成长和发展的环境

　　儿童成长和发展不是孤立的，教师也不是唯一关心孩子健康成长和发展的人。儿童健康受所处环境和场所的影响。这些环境包括自然环境和可以影响孩子经历的周边环境。老师们逐渐明白，家庭状况例如是否贫穷、家庭成员的健康状况、受教育程度、文化信仰等诸多因素会相互作用，并对儿童的发展产生积极或消极的影响。Urie Bronfenbrenner（1979）的生态系统理论试图解释周围环境以及其中人与人之间的交互作用是如何影响儿童健康的。这个理论认为儿童的发展是处在一系列嵌套的环境系统中的，其中的各部分相互联系并交互作用。

　　图 1-4 展示出儿童处于四类环境系统中。

- 微系统：该系统包括儿童周围的直接环境，如家庭、托儿所和学校。这一环境的安全和照养能够对儿童的健康与健康生活方式产生积极影响，而饥饿或危险可能阻碍儿童的健康发展。

- 内部系统：是指微系统各部分之间的连接和交互作用。积极的养育以及与老师之间的良好关系会对儿童的发展有着积极影响，而家庭

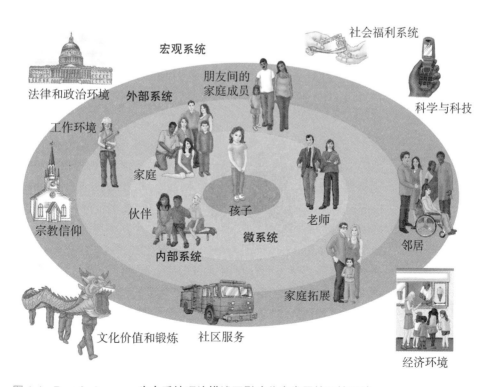

图 1-4　**Bronfenbrenner** 生态系统理论描述了影响儿童发展的环境系统

暴力或者父母与老师之间的分歧会对儿童的健康产生消极影响。

- 外部系统：该系统指对儿童发展有着间接影响的人和地方，例如大家庭或社区。家庭成员间的支持和安全的社区可以相对提高儿童的健康水平，而家庭成员之间的分歧或者不安全的社区将会对儿童产生负面影响。
- 宏观系统：该系统指能够支持儿童发展或影响儿童成长的更大范围的社会、文化、政治和经济环境。例如，当社会提供卫生保健和高质量的早期儿童教育时，儿童的健康就有保障。相反，在经济萧条时期，由于卫生保健等资源减少，儿童的健康也会受到威胁（Bronfenbrenner，1979）。

幼儿教师有着与各级相关系统交流的责任。例如，教师直接负责创建和管理托儿所环境（微系统）。他们通过与家庭分享促进儿童发展的最佳知识和理念，建立了机构与家庭间的重要联系（中间系统）。

最后，老师们通过在学校董事会会议或社区规划委员会里倡导满足儿童需要和支持的政策，以及参与本地、州和国家的儿童改善项目等，把他们的专业技能和责任扩展到影响儿童的更大的系统中（外系统和宏观系统）。

理解影响儿童健康的首要因素

一些因素对儿童健康具有广泛的作用，这进一步说明了营养、卫生保健、安全与儿童健康的相互关系。这些因素包括多元文化因素、不同的家庭结构、贫穷、生活条件、环境问题和食品不安全等。以下是贯穿在营养、卫生保健和安全服务中的影响儿童发展的动力因素举例。

多元文化教育

儿童早期照养机构的班级构成变得越来越多样化和跨文化。美国各个地区中拉美裔儿童的数量均是增长最快的。预计到2050年，拉美裔儿童的比例将从现在的24%扩增到39%[Federal Interagency Forum on Child and Family Statistics（FIFCFS），2012]。此外，全美范围内有22%的儿童在家庭内使用的语言不是英语（FIFCFS，2012）。这一比例在不同区域有所不同，西部地区高达34%，而在中西部则仅有12%。这些信息是很重要的，因为许多在英语交流方面存在困难的儿童会在学习及今后的工作中面临挑战。图1-5直观展示了美国当前18岁以下儿童的种族多样性。

文化和种族多样性的增加也带来了家庭儿童养育实践的多样化，其中许多会与儿童教学相交叠，并影响儿童的学习。这包括饮食和食物选择、着装、卫生习惯、对健康行为的接受度、体育活动水平、性别期望以及其他一些方面。举例来说，晚睡是由家庭管理的，而午睡是由学校安排的。

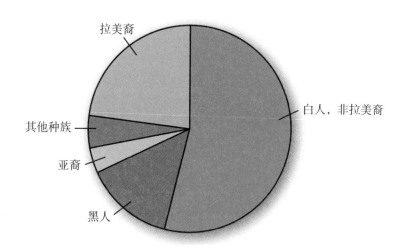

图 1-5　美国 18 岁以下儿童的民族及种族构成（2010）

教师们需要明白，不同家庭对儿童的营养、健康和安全的期望是不同的。

　　教师们由于自己的文化或民族不同而有着自身的信念和期望，这可能会影响他们的教学方法和教学内容。为了最好地利用多元文化的丰富性，并确保所有的孩子都得到获得成功所需的支持，老师们必须有能力接受文化的多样性，并想办法为所有儿童提供支持。寻求与不同方法和实践进行对话的方法，知道如何与不同观点协调，这些都有助于探索提高教师技能并增加儿童学习机会的新方法。

家庭结构多样

　　家庭结构的发展和变化已经使其变得越来越复杂。教师需要考虑这些变化，因为传统家庭观念将不再反映幼儿的家庭生活。家庭构成中包括了多种成人照养儿童的形式，例如未成年母亲、单亲父母、祖父母以及同性的父母。一些儿童通过被领养或暂时被寄养等方式进入到家庭，而另外一些儿童需要在离异父母间分配时间或处于再婚家庭中。家庭是幼儿最重要的老师，但有些家庭结构可能对儿童发展产生不良影响。例如（FIFCFS，2012）：

- 未婚母亲所生的儿童（占 2010 年新生儿的 41%）有低出生体重、高婴儿死亡率和贫穷等风险。
- 健全家庭中成长的儿童（2011 年占 65%）会受益于经济稳定及父母双方的照顾，但这类儿童的数量在持续减少。
- 被家庭收养的儿童（占美国儿童的 2.5%）因能够在家庭中成长而受益，但可能面临着剥夺、忧伤、身份识别以及胎儿期接触毒品或酒精等问题。

- 父母失业家庭的儿童面临着家庭经济压力大和可能缺乏医疗保健以及其他支持等风险。在 2010 年，只有 71% 的儿童生活在至少父母有一方工作一年左右的家庭里。
- 父母一方被囚禁家庭的儿童（2007 年近 170 万）面临着家庭生活混乱，与父母一方长期分离所带来的问题（Allard & Greene，2011；Glaze & Maruschak，2010）。

老师易于了解每个家庭的独特性及其对儿童健康不利的因素。根据这些信息，老师可以制订出更利于儿童发展的学校活动。

贫穷

贫困对于儿童健康来说是一个重大威胁。2010 年，22% 的 18 岁以下未成年人被贫穷所困扰（FIFCFS，2012）。近 10% 的儿童生活在家庭收入低于国家贫困线一半的家庭中，这是自 1994 年以来的最高值。黑人和西班牙裔贫困儿童的数量要比非西班牙裔白人儿童高出近 3 倍之多。总之，许多儿童面临着贫困的挑战。

> **伦理问题**
>
> 想象一下你想在班上组织"大家一起来做汤"的活动，要求每个儿童都带食物来加到汤中。对班级里家庭收入低的儿童来讲，带食物可能很困难。你会如何安排这个活动，使每个儿童和家庭的尊严与价值都得到尊重？

贫困所带来的影响尤其令人不安，因为贫困对儿童的每一个方面都可能产生负面影响。贫困的儿童更容易健康状况不良。贫困的家庭常需要做出是支付租金还是购买食物这样的艰难选择。租金廉价的住房更可能有不良的环境，如使用不合格的含铅油漆。贫困家庭会被迫选择便宜的食品而非营养丰富的食物，儿童可能会有营养不良。家庭可能没有能力接受预防性的或必要的卫生保健服务。因此，被贫困困扰的儿童更有可能出现认知、行为以及社会情绪等方面的问题。这可能会导致他们受教育程度低以及今后的失业率增加。

居住条件差与无家可归

有小孩的家庭经常要为找到负担得起并安全的住房而努力。在美国，近 45% 的儿童家庭面临着住房不足或拥挤的问题，而解决这些问题会花掉家庭总收入的 30% 以上（Federal Interagency Forum on Child and Family Statistics [FIFCFS]，2012）。住房不足会带来各种资源缺乏，甚至会给儿童带来危险，如老房子中有危险的含铅产品或房屋坐落在不安全的社区。

许多低收入家庭面临严重的住房问题，因为他们的住房成本超过家庭月收入的 50%（FIFCFS，2012）。在住房成本如此高的情况下，他们很难满足其他方面的基本需求，包括食物以及卫生保健。这些家庭流动性特别大，因为他们通常想找到更便宜的住房来达到省钱的目的。

严重的住房问题使得很多家庭生活在压力当中。家庭流动性增加导致儿童在学校的出勤不规律，这会影响学习和社会关系，并可能导致无家可归。2009 年 1 月的一个调查显示，有 156 000 名儿童无家可归、346 000 名儿童住在避难所或过渡性住房里（FIFCFS，2011）。对于这样的孩子，幼儿教师必须跟他们迅速建立关系，并有目的地为他们增加学习的机会。

环境因素

随着有关潜在不良影响的信息不断明确，环境对儿童健康及健康生活方式的作用越来越受到密切关注。由于儿童身体较小、发育较快、与周围环境关系密切，他们对环境毒素尤为敏感。暴露于铅的环境会导致学习和行为问题，水中的污染物会导致胃肠道疾病等健康问题。在城市成长的儿童可能受到工业及汽车污染物的危害，而农村儿童可能处于农业喷药的危害中。

空气质量现在也被研究得很多。大气污染物，包括臭氧、固体颗粒和液滴、二氧化硫以及二氧化氮等，都会增加哮喘和呼吸道疾病的患病风险（FIFCFS，2012）。空气中高浓度的一氧化碳会降低血液转运氧的能力，从而导致健康问题。2010 年，67% 的儿童所生活的社区空气污染高于规定范围。此外，二手烟会导致呼吸道疾病、肺炎、哮喘和婴儿猝死综合征（SIDS）等疾病的增加（FIFCFS，2012）。由于二手烟的各种负面作用，美国外科联盟已经断言不存在二手烟的零风险暴露。

食品不安全

美国农业部（U.S. Department of Agriculture，USDA）报道称，超过 23% 的 0 ~ 17 岁住家儿童处于食品不安全中（FIFCFS，2012）。食品不安全指一直无法获得保持健康和活力所需的食物。食品不安全的家庭经常改变他们的饮食，减少品种，降低质量和吸引力（Nord，Coleman-Jensen，Andrews，& Carlson，2010）。许多家庭依靠食品银行或是社会服务机构等社区应急食物资源来获取食物。

据报道，2010 年，超过 44% 的低收入贫困家庭存在食品不安全（FIFCFS，2012）。食品不安全会令孩子饮食不良，并和健康问题息息相关。

饥饿会阻碍孩子们集中精力学习。因此，教师应细心观察是否有迹象表明孩子饿了，并通过社区资源和学校的午餐计划来帮助家庭。许多儿童早期照养机构参与了儿童和成人保健食品计划，该计划旨在给来自低收入家庭的儿童提供健康的食物。

倡导儿童健康

营养、保健和安全对儿童的健康、学习能力以及最终潜能开发都是至关重要的。因此，老师们必须倡导消除影响儿童发展的负面因素，支持并推动儿童的健康。开始的方法之一是做出专业的承诺。这一承诺不止是

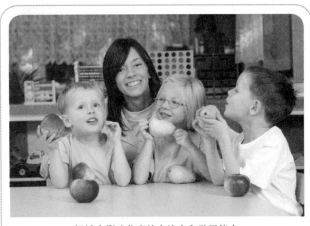
饥饿会影响儿童的专注力和学习能力

"无害"这一概念，而且鼓励教师有目的地采取行动来改善儿童的健康。这意味着在为孩子规划环境以及开展活动时，要有目的地做出选择。也包括采取循证的实践，而非基于流言或"之前一直这样"而做决定。

要做出专业的承诺需要教师形成利于儿童发展的素养（价值观、信仰和态度）。这种素养在教学中很重要，包括公平、公正的价值观，以及所有学生都会学习的信念。教师在每天的言行中都会表现出这些价值观，并且在与儿童和家庭的互动中展示出这些价值观。

教师的决定和行动受《NAEYC道德行为准则和声明承诺》（2011）的指导。准则明确指出了教师应有的品德、价值观、信仰和态度。这使教师清楚地认识到，婴幼儿是既宝贵又脆弱的，并理解儿童处于各自的家庭中，要尊重每个儿童的尊严和价值（NAEYC，2011）。

准则也是为儿童和家庭谋利益的一个起点。为儿童和家庭谋利益就要支持促进儿童健康的行动，比如支持让学校提供更多健康食品的提议，支持为提供儿童玩耍和家庭交流的公园等安全的户外环境所做的各种努力。为儿童和家庭谋利益需要多年的努力。这种对专业的承诺展现在儿童早期工作者们学会在他们的机构、社区中扮演领导者角色，并与营养、保健和安全方面的专家一起努力来改善儿童健康的过程。"政策要点"阐述了为儿童健康发展进行倡导的重要性。

教师在课堂上会意识到健康在学习中的重要性，这体现了他们的专业素养。他们学习营养、卫生和安全的知识，通过教育儿童促进健康的行为方式，将这些知识付诸实践。在这个过程中，他们将承诺转化为了行动。

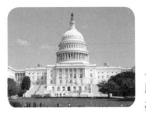

政策要点　倡导儿童健康发展，建立强大社区

儿童发展支持政策是建立在所有儿童都可以学习的科学研究和信念上的。哈佛大学儿童发展中心的各种资料也支持这个观点，认为健康的成长和发展是强大的社区和经济繁荣的基础，而且科学可以用来改善儿童健康。发展中心提出，社会的基础是负有责任感和创造性的公民，为所有儿童提供平等的机会以使其成长为这样的公民是至关重要的。儿童早教老师是制定政策的重要倡导者，这些政策旨在解决儿童在学校面临的失败风险问题，努力"弥补我们的知识与实践之间的差距，为促进儿童健康提供支持"（儿童发展中心）。

来源：The President and Fellows of Harvard College. 2012. The Center on the Developing Child. Retrieved online April 2012 at: http://developingchild.harvard.edu/.

传授儿童健康的概念

尽管国家和地方层面一直在开展儿童营养、健康和安全的研究，然而对儿童健康最有利的活动大多发生在托幼机构教室里。给儿童传授健康的相关概念十分重要，因为幼儿期是儿童发展使用学习"工具"的能力的时期。这种与生俱来的好奇心和探索的动机促使他们学习健康的行为，促使他们参与到促进自身健康的过程中，为一生健康打下基础。为了达到预期效果，教师必须了解儿童是如何学习的，知道如何使用有目的的教学方法，并准备好开展主要健康课程的想法"工具箱"。

了解儿童的学习方式

从出生到 8 岁的儿童早期，身体和情感会发生很多的变化。儿童从运动中获得力量、协调性和控制能力。行走、讲话等综合技能出现，随着对看护人的信任和依恋感的建立，复杂的社会情感也发展起来。暴发性的语言能力和对问题的认知解决技巧逐渐被锻炼出来。各种生长发育建立在健康的脑发育基础上，通过有利于儿童构建知识的教育得以促进，通过对公认的发育领域的认知得以强化。

早期脑发育

在出生时，大脑是相对不成熟的器官。即使如此，新生儿仍有近 1000 亿个神经元（或称脑细胞）做好了协助生长发育的准备。儿童的学习能力和最终的社会功能取决于在大脑中成功地形成复杂的神经网络系统。这种脑的生长发育受到经历及相互作用的刺激。

当儿童接触到新的信息时，这些神经元相互联系、相互作用，建立起一个连接大脑各个部分的高度复杂的网络。在婴幼儿期，大脑的重点是组织从视觉、触觉、味觉、嗅觉和听觉的各感官系统获得的信息。从 3 岁开始，大脑的发育具有高度指向性，生成并强化神经连接。这些连接影响着儿童学习及其功能的各个方面，如识别形成语言的声音、协调运动、识别形状和字母、发展数学能力、控制行为、进行社会交往等（Hawley，2000；Massachusetts Institute of Technology，2006；National Institute of Mental Health，2011）。

大脑细胞连接过程中的一个重要内容叫做大脑可塑性。可塑性是指当新信息修改现有的神经连接、扩展或替换以前的知识时，大脑表现出的灵活性和

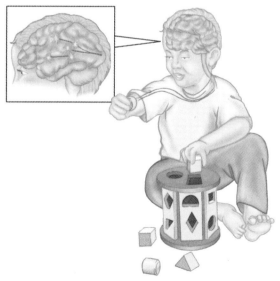

图 1-6　探索和经验有利于大脑结构的构建

改变的能力。例如，幼儿可能最开始学会的是把所有四边的图形叫正方形。随着他们学习经验的增加，他们知道了有两个长边的四边图形叫长方形。后来，他们学会了关注四边图形的角，也就学会了区分梯形和菱形。当新的体验激发并拓展出新的神经连接从而引发新的理解时，对正方形的原始理解仍然存在。大脑可塑性为修改提供了基础，这是儿童学习能力的一个重要方面。

那些被提供了大量学习机会的儿童，因为发展出了可支持未来学习的高度复杂的神经连接而受益。经常反复使用的脑细胞连接建立了可管理信息并使学习和经验有意义的通道。图1-6描述了大脑复杂的网络是如何通过互动与体验形成的。练习各种技能是加强这些脑细胞连接的主要途径。以这种方式，经验和学习建立了儿童大脑的"架构"（Center on the Developing Child，2007）。

被剥夺学习机会或处于长期压力或有毒环境下的孩子，大脑的神经发育会减弱，特别是那些控制学习和行为的区域（National Scientific Council on the Developing Child，2010）。缺乏互动或负面体验会导致脑细胞连接关闭或"被修剪"（Hawley，2000）。最终的结果就是"使用它，不然就失去它"的过程。不被使用的连接会被修剪掉以使大脑更有效地运转，但缺乏刺激也会导致大脑发育迟缓。总之，在儿童早期经历过或没有经历过的体验建立了他们的学习能力，并为未来的发展打下了基础。

知识建构

当儿童进行某种行为或者与人互动的时候，学习就发生了。儿童按照自己的兴趣，选择吸引他们的玩具或是材料，或者重复练习那些他们觉得有意思的技能时，学习就持续进行着。让儿童自由探索，允许他们尝试新的想法，重复活动过程来加强已有知识，按他们自己的节奏吸纳知识，并了解使用信息的新方法。这个互动的过程叫做游戏。游戏就是儿童构建他们对世界理解的知识库的过程。

社会交往和语言是学习过程中的重要组成部分。在儿童互相讨论他们正在做的事情并给彼此出谋划策时，他们分享了想法，这些想法可以激起他们对学习机会的兴趣。老师和家长同样也用社会交往和语言来帮助儿童专注于活动的某些重要方面，同时总结出各种经历的意义。比如说，针对儿童正在做的事，老师会用新的词语描述，或者提出问题。对一个两岁的孩子，老师可能会说："看看我们是怎么用肥皂泡洗手的？这也是我们洗掉细菌的方式！"对一个7岁的孩子，老师可能就会说："你跑得真快。你的心跳快吗？你能感觉到呼吸急促吗？你觉得为什么身体会在运动后有这些反应呢？"老师的参与有助于孩子们抓住那些重要学习机会中的重要方面。这些问题促进儿童思考、预测和提出想法。文化的社会性也是通过社会互动和语言交流形成的（Vygotsky，1962）。

教师们通过组织起孩子们熟悉或感兴趣的经验来引导孩子们的学习过程，同时为孩子们提供那些刚刚超过他们目前理解水平的挑战，这个过程被称为"脚手架"。就像脚手架在建造项目中提供一个支撑框架一样，教学中的"脚手架"就是指提供一系列的支持，让儿童达到新的理解水平并获得更高水平的技能。图1-7通过一个饼干制作活动的例子描述了支架式教学。

探索发育能区

学龄前儿童的整个学习过程都可以被描述成四个发育能区的成熟，包括：运动、语言、认知发育和社会情感的发展。这些领域都是通过特殊学习系统来发展的。

运动发育　　包括体格的健康发育以及肌肉系统的生长发育。肌肉系统包括手臂、腿和其他用来完成跑步等运动的全身大肌肉；还包括手、手指、脚踝、脚趾以及眼部的小肌肉，这些肌肉用来完成写作和阅读等动作。这些身体区域的研究主要集中于：

- 发展肌肉力量、控制力和耐力，以实现安全和有目的的运动和操作，如婴儿抬头、儿童倒牛奶等动作。
- 整合运动来学会一个新的技能，如幼儿学习站立、学前儿童学习骑三轮车或学龄儿童学习打篮球。
- 协调运动来完成复杂的任务，例如集中精力用手来串珠子、穿衣服或者把球扔进一个圈。

认知发育　　认知的发育就是从现实世界感知意义的学习过程。它涉及感官系统的成熟。感官系统是形成知觉的基础，还会产生将信息用来学习的技能。认知发育包括：

- 记忆发展，如学习先洗手再吃东西。
- 解决问题的技巧，如学习匹配图形。
- 逻辑思维，如认识到猫是小的、大象是大的。
- 使用符号，如理解手势、阅读标志、绘画和写作。

语言发育　　这个领域包括理解和运用语言，以及其他用来收集和交换信息的交流形式。包括：

- 听和说。
- 用语言来表达需求或是建立社交关系，如要求帮忙穿鞋，或者是要求对方转过身来。
- 建立文字技巧，如写作和阅读。

社会情感发展　　社会情感的发展涉及建立与他人互动、一起工作、合作的技能。这个能区包含了儿童对世界的理解，以及他们对自身定位的认

步骤：阶梯法	老师如何讲解	
7 引入一个新活动。基于前面的任务，引入一个稍微有些挑战性的活动，重复阶梯法的步骤。	引入下一个烘焙活动，例如："看起来你今天很喜欢烤饼干。明天烘焙中心将会有一个烘焙玉米饼的菜谱。如果你需要任何帮助，可以对我说"。	
6 观察孩子们继续活动。观察每个孩子在没有帮助时的完成情况。	继续在孩子身旁，观察并确保每个孩子都能够成功。	
5 逐渐减少参与。观察孩子们如何在较少的帮助下继续进行。	观察，当孩子有问题或要求帮助时给予回应。"是的，面团黏黏的是正常的。试着用勺少撒一点儿面粉，然后用手揉面团。这样做对你切饼干有帮助吗？当你的饼干可以烤时请告诉我。"	
4 让孩子动手做，但是要有所指导。遵从每个孩子的兴趣，提供必要的解释说明和支持性建议。	给予鼓励："我看到你正在称量，你做得很好。步骤二说要加一汤匙泡打粉。你看到汤匙边儿了吗？你怎样做才能确保准确称量一汤匙呢？对啦，就是这样做。"	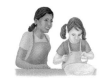
3 描述手头的任务。用语言描述孩子们正在做什么。描述所使用的材料以及如何使用，询问工作中的任务。	根据菜谱，循序渐进地进行，例如："这是菜谱。首先准备好需要的东西，包括碗勺子、搅拌勺、饼干模子。现在需要将量好的面粉倒入碗中。是的，一杯面粉。"	
2 参与其中。询问孩子们在做些什么。经允许在一旁观看和协助	你准备好烤饼干了吗？我们能开始了吗？	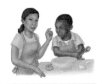
1 观察每个孩子的工作。注意到每一个孩子正在进行的事情，运用你的能力来提升孩子的能力、兴趣和需要	观察孩子进行烘焙的活动，注意到孩子拿着材料却不知如何进行	

图 1-7　支架式教学理论示例

知。社会情感发展包括：

- 与他人建立信任和关爱的关系。
- 用适当的方式来识别和表达感情："我想念我的妈妈，但我知道她下班后会回来的。"
- 培养做出选择的能力，对自己的行为负责，并能在社会环境中解决问题："好吧，你是那个红色的小人，我是那个蓝色的小人。下次我要当那个红色的小人。"

这几个能区的学习是高度相关的。也就是说，在一个领域学得好，那么在其他领域可能也学得很好 [National Association for the Education of Young Children（NAEYC）& National Association of Early Childhood Specialists in State Departments of Education（NAECS/SDE），2002；National Scientific Council on the Developing Child，2007）。例如，精细运动技能有助于儿童操纵小木块。随着儿童的成长，他们能够对大小和平衡形成概念，从而促进认知发展。语言能力的发展有利于儿童与他人沟通并建立友谊，从而促进社会情感发展。儿童各个能区的发展和经验的获得有利于获得各种技能，而这些技能可以使他们在幼儿园的课程学习中获得成功。这些课程包括早期识字、数学、科学、艺术、社会科学，以及健康和卫生知识的学习。教师在设计教学时，应注意到这些方面。

激发积极学习的方法

每个儿童都有自己的学习风格。老师们应该理解每个孩子的学习风格，支持他们发展那些能适应不同类型学习的策略，并帮助他们学会积极的学习方法。积极学习包括对以下特征的培养：

- 探索和发现的动力与好奇心。
- 参与学习的信心。
- 对课程详细内容的专注。
- 对不断尝试的坚持。
- 具有在新环境中记住和使用新信息的适应性。

激发儿童兴趣的活动能够让他们按自己的节奏，将所给的材料和学习进度相结合，从而加强对学习的积极认知。

计划目标

教学是一个互动的过程，需要有目的、有意向的计划，而不仅仅是一项孩子们喜欢的有趣的活动。应明确如何营造环境、如何将活动以促进学习的方式呈现出来。有目的的教学，其核心是采用有助于儿童学习的结构化的活动。正是这种以高质量教学为特点的方法，能让儿童入学后取得更大的学业成就（Howes et al., 2008）。有目的的教学需要运用循证的理念，符合发展适宜性实践，运用多种教学方法，还需要相关的文化经验做补充。

运用循证实践

合格的从业者需要了解和理解那些在儿童营养、健康和安全方面最成功的干预措施和做法。这些就叫做以循证为基础的实践。这些方法包括那些已经证明可靠并产生正面影响的方法，比如提高了特定的技能，促进了知识的学习，或者是达到了一个特定的标准。关于儿童营养、保健和安全的循证实践主要来源于美国国家卫生研究院、美国卫生总署、美国膳食协会、美国儿科学会和消费者产品安全委员会。通过这些可靠的来源，老师们就可以知道做什么、怎么做，以及为什么这样做。

循证实践特指能产生效果的基本原则和活动。大家熟悉的针对儿童早期的循证实践是形成 NAEYC（2009a）与**发展适宜的实践**（developmentally appropriate practice，DAP）的基础。DAP 指导教师考虑三个重要的方面，以期建立起最能满足儿童需要的环境和干预方法：

发展适宜的实践（DAP）
一种教学方法，符合孩子的年龄、成熟度、个人特征，以及儿童生长和发育的环境

- 与年龄相关的特点。这些特点能让老师们预估哪些活动和经验能够促进儿童的发展。
- 对每个孩子进行观察，并与之互动。这样老师会知道每个孩子的长处、兴趣和特点，以及他们的学习方法。
- 和儿童生活相关的社会和文化背景。这些内容有助于老师设计对儿童有意义和有关联的活动（NAEYC，2009a）。

不断把学术上公认的实践告诉给老师，可避免老师们采取基于个人主张或爱好的方法。规划营养的健康目标就是很好的例子。关于食物和健康饮食，几乎每个人都有自己的意见。许多文化价值会影响到人们考虑吃什么和怎么吃，而家庭里可能也要遵循各种各样的饮食习惯。

老师们教授的关于营养的信息通常是公认的能够促进健康和健康生活方式的基本信息及行为方式。着眼于基本内容往往可以在不同的观点之间架起桥梁。例如，"食物应保持清洁并精心准备"是基本的健康观念，每个人都重视。已经建立的健康和营养实践已认识到，细菌和毒素可以存在于没洗的水果和蔬菜中。将营养健康课建立在基本知识和循证的基础上能让老师们确信已知的营养信息是可靠的。

循证实践的另一个方面是有目的的教学循环，如图 1-8 所示。这种方法让老师们进入到研究调查的角色中去。为了使基于证据的做法取得成功，需要引起孩子们的兴趣，并符合他们学习的意愿。即使在活动进行的过程当中，老师们也在不断地观察孩子们如何参与进来，如何对健康课程做出回应。如果孩子们理解一个概念很费劲，或者是他们不感兴趣，无法融入其中，那么老师就会适时做出调整。对课程的观察和评估让老师们能紧跟

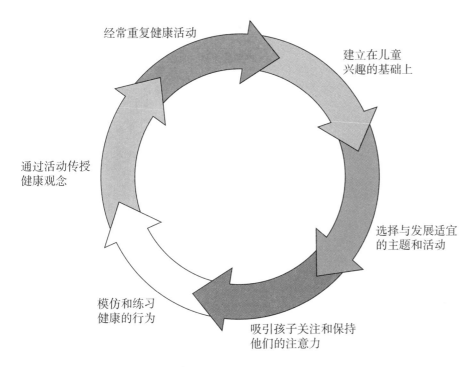

经常重复健康活动

建立在儿童
兴趣的基础上

通过活动传授
健康观念

选择与发展适宜
的主题和活动

模仿和练习
健康的行为

吸引孩子关注和保持
他们的注意力

图 1-8　健康相关教学的基本要素

那些孩子们特别喜欢的活动，随孩子们的兴趣和想法来扩展课程，使教学
过程形成完整的闭环。

开展与发展适宜的实践

有目的的教学计划应该基于发展适宜性实践。也就是说，活动必须
符合儿童的发展能力，并使儿童愿意学习。当那些经验适合儿童的年龄、
发展阶段和个人的成熟度时，孩子们是很乐意学习的（NAEYC，2009a；
Piaget，1929）。运用与发展相适宜的实践去教学，采用与孩子们的理解和技
能水平相匹配的活动，才能为儿童的学习提供适宜的支撑。婴儿、幼儿、学龄
前儿童和小学低年龄组，每个组都有特定的学习风格和学习准备发展过程。

婴儿　从出生到 18 个月的婴儿最主要的学习方式就是感官探索和运
动。Piaget（1929）称这一时期为感觉运动时期。摸玩具、把玩具放在嘴里
来探索它的触感，移动胳膊、腿、手、头、躯干，这些都是婴儿学习和发
现的方法。加强翻身、爬、走等协调以及运动技能的发展，识别物体存在
（持续存在的对象，即使它从视线中消失），这都是被证明的婴儿学习的例
子。教给婴儿健康理念的方法包括：

- 为婴儿提供安全的环境，让他们有机会利用自己的感觉和运动技能
  自由地探索，如把玩具放在婴儿的手、脚能够达到的地方。

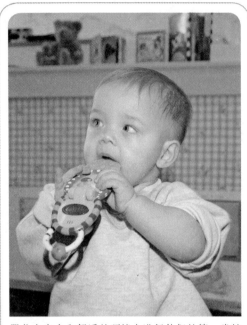

婴儿在安全和舒适的环境中进行他们的第一堂健康课

- 引入健康规则，包括在进食前和换尿布后都清洗宝宝的手。
- 示范安全的互动，例如教宝宝去轻轻地摸另外一个孩子。

16 个月至 5 岁的儿童 16 个月至 5 岁的儿童倾向于以直觉和好奇作为学习的动机和方法。这些孩子探索环境没有先入为主的观念。他们通过自己的感觉和运动，触摸和操纵玩具，发掘它们的用途，并开始组织新发现的信息。例如，一个孩子可能想坐在一个布娃娃玩具房里的小椅子上，这表明他了解了玩具的用途，但是他还没有意识到自己的尺寸和玩具椅子尺寸的对比。学龄前儿童可能会把一个小木块当成与玩具卡车匹配的马路或者是当成手机等其他事物来玩耍。

通过玩耍和探索，在这个年龄组的儿童开始使用越来越复杂的口语来组织他们对事物的理解。他们还开始用符号来表示想法，比如画一张自己和全家人的画像。皮亚杰认识到这是孩子在开始理解世界前体验环境的时期，所以命名为"前运算阶段"。对于幼儿和学龄前儿童，推动健康活动需要以下条件：

- 为孩子们提供充足的机会去探索自己的想法，如让他们用真实的玩具或者食材去实践，或者进行健康行为的角色扮演，如打针或"事故中用绷带来止血"。
- 策划一些让儿童学习营养、保健和安全规则的活动，例如吃饭前先洗手，坐下吃饭以免被食物卡住。
- 用语言来强化他们对健康概念的理解："关上门，这会让大家都安全""咳嗽的时候捂上嘴，这会让你的朋友和老师更健康"。

5 ～ 8 岁的儿童 5 ～ 8 岁的儿童采用真实有形的方式探索和思考是最好的学习方法，实践经验有助于这个年龄组的孩子理解抽象的概念。例如，用小木块来探索加减的数学概念，这有助于他们理解量的概念。每个星期都收集教室里的废纸，有助于让孩子们知道他们用了多少纸并且理解回收纸张的重要性，这远比单纯谈论纸张回收更形象、更有效。计划一些让孩子们能参与的健康活动对这个年龄组的孩子很重要，这个时期被皮亚杰称为"具体运算阶段"。5 ～ 8 岁儿童的健康活动包括：

- 提供个性化的活动，例如让孩子们记饮食日记，里面有他们每天所吃食物的信息。

如果……

你被分配者教 2 岁的孩子而不是通常所教的 3 岁学龄前儿童，那么在儿童营养方面，你会如何扩展自己的知识和技能，从而合理地喂养这些孩子？

- 引导孩子们做一些小组活动，例如让孩子们用安全检查表来找出教室中的潜在危险。
- 教孩子们用健康的行为代替较为不健康的行为，例如把苹果当零食，而不是薯条。

由于学习在不同年龄段是以不同形式出现的，所以教师不能只简单地掌握针对大孩子的活动，还要掌握有目的性的、与儿童发展相适宜的活动。图 1-9 提供了一个健康课程的例子，即针对不同年龄组儿童的学习发展情况所制订的关于水果和蔬菜的教学案例。

应用形式多样的教学策略

制订课程计划能够使老师运用多种教学策略适宜地传达信息，并满足儿童的需要。形式多样并不意味着教学是随机的或是偶然的，而是指使用多样化的方法来迎合儿童的兴趣，鼓励孩子们参与。同时，老师还可以针对不同的健康信息来选取不同的教学方法。下面列出了一些常用的教学方法及其说明。

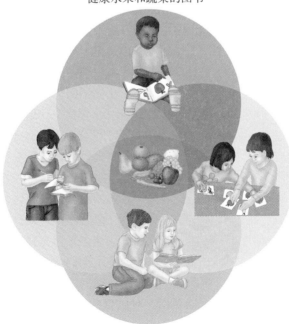

学步儿：阅读一些关于健康水果和蔬菜的图书

小学生：调查班上的同学在一天内吃水果和蔬菜的次数

幼儿：感知蔬菜和水果的特性，例如它们的颜色或形状，哪些长在土壤里，哪些长在树上

幼儿园儿童：了解不同家庭准备蔬菜和水果的方式

图 1-9 设计一个与儿童发展相适应的健康课程

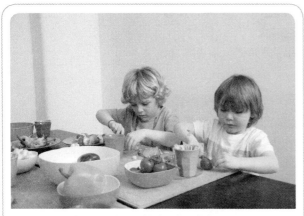

让孩子自己动手烹饪是使其了解健康食品的好办法

- 由儿童选择的游戏：儿童可以自由选择那些感兴趣的活动参加从而进行自我指导，直到自己想换活动为止。在这种方法中，健康的体验是通过所提供的资料来介绍的。例如，准备一个大的塑料牙模型，一个大牙刷，还有一些肥皂泡，让孩子们练习刷牙，从而让他们探索这一有益牙齿健康的做法。
- 由教师引领活动：针对个别儿童，或是三五个人的小群体，有时也用于大群体。它的课程设计旨在教给孩子们一个特定的技能，或者是把孩子们置入一个设定好的过程中。这种老师引导的活动主要集中在听、回应和跟随的技能学习上。例如，教师可以引领儿童按步骤进行防震演习，或者是学习咳嗽时用手捂嘴。
- 将健康理念贯穿于课程始终：包括营造环境，将教学分成几个不同的部分，让孩子们通过活动来探索健康信息。这种方法增加了所有儿童参与健康学习的可能性，而且允许孩子从不同的角度探索健康概念。图 1-10 展示了教师如何围绕健康概念设计形式多样的活动。
- 亲手探索：让孩子用他们所有的感官和创新的理念去观察、接触、操作、闻、尝、摇、称重和戳。这种方法给孩子们机会去体验、吸收和理解，这是其他方法不能提供给他们的。谈论冰块的温度是一种方法，但这并没有传达出"冷"的概念，这种概念只有手里拿着一块冰才能够理解。
- 以过程为中心的活动：让孩子们享受到使用材料、创造性地探索材料的乐趣。最终的目标引导着整个计划，但重点是过程，而不是产物。例如，Sue 提供了多种手工艺品让孩子们自行选择。Wilson 在角色扮演中，给学前班儿童提供了自行车头盔和护膝，让他们去探索运动装备在提高安全性上的重要作用。
- 主题学习：指的是一系列的相关活动，这些活动从孩子们的兴趣中衍生出来，并且会持续一段时间，直到孩子们确定这个话题已经被讨论研究完毕。这种方法让孩子们充分地深入到话题中去，支持他们自己参与学习，还锻炼了他们学习的持久性。教师的作用是推动思考，帮助孩子提出他们的问题，并明确从哪可以寻找出答案。这些主题可能包括：对昆虫的深入研究、用 100 片树叶做一个拼贴、探讨食物是如何从农场到餐桌上的。
- 偶然学习：当教师发现当时的情形很适合引入一些概念时，可以采用这种教学方法。可能会出现一些很偶然的学习情况，比如老师发现

图1-10　在课程中融入健康信息

认知发展

- 将真实水果和蔬菜与彩纸匹配，发现食物中的彩虹色彩。（艺术）
- 尝试用各种食物来进行烹饪活动。同样的食物可以做出不同的形式：生吃、榨汁和做成糊状的。（科学）
- 在一张画上画出不同的食物。让孩子们标出他们喜欢的食物。统计出他们最喜欢和较少喜欢的食物。（数学）

体格发展

- 推荐使用小的手指玩具进行排序游戏，定义种类，匹配分类，然后再创建各种组（不匹配）。（数学，精细动作）
- 在墙上画出与食物相关的图画。（艺术）
- 伴随着音乐蹦跳，停止音乐并询问每一个孩子"什么是你最喜欢的：水果、蔬菜、乳制品还是蛋白质？"（健康课）

社会情感发展

- 阅读《好饿的毛毛虫》（E.Carle）并提供道具进行角色扮演。（读写能力）
- 向父母征求去考察粮食种植、加工或销售的意见。（社会科学）
- 邀请家长来学校谈谈他们家庭的饮食传统。（社会科学）

语言发展

- 提供新鲜的水果、蔬菜和粮食，让孩子分组讨论食物，并列出不同的词来形容食物。（读写能力）
- 让孩子采访他们的家人，来了解他们每一个人最喜欢的食物。（社会科学）
- 创建一个班级图表，列出孩子们一周吃的所有食物。（社会科学）

健康理念

- 每天要吃多种食物。

注：尽管奶酪是奶制品，但在 CACFP 计算食物成分时，会认为它是一种肉 / 蛋白质的替代品。这也是快餐中仅要求的两种成分。
来源：About Food Safety and Inspection Service, U.S. Department of Agriculture, 2012 from http://www.fsis.usda.gov/about_fsis/ index. asp; Foodborne Outbreak Investigations-Key Players in Foodborne Outbreak Response, Centers for Disease Control and Prevention, 2011 from http://www.cdc.gov/outbreaknet/investigations/key_players.html; The FDA Food Code, Food and Drug Administration, 2011 from http://www.fda.gov/Food/FoodSafety/RetailFoodProtection/FoodCode/default.htm.

　　一个孩子正在观察窗外的小鸟吃食，就可以和孩子讨论小鸟吃的健康食物，然后引申到孩子们吃了会保持健康、茁壮成长的食物上来。

融入文化相关方法

　　为了使健康活动更有效，应该使之与孩子的家庭和文化体验相兼容。美国国家幼儿教育协会（NAEYC，2011）报告说，"家庭和儿童早期环境的连续性会支持儿童的社会、情感、认知和语言发展"（p.1）。这正强化了以下观点：当儿童早期教育活动和课程有意义，并且与家庭文化高度相关时，儿童才能学得最好。

　　了解每个家庭不同的营养、健康和安全知识能帮助老师制订出合适的健康活动。例如，在入学前的家庭式进餐服务中，让儿童学会盛适当的份量是一种培养健康饮食习惯的好方法。然而，如果这些事在家都是大人为孩子做，那么孩子上课时就会很迷惑。例如许多家庭认为，给孩子多少，他（她）就应该吃多少，但在学校，老师会鼓励孩子吃光，却并不会强迫他们都吃掉。对于什么原因导致疾病和如何管理疾病，学校和家庭之间的结论也可能存在天壤之别。开展关于健康行为的讨论，会让家人和老师都找到一种既适用于家庭又适用于学校的方法。

正在学英语的非英语母语的孩子，在学习一个新概念时，往往用母语学习会收获更大。熟悉的母语可增加信息的可信度，而且能确保孩子完全理解复杂的问题。这对于传授安全技能非常重要，如远离有毒物品、安全使用活动设施、不在道路附近玩耍。教师需要在儿童家人或翻译的支持下，确保班上每个儿童都用母语学习了重要的健康信息。

设计健康课程

一个有效的健康计划是通过确定适当的健康信息（以营养、健康和安全为主题）、满足当地的健康需求、起草活动课程计划、确定该计划纳入了所有儿童这一系列过程来建立的。

确定适合儿童发展的健康信息

大部分老师会自然而然的教给孩子们一些健康信息，包括健康饮食、勤洗手、咳嗽时捂嘴以避免病菌传播、远离车辆、同大人一块过马路。这些都是孩子容易理解的健康信息，经过实践有助于儿童保持健康。

确定规范设计的健康与安全目标，有利于开发指导幼儿健康活动综合方案：

- 给孩子们示范如何在咳嗽时捂住口鼻，描述这是如何防止疾病传播的。
- 通过角色扮演展示朋友如何影响健康的行为。
- 确定社区服务人员中哪些是医疗卫生服务提供者（医生、牙医、护士）。
- 通过木偶戏的方式展示表达健康需求和感受的方式。
- 给出一个健康相关判断的例子（我受伤了，饿了，或者困了）。
- 认识一项健康活动，比如喝水或刷牙。
- 吃饭的时候做出健康行为表率：坐下来细嚼慢咽。
- 告诉别人一个健康的行为，比如告诉家人多运动有好处。

适当的健康信息应围绕营养、卫生和安全的概念，并成为课程计划的基础。图1-11给出了例子。

但也有一些健康信息是针对一定区域的具体安全问题。例如，如何避免细菌危害是所有儿童都需要的重要健康理念，远离海洋是那些家住沿海的孩子需要知道的安全理念，如何安全地乘坐地铁对那些家住城里的孩子很重要。

图1-11 健康信息示例

营养

- 食物使我们的身体变得强壮和健康。
- 我们的身体每天需要多种食物来维持。
- 只吃家长或老师推荐给我们的食物。
- 每天喝水。

卫生

- 细菌会使你生病。
- 打喷嚏时捂住嘴可防止细菌传播。
- 勤洗手来减少细菌传播。
- 如果生病，家长和医生会帮助你。

安全

- 远离滚烫的东西。
- 遵从安全守则以确保安全。
- 当你需要帮助的时候，找家长或是老师。
- 牵着大人的手过马路。

审视活动的安全性

教师在制订计划的过程中，要评估每一项活动的适宜性和安全性。这对于从众多课堂资源（包括互联网）中产生新的教学想法十分重要。每一个想法都需要充分考虑儿童群体的特殊性，并进行评估。下面列举了在规划和进行安全审查时需要考虑的问题：

- 考虑课程来源的可信度：这个课程来源的信誉如何？是不是在卖什么东西？
- 考虑一下目前被倡导的信息：这些信息适合孩子么？这些信息可不可以进行调整以适应孩子的需要？
- 研究每个活动潜在的危险：用料是否安全、合适？为了进一步保证安全性，是否还要做调整？
- 想象活动该如何开展：当孩子们参与进来的时候，有没有潜在的危险？
- 预计如何监督活动的进行以确保安全：是需要老师始终在孩子一臂的距离内，还是进行一般的看管即可？

在制订计划的过程中考虑安全问题是保证活动安全和适当的第一步。

起草活动课程计划

计划传授的健康信息应该是精心准备的，以确保活动是相关的、有组织的和与儿童发展相适宜。每个活动都应该以一个明确的目标贯穿始终，并有评估目标是否达到的方法。课程计划通常包括构成和实施两部分，具体内容如下：

- 教授健康信息：从整体上把握概念，有一个简短的总结性陈述。
- 学习产出：确定儿童在参与健康主题活动中能学到些什么，以及参与后会怎么做。

- 重点词汇：把那些孩子们可能不理解的词列出来，由教师专门解释。
- 安全审视：考虑活动中可能出现的安全问题，并且提出解决建议
- 目标年龄组：确定该活动对于哪个年龄组的儿童合适。
- 目标：陈述孩子们活动后能够展示的与年龄相适应的技能，或者是孩子们能够转述的信息。可以用短语，如"孩子们将能够……"；或者是动词，如"展示""表现""说明""讨论""解释"来描述。活动目标通常是产出的一个步骤。
- 材料：列出活动所需材料的清单。
- 活动计划：说明教师们应为活动做哪些准备。描述儿童在活动中的每一步会去做什么。
- 如何调整计划：描述针对那些有特殊需求的儿童如何调整活动，比如正在学习英语的非英语母语儿童、有特殊健康需求或特殊发育的儿童。给出提供相应支持的建议，例如给有运动技能障碍的儿童一把合适的剪刀，为过敏儿童修改食谱。
- 你达到目标了吗：列出儿童是否达到预期目标的问题。他们能表现出那些预期的技能吗？他们能讲述重点的信息吗？用这些问题来回顾并认识到活动中做得好的方面，以及下次需要改进的地方。

写下课程计划从而展示出每个活动是如何对总的健康项目起作用的。图 1-12 给出了用上述方法制订健康活动计划的具体例子。

不能漏掉一个孩子：残疾人教育法

许多有发育障碍的儿童现在都能进入托幼机构，但并不是从一开始就这样。在联邦法律确保残疾儿童同样享有自由和适当的公共教育的权利之前，只有 1/5 的残疾儿童接受了满足他们的早期教育需求的服务。1975 年美国国会颁布的《残疾儿童教育法》（公法 94-142）规定，全国所有儿童都能享受到早期干预（出生到 2 岁）和特殊教育（3 ~ 21 岁）服务。这些服务旨在帮助儿童青少年为升学、就业和独立生活做准备。自相关法案被批准以来，最近的是 2004 年颁布的《残疾人教育法》（Individuals with Disabilities Education Act，IDEA）。IDEA 有四个主要目的：

- 确保每个残疾儿童都能享受到自由和适宜的公共教育。
- 保护残疾儿童的权利。
- 支持各州提供特殊教育服务。
- 确保早期干预方案的有效实施。

目前，每年有超过 20 万婴幼儿和他们的家人接受早期干预服务，650 万儿童和青少年接受特殊教育服务（U.S. Department of Education，2010）。他们中的大部分与处于同一发育阶段的儿童一起，在同样的教学环境下接

图1-12　健康活动教案的示例

教授健康信息：所有生物都需要水。

学习产出：儿童将学到保证身体健康和成长需要水。

重点词汇：水、氧气、汗、体力活动、营养、脑力活动、口渴。

安全审视：为儿童提供一个开放且安全的环境活动。确保每个孩子有一定的空间，避免他们相互碰撞。监督提供水的清洁。

目标年龄组：幼儿园和小学。

目标：儿童能说出什么时间喝水很重要。

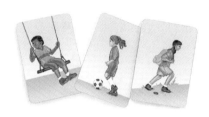

材料：展示儿童活动的各种小卡片，包括体力活动（运动、徒步旅行或是在操场上）和脑力活动（阅读、做题、搭积木）；杯子、冷水。

活动计划：将儿童聚集在一个可以自由活动的场地上。通过讨论来引出活动：我们的身体是怎么用水来保持血液健康的（血液使我们的大脑得到所需的氧气）；水可以让我们的身体出汗而变得凉爽；水有助于消化，从而使身体获得成长所需的营养。讨论身体什么时候会渴，什么时候需要补充水分（清晨起床时、进餐时、感到热时，以及在剧烈运动之前、运动中和运动后）。举例说出你什么时候不怎么渴（如看书、画画、玩积木时），在进行这些运动后你会发现自己不是很口渴，所以喝水在这时显得不是那么重要。现在开始游戏。给孩子们看卡片，告诉他们看到动态的活动卡片（当喝水很重要时）就跳起来，看到静态的活动卡片（当喝水不太重要时）就坐下来。儿童学会了游戏之后，邀请一名儿童来展示卡片。做完游戏后让儿童坐下来并给他们一杯冷水。和他们一起回顾一下身体要靠水来工作和生长。在运动之前、运动中和运动后补水尤为重要。

如何调整计划：老师在角色扮演卡上用孩子的母语标注"跳起"和"坐下"字样来帮助不太懂英语的儿童。为有特殊需求的儿童做出一些调整，例如通过向上伸开手臂等身体动作来表示在此时喝水很重要，不太重要时向下伸手臂，或是请孩子们提出如何使他们都能够参与其中。对于需要提醒的儿童要经常重复规则。如果儿童在回应时有不舒服的感觉，可以让他（她）在一旁观看。在课间或者分组来重复游戏，从而使儿童理解这一概念。

你达到目标了吗：你能观察到每个孩子吗？孩子们能认识何时喝水很重要吗？

受服务。

幼儿教师和家人、医生以及其他人员一起认定哪些儿童有资格接受IDEA服务。被发现有发育迟缓的儿童转给当地教育机构（local education agency，LEA），该机构有责任提供早期干预和特殊教育服务。LEA通过评估确定儿童发育延迟的性质，并确定残疾是否阻碍了儿童的教育进步。儿童可能被判断为有听觉、视觉、语言、躯体或其他健康损害，患有孤独症、广泛性发育延迟，或存在其他学习障碍，以获得相应的服务。

儿童被认定可以享受特殊教育服务后，家人、教师、特殊教育专业人员将共同努力，为2岁及以下儿童制订个人家庭服务计划（individualized family services plan，IFSP），为3～21岁儿童制订个人教育计划（individual education plan，IEP）。这些计划都充分考虑了儿童的残疾，以及残疾对学习的影响。要列出目标以推动和跟踪儿童教育的进程，同时制订计划以选择一个使儿童受最少限制且可最大程度适应的学习环境。

IFSP 或 IEP 这两个项目都是教师可利用的资源。它可以帮助老师确定那些可能在课堂上需要的东西，比如支持孩子精细动作的特殊剪刀，或者针对骨及关节损伤儿童的可调节座椅，抑或是那些针对坐轮椅孩子的开放式地面。在某些情况下，会给儿童分配一个帮助他们融入到课堂的特殊教育助理人员。有时还需要用到一些特殊的介绍方法来帮助儿童进行健康概念等学习。早期干预治疗师可以为教师提供帮助，让教师们把活动调整得适合这些孩子参与活动和理解健康信息。

为教师提供支持

可以把有关健康话题的各种资源提供给老师，让他们和孩子们一起去探索。儿童读物、有关课程的书籍和互联网资源，以及职业发展培训，这些都能为老师提供支持。

儿童读物

儿童读物以巧妙的方式介绍关于健康的话题。丰富多彩的演示、引人入胜的人物都能够抓住孩子们的注意力，让他们把注意力集中在具体的信息上，例如对健康有益的食物、去看医生或牙医的时候会发生什么，以及如何保证安全。为满足儿童健康观念教育上与日俱增的需求，作者和供应商们提供了各种关于营养、卫生和安全的图画书。教师需要一如既往地核查这些资源，以确保这些信息能够反映当前健康的趋势，以及这些演示是适合孩子年龄和成熟程度的。教师们通常会列出一张自己的书单，上面有特定的主题，当发现新资源时，就加进去。图 1-13 中列了儿童读物的初步书单。其他关于健康主题的适合儿童的书籍可以在全美幼教协会和美国饮食协会的网站上找到。

有关课程的书籍和互联网资源

有关课程的书籍和互联网资源可随时提供各种活动的想法，以及儿童健康课的方向。对于教师来说，评估这些活动想法、针对自己班级儿童的发育和接受能力进行权衡并做出必要的调整是十分重要的。图 1-14 列举了一些特别适用于制订健康课程计划的资源。

职业发展培训

接受继续教育是一个成功教师的必备条件。参加与儿童健康保健相关的职业发展，参加研讨会、讲习班以及在职培训都是了解现有资源来支持有效教学的方法。所有的幼儿教师、大部分小学教师都必须参加定期的卫生保健培训，如婴幼儿急救和心肺复苏。这些培训通常包括有关营养、疾

图1-13 可用于健康课程的儿童读物

营养

The Very Hungry Caterpillar (E. Carle)

Eating the Alphabet: Fruits & Vegetables from A To Z (L. Ehlert)

Bread Bread Bread (A. Morris & L. Heyman)

Everybody Cooks Rice (N. Dooley)

My Whole Food ABC's (D. Richard)

I Will Never Not Ever Eat a Tomato (L. Child)

Drink More Water (C. Dalton)

Let's Read About Food (C. Klingel)

Dinosaurs Alive and Well; A Guide to Good Health (L. Krasny Brown & M. Brown)

Munching: Poems About Eating (L. Bennett Hopkins)

The Bugabees: Friends with Food Allergies (A. Recob)

卫生保健

Como Cuidar Mis Dientes/Taking Care of My Teeth (T. Debezelle)

Those Mean Nasty Dirty Downright Disgusting but Invisible Germs (J. A. Rice)

Why I Sneeze, Shiver, Hiccup, & Yawn (M. Berger)

My Amazing Body: A First Look at Health and Fitness (P. Thomas)

Germs Are Not for Sharing (E. Verdick & M. Heinle)

Bear Feels Sick (K. Wilson & J. Chapman)

Sleep Is for Everyone (P. Showers)

Cuts, Breaks, Bruises, and Burns: How Your Body Heals (J. Cole)

Today I Feel Silly and Other Moods That Make My Day (J. Curtis)

I Feel Happy and Sad and Angry and Glad (M. Murphy)

Everybody Has Feelings: Todos Tenemos Sentimientos (C. Avery)

安全

The Allergy Buddy Club; The Green Apple Tales Series on Food Safety (Rice-Andrea)

Safety on the Playground; Safety on the School Bus; Safety Around Strangers (L. Raatma)

Franklin's Bicycle Helmet (E. Moore)

Stop Drop and Roll (M. Cuyler)

Dinosaurs, Beware! A Safety Guide (M. Brown)

Never Talk to Strangers: A Book About Personal Safety (I. Joyce)

Safety First; Series (J. Mattern)

Arthur's Fire Drill (M. Brown)

No Dragons for Tea: Fire Safety for Kids (and Dragons) (J. Pendziwol)

病和伤害预防的最新信息。加入专业机构成为会员是另一种使知识与健康趋势保持同步并了解相应资源的方式。全美幼儿教育协会为会员提供大量适用于幼儿教育的资源和信息。全美幼儿教育协会的会议是学习和交流幼儿教育信息的热门场所。

与家庭和社区建立伙伴关系

与家庭和社区成员建立伙伴关系是健康计划的一个重要方面。父母作为孩子的第一任老师，可以告诉你很多关于孩子如何学习、他们对儿童入园期望之类的内容。社区成员可以带来专业知识从而完善计划。老师们也想分享在课堂上儿童参与学习时的重要成果。通过互相协作，家庭、社区和教师将组成一个以实现儿童健康为共同目标的团队。这种伙伴关系建立在共同开发健康课程，创建强化孩子在家和在校健康行为的策略，指导家庭在必要时获取资源，以及与社区医疗服务提供者建立关系的基础上。

合作开发课程

当教师设计健康课程的时候，家庭和社区成员对教师来说是一种重要的资源。这种伙伴关系有助于从重要资源中获得想法来确定健康信息，同时也确保健康信息成为社区健康保健工作的一部分。

图1-14 用于支持教师设计健康课程的资源

营养
- The USDA's Choose MyPlate for Preschoolers.www.choosemyplate.gov/preschoolers.html
- USDA/ARS Children's Nutrition Research Center at Baylor
- College of Medicine. Nutrition Information and Sites Just for Kids. www.bcm.edu/cnrc/
- Kalich, K., Bauer, D., & McPartlin, D. (2009). *Early sprouts: Cultivating healthy food choices in young children*.Redleaf Press.
- USDA Agriculture Library, Food and Nutrition Information Center, Lifestyle Nutrition. http://fnic.nal.usda.gov/nal_display/
- The National Dairy Council's Nutrition Explorations. www.nutritionexplorations.org/

卫生保健
- SPARK Early Childhood Physical Activity Program and SPARK K-6 Physical Activity Program. Available online at www.sparkpe.org
- Kids Health in the Classroom. The Nemours Foundation.http://classroom.kidshealth.org
- National Association of Sport & Physical Education. Available online at www.aahperd.org/naspe
- Smith, C. J., Hendricks, C. M., & Bennett, B. S. *Growing,growing strong: A whole health curriculum for young children* (rev. ed.). Redleaf Press.

安全
- Feigh, A. *I can play it safe.*
- O'Brien-Palmer, M. *Healthy me: Fun ways to develop good health and safety habits.*
- Safe Kids USA. www.safekids.org/safety-basics/safety-resources-by-risk-area/playground/
- National Resource Center for Health and Safety in Child Care and Education. http://nrckids.org/
- U.S. Consumer Products Safety Commission.www.cpsc.gov/

与家庭合作

邀请家庭成员参与到健康课程的开发过程中，这是收集各种有关健康的话题及活动建议的理想方式。通常，健康话题出现在家人面临儿童营养的问题和挑战时，或者是当他们教孩子刷牙等健康行为的时候。家人的文化观念和对健康思考的方式会影响儿童。他们可以提供一些老师可能不知道的观点，也往往愿意帮助规划与他们的文化相适应的有关营养、卫生和安全的活动。家长也是唯一能够提供信息以针对孩子特殊的发育情况或发育障碍来调整活动的人。

当老师鼓励家长谈谈他们的家庭习惯以及如何保持孩子的健康行为时，家长会提出各种观点和想法。当意见分歧时，这种讨论还为相互矛盾的观点提供了一个沟通的平台。这时，可能会邀请卫生服务者来参与讨论。

其他邀请家人参与的方式还包括：建立一个健康计划留言板、博客，或者请家人通过电子邮件把自己的想法表达出来。这些活动有利于形成参与和分享的氛围，从而提高健康计划的质量，延伸"每个人都有儿童健康教育的责任"这一理念。

社区参与

在设计健康教育课程时，社区卫生保健专业人员是提供信息和想法的另一个好资源。医生、护士、牙医、卫生保健人员和其他社区医疗服务者可以提供与健康问题相关的专业知识，以及促进健康行为的目标。当被邀请成为健康促进队员时，他们往往愿意走进教室与孩子们交谈，或去拜访孩子的家人，或是带着自己的医疗设施让大家参观。他们也可以为教师和家庭提供培训，从而拓宽卫生工作的影响。

有些托幼机构组建医疗服务咨询委员会，由家长、教师和社区卫生服务提供者组成，以讨论健康方案和健康行为，并提供有关项目政策和程序的意见。同时，卫生保健提供者也更好地理解了教师在为儿童提供健康、安全的环境，以及引导孩子养成积极的健康行为中的重要作用。邀请社区合作伙伴与幼儿教师和家人一起参与，形成一个对服务系统充满支持和理解的伙伴关系。

强化家庭和学校的健康理念

教师和家庭之前建立的合作关系，增加了将学校教授的健康概念在家庭中强化的可能性。沟通和榜样作用是这一合作的重要组成部分。

以健康为目的进行交流

学校和家庭之间的沟通是建立促进健康的伙伴关系的重要部分。当家人知道在学校里讨论了哪些健康的主题后，他们就可以在家为孩子强化这些主题，并鼓励孩子展示在学校学到了什么。下面列举了一些常用来与家长分享的健康信息（NAEYC，1999）：

- 提供营养餐。
- 确保儿童得到充足的睡眠。
- 识别正规的药品供应商。
- 进行推荐的免疫接种。
- 让生病的儿童留在家中。
- 鼓励运动。
- 保护儿童免受伤害。

和家长分享这些可能会获得一些家庭的新信息，或者起到提醒家长在家庭中采取健康行为的作用。

和家长交流这些有关健康课程的话题十分必要，这里还有另外一个重要原因。一些涉及健康和安全的话题，有时候可能会引起孩子的特别关注，甚至会吓到孩子。例如，即使是精心策划的教室火灾撤离演习，也可能会让那些成熟的孩子们认识到，火灾可能会发生，而且十分危险。当对此类活动进行讨论时，这种持续的沟通对家人来说很重要，以便他们能观察到孩子们焦虑的反应，并确保卫生和安全人员能及时帮助孩子。图 1-15 给出了一个在教室中展示来反映健康主题的儿童艺术作品的例子。

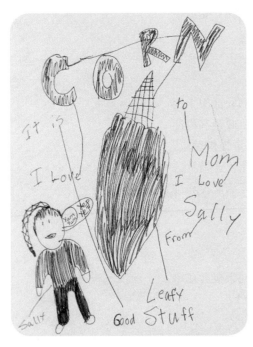

图 1-15   在班里展示有关营养、保健和安全的图片实际上相当于制作了供所有人观摩的健康简报

分享社区的健康讯息

教师还可以为家庭提供社区的健康讯息，如食品安全警告、新的免疫要求或产品安全问题。为了承担好这个职责，教师们必须持续关注那些会影响学校和家庭环境的紧急健康问题。拥有一个用来传达重要健康信息的途径是很必要的，例如建立一个重要新闻公告牌，或是创建一个家庭电子邮件表单。这些努力都证明了教师为儿童健康负责的承诺，有利于协助家长发展社会支持网络，并引导他们在孩子需要时获得卫生服务。

在需要时提供指导

当家长注意到孩子有未被满足的健康和安全需求时，有时会需要教师们提供指导。建立牢固的关系能让健康问题的讨论成为教师和家长关系的一个自然组成部分。这种"标准化"的对话让教师和家长交流相关问题时更容易。这样，教师就能够看出来家庭正在经历那些可能危及儿童健康的困难。例如，那些压力过大的父母可能会忽略采取预防措施以降低孩子受伤害和发生疾病的风险（Alemango，Niles，

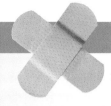

健康贴士 与家人讨论儿童的健康状况

有时，教师需要通过沟通来了解孩子的健康状况，与家长对话时需注意：

- 保持敏锐：知道大多数父母关心孩子的健康。
- 交流时注意礼貌。
- 认真仔细地准备，以小心并简单地表明你的关切。

- 认识到家庭面临的挑战。
- 协助建立改进的策略。
- 在支持孩子的网络工作中保持积极。
- 了解社区的资源，以便为家庭提供相关信息。

Shafer-King, & Miller, 2008）。讨论敏感的健康话题可能会很困难，但这也是教师和家长关系的一部分。当有重要问题必须与家人分享时，"健康贴士"提供了指导。

成为健康行为的榜样

儿童通过观察其他人的行为来学习，包括家长和教师。为了帮助儿童养成健康习惯，这些重要的榜样必须知晓健康行为，有健康的心态和健康的身体。这就意味着让孩子去观察你是如何把健康知识转化为健康实践的。下面是一些为儿童树立好榜样的方法（American Academy of Pediatrics, 2007）：

- 好好吃饭，保持活力。
- 定期进行健康检查，接受推荐的免疫接种。
- 如果吸烟，要采取戒烟行动。
- 确保健康的饮食习惯，与儿童坐在一起吃饭。
- 和孩子一起参加体育活动：跳舞，保持活跃，并一起玩耍。
- 示范健康行为：洗手，咳嗽时捂嘴，生病时在家静养。

健康行为的示范能促进课堂上的健康活动。例如，老师用夹子给儿童分苹果片，孩子们认识到这是分食物的适当方式。老师在音乐游戏中弯腰踢腿时，孩子们也会积极参与进来。成人打喷嚏后洗手，孩子们看到了父母也在做那些要求孩子做到的行为。成为一个健康榜样，你的健康行为是做出来的，不是说出来的。"营养笔记"为成年人的健康膳食提供了思路。

给孩子做一个健康的好榜样是职业对教师提出的高标准。要想对这一专业技能有良好的认识和理解，教师需要花时间和精力去追求卫生领域的发展。这就要求老师们能够愿意去反思他们目前的做法，从而明确自身优势和需要加强的领域。图 1-16 提供了发展幼儿营养、健康和安全的专业能力的指导。成功的教育者勇于接受新思路、新方法，以便提高自身能力，在改善儿童健康的同时，做一个合格的健康榜样。

图1-16　健康行为自评表

您对自己的健康状况与生活方式了解多少？您对 0～8 岁儿童的营养、卫生保健和安全实践等了解多少？				
个人行为	总是	有时	从不	反思与评论
我每一顿饭都吃蔬菜和（或）水果				
我喝脱脂或低脂牛奶，选择低脂奶酪				
我吃的谷类食物中有一半以上是全谷类食物				
我属于超重				
我每天起床都觉得精力充沛				
我吸烟				
每周我至少做 150 分钟的有氧训练				
我上完厕所后都会用香皂和清水洗手				
我吃快餐				
我的疫苗接种是最新的				
我有初级保健医生或参加了"医疗之家"				
我每年都会得一次流行性感冒				
我每年至少进行一次牙科检查				
我驾车时会系安全带并且避免接电话和发短信				
我骑自行车时会遵守自行车的行驶安全规则				
我在吃新鲜水果和蔬菜前都会洗净				
大多数的夜晚我可以保持 8 小时的睡眠时间				
我会穿合适的衣服给孩子们上课，以便孩子们户外玩时我也感到舒服				
当我生病时，我能识别身体生病发出的信号并且在家休息				
我广交好友，喜欢与他人社交并享受与他人一起欢笑				
当我有烦心事时，可以向我的朋友或家人寻求帮助				

图1-16　健康行为自评表（续表）

幼儿健康行为	我知道	我了解一点儿	我没意识到这一点	反思和我想学习的东西
医学建议在理想情况下，婴儿在最初的 4～6 个月内应进行纯母乳喂养				
推荐对于 12 月龄后的儿童，用杯子取代奶瓶和奶嘴				
2 岁及以上儿童应饮用脱脂牛奶或低脂牛奶，除外体重过轻者				
应该在餐点时间给儿童提供水果和（或）蔬菜				
给儿童提供食物，但不强迫其吃任何食物，接受他（她）的拒绝				
提供水果而不是果汁，因为水果中含有膳食纤维				
早餐是非常重要的正餐，还能促进儿童学习				
儿童 1 岁时就应去牙科医生处检查				
家长是儿童的第一个教师，但教师对儿童的健康及生活方式有巨大的影响				
在寒冷的天气里外出本身不会使孩子感冒				
玩耍促进认知发展				
与养育人建立良好关系有利于儿童的发展				
儿童每天都应有体育活动				
儿童每天看电视的时间应限制在 1～2 小时或者更少，2 岁以下儿童不应该看电视				
即使是很小的孩子，也能学会保护自己安全的方法				

来源：Permission is granted by the publisher to reproduce this figure. From Joanne Sorte, Inge Daeschel, and Carolina Amador, Nutrition, Health, and Safety for Young Children: Promoting Wellness. Copyright © 2011 by Pearson Education, Inc. All rights reserved.

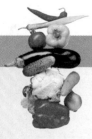

营养笔记　成人是健康饮食的重要榜样

美国膳食协会将膳食习惯作为衡量饮食趋势的标准。最近的一项调查显示，在过去的 5 年，成年人增加了对以下健康食物的消费：

- 全谷类食物
- 水果和蔬菜
- 鱼和鸡肉
- 有益于健康的食物，如浆果和富含 ω-3 脂肪酸的食物

总的来说，越来越多的成人说他们"对饮食和锻炼有良好的态度"，并且"在尽可能地保持饮食健康"。这对于成人和儿童的健康来说都是一个良好的发展趋势。如果家长和老师能示范吃有营养的食物和采取健康饮食实践，将鼓励儿童接受健康的食物并传授给儿童积极的饮食习惯。这都有助于孩子们的健康幸福。

来源：Nutrition and You: Trends 2011: Report of Results, presented at the American Dietetic Association Food and Nutrition Conference and Exposition, September 24, 2011.

总结

　　健康是建立在营养、卫生保健和安全的基础上的，这三方面因素相辅相成，促进了儿童在托幼机构中的能力发展。教师在指导儿童健康发展上的作用仅次于家长，他们学习这些健康因素，对成功地教育儿童有重要作用。

　　影响儿童生活能力和学习能力的因素复杂而多样。不断多元化的社会文化、多样化的家庭结构、不安全食品和贫困的影响都是需要被深入理解的因素，这样才能建立满足儿童需要的课堂教学方法。

　　儿童有学习行为的能力，这些行为将会影响他们一生。为了充分利用这样一个机会，教师必须了解儿童是怎样学习的，并且能够制订一个与儿童情况相符的健康计划。

　　在帮助孩子建立健康的生活习惯以改善孩子健康的问题上，教师、家长和社区成员之间是合作关系。健康教育是一个长期的发现过程，它的好处一般在孩子长大后才会一点点体现出来。

　　对早期发展价值的重视是前所未有的。教师为儿童、家庭和社区的健康与活力做出了重要的贡献，当一名幼儿教师是件让人兴奋的事。这部分内容引导教师了解营养、卫生保健和安全的相互关系，并提供了足够的背景信息，让教师对他们的能力有信心，继而营造学习环境，创建教学方法，并对儿童的一生做出重大贡献。

关键词

发展适宜的活动	肥胖	超重
饮食	口腔健康	健康

问题回顾

1. 营养、卫生保健和安全是如何相互作用影响儿童健康的？
2. 哪些因素影响儿童的健康？为什么理解这些因素对于教师来讲很重要？
3. 将健康理念贯穿于课程始终是什么意思？这为什么很重要？
4. 在制订健康计划时，与家长和社区成员合作有什么好处？

讨论

1. 考虑"健康"一词，列出一个你描述健康的词汇表。健康对于幼儿来说是什么样子的？描述营养、卫生保健和安全是如何影响你的健康的。与他人分享你的表单和想法。
2. 回忆在你所成长的社区中，影响儿童营养、卫生和安全的复杂因素。你所在的社区中，有典型的家庭吗？有没有可用资源去帮助这些需要帮助的家庭？哪些社区服务使你在早期发展中获益？
3. 确定你所在的社区里有哪些重要的健康话题是要教给儿童的，并解释为什么。描述一个适合这些儿童的健康信息，并讨论如何制订教学策略和设计活动来使儿童掌握这些健康信息。
4. 思考你所在社区的文化多样性。每种文化在哪些方面将有助于儿童营养、卫生和安全的教学计划？你会邀请哪些社区合作伙伴提供帮助，从而为幼儿设计一个合适的健康课程？

实践要点

1. 收集更多关于全国儿童研究的信息。讨论可能会影响儿童不同阶段生长发育的环境、生物、遗传和社会心理因素。这些因素与健康和疾病之间的联系是什么？
2. 确定你所在的社区中面临的儿童健康方面的挑战。针对这些挑战展开调查，了解问题的覆盖面，和大家一起讨论如何解决这些问题。
3. 选择一个与营养、卫生或安全相关的基本健康信息。采用头脑风暴的形式，列出教授这些知识的要点和活动。与一位教师合作来落实你的活动，并评估其有效性。

4. 联系幼儿保育机构、启蒙机构、学校或社区卫生机构，看看他们是否开设了幼儿健康保健的课程。询问家长和社区成员是如何参与到健康活动中来的。从他们的工作中，汲取经验教训以及遇到的挑战。

网络资源

Healthy Child Care America

www.healthychildcare.org

National Association for the Education of Young Children

www.naeyc.org

National Scientific Council on the Developing Child

www.developingchild.net

The National Children's Study

www.nationalchildrensstudy.gov

U.S. Department of Education, Building the Legacy: IDEA 2004

http://idea.ed.gov

第二章

创造促进健康的环境

学习目标

1. 明确健康的定义及影响健康和疾病的因素。
2. 识别能够在儿童机构和学校中告知卫生政策进展的资源，描述书面健康政策的内容。

3. 描述健康差异，讨论教师在托幼机构中可用于促进接纳和包容的策略。

Cooper 是一个患有先天性囊性纤维化的 7 岁男孩。先天性囊性纤维化是一种影响肺部健康并引起进行性障碍的遗传性疾病。Cooper 是一个快乐而且努力的孩子。他的老师 Deanie 很了解他。她尤其注意到 Cooper 很喜欢画鳄鱼。

Cooper 的母亲 Alicia 深爱着他，并且不知疲倦地照顾他。Alicia 是一位在职的单身母亲，她无法支付家庭的健康保险。由于她不能为 Cooper 频繁地支付预防保健访视和医疗的费用，孩子没有得到应有的保健。因此，他的健康保健是零散的，而且经常是紧急访视。

Cooper 的学校环境是他生活中的众多组成方面之一。Alicia 经常求助 Deanie 来帮助她解决与低收入单亲家庭有关的困难。Deanie 感到高兴的是，Alicia 愿意与她讨论 Cooper 的需要。这也激励她学习更多在学校里帮助 Cooper 的方法。为了反映 Alicia 所面临的挑战，Deanie 设计制作了一个儿童艺术展作为小学开放日的一部分。Alicia 和 Cooper 很高兴地观看了他在展览中的作品。Deanie 利用家长会这个机会向其他家长介绍了 Alicia 的情况，还介绍了自己的特殊健康促进活动计划，并询问家长们的意见。

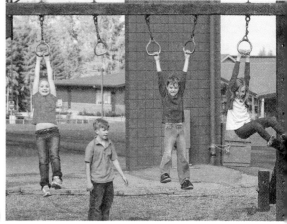

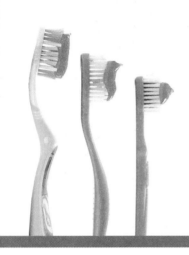

　　"每个儿童都应该健康出生、健康成长，并有责任养成良好的健康习惯"（Bright Futures at Georgetown University, n. d.）。这一目标强调了为儿童创造环境来促进健康和培养健康生活习惯的重要性。学习健康相关知识是教师专业发展的一个重要组成部分。儿童一天中的大部分时间都生活在教师的照顾和指导下，并依赖于教师有意义的教育支持和对其健康的关注。像Deanie 这样的教师，他们通过创造促进健康的班级环境和培养儿童的健康生活方式来显著影响儿童的生活。他们也会努力营造一个积极而接纳的氛围，以帮助每个儿童感觉到有价值和受欢迎。总之，健康的环境和接纳的气氛创造了健康幸福的氛围。

　　在这一章中，我们介绍创造促进健康环境的基础。我们从健康幸福的定义开始，讨论影响儿童健康生活的因素。我们提供支持儿童健康发展的理想策略，探索健康和文化对儿童的影响。创造健康幸福的环境是一个重要的教育目标。这一章探究的信息将帮助你促进儿童健康结局的实现。

▎儿童早期的健康幸福

　　健康和幸福结合起来组成了一个复杂的完美状态的概念。它们相互关联，但又有所不同。理解健康的组成部分和决定因素，有助于教师理解不是所有儿童都有获得同等健康结果的机会。

健康幸福的定义

　　健康是指生理、心理和社会功能都处于良好状态，而不仅仅是没有疾病或虚弱（World Health Organization，1948）。健康受遗传构成和环境等多方面的影响。幸福是从另一方面讲有更广的概念，是指理想的健康状态和有享受生活的能力。幸福在很大程度上由生活方式的选择决定。这些生活方式的选择包括选择健康的食物、获得必要的健康服务和身处安全的环境等。

　　个体改变不了健康的某些方面，但是可以通过选择积极的生活方式和专注于幸福的目标来改善健康结局。在这方面，健康与幸福是相互关联的，这两个词往往可以互换来反映一种积极的健康状态。

健康的组成部分

　　健康通过良好的生长发育实现，而健康状态包括生理健康和心理健康两个主要部分。对于年幼儿童来说，身体和心理健康对整体健康幸福而言都是必要的。这些组成中的每一部分都是互相影响的。

身体健康

　　身体健康主要涉及身体的情况。它的建立需要提供适当的营养、进行

健康
生理、心理和社会功能都处于良好状态，而不仅仅是没有疾病或虚弱
幸福
理想的健康状态和有享受生活的能力，主要由生活方式的选择决定
身体健康
关于个体身体的机能和健康水平

足够的锻炼以及得到充分的休息。如果能每天这样做，儿童就会保持良好的身体健康状态。

儿童的身体健康可能会被急性或慢性疾病损害。**急性疾病**是指一些突然发作并且持续时间短的情况。急性疾病中包括传染病，如上呼吸道感染，以及骨折或扭伤等伤害。**慢性疾病**持续时间长，需要持续评估或治疗。它包括出生时出现的畸形，称为**先天性疾病**，即遗传性疾病或身体畸形。许多慢性病患儿也有患急性疾病的风险。例如，在开篇的案例中，Cooper 患有的慢性疾病称作**囊性纤维化**，会造成生长不良、频繁肺部感染和早期死亡。他的身体健康状况也可能影响其心理健康状况、学习能力以及在校的人际关系。

心理健康

心理健康是指能完成与发育相适应的任务，有积极的自尊感，并能有效地解决问题的能力（Bershad & Blaber，2011）。心理健康在儿童早期是通过积极的社会化进程和情绪发展来建立的。与看护人和老师的良好关系在儿童的社会情感状态中扮演关键的角色。

生理和心理健康相互影响。例如，有特殊生理需求的儿童由于伤害或身体损伤造成活动能力下降，可能影响其心理健康。反过来，有抑郁等心理问题的儿童可能形成不健康的生活习惯而影响他们的身体健康。本章案例中，Cooper 由于呼吸问题而不能与同伴愉快玩耍，这使他不能参与常规体育活动和游戏互动，可能更易造成抑郁的发生。

什么决定了儿童的健康和疾病？

健康幸福是由个体以及与之生活环境相关的许多因素共同决定的。通常认为健康和疾病状态是由遗传或生物因素（如一次感染）等个体特征决定的。然而，外部因素对个体的健康结局也有着重要影响。例如，开篇案例中 Cooper 的疾病是由遗传缺陷决定的，但也与照养人、家庭收入和环境暴露有关。了解这些因素如何导致或影响疾病，对于持续治疗或干预以及学校健康促进工作都是很重要的。

这些**健康决定因素**既可以是导致疾病或不适的**危险因素**，也可以是有利于健康的**保护因素**。例如，危险因素包括贫穷、儿童虐待、阅读障碍、不良的家庭养育方式，保护因素包括处理冲突和人际关系的能力、与家庭和看护人和谐而友爱的关系（World Health Organization，2011）。健康决定因素可分为：社会经济环境、物质环境和儿童的个体特征及行为习惯（World Health Organization，2011）。这些因素在图 2 -1 中列出。

社会经济环境

影响健康的社会因素包括社会支持网络和社会地位。能够从家庭成员、

急性疾病

突然发作并且持续时间短的疾病

慢性疾病

持续时间久，需要持续评估和（或）治疗的疾病

先天性疾病

在出生时就出现的生理缺陷或畸形

囊性纤维化

会引起生长迟滞和频繁肺部感染或导致早产儿死亡的慢性疾病

心理健康

与发育相适应的尊重自我、家人和同伴的能力

健康决定因素

与健康问题相关的危险因素或诱发因素

危险因素

健康因素中导致不健康和疾病的方面

保护因素

健康因素中促进健康和舒适的方面

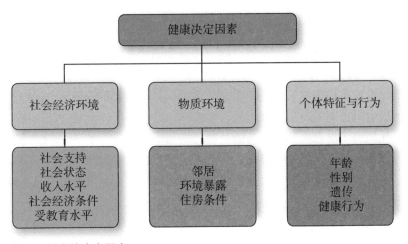

图 2-1　健康的决定因素

朋友和社区中得到帮助的家庭会有更好的健康结局。另一个关键的社会因素是受教育水平。受教育水平低与较差的健康状况是相关的。

社会经济状况
包括收入、社会地位和工作状态的综合衡量指标，对健康有强大的预测作用

　　家庭经济条件是影响儿童健康的另一重要因素。对健康最强的预测因素之一是**社会经济状况**（socioeconomic status，SES）（Seith & Kalof，2011）。这可以衡量相关的收入、社会地位和工作状态。社会经济状况中的一个重要组成部分是家庭收入，因为贫困儿童面临更多影响健康的不利条件，如食品不安全、暴露于二手烟、铅中毒、缺乏健康保健途径。低收入家庭的儿童患哮喘等疾病的风险很高，发生不良情绪问题、行为问题和学习障碍等心理问题的风险也很高（Seith & Kalof，2011）。表 2-1 列出了低收入家庭中常见的健康问题和教师的解决方法。

表2-1　常见健康问题更常影响贫困儿童		
常见健康问题	可能的结局	教师可能的解决方法
环境毒物的暴露	● 铅中毒 ● 增加哮喘的风险	● 指导筛查 ● 教育家庭
缺乏健康保健途径	● 免疫接种不足 ● 缺乏预防性的健康保健 ● 有患病不治疗的风险	● 转介医疗机构或社区保健中心
心理健康问题	● 情绪和行为问题 ● 学习障碍	● 寻找可及的服务 ● 为家庭提供帮助
口腔问题和口腔保健不足	● 牙痛 ● 自我形象问题	● 教育促进口腔卫生 ● 促进筛查 ● 寻找口腔项目
限制儿童参与活动的慢性病	● 缺勤率增加 ● 学习障碍	● 寻找社区资源 ● 与家庭成员交流

来源：Seith & Isakson, Who Are America's Poor Children? Examining Health Disparities Among Children in the United States, 2011.

物质环境

物质环境涉及家庭居住地、邻里结构和该空间中存在的其他环境暴露。利于健康的物质环境，其具体特征包括安全供水、空气清洁、房屋安全、学校远离有毒物质的污染，以及社区和道路安全。这种自然环境对儿童健康是有帮助的。例如，一些暴露在空气污染或蟑螂等有害物质中的儿童更容易发生哮喘。或者，在开篇的案例中，Cooper 患有一种严重的影响肺部健康的疾病。他所处的环境中的某些有毒物质能够导致严重感染，而影响他整体的健康幸福。本章的"健康贴士"描述了居住条件是怎样影响儿童健康的。

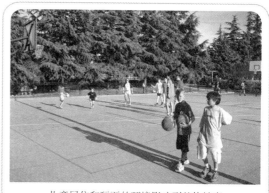
儿童居住和玩耍的环境影响到整体健康

个体特征与行为习惯

年龄、性别、遗传表型等个体特征都会影响儿童健康。例如：婴儿更容易发生多种感染；某些疾病只发生于男性，如肌肉萎缩症；基因缺陷或遗传性疾病会造成某种健康问题。

儿童的行为习惯同样影响健康，如饮食习惯、体育活动情况和洗手习惯。

环境与儿童健康

生态系统理论强调了所处环境对儿童健康发展的影响（Bronfenbrenner，1979）。在内环境中，家庭可以通过选择健康的生活方式，提供健康保健的途径和改变不安全的环境条件，来满足儿童的养育需要，从而直接促进儿童的健康发展。家庭与教师间（中间环境）积极的沟通交流有利

健康贴士　　居住条件对于儿童健康的影响

无论儿童还是成年人，居住条件不良与不良健康结局有很强的相关性。居住环境不良包括房屋成本占收入的比例很大，房屋质量不好，邻居不固定，家庭拥挤或无家可归。对儿童而言，家庭拥挤、频繁的搬家都有不良影响。尤其是拥挤，与处理压力的能力低、亲子关系不良、社会关系不良和睡眠不足等心理健康问题相关。

对于年幼儿童而言，居住环境不良还与生长问题和精神发育迟滞等多种健康问题相关。儿童健康与食物安全的相关性很强，不安全的食物对健康结局产生不好的远期影响。另外，许多申请补助的家庭并没有得到补助。

教师可以通过发现这些社会问题并在问题确认后进行适当转介，从而帮助家庭。

来源：Based on Cutts, Meyers, Black, Casey, Cook, & Geppert, 2011.

于儿童保健的衔接，使家长和老师能够在家庭和学校形成一致的教育方法，从而促进儿童健康成长。邻居间（外环境）保持环境卫生有利于儿童健康与舒适。在更大的社区和社会体系中（宏观大环境）以全人群的健康为目标的承诺，保证了提供卫生保健的公共政策的发展。生态系统的各个方面形成了影响儿童健康的整体环境，这一环境对于儿童达到健康发展的最佳状态至关重要。

托幼机构会影响上述 Bronfenbrenner 理论中的内环境与中间环境，在创造健康环境中扮演了重要的角色。当教师创造有利于健康的环境并与家庭建立良好关系时，可以使儿童处于积极的成长环境中，这个环境能发现儿童的需求并提供适当的服务。

儿童早期照养机构对儿童健康的促进作用

健康促进技能的学习应从小开始并持续一生。幼儿依靠成人为他们做出健康选择并教他们怎样自己选择。在儿童早期，儿童特别容易从环境中学习，也更易受到阻碍健康力量的影响。教给儿童健康行为是给儿童健康童年的投资，可以延续到儿童的未来（American Academy of Pediatrics，American Public Health Association，National Resource Center for Health and Safety in Child Care and Early Education，2011）。

家长和教师可以帮助儿童形成健康的生活方式。儿童早期是儿童学习良好生活习惯和行为的时期，例如洗手、吃各种健康食品。在这一时期还要鼓励健康的生活方式，如积极活动、充足睡眠，这是形成一生健康行为的重要阶段。

另外，许多慢性疾病或一些常见的成年期疾病，如肥胖、心脏病、糖尿病和心理健康问题，都可以在儿童早期追根溯源。父母与教师在培养儿童生活习惯、降低疾病风险方面扮演了重要的角色。这是教师影响儿童终身发展的一个非常好的机会。这一章节的"政策要点"描述了儿童保育政策和儿童保育的环境特征是怎样影响体育活动的。

理解影响儿童健康的因素有助于教师制订校园保护措施。例如，生活在治安不好的社区环境下的儿童常常不能自由地去户外玩耍，这种不安全的情况可能影响到儿童的身体健康。教师通过为儿童提供在安全、有监管的户外活动的机会来解决这个问题。这样，对于居住在贫困社区、由于贫穷和缺乏常规保健途径而无法在校外获得相应服务的儿童，学校健康检查、健康促进活动和向所需要的社区资源转诊常使他们甚至比居住在高收入社区中的儿童获益更多。

有证据表明，儿童所进入的托儿所或幼儿园会影响其体育活动。某些政策或环境特征能促进儿童的体育活动达到有利于健康的水平，例如活动设施的可获得性、活动的机会、较小的班级规模、教育程度更高的工作人员、以儿童为主导的游戏，以及有更多开放空间和植被覆盖的户外活动区域。

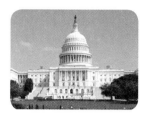

政策要点 影响体育活动的学前环境

国家体育与体育教育协会建议所有学龄前儿童（年龄为3～5岁）每天参加60分钟以上的结构化活动和60分钟的非结构化游戏。大多数的儿童机构都没有提供这种积极活动的条件。儿童所处环境的特征会影响充分适度活动的时间。儿童在下列环境中会更加积极：

- 更高质量的项目，例如那些有健康政策的项目。
- 设置儿童可以跑和活动的大操场。
- 学校有更多轻便的设备，如球和铁圈，可以鼓励和引导儿童主动活动。
- 限制使用电子媒体，电子媒体使儿童更偏向于久坐而不是体育活动。

来源：Dowda, 2009; Connecticut State Department of Education, 2010.

已经被注意到的是，当机构政策有以下特征时，将增加儿童的体育活动：

- 员工教育和培训；
- 员工在操场上的行为；
- 为员工提供幼儿体育活动相关的额外培训；
- 动员父母在家中支持体育活动；
- 户外活动中有多个短暂的中途休息，而不是一个长时间的休息。

仔细考虑儿童保育和学前环境会对儿童在这个年龄段的身体活动产生显著的影响（Gubbels，Kremers，van Kann，& Stafleu，2011；Trost，Ward，& Senso，2010）。

尽管儿童除了接触校园环境还会接触到教师不可控的环境，但教师可以通过教给他们保护自己的方法来促进儿童的健康，例如如何抵御细菌、按安全规程操作或者恰当交流担忧和沮丧的方法。教师全天都在观察儿童，经常是第一个知道儿童饥饿或口渴的人。他们有责任保证儿童每天到户外去跑步和活动，养成饭后刷牙的好习惯。这些实践可以弥补儿童生活中存在的一些消极因素。

教师通过了解每个家庭中影响儿童健康的社会环境和困难来促进儿童的健康发展。教师可以做以下工作：

- 积极促进与父母间良好关系的发展。
- 增加家长关于儿童认知与情感需要的知识。
- 鼓励儿童的健康行为，促进儿童的社会发展。
- 防止儿童虐待。

> **如果……**
> 假设你正在一个低收入的社区中教课，你班级中的儿童可能会遇到哪些健康风险？你能想到一些有用的活动来促进儿童的健康吗？

▌儿童健康政策

健康政策

促进实现健康结局的指南，例如促进健康行为或预防疾病的传播

托幼机构和学校的健康环境是基于支持性的健康政策构建的。健康政策是促进校园健康实践的指南，是进行安全、适当的健康实践的保障，并有助于指导如何处理混乱或困难的情况。托幼机构和学校的健康政策表明，儿童期健康被认为是保证终身健康的至关重要的一方面。本章"项目经验"描述了公共卫生如何与托幼机构结合以促进儿童期健康。

发展促进健康和保护健康的政策

制定健康政策要着眼于托幼机构与学校中常见的健康和安全问题。国

项目经验

创造健康的环境

Kathy Cunningham, Boston Public Health Commission

波士顿公共卫生委员会实施了儿童保健计划，即对波士顿家庭式儿童照养提供者进行健康体重促进策略的培训，教会其使用营养与体育活动自我评估工具（Nutrition and Physical Activity Self-Assessment for Child Care，NAPSACC）进行儿童保健。NAPSACC工具包有利于发现家庭式儿童照养机构中健康饮食与体育活动的优势和挑战。培训使工作人员在本机构中实施健康行动计划来促进营养和体育活动，并鼓励父母支持儿童保持健康的体重。

倡议的关键内容有：（1）为家庭式儿童照养工作者提供免费的培训，用继续教育学分作为参与的鼓励；（2）为工作者提供评估营养与体育活动的资源；（3）做出环境与政策改变来帮助儿童保持健康体重。

我们提供两个6小时的培训。第一次培训概述肥胖问题，给出改善健康饮食的模式化方法和结合每天60分钟体育活动的策略。第二次培训采用小组活动来复习NAPSACC评估工具，并使学员制订他们的项目活动计划。这个培训还包括如何与父母就健康饮食、体育活动和限制看电视时间上的政策改变进行沟通。这种形式使参与者有机会与同伴分享他们积极找到的策略，并探讨支持政策改变的社区资源。

培训使儿童保健工作者有机会扩展自身的健康饮

食知识，并学习采取有趣的互动方式为儿童提供食物。培训也鼓励受训者通过室内体育活动达到推荐的每天60分钟运动。受训者还有机会参与制定项目政策以改善儿童每天大多数时间所处的环境。

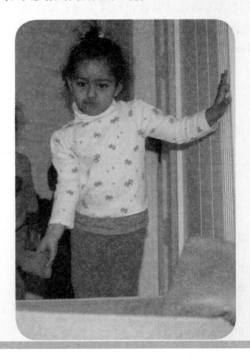

家、州和地方机构要有批准儿童项目实施的具体政策。对儿童项目进行质量评定的国家机构要给出政策建议以改善儿童服务。认证机构也要列出他们批准项目的最低标准。这些组织使得儿童项目制订和实施相关政策以达到健康和安全的目标。这一章节的"安全环节"讨论了通过社区人员和其他个体制定儿童健康政策。

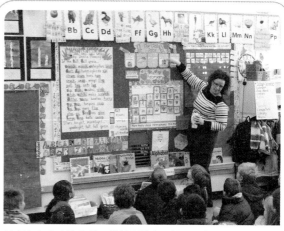

健康和安全政策有利于教师在课堂上创造健康的环境和采取安全的措施

可用于制订健康措施的资源

利用可及的各种资源指导相关项目的卫生政策制定。以下讨论的这些资源，其最终目标是通过确定最佳实践来改善幼儿的保健服务。

国家健康与安全资源中心儿童保健和早期教育部

国家健康与安全资源中心儿童保健和早期教育部（National Resource Center for Health and Safety in Child Care and Early Education，NRC）在儿童保健政策的社区标准制订中处于领头地位。NRC 是由美国卫生与公共事业部（U.S. Department of Health and Human Services，HHS）妇幼卫生局成立的。NRC 网站为家庭外保育和教育机构提供了多种健康和安全的资源：

● 健康与安全标准：在儿童项目中制订促进儿童健康与安全的措施所需的核心信息参见《照顾我们的儿童：国家健康与安全标准；早期保健与教育机构的指南》第 3 版，2011（*Caring for our Children；National Health and Safety Performance Standards；Guidelines for Early Care and Education Setting. Third Edition*，2011；American Academy of Pediatrics，American Public Health Association，National Resource Center for Health and Safety in Child Care and Early Education，2011）。

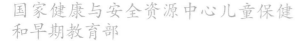

安全环节　　关于健康和安全的建议

规划和实施促进儿童健康的政策时需要注意一些安全的细节。健康政策不能带来危险或者忽视儿童安全，这是很重要的。从知识渊博的人那里获得的建议可以帮助教师改进本班的实践。项目中的健康安全策略应该从多个角度来检验，包括：

● 父母
● 社区卫生服务者
● 营养师
● 保健专家
● 认证的儿童保健工作人员
● 社区安全工作人员

这个资源展现了指导健康实践措施的基本原理，为健康项目的质量设立了标准。

- 从业许可制度：在 50 个州的从业许可制度中，哥伦比亚区、波多黎各和英属维尔京群岛的从业许可制度可供考察和比较。其中表明获批准的家庭式儿童保育机构与早期教育项目须达到最低要求。
- 基于标准的资源：一些特定主题的资源可能为政策制定提供信息，例如在儿童机构怎样管理药物和从日常保健中筛查出患病儿童。

健康制度是获得项目许可的必要条件。它描述了儿童早期照养机构关于健康和安全的承诺。项目主管和负责人经常从社区卫生提供者那里获得信息并做出决策，教师应该熟悉本机构与健康实践相关的指导。

开端计划办公室

开端计划（Head Start）办公室提供了开端计划执行标准（U.S. Department of Health and Human Services，2009），这一标准涵盖了全国儿童早期开端计划、开端计划，以及美印第安人、阿拉斯加本土人和海外移民开端计划等多个项目中的各种营养、健康与安全政策。开端计划相关的政策措施包括：

- 儿童健康与发展。
- 儿童健康与安全。
- 儿童营养。
- 儿童心理健康。

国家儿童教育协会

认证
项目担保或确保满足国家质量标准

国家儿童教育协会（National Association for the Education of Young Children，NAEYC）是一个致力于提高 0～8 岁儿童服务项目质量的专业组织。他们提供几个认证系统以确保工作满足国家质量标准。

NAEYC 有 10 个项目质量评估认证领域。与健康标准相关的领域包括：

- 促进和保护儿童健康，控制传染性疾病。
- 确保儿童营养健康。
- 维护健康环境。

校园健康措施

2004 年，议会通过了《儿童营养和妇幼营养补助计划再授权法》。这一法案要求所有参与联邦政府校园餐资助项目的学区都要制定和实施校园健康政策。制订具体健康措施的责任落在了学区，这样他们可以着眼于本地区的特点。具体的健康措施必须强调以下几点（Centers for Disease Control，2011）：

- 营养教育、体育活动和其他校园活动的设计要以健康促进为目标。
- 学校提供食品必须以促进健康、预防肥胖为指导原则。
- 学校加餐的指南。
- 由家长、学生、学校食品管理员代表、学校董事会、学校管理者和群众等共同参与，制定校园健康政策。
- 与父母、学生和社区成员等公众就改进健康措施进行交流。
- 制订衡量健康措施实施和对校园健康影响的评估计划。

表 2-2 提供了常见的政策主题清单与托幼机构实施的案例。

健康措施的构成

书面的健康措施需要清晰、简明、易懂。书面健康政策应包括：

1. 国家预防目标。它们通常以促进积极的健康结果，预防特殊问题的目标形式出现。例如，每日进行健康检查或通过日常观察监测儿童健康状况。
2. 确认达到措施目标的步骤。列出步骤或程序来落实政策。程序应该具体化并明确谁来执行。例如，班主任要在门口迎接同学，并做 20 秒的健康检查，发现问题与家长讨论。
3. 困难情况的应对指导。措施还要提供面对挑战时适当的应对指导。

表2-2　制订促进健康的措施	
主题	实例
营养	
就餐环境	• 为儿童提供愉快的就餐环境和规律的用餐时间。 • 鼓励学生参加免费或折扣餐项目。
营养信息	• 避免将食物作为奖励或将限制体育活动作为课堂不良行为的后果。 • 开展募捐活动，用自动售货机提供的食物来促进健康饮食理念的形成。
卫生保健	
控制疾病	• 教会儿童洗手和遮挡咳嗽。 • 获取健康信息和确保儿童在入学登记前完成应有的免疫接种。 • 提供信息，帮助父母了解什么时候应该把儿童留在家。
环境卫生	• 每天及白天必要时打扫卫生间。 • 每周清洁玩具，或者每当有儿童将玩具放到嘴里时清洁玩具。
安全	
信息登记	• 在儿童入学前获得紧急情况下的联系方式、健康史和免疫记录。 • 从家中到达和离开学校时的方向。
预防和看护	• 购买符合安全标准的玩具和材料。 • 每天检查游戏区域，去除危险因素。 • 通过日常观察对儿童进行看护。

以健康检查为例，可能包括：如果发现疾病征兆，应与家长亲切而坚定的交流，使家长把儿童带回家。

4. 保证每一条对本机构都是具体可行的。托幼机构和学校制定的策略大多是相似的，但在具体机构中，每个策略的实施方法可能不同。托幼机构的健康检查可能在儿童与家长到达时做。学校的健康检查可能在学生进教室后以一个开放的圆圈活动进行。

健康措施中一个重要的部分是要考虑到食物过敏。"营养笔记"提供了与坚果过敏有关的实例。

确保措施在机构可行

在设计服务于儿童的项目时，可邀请当地的健康顾问为健康措施提供意见。例如，开端计划项目召集了医疗服务咨询委员会的儿童看护人和专家参与健康措施的制订和修改。这就保证了健康目标是基于现有知识和经验的。

从社区卫生工作者那里获得建议，还可以帮助确认该策略能否解决该社区特有的健康与安全问题。例如，一个学前班位于一个空气质量较差的地区，应确定相关的户外运动措施。这个措施应描述当空气质量处于不健康水平时，该如何实施这个项目。例如，如果面临雾霾，儿童们该去哪里游戏（American Academy of Pediatrics，American Public Health Association，National Resource Center for Health and Safety in Child Care and Early Education，2011）。

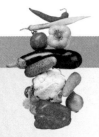

营养笔记   与坚果过敏有关的政策

大约有 1/25 的在校学生有食物过敏，其中 16% ~ 18% 报告曾在学校发生过敏。坚果过敏是儿童健康中要特别关注的问题，因为可能发生严重的、危及生命的症状。许多托幼机构和学校为了强调这一问题而制定了政策：

- "无坚果"措施可能是机构中针对已知有坚果过敏儿童的最佳措施。这意味着不提供任何类型的坚果或任何带有花生油的产品。
- "不分享食物"措施也是很重要的，这可以避免食物过敏儿童不经意地摄入含有过敏原的食物。

有研究报告，2/3 的致命过敏反应发生在学校。全面、综合的措施有利于最大限度地减少发生在学校的过敏。一个全面、综合的措施包括：

- 确认食物过敏的学生。
- 为每个学生制订书面计划。
- 拟定药品管理协议。
- 监测校园有潜在暴露风险的环境，包括教室、咖啡馆、校车、活动场地 / 户外实习地。
- 与学校工作人员和家长交流计划，并尽可能履行保密原则。
- 制订应急计划。
- 为学校员工提供培训。
- 确定适当的监测与评估措施。

随着过敏发生率的不断增加和严重反应的发生，儿童机构制定关于急性反应的症状识别和过敏发生后如何处理的政策是至关重要的。需要对教师进行识别和处理坚果过敏等紧急情况的培训。

来源：Information from Burgden, Martinez, Greene, & Eig, 2011.

一所位于暴力事件频发地区的学校可能要制订与开设预防暴力课程有关的措施。这项措施应包括使用什么样的教学方法和预防措施、实施的频率是怎样的。健康措施应该定期回顾，并在有必要改善项目服务的时候制订新策略。

促进口腔健康的措施

儿童蛀牙，也称龋齿，是一种儿童期最常见而且可预防的慢性疾病。研究表明适当的口腔保健和注意口腔卫生可以显著减少导致蛀牙、感染和疾病的口腔问题（Marrs，Trubley，& Malik，2011）。

学校可以通过教育和口腔保健服务促进儿童口腔健康。像本章开头提到的Cooper那样，没有医疗保险的儿童无法经常性地获得常规口腔保健，基于校园的口腔健康促进是改善口腔健康的唯一可行方式。

口腔卫生教育

指导教师提供口腔卫生教育并鼓励饭后刷牙，制订这样的策略更有利于促进口腔健康。教师负责制订和实施这些健康教育活动。口腔卫生教育的目标包括帮助儿童理解牙齿的重要性和怎样通过刷牙及看牙医来保持牙齿健康。

与社区合作者协作是有益的。项目可与当地牙医或州口腔协会合作。幼儿园和学前班的教师可以给儿童读关于牙齿保健的书或组织"看牙医之旅"的木偶剧表演。学前班可以为儿童提供牙刷和牙膏。

NAEYC（2005）制定了一个新的指南，用于婴儿的早期牙齿保健项目的认证。指南描述了如何从婴儿期开始进行口腔健康教育。指南强调：

> NAEYC认证标准5.A.13：每次喂奶后，用一次性的纸巾（或儿童专用的每日清洗的干净软布）清洁婴儿的牙齿和牙龈，以清除留在牙齿与牙龈表面的液体。（p.21）

合理的营养也有助于预防蛀牙。教授合理膳食的知识和提供富含全麦谷物、水果及蔬菜的饮食，这都是促进口腔健康的方式。堪萨斯州、密苏里州的教师将周五定为"营养日"。教师将水果、蔬菜的知识融入到常规班级活动中。在给家长的日志中包括了促进健康与营养的食物配方和活动（Lapin & Smith，2008）。"健康教案"中描述了教学方式并介绍了刷牙的重要性。

口腔保健服务

儿童口腔健康已经成为婴幼儿健康中优先考虑的问题。开端计划办公室于2005年发起了"幼儿口腔开端计划"，为改善在册儿童的口腔保健服务提供了补充资金。实施校园口腔保健服务策略对儿童十分有益。学校提供的口腔保健服务包括口腔问题的筛查、联合社区成员提供口腔健康评估，

龋齿
蛀牙，是一种儿童期最常见而且可预防的慢性疾病

健康教案　坚持刷牙，保持健康微笑

学习产出：儿童学会怎样刷牙。

关键词：牙齿，牙龈，噬菌斑，龋洞，蛀牙
安全性检查：使儿童能安静地坐或站，并安全地使用牙

刷。注意牙刷不要与他人交换使用。确保儿童饮用清水并适当地吐出。2岁以上儿童使用合适的牙膏。

婴儿和幼儿

- **目标**：鼓励儿童清洁牙齿和牙龈。
- **材料**：湿毛巾或纱布、小牙刷、装着清水的纸杯、纸巾。
- **活动计划**：对于没有牙齿的婴儿，用干净的湿毛巾温柔地擦拭牙龈。对于有牙齿的婴幼儿，用小的软牙刷和清水轻柔地刷牙齿和牙龈。整个过程与宝宝交谈并描述刷牙的每个步骤。可以说："我帮你清洁牙龈时，你要张开嘴才可以。"描述刷牙的步骤："首先，我们一起擦（或刷）牙龈（或牙齿）的前面，然后是两边、后面和上面。"通过手把手或者指导来鼓励婴儿

和儿童温柔地擦拭或刷牙。通过唱歌来提高兴趣和延长刷牙的时间。尝试着唱《划呀，划呀，划小船》："刷呀刷呀刷牙牙，一天刷两次。保持干净，保持洁白，防蛀牙。"结束时给儿童喝一些清水。

- **怎样调整活动**：对于不会说英语的儿童，可以展示一些婴幼儿擦洗牙龈和刷牙的图片。对于有特殊口腔保健需要或生理需要的儿童，通过与家长和牙医沟通，确定如何帮助其刷牙。
- **你达到目标了吗**？儿童会刷牙齿和牙龈了吗？幼儿愿意加入到刷牙的过程中吗？

学龄前和幼儿园儿童

- **目标**：学习正确的刷牙方法并了解刷牙是很重要的。
- **材料**：一本关于刷牙的童书，例如 An Vrombaut 写的 *Clarabella's teeth*。大牙齿的模型和大牙刷、牙刷、纸杯、牙膏（美国牙科协会提供）、清水、水池、纸巾。
- **活动计划**：小组活动在儿童小组活动桌旁进行。阅读关于刷牙的书籍。讨论怎样刷牙和怎样将引起龋齿的食物残渣清除。利用牙齿模型与大牙刷说明刷牙的步骤。为每个儿童提供牙刷和纸杯，并在牙刷毛顶端挤上豌豆大小的牙膏。请儿童按刷牙步骤进行实际操作。
  - 在牙刷上挤牙膏。
  - 45°拿着牙刷，刷每个牙齿的前面、两侧、后面和

上面。
  - 轻轻地刷舌头。
  - 将牙膏沫吐到水池中。
  - 冲洗牙刷并放回儿童牙具架上。
- **怎样调整活动**：对于还在学习英语的儿童，可用英语和母语来阅读故事。将图片作为刷牙步骤的线索来帮助儿童理解所有的步骤。为帮助有特殊生理需求的儿童成功刷牙，可以给他们提供改造的牙刷或者帮助他们坐在桌旁或水池旁刷牙。
- **你达到目标了吗**？儿童能够正确刷牙吗？儿童能够正确排列刷牙步骤的图片吗？或者他们能够说出刷牙为什么重要吗？

学龄儿童

- **目标**：学习认真刷牙并理解刷牙能清除引起龋洞的病菌。
- **材料**：牙刷、牙膏、纸杯、一次性牙医镜、菌斑显示剂、有流动水的水池。
- **活动计划**：小组活动在儿童小组活动桌旁开展。复习刷牙的步骤。为儿童提供牙刷、牙膏和纸杯，请他们刷牙，并将牙膏沫吐到纸杯中。让儿童用一次性的牙医镜观察自己的牙齿并描述它们的样子。他们看到病

菌了吗？讨论看不到病菌的原因是病菌太小。病菌可以隐藏在牙齿上并引起牙菌斑。菌斑附在牙齿表面上，并引起龋洞或蛀牙。现在让儿童用菌斑显示剂。让儿童先用口腔一侧咀嚼显示剂，再用另一侧咀嚼，然后吐到纸杯中。要求儿童再次用牙医镜观察牙齿。他们看到红色或粉色吗？这表明牙菌斑没有清除掉。鼓励儿童刷牙直到这个颜色被刷掉。为儿童提供漱口用的清水，指导他们刷牙并把牙具放到牙具架上。帮

助儿童理解为什么慢慢刷牙是非常重要的。

- **怎样调节活动：**为还在学习英语的儿童提供用母语编写的故事或信息，或者展示描述刷牙步骤的图片，以及病菌与牙菌斑的图片。对于有特殊需要的儿童，通过改进牙刷、调整儿童坐姿或站姿，或进行其他改善，帮助每个儿童成功刷牙。
- **你达到目标了吗？**儿童们能够展示怎样认真刷牙并描述为什么刷牙很重要吗？

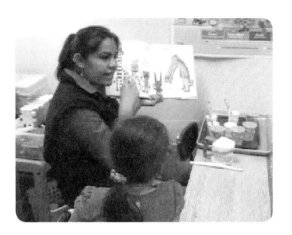

以及促进以学校为基础的口腔保健服务，如涂氟或窝沟封闭。

疾病预防措施

　　儿童机构中有必要制订预防疾病传播的健康措施。传染病是指从一个儿童传播给另一个儿童的疾病。传染病通常可在任何集体中传播，包括托儿所和学校。为预防学前和小学班级内的疾病传播，教师可以采取洗手、保持室内卫生和隔离患病儿童的措施。婴幼儿尤其容易发生感染，在儿童机构中还会重复暴露（Sun & Sundell，2011）。

▎多种族人群的健康促进

　　在多元文化背景下认同、理解儿童和家庭的价值观与信仰是促进健康的关键方面。个体的种族、文化、宗教背景影响他们整个生命过程中对健康与疾病的理解（Spector，2009）。学校和托幼机构的儿童人口学特征在过去几十年中已经发生了显著的改变。美国的家庭文化构成也变得越来越多样化。如今，学校中更多的儿童来自于不同的背景，理解和认同不同视角下的健康与健康促进显得尤为重要。

健康差异

　　并不是所有家庭都处于同样的健康水平，这种差别称为健康差异。健康差异的根源很复杂，只能部分归因于获得医疗保健的资源和机会不同。非裔美国儿童患哮喘等慢性疾病的风险很高，这就是健康差异的一个例子

如果……

　　你想通过每天饭后刷牙来为幼儿园班级中的儿童教授口腔保健知识，你需要考虑到哪些程序来预防刷牙时致病菌的传播？你会提供牙膏吗？为什么会或为什么不会？

传染病
是从一个儿童传播给另一个儿童的疾病

健康差异
不同经济条件、种族、教育水平的人群存在不同的健康结局、健康水平和保健经历

如果……

　　你是一个多文化聚集区的学前教育老师，你遇到一个家庭采用不常用的家庭疗法来治疗慢性咳嗽。对于这一情况，你最初的印象是什么？你会考虑到哪些健康问题？你将如何与家长沟通？

（Seith & Isakson，2011）。存在健康差异的原因十分复杂。一些家庭会通过保险项目获得卫生保健，他们能自如地利用这些资源。另一些家庭会拖延医治直到健康状况变得很糟，这是由于他们不知道怎样获得卫生保健或他们支付不起。贫困、不安全的邻里环境或者教育不足等社会原因也可造成身心的健康差异。

　　语言对于一些家庭来说可能是一个障碍。教师在与儿童家庭建立联系时，要有发现家庭面临潜在挑战的视角。通常教师不是健康专家，但教师对于帮助家庭获得社区中可及的健康资源是非常重要的。卫生保健专业人员和教师应该重视这些差异的存在，并帮助所有有需求的家庭。

　　健康差异与社会因素息息相关。例如，儿童成长过程中的早期营养会影响健康结局。曾患营养不良的儿童的健康状况一般较差。暴露于家庭歧视的儿童可能会面临不利于健康的情况。居住在不安全的邻里环境或贫困环境中的儿童出现健康问题的风险更高。教师或许不能直接影响儿童的居住环境或营养不良史，但可通过家庭支持和健康促进，使儿童变得健康。

认识成见与偏见

　　健康差异存在于个体之间，也存在于不同种族、文化和社会经济条件的人群间，例如班级之间。带班教师有其自身的背景、信仰和过往经历。尽管他们可能意识到要尽量避免歧视性的做法，但对待不同背景的儿童和家庭还是会有细微的不同。成见与偏见往往会导致无法容忍：

思维定势
基于某些特征给个体贴标签，如种族或民族、年龄、性别或社会经济背景等

偏见
是指对团队成员中的个体持消极态度

- 思维定势会导致基于某些特征给个体贴标签，例如种族或民族、年龄、性别或社会经济背景。教师认为"所有"男孩都喜欢玩卡车，或者"所有"特殊种族的儿童都擅长数学，这都是思维定势较为明显的例子。个体通常对自己的思维定势并不敏感。
- 偏见是指对团队成员中的个体持消极态度（Institute of Medicine，2003）。心胸狭窄使偏见更加严重。当教师根据儿童的某些特征而不是通过了解每个儿童的才能与需求而进行分组时，偏见更明显。例如，教师做座位安排时，基于自己的理解可能将低收入家庭的儿童安排在教室的前面，但如果让儿童自己选择座位，他们就不会太留意。

伦理问题

　　你将在幼儿园开始教学工作，学生主要来自于老挝和柬埔寨，他们的家庭大多数只说本土语言，只有小部分儿童会说英语，你将做哪些准备？你会以哪些方式来帮助和支持儿童使用母语？你将怎样与家长沟通？

　　思维定势与偏见会导致歧视、不平等或不公平待遇。歧视存在于卫生保健、教育、住房、工作以及社会的其他方面。不良的健康结局与受到歧视有关联（Institute of Medicine，2003）。教师不仅要接

受儿童和家庭间的差异，还应保证本班所有儿童都得到接纳和包容。

当教师注意到家庭受到不平等对待时，他们可以作为帮助家庭的倡导者：

> Anadelia 是 Shauna 老师一年级班的学生，丢了免疫接种证明。她的妈妈 Consuelo 告诉 Shauna 老师，她带着 Anadelia 去了两次当地的疫苗接种诊所，都被接待员拒绝并告诉她们 Anadelia 不需要再接种了。Consuelo 很担心，因为校医告诉她如果免疫接种证明不更新，Anadelia 就会被退学。Consuelo 向 Shauna 求助。
>
> Shauna 老师和校医共同帮助 Consuelo 与医生预约，并讨论了疫苗接种的细节问题。Consuelo 带 Anadelia 来到诊所，进行了相应的免疫接种。Shauna 反思了这一情况，为第一次随访时没有给家庭足够的帮助来解决儿童的问题而感到沮丧。是因为这个家庭是西班牙裔吗？

促进同学间的互相接纳

教师应要求班级内和儿童家庭间互相接纳和包容。这表明教师要力求平等地与所有儿童和家庭互动，而忽略他们的背景和某些特征。教会儿童了解和体会不同是促进接纳的一种方式。介绍这种复杂概念的活动应该从简单开始，逐渐变得具体。下面举出了例子：

> 当介绍"相同"和"不同"的概念时，Sandi 为幼儿和学龄前儿童提供了许多整理和分类物品的机会。在开头，她提供了只有一方面不同的物品，例如相同大小而两种不同颜色的方块。儿童可通过颜色来学习分类。接下来她通过提供不同颜色的方块和小球来增加难度。这次儿童需要通过颜色和形状来分类。这样的活动可以鼓励儿童发现物体有相同的特征，同时又有不同的方面，如红方块和红球有相同的颜色，但是形状不同。
>
> Al 鼓励较大的儿童探索可能相同（谁有 5 个手指？）或不同（谁是棕色头发？）的个体特征，让他们用多种方式列出班级中儿童相同和不同的地方。他们开始了解人与人之间有很多的相似点和不同点。

从这些活动中儿童开始意识到个体特征和个体选择有时是相同的，而有时是不同的。这种传递概念的课程可以帮助儿童抵制思维定势的形成：不是所有人都一样，也不是所有人都喜欢同样的东西。这也可以帮助儿童学会反对偏见，因为儿童会发现自己有时是一个集体的成员（比如热爱足球的小组），有时又是另一集体的成员。

学习发现和享受不同，以及接纳不同的观点是贯穿一生的课程。教师能够示范接纳的行为并鼓励儿童探索这些主题，就给儿童提供了发展协商、解决问题和欣赏自己及他人优点等技能的机会。

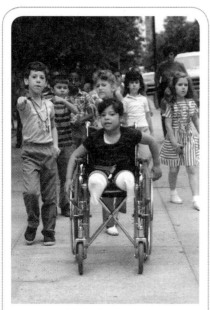

托幼机构中的教师在促进儿童学会接纳他人中扮演了重要的角色。

帮助不会说英语的家庭

教师与家长之间的沟通交流对于儿童健康来说非常重要。教师要能够与家长讨论儿童的教育进程，描述其观察到的健康问题，并分享有关儿童行为和社会问题的信息。同样，父母也要告知教师有关儿童的一些健康问题和其他担忧。由于母语不是英语的儿童越来越多，所以教师在与这些家庭沟通时要有克服语言障碍的计划。

在进行日常交谈或与家长交流每日课堂活动时，教师可以请其他家庭成员或大一些的儿童作为翻译。当讨论到敏感或隐私问题，也包括健康问题时，教师可能需要在专业翻译的帮助下与家庭沟通。借助懂英语的家庭成员或许更方便，但也有一些缺点，比如家庭成员可能会比较主观，会过滤掉一些信息，而不如实翻译。在谈论儿童健康和行为的一些细节问题时，有时会特别麻烦：家庭成员做翻译时，无法保证信息的保密性，获得的信息质量也可能打折扣。

受过训练的翻译是适宜但昂贵的选择。当这一选择可行时，受过训练的翻译人员要能够在交流重要信息时提供足够的帮助。受过训练的翻译者应该语言流利并理解保密的重要性。他们有明确的角色，就是防止翻译的信息不准确。当教师无法得到受过培训的翻译者的帮助时，就需要有其他备选方案。这可能包括：

- 按重要性排列对翻译的需求程度，例如帮助召开家庭会议、商议为特殊需求儿童提供服务的会面、出现与行为和精神健康问题相关的情形。
- 了解社区健康服务中心中会双语的工作人员。与这些机构建立联系以帮助你转诊来的家庭。
- 制作或寻找一些简单的关于儿童早期常见问题的双语印刷资料与家长分享，例如"你的儿童今天似乎病了"或"这个班中有几名儿童得了流感。如果您的孩子病了，请让她留在家"。
- 提倡托幼机构或学校雇佣双语教师，这有助于改善与非英语家庭的交流，从而帮助每一名儿童。

尽管对于需要向家庭传达的大部分信息来讲，由家庭成员或儿童做翻译可能都是合适的，例如介绍将要开展的早教活动和家庭在其中的责任，但当涉及任何儿童健康的信息时，应慎重考虑。

总结

　　在家庭、学校和社区环境中有很多因素影响儿童的健康成长。与个体和社会及物质环境有关的因素影响儿童的健康，与生活方式有关的因素影响健康状态。理解这些关于健康的内容有助于教师在班级中创造一个健康幸福的环境。

　　通过许可和机构认证来促进托幼机构和学校实施儿童健康策略。他们采用的策略有助于保证儿童有一个安全、健康的童年。策略涵盖了提供持续的健康服务的一系列措施。制度和措施的制订反映了教师对保障儿童健康的承诺。

　　随着班级的多样化，教师必须设计符合不同家庭文化背景和不同信仰的健康促进活动。健康促进通过与儿童进行介绍健康行为的活动来实现。健康促进活动可以贯穿于整个儿童早期。教师在为儿童展示什么是健康行为中扮演着重要的角色。

　　教师应理解不同的种族、文化和社会背景可能影响家庭对健康与疾病的反应。不同的家庭对健康与卫生保健有着不同的价值观与信念。教师必须理解这些不同并与家庭建立和谐的关系，从而促进与家庭关于儿童健康的沟通。在班级开展这些活动可以教会儿童了解和协调这些不同的观念，从而有益于儿童的整体健康。

关键词

认证	健康	保护因素
急性疾病	健康差异	危险因素
慢性疾病	健康政策	社会经济状态
先天性疾病	传染病	思维定势
囊性纤维化	心理健康	幸福
口腔保健	身体健康	
健康决定因素	偏见	

问题回顾

1. 健康与幸福的定义。描述这些术语的区别和联系。
2. 列出健康的要素。描述影响健康与疾病的决定因素。
3. 描述学校为促进学生健康幸福而在营养与体育活动方面制订措施的目标。

4．健康促进的定义，举例说明儿童参与自身健康促进的不同方式。

5．健康差异的定义，并举出一个会影响儿童健康的例子。

6．举出教师促进儿童理解和接受差异性的方法实例。

讨论

1．你的社会和文化背景是什么？你认为你的背景对你自身的健康和接受卫生保健有何影响？

2．教师该如何解释社会中存在的健康差异？

3．假想一个你知道的或过去工作接触过的低收入家庭。他们面临过哪些挑战？你认为社会中来自低收入家庭的儿童有哪些不利条件？你认为成长在低收入家庭的儿童能获得哪些优势和长处？

实践要点

1．调查你所居住的社区。在这里，贫困的发生率是多少？低收入家庭可获得的资源有哪些？哪些地区服务差异可能会限制低收入家庭的儿童参与学校的活动？

2．假设你负责你所在学校的口腔健康促进工作。你会注重哪些口腔健康概念？有哪些获得专业知识的资源？对于向儿童及其父母传授这些知识，你有哪些想法？你怎样确保这项工作的相关信息传达到不会说英语的家庭？

3．为学龄前儿童设计一堂促进体育活动的课程。为有特殊需求的儿童做出适当的活动调整。你将怎样为主要说西班牙语的儿童上这堂课？什么样的学前环境能促进体育活动？

网络资源

Model School Wellness Policies

　　www.schoolwellnesspolicies.org/

National Center for Child Poverty

　　www.nccp.org

National Resource Center for Health and Safety in Child Care and Early Education

　　http://nrckids.org

第三章

健康筛查与评估

学习目标

1. 讨论完整的健康记录的各个组成部分。
2. 解释儿童免疫接种的目的，讨论一些家庭常见的免疫接种问题。
3. 描述如何收集和管理健康信息。
4. 解释哪类健康信息常由教师收集确认。
5. 描述健康筛查的类型，说出为什么它们能确保儿童有能力学习。
6. 解释教师如何监测本班儿童的健康。

Adelina 是一个 9 个月大的儿童，她家刚刚从墨西哥移民过来。她被送到一个婴儿保育机构中。她的家人很高兴有机会与教师见面，教师说在访谈过程中她会问一些关于 Adelina 健康和发育的问题。会谈时，Adelina 的家人向老师提供了她在墨西哥和德克萨斯接种疫苗的记录。在他们谈话的过程中，Maria 老师得知 Adelina 在 3 个月大的时候得了一场大病，她家人说那是"一次脑部感染"，Adelina 在医院住了几个星期，然后康复了。

Maria 回顾了 Adelina 的健康史和入园登记资料。Maria 问 Adelina 的家人有没有担心她的发育问题。她的家人说 Adelina 还没开始发声或用这个年龄的儿童该有的发声方法。他们很担心，因为这与他们前几个孩子有点不太一样。Maria 和 Adelina 的家人一起决定给儿童做进一步评估。Adelina 的家人还说，他们最近搬出了以前那个很破的旧房子，他们听说医生可以做一个简单的血液测试来确定儿童是否在旧家受到铅的影响。Maria 把这些都做了记录。

访谈结束时，Adelina 伸手去拍 Maria 的手，还想要她的玩具。家人们和教师告别并带回了如何解决他们所讨论问题的建议单。他们对女儿新的保育机构很满意，同时令他们高兴的是，Maria 是如此地平易近人并且能提供帮助。家长离开后，Maria 回顾了与他们的谈话，并做出标记以提醒自己 1 周后看看 Adelina 家人的随访计划进展如何。

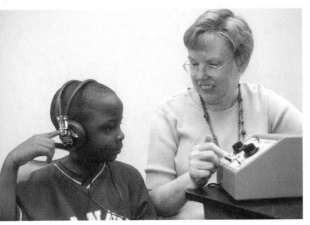

来到托幼机构的儿童有着各自不同的健康和发展情况。了解儿童的这些背景情况是向课堂教学过渡的重要组成部分。儿童健康发育信息能指导保健和教育计划的制订。它保证了教师们了解儿童的个人健康需求。同时，它还关注儿童的过敏、听力或视力问题，这样他们就不会错过重要的学习机会。

在这章中，我们要讨论评估儿童健康的重要性，这样可以确保儿童为学习做好准备。我们强调管理健康信息和适当沟通的重要性。我们探索了评估和筛查健康及发育问题的常见方法，因为这些健康发育问题可能会影响儿童的学习。最后，我们提供了在班级进行日常健康评估并实施有效监测的建议，以促进儿童健康。

▌儿童健康评估

托幼机构和学校都是儿童健康支持网络的一部分。应将健康评估纳入托幼机构和学校的日常工作中，因为这些机构提供了尽早评估儿童的重要机会，并能确定谁需要更多援助或是转诊服务。对某些儿童来说，儿童早期照养机构进行的评估可能是第一次关注影响其学习能力的健康发育情况。通过这种方法，儿童早期照养机构将对儿童未来的发展和学习做出重要贡献。

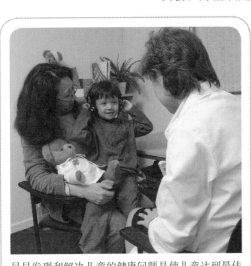

尽早发现和解决儿童的健康问题是使儿童达到最佳发育和学习状态的重要一课

了解健康评估

健康评估是对儿童总的健康幸福的状态进行的评估。这是一个全方位、多层次的过程，回顾并考虑了影响儿童健康的诸多因素。实施健康评估有以下几个目的：

1. 了解儿童的健康状况，以便教师给出必要的建议。
2. 明确现有的医疗情况或疾病／伤害的危险因素。
3. 明确需要进一步评估或转诊的儿童。
4. 帮助家长了解儿童的健康状况，了解潜在的影响儿童健康的危险因素。
5. 明确家庭与所需资源间的差距。

健康评估过程是托幼机构和学校服务的重要组成部分。为了使儿童达到最佳的发育和学习状态，要明确并解决健康问题。本章讨论收集健康信息以进行总的健康评估的方法，每种方法都提供了收集和管理健康信息的指导。

健康评估包括初始评估和持续评估。初始评估包括健康筛查和健康评

健康评估
对儿童总的健康幸福的状态进行的评估

价。**健康筛查**是用具体的方法来明确健康状况或导致健康问题的危险因素。例如，托幼机构和学校为儿童提供健康体检或具体的健康检查，从而对儿童的听力、视力或口腔健康进行评估，以发现潜在的问题。筛查还包括回顾健康史，以寻找可能与疾病相关的危险因素，例如铅中毒和饮食习惯可能使儿童有患贫血或肥胖的风险。

托幼机构的健康评价是对儿童总的健康状况进行评估，包括对每个儿童健康状况的描述。健康评价还通过评价儿童在相关人群中的情况来关注儿童健康的特定方面。例如，通过测量身高和体重并绘制生长曲线图来评价儿童的生长情况。

持续评估包括每日健康检查和健康/疾病指标的连续观察。**每日健康检查**是指每天儿童到校后观察其健康情况。**连续观察**是指连续且全面识别有提示作用的儿童发病先兆表现。这些方法结合起来可尽早发现儿童的潜在问题，以便采取必要的干预措施。

健康筛查
使用特定工具来发现潜在的健康问题的一种评估方法
健康评价
对健康的总评价或对健康某一方面的描述
每日健康检查
儿童到校后观察其健康情况
连续观察
连续观察发病先兆征象

合理管理健康信息

健康信息是个人的隐私信息。它必须通过正规渠道获得，必须合理使用并进行保密管理。1996年，美国国会颁布了公法104-191，《健康保险流通与责任法案》，通常被称为HIPAA。这项立法的目的就是提高医疗保健系统的有效性，同时保证个人健康保健信息的隐私性。该法案要求，保障措施要做到位，以确保对个人健康信息进行保密管理和合理交流。

HIPAA的规定主要针对卫生保健工作者和保险机构。这些机构属于涵盖的实体，必须遵守HIPAA规则。儿童保育人员和教师不在此行列中。然而，教师们会接触到个人健康信息，还会和卫生保健工作者进行合作。例如，登记过程中的健康史收集涉及关于儿童过去和现在健康问题的信息。当他们得到这些信息时，教师和相关工作人员都要受HIPAA的约束。因此，教师必须保护儿童及其家庭健康信息的隐私。这意味着托幼机构和学校必须有相关的制度来明确如何保障信息管理和沟通的保密性。健康档案必须准确、完整、保密，并被合理共享。制度中应该规定与保密措施相关的细节。保障措施的准则如下（Kentucky Cabinet for Health and Family Services，2011）：

1. 有供教师和家长讨论健康问题的私密空间。
2. 保证文件在书写过程中不被他人看见，将文件放在安全、上锁的地方保存。
3. 确保电脑中储存的信息有密码保护，使用电脑上的信息时不被他人看见。
4. 对于要公布的儿童健康信息，应有家长或其他监护人的签字许可。

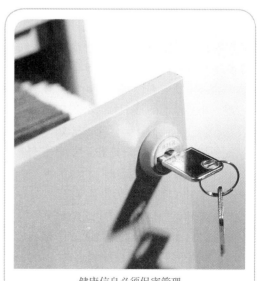
健康信息必须保密管理

健康史的定义

每个儿童的早期发育和健康经历都是独一无二的。健康史是儿童先前健康状况的总结。它包括儿童的病史、免疫接种记录、先前受伤害的信息和儿童发育史。健康史提供了儿童的身心健康发展总览。一个全面、完整的健康史包括以下信息，这些信息结合起来完整地呈现了儿童的健康经历：

健康史

儿童先前健康状况的总结

- 基本信息，如儿童的姓名、出生日期、父母或监护人姓名、家庭联系方式。
- 所患疾病列表。
- 任何慢性或持续性健康问题的汇总。
- 儿童免疫接种记录：什么时候接种何种疫苗。
- 儿童经历过的重要伤害或事故史。
- 可能使儿童更易发生意外或影响其学习能力的行为或个人习惯的总结。
- 关于儿童家庭的健康信息，包括医疗和精神健康的状况和问题。
- 儿童发育史，如儿童达到关键发育里程碑的时间。
- 儿童心理健康的信息，包括社会情感健康。
- 儿童营养的信息，以明确发生营养过剩或营养缺乏等的风险和是否能够获得健康平衡的膳食。
- 儿童口腔和口腔保健史。
- 总结家庭目前利用的资源以及是否缺乏医疗保健资源。

了解儿童早期的这些生活细节有助于教师注意到那些对儿童生长、发育和学习产生负面影响的方面。各种儿童项目对获得健康史的要求根据项目类型和项目涵盖儿童年龄的不同而有所变化。开端计划（Head Start）中收集健康史的标准是获取信息和促进健康的最佳综合模型。不是所有教师都要收集健康史的所有资料，但应理解每部分资料的收集意义并进一步与家长讨论，这对儿童的健康十分有益。

早期发展

胎儿和儿童早期的发育是后续发展的准备阶段。健康史中简略地显示了这些信息，明确了那些可能持续影响儿童发育的重要因素。

孕产史　了解母亲怀孕和生育的信息有助于发现儿童发育的危险因素。询问母亲在孕期或分娩过程中是否有任何健康问题。产妇的某些疾病可能导致儿童的先天性缺陷。例如，患有糖尿病的母亲生育的儿童发生心脏病的风险增加；母亲在孕期受到风疹病毒的感染，生下的儿童患有耳聋的可能性增加。

伦理问题

你是一名公立学校的教师，你班上登记的一名儿童容易频繁发生皮肤感染。儿童的父母报告说，已在医疗卫生机构确认这种皮肤感觉不会传染。然而，班上其他儿童的家长不断向你询问这个儿童的情况，担心他们的孩子与这个儿童在一起玩儿。他们认为他应该被分到一个特殊的班而不应该和正常的儿童在一起。你需要解决的问题是什么？NAEYC道德行为准则建议你如何处理这种情况？对于这个儿童以及社区和社会等相关问题，你有什么责任呢？

图3-1　孕产史

询问怀孕和分娩期间的健康问题有助于发现儿童生长发育过程中的潜在问题。问题如下：

1. 母亲在孕产期有任何健康问题吗？
2. 孩子是否提前 3 周出生，或者是早产儿？
3. 孩子的出生体重是多少？
4. 孩子在出生或生后头几天遇到什么问题了吗？

来源：Adapted from Head Start Child Health Record, by the U.S. Department of Health and Human Services, Administration of Children and Families, retrieved December 1, 2011, from http://eclkc. ohs.acf.hhs.gov/hslc/resources/ECLKC_Bookstore/Child%20Health%20Record.htm.

健康史还收集一些儿童的出生情况，以了解儿童是不是**早产儿**（早出生 3 周以上），或者儿童出生时或者生后几天内是否发生了什么问题。儿童出生体重也很有意义。低出生体重儿有发育迟缓、在学校表现差、癫痫发作或者视听障碍的风险。图 3-1 提供了询问孕期和分娩相关健康问题的示范。

发育史　全面的健康史包括能帮助教师了解儿童在**发育里程碑**方面进展的内容。发育里程碑是指在一定的年龄范围内大多数儿童能够具有的身体能力或完成任务的能力。例如，大多数儿童到 2 岁时已能自己走路。有些儿童可能 9 个月就会走了，很多儿童在 1 岁的时候会走。一些儿童表现出发育里程碑的行为模式早于典型的年龄范围。有些儿童有的方面发育快，有的方面发育比较慢。下面举两个例子：

- Hal 报告说，他的孩子特别小的时候就会说话了，但是在 1 岁多时才学会走路。他发现孩子对阅读更感兴趣，对户外玩耍不太感兴趣。
- Kayla 说，她的孩子非常活跃和好动。她记得孩子 9 个月大的时候就满屋跑了，现在仍喜欢所有球类运动而不喜欢写作业。

了解儿童的发育速度和模式有助于教师们考虑如何组织学习活动，以使每个儿童都能在班内苗壮成长。

发育史也有助于发现发育问题或导致发育迟缓的风险。发育障碍的表现随原因、类型、严重程度的不同而变化多样。有些发育迟缓在出生后很快就表现出来，另外一些则发生在儿童早期或者小学初期。教师们有很多时间和儿童在一起，熟悉特定年龄段的行为表现，这使得他们能够在班上通过对儿童的观察来发现儿童的发育问题。使用发育里程碑检查表是使家长参与讨论儿童发育史的另一种方法。检查表如图 3-2 所示，能够引导家人了解发育迟缓的指标。

风疹
病毒感染，在怀孕期间感染可导致胎儿缺陷
早产儿
出生提前 3 周以上或出生时不足孕 37 周的婴儿
发育里程碑
大多数儿童在某一年龄范围内能够完成的活动或任务

图3-2 发育迟缓的指征

4 ~ 7 月龄
- 肌肉过度僵硬
- 肌肉非常松软或肌张力过低
- 扶坐时头下垂
- 只能用一只手而不是双手抓取东西
- 对人脸不感兴趣

8 ~ 12 月龄
- 不会爬
- 不会扶站
- 9 个月仍不会咿呀学语
- 不会发出"mama"或"dada"的声音
- 不会指示感兴趣的物体

12 ~ 24 月龄
- 2 岁不能理解简单的指令
- 18 个月不能说 15 个以上的词语
- 18 个月不会走
- 2 岁不会推带轮的玩具
- 2 岁不会模仿动作或词语

24 ~ 36 月龄
- 持续流口水或说话不清楚

- 对与小朋友玩儿或观察其他孩子不感兴趣
- 不会给他人指示或让他人看自己感兴趣的东西
- 不会玩假扮游戏
- 3 岁时在自我照顾或如厕训练上仍无进步
- 经常摔倒或爬行、上下楼梯有困难

3 ~ 4 岁
- 不会跳、骑小三轮车或投球
- 对与其他孩子玩儿不感兴趣
- 不会玩儿想象游戏
- 在一些连续的进程上似乎有倒退现象
- 表现出暴力倾向，如打或咬人
- 与其他儿童在一起时非常害羞或害怕

4 ~ 5 岁
- 在生气或悲伤时表现出过于冲动的行为
- 很容易分心，专注于一项活动的时间不超过 5 分钟
- 无法堆起 6 ~ 8 块积木
- 无法准确说出姓名
- 不会讲述日常活动
- 表现出非常害怕、胆怯，或有攻击行为

来源：Shelov, 2009.

疾病史

健康记录能够帮助教师与家长讨论和明确需要特殊健康护理或影响参与教学的严重疾病，还能进一步讨论和制订慢性病的班内管理计划。

疾病和住院 重大疾病和住院情况是儿童健康经历的重要方面。一些疾病和住院可能导致长期后果，如脑膜炎可能会导致听觉或认知障碍。在开篇的案例中，Adelina 的母亲说她的孩子曾因"脑部感染"而住院，可能就是脑膜炎。根据她母亲报告中描述的 Adelina 很少发声，可以推断孩子可能有听觉障碍。严重伤害也可能导致发育问题。如经历了严重腿部骨折的儿童可能因损伤了骨化中心而出现腿部发育迟缓或行动障碍。

慢性健康问题 健康史还应包括慢性或持续性健康问题，如过敏、哮喘或消化道问题。这些都是儿童健康的重要组成部分，在班上可能需要特别关注。例如，教师会问儿童是否曾被诊断为哮喘或有呼吸问题以及慢性

咳嗽的病史。哮喘是儿童最常见的慢性疾病，接触香烟、花粉或病原体等环境物质时可能引起肺部炎症。慢性病可能需要特定的治疗方案，包括在班内使用特定药物。讨论这方面的健康史有助于发现这些需求，进而建立应对计划。本章中的"项目经验"说明了慢性健康问题如何影响儿童早期环境的各方面，以及教师在日常活动中扮演了怎样的重要角色。

用药与治疗　教师和家长讨论并记录儿童正在使用的药物。如果儿童需要在校内进行医学治疗，有必要提供具体说明、指导和方法。需从儿童卫生保健专业人员那里获得用药时间、剂量以及如何给药的指导。教师必须记录用什么药，什么时候用，以及有没有副作用。这一信息要使儿童家长可以获得。

免疫接种情况

免疫接种记录是健康史的重要组成部分。免疫接种能够预防疾病的发生和传播，所以意义重大。因为儿童要进入感染高发的群体机构，所以免疫接种格外重要。

免疫接种要求　美国疾病预防控制中心（Centers for Disease Control and Prevention，CDC）设立的咨询委员会提出了儿童和成人免疫接种的建议。建议包括什么年龄接种什么疫苗、接种剂量、接种间隔和疫苗安全管理的有关措施。各州负责制订本地托幼机构和在校儿童的具体免疫要求。不同州之间的要求可以不同（Centers for Disease Control and Prevention，2011）。出生后前 6 年进行常规免疫接种，6 岁后只有流感疫苗要求一直接种到 12 岁，12 岁时才再次进行常规疫苗接种。儿童家长持有儿童免疫接种的记录，并应在入托或入学时出示。免疫接种记录由工作人员核查，确定儿童的免疫接种情况符合国家要求后，儿童才能入学。

家长关心的免疫接种问题　由于一些原因，少数家长可能选择不接种疫苗或者只接种部分疫苗。部分原因可能是由于一些误解造成的。下面是一些常见的误解（American Academy of Pediatrics，2009）：

- 家长认为通过患病获得的免疫力是"天然"免疫力，比接种疫苗更好。
- 一次性接种多个疫苗会对儿童免疫系统造成损伤。
- 疫苗会引起疾病，如自闭症或自身免疫性疾病。

家长可能会告诉教师他们对免疫接种的担心。教师应有所准备，以便为这些家长提供准确的信息或适当的转介资源。另外一

哮喘

儿童期最常见的慢性疾病。接触香烟、花粉或病原体等环境物质时可能引起肺部慢性炎症反应

免疫接种

给个体接种疫苗以引发人体的免疫反应，从而有助于预防感染

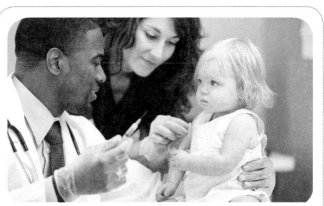
很多国家对未及时进行免疫接种的儿童有严格的政策

项目经验

让Caleb发声！

Laurie Katz，The Ohio State University，Franklin County Board of Developmental Disabilities' Early Childhood Education and Family Center

5 岁的 Caleb 看到"好奇的乔治"时开始笑，他在玩开校车接乔治的电脑游戏时，乔治是他最喜欢的角色。大多数儿童是用手控制鼠标来玩这个游戏的，但 Caleb 的胳膊和手不能自由移动。Caleb 坐在轮椅上通过碰两个头部开关来玩这个游戏。他用这两个开关来"控制"汽车。这些开关使 Caleb 能和同学轮流玩电脑，并且玩得很开心。他也发现自己的行为能引起改变。

对 Caleb 来说，这不是一个简单的任务，因为他生来就患有脑瘫。虽然他能发声（如哭、笑、叫、哼哼、发开元音如"ahhhh"等），但他的运动障碍限制了他说单词的能力。过去，当他表达不喜欢的情绪时，主要是通过屏住呼吸来表达他的需求。他的家人和俄亥俄州哥伦布市富兰克林郡儿童早期教育发育障碍委员会的专家们在一起努力了 4 年，就是为了让 Caleb 发出声音、控制周围环境，并给他一种社会归属感。

该中心是众多机构共同合作的一部分，招收那些从出生到学前的有典型发育问题和特殊需要的儿童及其家庭。该中心的理念是让所有的儿童一起学习，同时受 Reggio Emilia 和其他以研究为基础的儿童早期实践的影响，把每个儿童当成一个独特的个体，他们都有不同的发育情况、家庭和文化背景，这些共同影响了他（她）的学习方法。重要的健康计划支持每个儿童的成长，例如支持包括舞蹈、瑜伽、健身、跳跃练习等各项运动。这些身体活动都可以发展儿童的运动技能，提高儿童的自我意识。健康生活方式和营养是这些项目的突出特点，包括让儿童学习烹饪、园艺和户外探险。

该中心参与到 Caleb 学校生活中的专业人员包括：语言言语病理师（SLP）、运动和作业疗法治疗师、该班的教师和助理们、适应性康复指导师，以及医护人员。他们一起为 Caleb 提供必要的教育服务以增加他在同伴和社区中的独立性，不断克服挑战，找到 Caleb 的优势和需求，使得他可以和同龄人一起学习同样的课程。团队成员一起工作，主要通过非语言和辅助手段来帮助 Caleb 用适当的方式进行沟通、互动。这增强了他

的语言理解和表达能力，从而使他能够进行交流和做出选择。

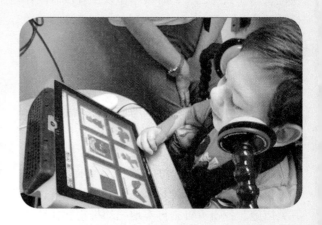

Sandy（SLP）说："认识 Caleb 后，我们用了几年的时间同他和他的家庭一起努力，现在已经取得了惊人的进步。这对我是个挑战，激励我对扩大选择性的交流进行深入的思考，以找到更有效的方法来支持和提高他为达到各种目的所需的交流能力。Caleb 使我学到如何真正的'听'他。我学到了不是我或其他人认为他应该说什么，而是提供给他发出自己'声音'的方法。在我们给他提供新的、更复杂设备的过程中，我们发现不管他用什么，图片、手势、面部表情或者高科技演讲设备，Caleb 总能是让我们知道他想要说些什么。

Caleb 使用辅助沟通方式的另一个例子是他参与沙冰制作课。虽然他不能动手添加原料，但在他的同学要求他进行混合时，他可以找准方向，按下另一个按钮来打开搅拌机进行混合。通过提供简单的辅助技术设备（如交换机），Caleb 能够积极地参与到同龄人的社会交往中来，能够触碰玻璃感到凉，能够闻到沙冰的味道。"

Caleb 的母亲 Stacy 非常感谢这些工作人员为孩子所做的一切，并相信不管是在家里还中心，越多的专业人员帮助 Caleb，情况就越好。

个值得关注的问题是，家长们经常谈到疫苗中硫柳汞的存在。硫柳汞是汞的化合物，被广泛用作疫苗防腐剂。"安全环节"讨论了疫苗中硫柳汞的使用。

疫苗接种后的潜在反应 一些疫苗可能会引起不良反应或有副作用。目前已经确定了疫苗的副作用有三类：

1. 局部反应：这是最常见也是最不严重的副作用。局部反应的特点是注射部位疼痛、肿胀、发红。
2. 全身反应：这种反应的特点是有全身症状，包括发热、乏力、疲劳、肌肉疼痛、头痛、食欲缺乏。这些症状可能在接种疫苗或并发病毒感染时出现。接种活疫苗后有时会出现全身反应，如麻腮风三联疫苗和水痘疫苗。
3. 过敏反应：过敏反应十分罕见，但可能危及生命。过敏反应发生的概率不到 1/500 000。免疫接种的过敏反应症状可能包括呼吸困难、虚弱、喘息、荨麻疹及咽喉肿胀。如果出现这些反应的任何一种，应立即寻求紧急医疗救助。

如果教师或家长对疫苗接种后的任何症状仍有疑问，应该和儿童卫生保健专业人员进行约谈。

硫柳汞
汞化合物，被广泛用作疫苗的防腐剂

不良反应

副作用

局部反应
疫苗接种后最常见的副作用。表现为注射部位疼痛、肿胀、发红

全身反应
疫苗接种后的一类反应，以一般症状为特点，如发热、乏力、疲劳、肌肉疼痛、头痛和食欲缺乏

过敏反应
疫苗接种后出现的罕见但致命的反应

儿童安全和危险行为

收集儿童行为方式特征有助于识别儿童的潜在伤害。伤害是儿童死亡的主要原因（Borse et al., 2008）。在托幼机构和学校里，保证每个儿童的安全是教师的责任。了解儿童的安全行为能指导教师制订各类活动的计划，还能帮助确定儿童可能需要的特殊监护。询问儿童行为习惯时包括这些问题：儿童是不是喜欢冒险？儿童有没有发生过与危险行为有关的重大事故、骨折或头部受伤？和家长聊聊儿童安全行为的事也能促进家庭的安全和健康。可以和家长一起探讨以下问题：

> **如果……**
> 一个晚注册的儿童在入园第一天带来了他的免疫接种记录，但记录显示他没有完成全部免疫接种程序，你将如何处理这种情况？

安全环节 硫柳汞与疫苗

硫柳汞是汞的化合物，用于疫苗的多剂量包装的玻璃瓶内。它是一种防腐剂，可以防止细菌生长和污染。1990 年将疫苗纳入婴儿的计划免疫后，环境保护局曾报告硫化汞的总添加量超过了限制。1999 年查明了硫柳汞超标的水平，但没有任何数据表明有婴儿受到伤害。作为一项预防措施，CDC 建议疫苗制造商在儿童疫苗中不使用硫柳汞。

硫柳汞与自闭症之间的关系已经引起了广泛的关注。大量的研究集中在硫柳汞和自闭症以及其他神经系统疾病之间的关系研究上，但没有显示有任何关联。

来源：Centers for Disease Control and Prevention, 2011.

- 家用汽车配备了合适的安全座椅或增高坐垫吗？
- 所有的药物和试剂，如清洁用品和化学品等，都放在儿童够不到的地方了吗？
- 家里或附近有游泳池、湖泊、灌溉渠或是其他开放的水源吗？有没有采取一定的措施防止儿童在没有看护的情况下进入这些地方？
- 你觉得你的邻里环境安全吗？
- 如果家里有枪，是不是所有的枪都锁了起来并且别人拿不到？

营养筛查

收集喂养史能明确儿童的饮食习惯和特定的饮食需求。以下是讨论喂养史时的一些主要方面：

- 为儿童提供健康食品有困难吗？
- 儿童的饮食有营养吗？适合儿童的年龄吗？
- 儿童有什么饮食习惯？
- 儿童有什么特殊的饮食需求、食物限制或食物过敏吗？
- 儿童的生长发育正常吗？

讨论家庭为儿童提供健康食物的能力可能会让有些家长难为情。但是，这为家长和教师提供了一个发掘社区资源来支持儿童营养的机会。这些对话同样能确定儿童是否面临阶段性的营养问题（营养过剩或营养缺乏），这些都可能影响正常的生长发育。

营养相关的健康问题　　另外像糖尿病等营养相关的健康问题也需要讨论，探讨如何在班内管理它。一些儿童有进食功能方面的问题，比如咀嚼和吞咽。食物过敏是另一个要重点关注的问题。一定要认真讨论食物过敏，这样教师才能收集需要的所有信息，从而为儿童创造一个安全的环境，保证进餐时的安全。

收集健康史还涉及儿童的个体喂养需求和与年龄相符的喂养需求。这让家长有机会描述儿童通常吃什么、吃多少以及进餐时间表。图3-3提供了调查儿童饮食需求和推动谈话的问题模版。

文化适应
与适应新文化相关的社会、心理和行为的改变

特殊饮食和食物偏好　　通过喂养史，教师可以了解儿童所在家庭的特殊饮食偏好或禁忌。特殊饮食习惯可能是遵循宗教或文化传统。食物的偏好可能由多因素引起，包括食物获取、食品安全、种族、家族或文化适应等。文化适应是指与适应新文化相关的社会、心理和行为的改变（Dave, Evans, Saunders, Watkins, & Pfeiffer, 2009）。本章中的"营养笔记"讨论了文化适应的影响。移民会影响一个家庭的健康行为，包括他们适应饮食变化的方式。一些家庭可能会在新社区的杂货店或超市里努力寻找他们熟悉的食物。他们还可能受到新环境里不健康饮食习惯的影响。例如，西班牙裔家庭的幼儿往往不怎么吃水果和蔬菜，因为他们适应了美国的文化（Dave et al., 2009）。

图3-3 营养筛查问题模版

关于婴儿

✓ 婴儿是母乳喂养还是人工喂养？
  • 如果是母乳喂养，是你的母乳吗？
  • 如果是人工喂养，用的是什么类型的配方奶？
✓ 多久喂宝宝一次？
✓ 如果是人工喂养，宝宝一次吃多少？
✓ 如果是人工喂养，宝宝是否使用特殊配方奶？在准备时有什么特殊的要求吗？
✓ 通常每次喂宝宝需要多长时间？
✓ 宝宝饿了会有哪些表现？
✓ 宝宝吃饱后会有什么反应？
✓ 宝宝除了吃母乳或配方奶外，还吃其他食物吗？如果有，吃什么、多久吃一次？
✓ 喂养过程中宝宝有什么问题吗？
✓ 如果适龄：宝宝添加固体食物时有什么问题吗？

关于幼儿和学龄儿童

✓ 你的孩子喜欢吃什么食物？不喜欢什么食物？
✓ 由于医疗、宗教或是个人原因，有什么食物是孩子不吃的？
✓ 你的孩子有特殊的饮食习惯吗？
✓ 孩子通常的就餐时刻表是什么样的？
✓ 你的孩子吃早餐吗？
✓ 你的孩子喝哪种类型的奶，喝多少？
✓ 你的孩子喝几种果汁？
✓ 最近孩子的饮食习惯有任何改变吗？
✓ 你的孩子有咀嚼或吞咽困难吗？
✓ 你的孩子有进食或咀嚼非食物的习惯吗？
✓ 你担心孩子的饮食吗？
✓ 你是否与孩子一起在家吃饭？

来源：Adapted from Head Start Child Health Record, by the U.S. Department of Health and Human Services, Administration of Children and Families, retrieved December 1, 2011, from http://eclkc.ohs.acf.hhs.gov/hslc/resources/ECLKC_Bookstore/Child%20Health%20Record.htm.

这些讨论为了解儿童的饮食习惯提供了重要机会，同样也促进了健康饮食行为。

口腔健康史

收集有关儿童口腔健康的信息有助于了解儿童先前是否有口腔问题。问题如下：

• 儿童做过牙科检查或筛查吗？
• 儿童按时刷牙吗？
• 儿童自己刷牙吗？
• 儿童做过牙科手术或其他口腔治疗吗？

收集口腔健康史也有利于明确儿童患牙病的风险。例如，经常喝果汁的婴儿或经常喝软饮料的幼儿发生口腔问题的风险很高，因为这些饮品中含有大量的糖。如果儿童上床睡觉时还带着装果汁的瓶子，这真是个棘手的问题。

通过口腔健康史还可以了解家庭水源以及饮用水是否含适量的氟。氟是6月龄到6岁儿童推荐摄入的矿物质。它有助于预防牙齿疾病。一些公共供水系统中会添加氟。如果儿童喝纯水或者是其他非公共用水，可能就

如果……

你发现你们班上有一个5岁的儿童从未看过牙医。当你深入了解后，你发现是由于儿童的父母害怕牙医而不给孩子预约。你能提供哪些指导来确保儿童得到必要的口腔保健？

氟

一种推荐的矿物质，用于预防6月龄至6岁儿童的牙齿疾病

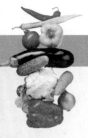

营养笔记   文化适应对西班牙裔人群营养方面的影响

文化适应是指家庭成员移居到新的文化环境中，所产生的行为和思维方式的改变。例如，文化适应影响饮食行为和传统食物的使用。这种对饮食的影响随家庭离开原生活地的时间延长而愈加明显。有趣的是，研究表明，新移民的西班牙裔人群的健康状况要明显好于美国白人，但随着移民的文化适应，他们越来越多地采用美国式的饮食习惯，加上其他肥胖相关行为，这将对健康产生消极影响。移民到美国的西班牙裔人群由饮食的文化适应所引起的改变包括：

* 减少传统食物的使用。

* 更多地以新的方式来食用传统食物。
* 增加了美国食物的使用。

许多墨西哥家庭由于饮食的文化适应，用精加工食品和含糖食物取代了之前富含豆类、水果、蔬菜和谷物的饮食。这种不健康的饮食适应使其摄入更多的高脂牛奶、汽水，以及比萨及薯条等快餐。

这些趋势表明，文化适应是不健康饮食行为的一个危险因素。幼儿教师可以通过建议他们保持健康的传统饮食行为来促进营养健康，也可以通过帮助家庭在融入美国饮食时做出积极的选择来支持儿童的健康。

来源 : Based on Batis, Hernandez-Barrera, Barquera, Rivera, & Popkin, 2011.

无法得到预防牙病所需的氟。在某些情况下，医生会开含氟的处方作为预防措施。

心理健康史

通过心理健康史评估儿童的社会情感发育是保障儿童身心健康的重要组成部分。潜在的社会情感问题会影响正常发育，并持续到成年。心理健康史聚焦于各种社会情感健康指标：

* 儿童与他人积极沟通的能力。
* 儿童管理情绪的能力，如愤怒或沮丧。
* 儿童与其他儿童玩耍的兴趣。
* 儿童应对变化和压力的方式。
* 儿童可能遇到的问题或担忧。

收集心理健康史经常遇到的一个话题就是讨论儿童在进入新环境时的表现。以下是三种经常涉及的行为方式（Thomas & Chess，1977）：

* 容易适应型：指儿童容易适应新情况。
* 困难和情绪化型：指儿童在新情况下表现出高度紧张的情绪。
* 慢热型：指儿童初次到新环境时表现得退缩，经过一段时间慢慢观察后逐渐适应。

讨论这些行为方式有助于明确儿童刚入园时可能需要哪些帮助。家长还可以描述儿童的其他方面，如儿童的适应能力、代表性的情绪反应、反应强度以及活动度等。这些特征可以指导教师改进教学管理方法，以适应儿童的个体需求。

心理健康史还包括家人在儿童焦虑或受伤时安抚儿童的方式。涉及婴儿照顾的内容，问题应集中在婴儿的习惯上，例如婴儿是否经常哭闹或处于敏感时期。教师还应该询问家长在家里采取的应对方法。在询问心理健康史的过程中还常常询问有关儿童习惯的问题。图 3-4 中列举了一些在谈话中用来了解心理发展状况的问题。

家庭情况

家庭内的健康行为影响儿童的健康。了解儿童周围的环境为了解儿童的健康发展提供了线索，也为教师和家长讨论家庭需要的资源提供了机会，同时还有助于通过改善班内环境来促进儿童健康。

家族史 家长是否有慢性疾病很重要，因为有些疾病是会遗传给下一代的。教师还应该了解哪些家长因患病而不能照顾自己的孩子。为这些家庭提供转介和支持，使其获得所需的服务是十分必要的。

家庭环境 了解家庭环境的各个方面有助于确定那些可能对儿童健康有影响的因素。那些与吸烟者生活在一起或经常接触吸烟者的儿童容易受到二手烟的危害。有药品生产和药品使用环境暴露的儿童接

> **如果……**
> 一位母亲告诉你，她的丈夫有时在里屋吸食"冰毒"。她说，她不想让她的孩子靠近那里，但是她又没有别的地方可去。你会如何应对？这一信息提到了哪些儿童健康和安全的问题？你会将哪些资源介绍给这位母亲？

图3-4 询问心理健康史的问题模版

- ✓ 你的孩子会睡眠不足 8 小时或晚上睡觉困难吗？
- ✓ 你的孩子正在学习自己上厕所吗？或者你的孩子能自己上厕所吗？
- ✓ 你的孩子能自己穿脱衣服吗？
- ✓ 你的孩子有什么担心或害怕的吗？
- ✓ 你的孩子喜欢和他（她）年龄相仿的孩子一起玩耍吗？
- ✓ 你的孩子有乱发脾气或不能控制自己行为的表现吗？
- ✓ 你的孩子喜欢假想游戏吗？你的孩子能区分假想与现实吗？
- ✓ 过去 6 个月中，孩子的生活遇到过什么改变吗？例如搬家、父母离婚或家庭成员死亡。
- ✓ 你或你的家人是否遇到了一些会影响到孩子的问题？
- ✓ 你的孩子对新鲜事物或经历感兴趣吗？

来源：Adapted from Head Start Child Health Record, by the U.S. Department of Health and Human Services, Administration of Children and Families, retrieved December 20, 2011, from http://eclkc.ohs.acf.hhs.gov/hslc/resources/ECLKC_Bookstore/Child%20Health%20Record.htm; and The Complete and Authoritative Guide: Caring for Your Child; Age Birth to Age 5, by the American Academy of Pediatrics, 2009, New York: Bantam Books.

触有毒物质的机会增加。老房子会增加铅暴露的风险，铅一般都存在于油漆和其他不断老化的建筑材料中。不安全的邻里环境也会让儿童面临危险，并且限制了儿童的户外活动。

家庭变故   家庭成员之间的关系同样会影响儿童的心理健康。与贫困、失业、单亲、无家可归相关的家庭变故会影响儿童的心理健康。例如，抑郁症母亲加上生活贫困不利于儿童的心理健康，使其在儿童早期发生情感障碍的概率增加（Melchior，2011）。教师是这种有需求家庭的重要资源。将其转介到相关资源和当地支持项目对这些家庭至关重要。

儿童健康史的获取

健康信息属于敏感信息。教师运用理解和智慧来获取健康信息的相关细节是非常重要的。信息应当以一种有效的方式收集起来，应当对机构有用。信息应被用于建立个性化的保健服务，并有利于课堂上开展健康教学。

收集健康信息

在一些机构中，健康资料是通过让家长完整填写一个表格并与儿童免疫接种记录一起上交来获得的。表格可以是简洁明了的，也可以更详细些。在另一些机构中，教师、卫生工作者或项目管理人员等可能会和家长面对面讨论并登记儿童的健康信息。有些项目要求进行家访，即教师到家中去和家长进行谈话。不管信息是通过什么方式收集起来的，都要注意确保健康信息以一种合理的方式收集，并且信息的使用是为了使孩子在班上过得更好。下面是一个教师准备健康史访谈的例子：

> Dashay 知道，和教师分享孩子的健康信息有时会使家长感到紧张。为了创造欢迎的环境，他把一张小桌子挪到了窗户边并摆上了一些盆栽植物，来营造像家一样的舒适环境。他在桌子旁摆了两把椅子，并且另外多准备了一些椅子以防有多名家庭成员来访。他把一些色彩鲜艳的玩具放在地板上，又在小地毯上放了几本关于"上学"的图画书，还有一些儿童抱枕。当家长到来时，他已经做好了准备并用灿烂的微笑向他们示意。

通常，收集和讨论儿童健康史的过程是很快的。如果一个儿童没有什么异常的健康或发育问题，讨论会很简短。有些儿童可能有一些健康问题，但是很容易解决，只需要帮其制订改变的计划而不需要随访。有的儿童可能有比较复杂的健康问题，这就需要特别的讨论、计划和培训。对每个儿童来说，询问健康史的过程对于提供安全而适宜的服务来说都是十分必要的。

有目的地收集信息

收集健康信息时问题要具体而易于理解，这样才能发现有用的信息。如果问及儿童健康时只是问一般性的问题，回答可能没有所需要的信息。例如，如果你问"你的孩子有没有什么医疗问题"，父母可能就简单地回答"没有"。因为即使儿童有哮喘、呼吸困难、过敏或者癫痫病史，当状况稳定且当前没有任何问题时，家人可能不会把它当成问题。

询问系列问题可以促使家长回忆起那些过去有过或是现在正面临的健康问题。很多机构使用的是标准化的健康史调查表，例如参与开端计划的机构。这实际上就是为了确保具体的健康信息能被收集起来。也有的机构会把这些信息整合到他们自己的健康史表格中，里面还会包括一些与社区或特殊儿童及家庭相关的特殊问题。

儿童入学前的信息收集

在儿童入学前，应该投入足够的时间来收集和讨论儿童的健康情况。有时候这可能意味着要减慢招生过程，从而使所有重要的信息被共享和讨论。需要告诉家长的是，教师有必要事先了解儿童的健康状况以便进行必要的工作调整，在儿童入学前收集所有健康信息是对儿童安全的一个保障。这一讨论非常重要，要确保进行而不能忽略。

> **如果……**
>
> 入学前，家长都没告诉校长或教师孩子癫痫的情况。入学第一天家长送孩子时带来了癫痫发作时需要服用的药物，你该怎么办？

建立良好的关系

家长感到舒服才能尽量全面地分享儿童信息。如果儿童的健康史中有些信息比较敏感，或者是儿童过去发生过伤害事件，就更是在良好氛围下家长才会分享。花几分钟的时间来解释一下询问健康史的目的，有助于每个人都专注于讨论的目标：

- 了解儿童健康相关的重要信息。
- 确定儿童在班内是否需要特别的帮助。
- 确保制订了适当的策略。

准确记录信息

要清楚、客观地记录健康史。家长可能不知道一些问题的医学专用名词。他们可能会描述而不是使用专业术语。例如，在开篇的案例中，Adelina 的家长报告说孩子有过"脑部感染"。

健康信息应当根据家长的报告如实记录。教师不应该把自己根据家长描述得出的猜测加进去。这样记录的健康信息才是真实的，因为只有家长最了解事实。教师可以根据已知的信息对儿童的健康状况勾画出自己的理解。然后，可以询问家长他们从医务人员那里得到的额外信息，来明确有疑问的信息。

询问以澄清信息

教师要确保自己理解了家长提供的儿童健康信息。了解健康问题是已经解决还是正在治疗，这些都很重要。了解儿童的慢性健康问题在家是如何处理的会对工作很有帮助。了解儿童的食物限制、偏好、过敏情况也是很有必要的。教师应认真听取家人提供的信息，并思考如何在班上对儿童进行健康管理。

确定对儿童学习的影响

在进行健康史的细节讨论时，要记下儿童该如何参与到教学中并制订出详细的计划。例如，如果儿童需要白天用药，必须制订一个医疗管理方案。这通常包括：

- 从儿童卫生保健专业人员那里获得说明。
- 培训教师掌握何时及如何用药。
- 拟订储存药物的方案并记录何时给药。

同理，针对过敏、特殊医疗保健情况和紧急情况的计划也都应该这样讨论。

确定谁可以看到健康信息

因为儿童的健康信息是个人隐私信息，确定谁可以看到这些记录是很重要的。在具体的儿童项目中，通常是教师、项目工作人员（如护士、营养师、健康顾问）和健康档案管理者可以看到。为明确这一内容，家长要签署知情同意书，并将知情同意书保存在儿童健康档案中。知情同意书的格式见图 3-5。

健康促进

在讨论儿童健康信息的过程中，教师有机会告诉家长如何在家中促进儿童的健康，从而为儿童更好地入学提供支持。许多健康促进的话题适用于所有家庭成员，尤其适用于儿童准备入学或是加入某一项目时告诉家长。教师们在收集了健康信息后可以与家长分享以下话题：

- 在餐点时间提供健康的食物。
- 为儿童提供早餐或提前到校参加学校的早餐项目。
- 保证儿童有充足的睡眠。
- 给儿童提供充足的活动机会。

图3-5　收集儿童健康信息的知情同意书范例

Evergreen 儿童中心家长 / 监护人知情同意书

儿童姓名＿＿＿＿＿＿＿＿＿＿＿＿＿＿＿＿＿＿＿＿＿

出生日期＿＿＿＿＿＿＿＿＿＿＿性别＿＿＿＿＿＿＿＿＿

家长 / 监护人姓名＿＿＿＿＿＿＿＿＿＿＿＿＿＿＿＿＿＿

Evergreen 儿童中心可能将孩子的健康和医疗记录、教育发展信息分享给：

- 社区早期干预 / 儿童早期特殊教育项目
- ·当地学区

（请在下面选择）

＿＿＿＿＿＿＿我和孩子的老师讨论了如何以及为什么可能将我孩子的信息提供给上述机构。

＿＿＿＿＿＿＿我了解到我孩子的信息只会向上述机构发布。

＿＿＿＿＿＿＿我知道我孩子的信息将被 Evergreen 儿童中心的工作人员用于提供适当的服务。

＿＿＿＿＿＿＿我明白我可以在任何时间撤销这个同意。

＿＿＿＿＿＿＿我收到此完整表格的副本。

我孩子的老师已经和我讨论了这个知情同意书。我明白讨论的内容并允许我孩子的信息以上文所述的方式共享。

家长 / 监护人签名＿＿＿＿＿＿＿＿＿＿＿日期＿＿＿＿＿＿＿＿＿＿

印刷体签名＿＿＿＿＿＿＿＿＿＿＿＿＿＿＿＿＿＿＿＿＿＿

教师签名＿＿＿＿＿＿＿＿＿＿＿＿＿＿＿＿日期＿＿＿＿＿＿＿＿＿＿

印刷体签名＿＿＿＿＿＿＿＿＿＿＿＿＿＿＿＿＿＿＿＿＿＿

来源：Based on Permission to Share Information form from the Office of Health and Human Services, Massachusetts; and U.S. Department of Education, Family Education Rights and Privacy Act (FERPA).

- 根据活动和天气为儿童提供适当的衣着。
- 在户外活动时鼓励使用防晒霜。
- 减少儿童看屏幕（电视和电脑）的时间。
- 增加一起阅读的时间。
- 教儿童刷牙。
- 教儿童做个安全的步行者。

其他的健康促进话题可根据健康史讨论的具体情况而定：

- 当邻里关系不安全的时候，减少儿童暴露于暴力的机会。
- 在家长失业或成人患病等困难时期减少儿童压力。
- 如果家里有人吸烟，为儿童创建一个无烟环境。

健康促进是通过与家长的合作完成的。家长和教师都是儿童的榜样。他们可以一同合作，共同提高儿童在家中和在学校中的健康和安全。

明确缺失信息

在托幼机构或学校中，工作人员要与合适的家庭成员就儿童健康史进行充分的讨论，从而得到简明的情况汇总报告，其中应强调可能存在的问题和需要进一步了解的信息。在某些情况下，家长可能需要追加免疫接种信息或从儿童医务人员那里获得药物治疗的说明。家长还可能需要弄清食物过敏的限制，或糖尿病儿童服务方案的培训和指导内容。简要小结中要清楚地列出所需要的具体信息和什么时候会用到这些信息。

▌ 回顾健康史

回顾获得的健康史，识别班级学习生活中对儿童可能产生影响的方面。受过训练的工作人员能通过回顾来发现信息的缺失或需要进一步随访或评估的方面。有些机构出营养或健康咨询者来组织这个回顾，也有些机构出受过培训的教师或项目人员来履行这一职责。

核查免疫接种记录

将儿童的免疫接种记录与该地区相应年龄段要求的接种程序列表对比。这一工作可以由熟悉专业术语和当地要求的人来完成。表3-1列出了标准的联邦幼儿免疫程序。

如果儿童没完成必要的接种，项目组或学校应联系家长，并指导他们在入学前进行免疫接种。有些免疫接种是一系列的，需要几次完成，各针次间须有一定的时间间隔。根据医学专业人员的指导，儿童可在入学前开始系列免疫接种的第一针，并在在校期间完成推荐间隔的序列接种。免疫接种完成时，应及时更新儿童在学校的免疫接种记录，表示完成了需要的一系列免疫接种。

期限

大多数国家要求所有儿童在儿童保健机构或学校入学登记时提供最新的免疫接种记录。为了努力提高依从性，一些国家建立了免疫接种排除日期。如果一个儿童的免疫接种登记不完整，家长会收到国家免疫接种登记的警告信。这封信警告家长如果在规定日期内不能提供更新的免疫接种登记，儿童将会被拒绝进入学校。

入园（校）须知

2 岁前完成	入小学前完成	七年级前完成
3 剂乙型肝炎疫苗	3 剂乙型肝炎疫苗	3 剂乙型肝炎疫苗
4 剂百白破疫苗	5 剂百白破疫苗	1 剂加强的白破疫苗
3 剂脊髓灰质炎疫苗	4 剂脊髓灰质炎疫苗	3 剂脊髓灰质炎疫苗
3 剂以上 b 型流感嗜血杆菌疫苗	2 剂麻腮风疫苗	2 剂麻腮风疫苗
1 剂麻腮风疫苗	1 剂水痘疫苗	1 剂水痘疫苗
1 剂水痘疫苗		(*13 岁以上儿童需要 2 剂水痘疫苗)

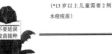

不要延误疫苗接种

给所有孩子接种疫苗

欲了解更多信息，请与当地卫生保健提供者或地方免疫接种办公室联系

中部地区：(508) 792-7880　　城区 / 波士顿地区 *：(617) 983-6860
东北部地区：(978) 851-7261　　东南部地区：(508) 977-3709
西部地区：(413) 545-6600　　* 波士顿地区学校卫生保健，您可致电波士顿健康组织：(617) 534-5611

曼彻斯特地区公共卫生计划免疫部

主要联系方式：(617) 983-6800

免费电话：888-658-2850

访问我们网站：www.mass.gov/dph/imm

表3-1　儿童免疫接种程序
美国2012年0~6岁儿童推荐的免疫程序[对于落后或开始晚了的儿童，见赶程序（图3）]

图例：
- 所有儿童推荐的年龄范围
- 某些高危儿童推荐的年龄范围
- 所有儿童和某些高危儿童推荐的年龄范围

疫苗▼　年龄▶	出生	1月龄	2月龄	4月龄	6月龄	9月龄	12月龄	15月龄	18月龄	19~23月龄	2~3岁	4~6岁
乙型肝炎（Hep B）[1]	Hep B	Hep B					Hep B					
轮状病毒（RV）[2]			RV	RV	RV[2]							
白喉、破伤风、百日咳（DTaP）[3]			DTaP	DTaP	DTaP		见脚注[3]	DTaP	DTaP			DTaP
b型流感嗜血杆菌（Hib）[4]			Hib	Hib	Hib[4]		Hib	Hib				
肺炎球菌（PCV）[5]			PCV	PCV	PCV		PCV	PCV			PPSV	
灭活脊髓灰质炎病毒（IPV）[6]			IPV	IPV	PCV		IPV					IPV
流感[7]						流感（每年）						
麻疹、腮腺炎、风疹（MMR）[8]							MMR		见脚注[8]			MMR
水痘[9]							水痘		见脚注[9]			水痘
甲型肝炎（HepA）[10]									第一剂[10]		HepA系列	HepA系列
脑膜炎球菌（MCV4）[11]							MCV4—见脚注[11]					

本附表包括了截止到2011年12月23日以前的建议。一旦发现漏种并且条件允许，都应在截后的访视中进行补种。一般来说，联合疫苗的使用将优于于同成分的单独疫苗。疫苗提供者可向免疫实践咨询委员会（ACIP）咨询推荐的详细内容，可从 http://www.cdc.gov/vaccines/pubs/acip-list.htm 在线获得。与疫苗接种有关的任何有临床意义的重大不良事件，都应通过疫苗不良事件报告系统（VAERS）在线（http://www.vaers.hhs.gov）或电话（800-822-7967）上报。

免除

绝大多数儿童需要按照规定的接种程序进行免疫接种。这种常规的免疫接种程序能保证儿童在入托或入学时完成所有要求的免疫接种。然而，小部分儿童可能需要采用调整的免疫接种计划。

州法律也会根据具体情况调整修改和免除免疫接种要求。免除免疫接种的情况有三种：医学、宗教和政治。全部50个州都允许医学原因的免除；除了西弗吉尼亚和密西西比州，其他州允许宗教原因的免除；只有20个州允许政治原因的免除（National Conference of State Legislatures，2011）。在允许范围内，家长可以要求修改或免除免疫接种要求。

医学原因的免除　当儿童患有某些疾病、免疫力缺乏或在进行具体的药物治疗时，可以不进行免疫接种。如果儿童出现了严重的过敏反应，该疫苗也不再接种。在医疗保健人员的建议下，可因医学原因修改或延迟免疫接种程序。这种免除应登记在儿童健康记录中。

宗教原因的免除　某些家庭由于宗教原因而拒绝接种。宗教免除制度是给那些由于宗教信仰而严重反对免疫接种的家长制定的。不同州的具体的宗教免除要求不同。例如，某些州要求申请宗教免除的家长应为基督教第一教堂或基督教科学派的成员。

政治原因免除　这种免除是给那些因个人或政治信仰而反对给自己的孩子进行免疫接种的家长制定的（National Conference of State Legislatures，2011）。允许这种免除的州发生麻疹和百日咳等疫苗可预防疾病的比例较高，百日咳是一种可使婴幼儿致命的高度传染的呼吸道感染性疾病（Omer，Salmon，Orenstein，deHart，& Halsey，2009）。

百日咳
一种可使婴幼儿致命的高度传染的呼吸道感染

保证儿童有医疗之家

对健康史的回顾可以发现那些没有固定的**医疗之家**的儿童。医疗之家是指家庭获得常规医疗保健的场所，包括常规体检、免疫接种和儿童生病时的保健。通常，这种医疗之家的服务提供者是医生、执业护士或医生助理。理想情况下，医疗之家的服务提供者提供以家庭为中心的服务，了解家庭的情况并与其文化相适应（American Academy of Pediatrics，n.d.）。

医疗之家
儿童获得预防性卫生保健、疾病期间的卫生保健、免疫接种和协作医疗保健的场所

在某些情况下，教师可以帮助家长找到需要的医疗保健服务。社区医疗服务提供者或诊所的列表是有用的资源。另外，教师还可以帮助家长克服获得卫生保健服务时面临的各种障碍。这些障碍可能包括家庭没有医疗保险、文化和语言障碍，或者是提供家庭医疗服务的人员有限等。

许多社区有社区健康中心或诊所提供综合的初级卫生保健服务，不管病人的保险情况如何或是否有能力付费。这些诊所经常设在服务需求较多的社区或医疗服务水平较低的人群中，这是一个很好的医疗来源。教师也

可以与医学顾问、在校护士或其他社区资源相协调来帮助家庭。

确认儿童有健康体检

回顾健康史还可发现儿童是否被规律地安排去健康保健人员那里进行儿童健康体检。儿童健康体检的重点是提供预防性的健康保健。儿童健康保健包括：

- 回顾儿童健康史。
- 筛查测验。
- 检查。
- 预防疾病的处理，包括免疫接种。
- 健康促进的教育和咨询。

鼓励没有为儿童进行规律健康体检的家长带儿童定期进行检查，因为这是入学登记的一部分。开端计划的项目标准中要求项目支持家庭获得综合的儿童健康体检。表 3-2 列出了推荐的所有儿童健康访视的时间。

儿童健康体检

为儿童提供的卫生保健访视，以确定正常的健康和发育进程

转介

在儿童健康保健中发现任何问题时，通过**转介**程序启动随访。转介是指推荐家庭去所需资源。转介的常见原因包括鼓励家庭进行儿童健康体检、补种缺失的计划免疫疫苗，或进行视力检查。另一个常见转介原因是将可疑发育迟缓的儿童转介到提供早期干预评估的机构。家长提出的儿童健康问题可能超出了教师的知识和能力，任何时候出现了需要外界帮助的问题，转介都是恰当的。

转介

确定需求后给家庭提供获得帮助的进程。

当家庭面临吃、住、行的困难时，教师是一个重要的转介资源。为家庭提供社区支持服务的信息有利于家庭和儿童健康。而且，教师知道家庭面临这些困难后，更能了解如何支持家庭并在班内照顾儿童的健康。家庭还可从社会关系网中获益，如家庭的支持网络和朋友。教师通过组织家庭联谊会、游戏日以及针对家长和儿童的社区服务活动，可以帮助建立班级

表3-2　　儿童健康体检安排	
婴儿（0 ~ 12 月龄）	**1 岁以上儿童**
✓ 新生儿访视	✓ 15 月龄
✓ 2 月龄	✓ 18 月龄
✓ 4 月龄	✓ 2 岁
✓ 6 月龄	✓ 3 岁
✓ 9 月龄	✓ 4 岁
✓ 12 月龄	✓ 5 岁和此后每年

内家庭间的社会网络。这些社会网络活动有利于儿童成长。

转介前要与家庭沟通。教师和家庭成员要一起识别和记录他们所关心的具体问题。当他们去卫生保健人员那里时，这份记录会对家长有帮助。例如，在开篇案例中，Maria 和家长已经发现两个可能需要随访的问题。Maria 和家长都观察到 Adelina 没有发声，有必要建议 Adelina 做听力评估。家长还描述自己住在条件较差的老房子里，他们了解到老房子中的建筑材料经常含铅，这对幼儿有害。他们决定要求对 Adelina 评估铅中毒的可能性。教师和 Adelina 的家长一起总结了他们关心的内容，这样，家长去找医务人员随访时就有了具体目标。

▌其他健康评估

除了健康史，进行其他健康评估可以筛查健康和发育的异常。这包括生理健康、心理健康和发育评估。一些评估是针对所有儿童的，另一些则是针对具体问题的。教师或受过培训的志愿者可实施一些评估，但也有一些要求护士、营养学家和顾问等专业人员来实施。此外，儿童健康的评估还包括生长测量、视力筛查和铅中毒危险评估。所有这些都有助于了解儿童的健康状况和设计教学环境。

生长测量

生长是衡量儿童身体健康和发育正常最重要的指标之一。身高、体重、头围和体重指数是最重要的生长测量指标。受训人员使用可靠的测量工具来做这些评价。由于许多儿童没有进行规律的卫生保健，学校的生长测量值是了解健康情况的基本来源。

生长曲线图展示了各年龄段儿童的正常值。图表由美国疾病预防控制中心（CDC）发布，包括了一系列的百分比曲线，被用作持续监测儿童生长的工具。2006 年 4 月 WHO 发布的生长曲线图目前也在使用，该曲线图可用于 0 ～ 2 岁儿童。2 岁以后，可用 CDC 的生长曲线图。本章"健康贴士"中对可获得的生长曲线图进行了总结。

身高和体重

身高和体重是最常用的测量指标。婴儿期的身高通常用身长来评价。通过在标准生长曲线图上标记出身高和体重的测量值来评价生长情况。这些图表在 CDC 网站和其他许多在线资源中都很容易获得。

本书中可找到 0 ～ 36 月龄和 2 ～ 20 岁儿童青少年的标准生长曲线图。该图表可用于确定生长是否在正常范围。如果生长测量值超出或低于正常范围，儿童应被转诊到卫生保健提供者那里做进一步评估。

健康贴士　　儿童生长曲线图

监测儿童生长是健康筛查的重要内容。正常生长可作为儿童健康幸福的指标之一。现有两种儿童生长曲线图，一个是 CDC 发布的，另一个是 WHO 发布的。从 20 世纪 70 年代到 2006 年，CDC 发布版是唯一可用的生长曲线图。尽管它们被广泛使用，但内容上缺乏种族多样性，并且婴儿样本几乎全部来自于纯配方奶喂养的婴儿。

2006 年 4 月，WHO 发布的生长曲线图描述了理想环境下健康儿童的生长。CDC 的生长曲线图更多地作为参考，描述了某个地区和时间某些儿童是如何生长的（1963—1994 年美国儿童的生长情况）。

最近大多推荐使用 WHO 的生长标准来评价 24 月龄以内儿童的生长，不必考虑喂养方式。2 岁后，可用 CDC 的生长曲线图。WHO 的生长曲线图只到 6 岁，而 CDC 的生长曲线图数据包括了成年期。这些新的推荐将给健康筛查者提供更准确的信息，以识别出真正不在正常范围内的儿童。

来源：Centers for Disease Control and Prevention, 2010.

体质指数

体质指数（body mass index，BMI）是关于身体脂肪的测量。它是基于身高和体重计算得到的。BMI 是筛查低体重或肥胖的经济、可靠的方法。BMI 是将体重（磅）乘以 703，再除以身高（英寸）的平方计算而得的 [译者注：即体重（kg）除以身高（m）的平方]。然后，将数值点在 BMI 图上。BMI 图是按 2 ~ 20 岁分男女提供的。图上的分类可以确定儿童处于低体重、正常体重、超重或肥胖。BMI 落在低体重、超重或肥胖范围内的儿童应转诊到医学专业人员那里进行评估。许多儿童和成人的 BMI 计算器可以在网上获得。

BMI 测量被作为筛查肥胖风险的工具，并用于鼓励学校致力于教育和塑造健康生活模式。AAP 和 CDC 推荐使用 BMI 作为 2 岁以上儿童的筛查工具。"政策要点"讨论了在学校中进行 BMI 筛查的争议。

口腔健康评估

在托幼机构或学校进行口腔健康评估对没有接受牙齿保健的儿童非常有益。龋齿或牙洞是儿童期最常见的慢性病之一。龋齿是由于细菌在口腔内异常生长，导致牙洞或牙齿腐烂而形成的。早期识别和治疗龋齿对身体健康非常重要。建议所有儿童进行牙齿检查：对于致龋高危儿童，推荐从 1 岁开始；对于全体儿童，推荐从 24 个月开始（American Academy of Pediatrics，2011）。

许多儿童没有进行龋齿检查。高风险人群包括低收入家庭儿童、特殊健康保健需求儿童，以及某些种族 / 民族儿童，如黑人或西班牙裔等（Child and Adolescent Health Measurement Initiative，2007）。开端项目确保

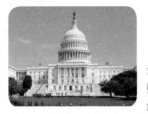

美国学校要进行听力和视力筛查。尽管肥胖在儿童中已经非常广泛，但还没有全国性测量儿童体重指数（BMI）的指南。目前，有 7 个州要求或推荐学校进行 BMI 筛查。目前已知的向家长报告 BMI 结果的还很少。这实际上能促进更健康的行为吗？

佛罗里达的个案研究表明，家长在与儿童讨论这一话题时会感到非常不舒服。有些超重儿童的家长报告，收到关于 BMI 结果的信后，他们试着用限制食物来控制儿童体重或者增加对儿童体重的负面评论。这些不健康的行为当然会对儿童的情感发育或其他方面造成潜在危害。目前还不清楚报告 BMI 带来的潜在风险是由于信息传递给家长的方式不当，还是其他原因。

由于学校筛查 BMI 的好处和风险尚不明确，教师和其他工作人员了解这种不确定并认真计划如何将信息传递给家长是很重要的。如果 BMI 的筛查结果不在相应年龄段的正常范围，根据随访和进一步评估的需要来给家长提出建议可能对家长有所帮助。

来源：Based on Kaczmarski, DeBate, Marhefka, & Dale, 2011.

在册儿童享有的综合卫生保健中涵盖了龋齿的筛查。开端项目服务作为支持儿童早期项目的榜样，提供了幼儿需要的健康评估。

许多儿童项目安排当地牙科医生或口腔保健工作者在儿童机构组织牙科筛查。对于有些儿童来说，这可能是他们多年以来唯一的一次牙齿检查。如果发现需要进一步诊疗，要将儿童转介给他们的牙科医生或社区服务机构做进一步的评估和干预。

对于低收入家庭儿童来说，接受口腔服务经常会成为一个问题。教师可以让家长知情选择是否进行牙齿治疗。例如，"给儿童一个微笑"是每年美国儿童牙齿健康月的一个内容，在每年 2 月的第一个星期五开展。"给儿童一个微笑"是美国牙科协会号召牙科医生为没享受保健的低收入家庭儿童提供牙齿治疗的志愿服务（American Dental Association，2011）。许多学校和社区也安排了牙科服务，儿童可以接受牙齿检查、清洗和龋齿方面的服务。

口腔健康评估也给儿童和家长的牙齿保健教育提供了机会。事前告知后，经家长允许儿童参加托幼机构和学校组织的牙齿检查，完成后给家长提供一份检查报告。这是与家长分享如何促进口腔健康和预防龋齿的好时机。

听力和视力筛查

筛查听力和视力障碍需要用到具体的工具。听力和视力筛查通常在儿童人数较多的学校里实施。儿童要达到最佳的发育和学习状态，离不开良好的视听能力。因此，听力和视力筛查是促进儿童学习的一个重要方面。

听力筛查

在美国，永久性听力缺失是最常见的先天问题，每天约有 30 个新生儿受此影响（Russ，White，Dougherty，& Forsman，2010）。听力缺失可能发生在双耳或单耳，可分为轻度、中度、重度或极重度。较轻的听力缺失很难被发现，因为儿童常借助其他的感观（如观察周围环境）来代偿。

由于出生后最初几个月很难发现听力缺失，在新生儿中进行普查是通过"听力早期发现和干预"（Early Hearing Detection and Intervention，EHDI）项目实施的。大多数新生儿在住院分娩期间，也就是出生后几天内进行听力筛查。在这个项目实施前，许多失聪儿童在出生后数月甚至数年都没被发现。在美国以外出生或医院外出生的儿童可能在出生时没有进行听力筛查。

视力筛查

视力障碍在儿童期常见并可导致终生残疾。据估计，1/5 的学龄儿童有某种类型的视力问题（Basch，2011）。视力筛查是一种识别儿童需要进一步评估的有效而经济的方法。出于这个原因，视力筛查被批准作为联邦项目的一部分涵盖在早期筛查、诊断和治疗（Early Periodic Screening，Diagnosis，and Treatment，EPSDT）项目及开端计划中。视力筛查很重要，因为早期发现的视力问题是可以治疗的。视力问题不进行治疗，会导致视力下降甚至致盲。视力筛查可以发现大部分常见的视力问题，包括：

- **弱视**：一只眼睛不能恰当地识别信息而导致视敏度与另一只眼不一致。
- **斜视**：两眼不平行。
- **屈光异常**：由聚焦问题导致，通常用眼镜校正。
- **色盲**：不能区分某些颜色。

视力筛查是健康检查的一部分，包括评价儿童追视轨迹运动、注视一点和对光反射。托幼机构和学校常用的方法是让儿童遮住一只眼看视力表，让他们匹配或识别出符号，如视力表上的字母或图形。筛查要求包括实施筛查的说明和建议儿童转诊做进一步视力评估的指标。除了视力筛查，教师还可以通过观察和家长报告视力障碍的症状来发现视力问题。教师可以注意如下可能有视力问题的信号（Prevent Blindness America，2011）：

- 双眼不平行。
- 频繁揉眼。
- 歪头看东西。
- 看物品离眼很近或阅读有困难。
- 比平时眨眼多。
- 斜着眼或皱眉。

如果教师注意到这些症状，他们可以介绍儿童家长到健康保健提供者那里做进一步的评估。"健康教案"里的活动对儿童学习听和看有重要作用。

弱视

一种由于两眼配合异常导致的视觉分散

斜视

两眼不平行

屈光异常

由聚焦问题导致的视力异常

色盲

不能区分某些颜色

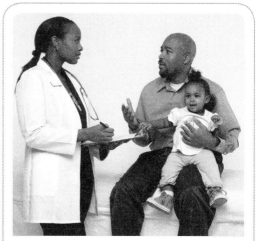

筛查是极为有效的用于识别具有可治疗的听／视力问题的儿童的方法

社交障碍的筛查

有社交障碍的儿童如果在早期得到诊断和治疗，会有较好的预后（Heward，2013）。社交障碍的规范筛查方法在不同的儿童早期项目里有所不同。除了儿童早期项目中标准的筛查方法，家长和教师提供的信息对于发现社交障碍的儿童也很重要。

对于母语不是英语的儿童，教师必须试着确定是真正存在交往障碍，还是用母语时功能正常。在儿童残疾评定时，《残疾个体教育法案》（Individuals with Disabilities Education Act，IDEA）要求用儿童的母语进行评价（Heward，2013）。

铅筛查

铅是环境中一种常见的化学物质。它是车辆排放和铅涂料中的一种成分。铅中毒可导致永久的神经系统损伤，但它是完全可以预防的。尽管环境中铅的含量已经降低，但它仍是一个公共卫生问题，主要影响城市儿童。

铅暴露的主要来源是20世纪40年代以前建造的建筑物中使用的含铅涂料。含铅涂料和表面老化的房间产生的被污染的粉尘是最常见的来源（Warniment，Tsang，& Galazka，2010）。含铅涂料是最危险的，因为当涂料老化变质时，涂料的小片和粉尘会弥漫到空气中。它可以通过手 - 口途径吃进体内或被吸入。当家庭内的铅被改变结构时，吸入是一个要特别关注的问题。以下是铅暴露的其他来源（Warniment et al.，2010）：

- 土或粉尘。
- 接触某些玩具、珠宝、化妆品、糖果。
- 污染的水管、焊料、阀门或固定装置。
- 塑料百叶窗。
- 陶瓷。
- 工业来源：有职业暴露的家长，如电池、建筑或陶瓷业工人或家具表面整修者。

铅中毒的表现可以是无症状或模糊不清的，所以仅凭儿童健康史诊断是很困难的（Warniment et al.，2010），因此筛查非常重要。在托幼机构进行铅暴露的筛查，可通过调查问卷，并将其作为健康史的一部分。铅毒性筛查可以在医疗机构通过血液检查进行。AAP 和 CDC 推荐进行铅的血液筛查（Warniment et al.，2010）。在美国医疗补助登记的儿童和用调查问卷发现有铅暴露风险的儿童可转介给医务人员用血液样本进行筛查。在过去，大多数评价了铅水平的儿童都登记在医疗补助项目中，这就是为什么 CDC 推荐所有的公共医疗补助中的 1 ~ 2 岁儿童都进行筛查。图 3-6 给出了铅暴露筛查用的问卷。

健康教案　健康体检

学习目标：使儿童能更轻松地面对医生，并且知道检查时自己应该如何做。

婴儿和幼儿

- **目标**：介绍健康体检和看医生。
- **材料**：Heather Maisner 和 Kristina Stephenson 的绘本 Time to see the Doctor（2004，Kingfi sher 出版）。
- **活动计划**：给儿童读这本书。指出图中在医生诊室能看到什么。讨论故事中那位担心体检的儿童和如何使他更有信心。讨论医生都做什么和为什么。
- **你达到目标了吗**？幼儿对这本书感兴趣吗？他们会跟随并参与这个故事吗？他们能说出体检过程发生了什么吗？他们能回答"医生在干什么"吗？

学龄前和幼儿园儿童

- **目标**：通过角色扮演，减少儿童对健康体检的担心。
- **材料**：健康体检场所的表演道具，包括医生工具箱和听诊器、体温表、血压计、反射锤、绷带和检查手套。
- **活动计划**：给儿童提供模拟医生办公室和想象体检游戏的道具和空间。提供关于看医生的图画书，如：
  - *Biscuit Visits the Doctor*，作者 Alyssa Satin Capucilli（2008,Harper Collins Publishers）
  - *Corduroy Goes to the Doctor*，作者 Don Freeman 和 Lisa McCue（2005, Penguin Group）
  - *My Friend the Doctor*，作者 Joanna Cole 和 Maxie Chambliss(2005, HarperCollins Publishers)
  - *Elmo's World: Doctors!* 作者 Naomi Kleinberg（2008, Random House Children's Books）
  - *La Doctora Maisy*（Spanish-language edition），作者 Lucy Cousins（2005, Lectorum Publications）
  - *Going to the Doctor*，作者 Anne Civardi, Michelle Bates 和 Stephen Cartwright（2006, EDC Publishing）
  - *Doctor Ted*，作者 Andrea Beaty 和 Pascal Lemaitre（2008, Atheneum Books for Young Readers）.
  - *Going to the Hospital*，作者 Fred Rogers（1997, Putnam and Grosset Group）
- **如何调整活动**：邀请医疗服务提供者来教室并谈论大家希望了解的内容。拿一些儿童角色扮演的照片，做一个照片展板，让儿童描述去看医生时发生了什么。让儿童谈论他们的经历。
- **你达到目标了吗**？观察儿童的表演。他们把自己在医生办公室的经历表演出来了吗？你听到他们谈论所担心的事情并安慰他们的"病人"吗？当被问到时，儿童能正确描述出在体检中发生了什么吗？

学龄儿童

- **目标**：学习医生和其他医务人员的工作，并与其他人交流。
- **材料**：粘贴用材料，如大白纸、记号笔、颜料。描述医生和其他医务人员工作的图书，如：
  - *What Does a Doctor Do*? 作者 Felicia Lowenstein Niven（2005, Enslow Publishers）
  - *A Day in the Life of a Doctor*, 作者 Heather Adamson（2004, Capstone Press）
  - *Keeping You Healthy: A Book about Doctors*, 作者 Ann Owen（2004, Picture Window Books）
  - *Médico*, 作者 Heather Miller（2003, Heinemann Library）
  - *If You Were a Doctor*, 作者 Virgina Schomp（2001, Benchmark Books）
- **活动计划**：提供图画书和其他图书资源。让儿童收集医生做不同事情的资料。让儿童或小组用海报来描述医生如何帮助我们。
- **如何调整活动**：让小学生们做海报来和幼儿园的儿童分享，如把海报寄到托幼机构或到附近的学前机构开展活动，让小学生们去讲述他们的海报。
- **你达到目标了吗**？儿童是否通过海报或谈话展示了他们对医务人员工作的了解？海报能有效交流这些信息吗？

图3-6 铅筛查问卷

如果下列问题中任何一个答"是"，儿童可能有过度铅暴露的风险，应转诊到医疗机构进行血铅筛查。

你的孩子：

- 是否久留于 1950 年以前建造的建筑物里，包括儿童保育中心、幼儿园、临时照顾者或亲属的家中？
- 居住在或经常去 1978 年以前建造的并且最近正在或计划整修或改造的建筑里？
- 有兄弟姐妹、同住者或一起玩耍的小朋友在进行铅中毒的随访或治疗吗？
- 是否频繁接触有铅暴露的成人，如从事建筑、汽车修理、电池、焊接、陶瓷或其他行业者？
- 是否住在使用铅熔炉、电池回收站或其他可能释放铅的工厂附近？
- 你的家里使用其他国家制造的陶瓷来装食物或饮料吗？
- 你的孩子使用过任何传统的或引入的家庭用药吗？ 如 Azarcon, Alarcon, Greta, Rueda, Paylooah 或 Kohl？
- 你的孩子是收养的或曾住在其他国家吗？

来源：Adapted with permission from Lead Poisoning Prevention Program, by the Oregon Department of Human Services, retrieved December 20, 2011, from http://www.oregon.gov/DIIS/ph/lead/docs/parentquest.pdf.

近年来，铅暴露的另一个重要来源是玩具。玩具的铅暴露风险在于入口的玩具或二手旧玩具（Centers for Disease Control and Prevention，2009）。关于玩具的具体内容一般不包括在铅筛查问卷中，因为很难识别哪个玩具含铅。美国消费品安全委员会发布文件召回可能使儿童遭受铅暴露的玩具（Centers for Disease Control and Prevention，2009）。不管有无铅筛查问卷，如果家长或照顾者对于可能的铅暴露有任何顾虑，应将儿童转诊给医务人员进行铅检测。

发育筛查和评估

早期发现发育问题是很重要的，这样才可以实施干预策略。发育筛查是给儿童和家长提供的了解儿童发育是否按预期进程发展的服务。儿童入托或入学后开始接受筛查服务。

合理的筛查计划可以使筛查活动全面而有效地实施。筛查计划应该具有以下特征（Early Head Start National Resource Center，2009）：

- 系统的：目标明确地实施。
- 综合的：包括观察和讨论发育史。
- 敏感的：考虑家庭特征、关系和其他环境或社会因素。

应将发育进程的工具筛查作为全面评估的一部分。教师不要忽略另一个有效的评估工具，那就是他们有能力进行的有意义的观察。托幼机构提供了在自然状态下观察儿童发育的环境。教师可以利用这个机会观察儿童玩耍和与他人一起活动的情况。了解发育里程碑便于教师发现需要进一步评估的儿童。

筛查和观察评估都由教师或其他项目人员实施，实施人员要熟悉儿童并接受上岗培训和方法培训。发育筛查和评估要使用有效且有文化适应性的工具来做。过程包括与家长的第一次访谈，讨论确定所关心的内容。随后，得到家长同意后进行正式的筛查和评估。

收集完信息后，教师和家长要确定如何使用这些信息。他们要一起讨论发现的情况并确定下一步的策略。如果在发育方面有疑问，要将儿童转诊到发育专科医生那里做进一步评估。筛查和评估过程还包括发现儿童的优势和能力，以及促进进一步发展的方法。因此，发育筛查有两个目的：

1．早期发现可能的发育延迟，从而计划和实施干预策略。

2．发现儿童的优势和需求，进一步开发合适的班级课程。

对婴幼儿进行筛查和评估是很有挑战性的。这一年龄段的儿童处在生长和成熟最快的阶段，用于实施发育评价的工具质量也不一致。在进行这一年龄段评价时还会遇到以下挑战（Early Head Start National Resource Center，2009）：

● 各个发育能区是密切联系的，很难把它们分开和确定具体问题的来源。

● 这一年龄组的发育延迟可能表现得非常细微。

● 婴幼儿自我表达的能力有限，因此很难通过语言表达来确定延迟。

这些挑战使得持续观察特别重要。发育观察记录提供了对关注的问题进行追踪和发现生长何时发生或延迟的方法。

认识正常的发育模式和里程碑对所有年龄段的儿童来说都很重要。了解典型的发育方式，为教师认识预期发育以外的异常行为和模式提供了准备条件。像预警一样，出现与预期发育不一致的行为时应引起教师的注意，并强调应进一步观察。

在许多案例中，幼儿园教师是第一个提醒家长儿童可能有发育问题的人。家长可能会对这一信息有强烈的情感反应。教师应敏感地对待这些反应并为面谈做认真准备。在支持儿童各方面发育技能的发展上，教师是家长的合作伙伴。发育筛查和评估给有目的的课程计划提供了信息。教师不负责诊断发育迟缓；但不管怎样，他们是为有可疑发育问题的儿童提供转诊和支持的重要来源。

实施每日健康体检

进行儿童每日健康体检是教学的一部分，其中也包括了持续的观察和反馈。每日健康体检是教学过程的一个天然组成部分。每日健康体检是一个直接使教师有计划地关注儿童健康的方法。教师进行这些检查可以发现儿童是否患有疾病，以及是否存在伤害或其他健康问题。美国儿科学会、美国公共卫生协会和国家健康与安全资源中心儿童保健和早期教育（American Academy of Pediatrics，American Public Health Association，and National Resource，Center for Health and Safety in Child Care and Early Education，2011）项目推荐每日健康体检包括以下内容：

- 与前些日子相比，行为和表现的改变。
- 皮肤疹、皮肤瘙痒或脱皮。
- 生病儿童的体温。
- 主诉疼痛或不舒服。
- 其他疾病的信号或症状。
- 疾病或伤害的报告。

每日健康体检可以在问候时间有效而准确地进行。通常由教师在儿童进教室时或随后进行。过程包括：

- 短暂停留，将注意力集中到孩子身上。
- 观察孩子有无患病或不适的表现。
- 倾听家长和孩子的描述，特别关注疾病相关的信息。

图 3-7 对上述方法进行了描述。

在体检过程中，教师应注意观察健康体征，如粉红色的皮肤、明亮的眼睛和轻松的呼吸。教师也要注意与健康问题相关的指征如呼吸，并询问家长孩子是否有任何问题。如果儿童得了病，教师需要向家人解释观察到的症状，并与家长商量安排孩子回家。

日常健康体检和与儿童健康有关的疾病或问题表现要登记在追踪表上。《国家健康与安全项目标准》（American Academy of Pediatrics，American Public Health Association，National Resource Center for Health and Safety in Child Care and Early Education，2011）推荐每日健康体检采用便于教师登记的方式来记录，其中还提供了全班总体健康情况的汇总图。图 3-8 展示了两个样表。这些表更容易发现疾病的症状表现和随后的缺勤情况。当班级中总的出勤人数由于疾病而下降时，这张表还能展示出儿童中疾病的传播速度。这些表应保留至少 3 个月，以帮助发现传染性疾病传播的轨迹。这些表还为教师和项目提供了反映疾病预防策略有效性的信息，如教室增加清洁和消毒措施的有效性。

持续观察

观察和监测儿童的疾病征象是班级持续健康评估的第二部分。通过观察，教师建立对每个儿童典型表现和行为方式的了解，从而更容易识别疾病信号。疾病征象可通过观察来识别的，包括异常的发怒和哭泣、倦怠或瞌睡、对食物无兴趣、苍白或脸色发红。确认患病后，观察仍然很重要。这时，教师要特别关注疾病的征象在其他儿童中的扩散。

教师对儿童进行健康观察对家长来说也很重要。家长要靠教师的反馈

图3-7 "停-看-听"每日健康体检

停

在儿童到达时进行问候，并花些时间观察。

进行简短的谈话，友善地问些问题，例如："你感觉如何？""你昨晚睡得好吗？""你今天吃早饭了吗？"

看

观察以下方面：

	健康征象	可能患病的征象
□ 皮肤颜色	粉红色且有生机，儿童个体典型的皮肤颜色	涨红、发热或苍白？
□ 皮肤表面	光滑而平整	皮疹伴疼痛或肿胀？
□ 眼	明亮而灵活	发红并有分泌物，或呆滞并有黑眼圈？
□ 鼻	清洁、干净	有鼻涕流出？
□ 耳	儿童看上去舒服	揪或抓耳朵？
□ 头发	干净而梳得整齐	不干净且杂乱？
□ 整体表现	儿童对玩耍感兴趣	无精打采、倦怠、易怒或不耐烦？

听

注意你所听到的：

	健康征象	可能患病的征象
□ 呼吸频率	均匀呼吸	快速呼吸或喘气？
□ 呼吸声音	安静而流畅	咳嗽、咳痰或堵塞？
□ 家长报告	没有发现什么问题	到校前儿童吃过药？
		儿童没吃早餐或者胃疼？
		儿童腹泻或频繁呕吐？
		儿童表现出异常的哭闹？
		儿童被伤害？

随访时询问更多的相关问题。

确定儿童是否健康。如果有疾病征象出现，应让儿童回家。

来了解他们不在时孩子在班里表现如何。如果教师发现了疾病征象，要让家长知道。有时，疾病信号是突发的，需要教师联系家长将患儿接回家。另外一些时候，教师会在放学时把潜在疾病的信号告诉家长。清晰描述疾病征象很重要，这样家长才能继续在家监测儿童。持续观察应符合幼儿的需求，让教师成为儿童健康的倡导者。

图3-8　日常健康体检和出勤跟踪表

模板 1：出勤和日常健康体检信息合并登记

月份：2月		日期									
儿童姓名		1	2	3	4	5	6	7	8	9	10
Asma M.			SL	C, V	A	A					
Shay R.						C			A		
Lilliana T.						C, V			A	A	A
Riki H-G									C, V	A	A

模板 2：出勤和日常健康体检分开登记

月份：2月		日期									
儿童姓名		1	2	3	4	5	6	7	8	9	10
Asma M.					A	A					
			SL	C, V							
Shay R.									A		
						C					
Lilliana T.									A	A	A
						C, V					
Riki H-G										A	A
									C, V		

出勤：

出勤标记为

缺席标记为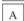

症状编码：

B= 行为改变	I= 伤害报告	ST= 喉咙痛
CP= 水痘	L= 虱子	SR= 皮疹
C= 咳嗽	P= 主诉疼痛	T= 可疑体温
D= 腹泻	SL= 嗜睡或离群	V= 呕吐

来源：American Academy of Pediatrics, American Public Health Association, National Resource Center for Health and Safety in Child Care and Early Education, 2011.

总结

　　健康评估是儿童早期发展和教育的一个很重要的方面。不管你照顾的是婴幼儿，还是培养的学前儿童，或是为学龄儿童提供支持，师生关系中都涵盖了对儿童健康的了解。将健康筛查用于托幼机构及学校是使大量儿童获得检查的非常有用并且有效的方法。尽早识别和发现健康及发育问题是改善儿童健康结局和优化学习的开始。

健康筛查和评价是健康评估进程中的最初阶段。它提供了影响儿童健康的重要信息，并有助于理解卫生保健的不足。

收集儿童健康史提供了与家长合作并获得健康信息的机会。所讨论的这些信息为班级制订儿童服务计划提供指导，并为家庭中促进健康提供机会。实施生长测量、听力和视力筛查、营养筛查和发育评估等可保证儿童获得所需要的帮助。

健康信息是私人而敏感的，应保护隐私并进行恰当的收集和管理。了解儿童健康状况，促进家庭健康，以及转介儿童以获得需要的服务，这些可改善儿童群体的生理和心理健康结局。

关键词

文化适应	氟化物	转介
不良反应	健康评估	屈光异常
过敏反应	健康评价	风疹
弱视	健康史	斜视
哮喘	健康筛查	全身反应
色盲	免疫接种	有机汞
持续观察	局部反应	儿童健康体检
每日健康体检	医疗之家	百日咳
发育里程碑	早产儿	

问题回顾

1．谁应该知道儿童健康史的细节？
2．描述在某些州法律允许的免除免疫接种的三种类型。
3．儿童视力问题的症状是什么？
4．描述铅中毒的危险因素。
5．解释如何在婴幼儿活动安排中实施每日健康体检。

讨论

1．在美国有相当大比例的家庭付不起健康保险。而且，即使有公共健康保险的家庭也很难进行规律的卫生保健。在托幼机构中，缺乏规律的卫生保健将如何影响健康筛查？

2. 儿童教育工作者要与家长沟通儿童免疫接种的事宜。在托幼机构中，一个没有完成免疫接种的儿童会对其他儿童的健康产生什么影响？

3. 由于越来越多的学校将 BMI 测量纳入健康筛查，一些儿童将被确诊为超重或肥胖。当要求家长关注儿童的 BMI 时，你认为他们会对这些筛查做何反应？你认为学校应如何使用肥胖筛查工具？这些筛查会导致什么意想不到的结果吗？

实践要点

1. 在你的幼儿园注册的一个 5 岁儿童没有进行过免疫接种。家人已申请宗教免除。查阅你所在州的免疫接种政策，确定哪些是要求免疫接种的，哪些可以获得宗教免除。

2. 用各种方法获得健康史信息。联系你所在社区的托幼机构或学校，学习他们如何收集这些信息。搜索网上的健康史模版，并与之相比较。

3. 用"停 - 看 - 听"每日健康体检（见图 3-7）给儿童或教师做检查。你用这张图表能发现潜在的健康问题吗？

4. 对班级进行视力筛查的信息资料进行研究学习，要用哪些器材？花费是多少？器材使用需要特殊的培训吗？如果可能，购买视力筛查器材，并对教师或朋友进行视力筛查。

网络资源

Centers for Disease Control and Prevention, About BMI for Children and Teens

www.cdc.gov/healthyweight/assessing/bmi/childrens_BMI/about_childrens_BMI.html

Childhood Immunization

www.nlm.nih.gov/medlineplus/childhoodimmunization.html

Children's Vision Screening

www.preventblindness.org/vision_screening/childrens_vision_screening.html

Health and Mental Health Services, School Health Screening Programs

www.nationalguidelines.org/guideline.cfm?guideNum=4-18

Immunization Action Coalition, State Information

www.immunize.org/laws

National Network for Immunization Information, Immunization Issues

www.immunizationinfo.org/immunization_issues.cfm

第四章

感染性疾病的管理

学习目标

1. 描述感染性疾病的发展过程，包括传播途径。
2. 描述儿童常见的疾病症状以及如何在托幼机构中处理这些症状。
3. 描述教室里如何预防或降低感染性疾病的传播。
4. 识别最常见的感染性疾病，描述何时应该将儿童带离学校。
5. 描述国外领养儿童或难民儿童中有哪些特殊的健康需求。

　　Mark 是一名健康活泼的 6 岁男孩。他经常在课间休息时活泼地玩耍。今天他的一年级教师 Mary Beth 发现 Mark 一反常态地安静。她询问他是否有什么烦心事。他说他感觉不舒服，有点"肚子痛"。Mary Beth 告诉操场上的其他同事，她要带 Mark 去学校办公室。校医给 Mark 做了体检，发现他发烧了。校医通知了 Mark 的家人来学校接他，并建议带 Mark 去看医生。

　　第二天 Mark 没来上学。他妈妈给 Mary Beth 老师打电话说 Mark 被诊断患了链球菌咽喉炎，需要在家休息两天。Mary Beth 知道链球菌咽喉炎是有传染性的，但是她不确定是否应该将这个情况告诉班里其他儿童的家长。她给校医写电子邮件寻求建议。校医建议告知家长，请家长警惕孩子出现链球菌咽喉炎的症状。

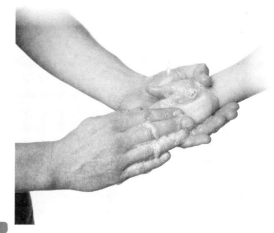

　　在讲故事的时间，Mary Beth 给孩子们讲了如何保持健康。她读了 Melvin Berger 的 *Germs Make Me Sick!* 这本书，以帮助孩子们理解这个话题。Mary Beth 向孩子们演示了咳嗽时如何用胳膊肘遮挡。他们还讨论了如何认真洗手、什么时候洗手，以让细菌远离自己。最后 Mary Beth 听到 Calvin 说："等 Mark 回来上课后，我们也告诉他如何让自己保持健康！"

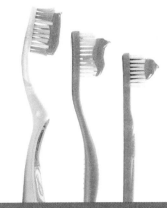

儿童在早期阶段会暴露于许多致病因素。集体环境中的儿童更容易患病，因为这种环境容易传播细菌和病毒。儿童天生具有好奇的本性，他们通过触摸和摆弄玩具及物体等来探索这个世界。这些行为使他们常常将手或者物品放进嘴里，更容易导致病从口入。幼儿教育自然也就包括照看患病的儿童，以及采取措施防止传染病的传播。

像 Mary Beth 这样的教师非常熟悉每个儿童的情况，可以识别出儿童行为或表现上的变化，并判断是否患病。他们还知道自己有义务在儿童患病时进行协助，支持家庭获得儿童所需的医疗帮助，并教会儿童如何保持健康状态。为了帮助你做好以上这些准备，本章阐述了疾病传播的基本方式，以及如何预防疾病的传播。我们要讨论一些常见疾病的症状，以及在托幼机构如何处理这些症状。有些儿童，例如跨国收养的儿童或最近刚移民来的儿童，可能会面临一些特殊的健康问题。本章也讨论了这些问题。

本章提及的疾病是指身体不适、感染、病毒以及其他可导致儿童患病的情况。教师不是专业医生，不应进行疾病诊断或治疗。然而，本章提供的指南包含了一系列特殊的技能，以帮助教师在学校出现疾病时能做好为儿童提供恰当照料的准备。

▌了解感染性疾病的发展过程

由传染源导致的疾病会扰乱人体的正常功能。通常情况下，人体可以通过免疫系统复杂的生物学反应来发现并抵抗疾病。在与疾病抗争的过程中，儿童可能生病并表现出一系列应对感染的症状。**感染性疾病**是由微生物导致的疾病或状态，它们可以导致与人体许多系统有关的症状。

感染性疾病在儿童中很常见，它是教学活动中令人不安的事情。教师需要照料患病的儿童使他们感觉舒适，还要防止班内其他儿童患病。教师了解了传染病的发展过程，就能更好地承担这种职责，以降低疾病发生率，使疾病的影响最小化。

感染性疾病的病因

自然环境中有数量众多的微生物可以导致疾病。它们包括侵入人体并导致疾病的病毒、细菌、真菌和寄生虫。每一种微生物都以某种形式存在于地球的每个角落。在它们传染人体的过程中，每一种生物体都可能会导致疾病，或者死亡。我们通常把这些感染原称为**病原体**。

病毒

病毒是一种入侵人体组织并引起疾病的感染原。人体的免疫系统能力极强，能杀死大多数病毒。由病毒引起的疾病包括水痘、麻疹、普通感冒、

感染性疾病
是由人与人或动物与人之间传播的微生物引起的疾病

病原体
一种有可能引起疾病的生物体或感染原

病毒
一种入侵人体组织并引起疾病的传染性病原体

流感和艾滋病（获得性免疫缺陷综合征）。通常由病毒引起的疾病可以自行痊愈。在这个过程中，人体可以产生免疫物质，用于以后应对同类病毒。大多数病毒只引起中等程度的感染，极少数会导致严重的并发症。

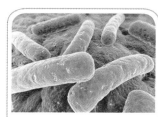

疾病是由病毒、细菌、真菌和寄生虫等微生物引起的

细菌

与病毒类似，细菌也是引起疾病的感染原。有些细菌可以帮助消化，在一些常见的生产工艺，例如使牛奶发酵成酸奶中发挥作用，但是另外一些细菌则可能导致疾病。这些有害细菌是导致细菌性肺炎、结核等诸多呼吸系统疾病以及破伤风的病原菌。细菌是世界范围内导致疾病和死亡的主要原因。细菌感染通常使用抗生素进行治疗。

细菌
入侵人体组织并引起疾病的传染性病原体，有时使用抗生素进行治疗

真菌

真菌是导致灰指甲或足癣等常见疾病的微生物。其他类型的真菌包括蘑菇、霉菌和面包师使用的酵母。有些真菌被用来生产制造奶酪所需要用的特殊的霉菌。有些真菌的孢子可能会引起哮喘。

真菌
一种常导致皮肤感染或过敏反应的病原体

寄生虫

寄生虫是以人体组织为食或者入侵到体内的传染性病原体。它们可以寄居在人体组织上或组织内很长一段时间。致病寄生虫包括头虱、疥螨、肠蠕虫、疟原虫以及蓝氏贾第鞭毛虫（这种寄生虫可以通过饮用被污染的水传播）。

寄生虫
入侵人体并在体内寄居较长时间的感染原

疾病是如何扩散传播的

感染性疾病在人与人或动物与人之间传播。幼儿中常见的感染性疾病是传染病，它由一个人传染至另外一个人。疾病的传播方式各有不同，这称为传播途径（见图4-1）。大多数传染性疾病都是通过以下四种传播途径中的一种进行传播的，这将在后面进行讨论。

传染病
在人与人之间传播的疾病
传播途径
传染病扩散的方式和途径

传染性疾病通过直接或间接接触传播

这是托幼机构中最常见的传播途径。直接接触指人与人的接触，间接接触指通过被污染的物体或污染的手传播。被污染的手是托幼机构中传播感染最常见的传播途径（American Academy of Pediatrics，American Public Health Association，National Resource Center for Health and Safety in Child Care and Early Education，2011）。

日常玩要过程中有一些典型的动作为疾病的传播创造了机会。例如，Cherice 得了感冒，她可能在玩积木的时候直接冲着 Aiden 打喷嚏。或者她可能转身冲着积木打喷嚏，而几分钟后 Karl 来和她一起玩，接触了这些积

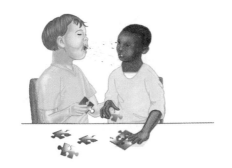

飞沫传播

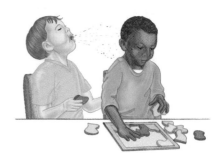

空气传播

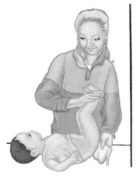

接触传播

血液传播

图4-1　常见的传播途径

木。Karl 拿起这些积木后，过了一会儿他去摸自己的鼻子或把手放进嘴巴里，这样微生物就直接传播给了他。大多数常见的呼吸系统疾病和腹泻都是通过直接或间接接触传播的。

传染性疾病通过飞沫传播

当患者咳嗽或打喷嚏时，其产生的污染的飞沫喷溅到另外一个人的眼睛、鼻子或嘴里。通过这种方式传播的疾病，如流感、百日咳和链球菌咽喉炎等，在本章后面还会讨论到（American Academy of Pediatrics，American Public Health Association，National Resource Center for Health and Safety in Child Care and Early Education，2011）。

传染性疾病通过空气传播

空气传播
当患者打喷嚏或咳嗽时，病原体扩散至空气中并被其他人吸入

这种传播途径与飞沫传播类似。空气传播指那些更小的飞沫，它们可以在空气中流动，并能随着空气传播较远的距离。这类疾病包括水痘、麻疹和结核（American Academy of Pediatrics，American Public Health Association，National Resource Center for Health and Safety in Child Care and

Early Education，2011）。

传染性疾病通过血液传播

血液传播发生在接触污染的血液时。在这种情况下，只有感染者的血液通过伤口直接接触到未感染者的血液才能传播。如果儿童因为被咬伤、流鼻血、皮肤擦伤发炎等接触了感染者的血液，则有可能发生血液传播（American Academy of Pediatrics，American Public Health Association，National Resource Center for Health and Safety in Child Care and Early Education，2011）。这种传播在托幼机构和学校中非常少见。

潜伏期

疾病通常不会在接触传染性病原体后立即发生。有时疾病会在接触后几小时、几天后出现，在个别的罕见情况下甚至几个月后才会显现出来。从儿童首次接触传染性病原体到出现疾病症状之间的时间称为潜伏期。

每种传染性疾病都有特定的潜伏期。认识到常见疾病有不同的潜伏期是非常重要的。对于某些疾病来说，处于潜伏期的患病儿童其传染性最强。当某种疾病已经确诊，教师若了解其潜伏期，就能判断其他儿童是否已经暴露于这种疾病了。认识疾病的潜伏期还能帮助教师了解需要在多长时间内持续观察疾病的传播，并知道到何时不会再出现可疑的新发病例。

在本章开篇的案例中，Mary Beth 意识到其他儿童可以已经暴露于链球菌咽喉炎了。她通过教儿童如何在咳嗽时进行遮挡、如何认真洗手等方式阻止疾病的进一步传播。她还向儿童家长传递了链球菌咽喉炎的症状信息。此外，Mary Beth 还将在接下来 2 ~ 5 天内继续观察链球菌咽喉炎的征象，因为这段时间还处于疾病的潜伏期。

疾病的传染期长短也不一样，可以与潜伏期不同，也可以与潜伏期相似。当疾病暴发或有相关问题时，地方卫生部门和医务人员是教师获得相关信息的最佳来源。表 4-1 列出了本章中讨论的主要疾病的传播途径、潜伏期和症状。

疾病症状

每种疾病都有其特有的症状。了解疾病的症状可以指导教师随时观察，并为采取恰当的措施来照顾儿童做好准备。疾病相关的症状通常包括以下几种：

- 发热，可以表现为儿童脸颊明显泛红
- 咳嗽，特别是新发生的咳嗽
- 皮疹，例如皮肤上新出现的红色皮疹
- 儿童特有的行为改变，例如变得非常安静或者不再进行喜欢的游戏

血液传播
传染性疾病通过污染的血液进行传播

潜伏期
儿童首次接触传染性病原体到首次出现疾病症状之间的时间

感染性疾病	传播途径	潜伏期	症状
表4-1 儿童期感染性疾病：传播途径、潜伏期和症			
水痘	空气、飞沫	10～21天	发热、咳嗽、皮疹
普通感冒	飞沫	可变的	发热、流鼻涕、咳嗽、充血
结膜炎（红眼病）	飞沫	可变的	眼睛流泪、眼睛发红
柯萨奇病毒感染（手足口病）	飞沫	3～5天	发热、口中长水疱、拒绝进食、手掌和脚掌有皮疹、尿布疹
喉炎	飞沫	可变的	发热、犬吠样咳、流鼻涕
中耳炎	通常不会传染	可变的	发热、耳痛
传染性红斑	飞沫	4～28天	发热、头痛、肌肉痛、皮疹
A组链球菌	飞沫	几小时到4天	发热、咽喉肿痛、皮疹
b型流感嗜血杆菌（Hib）感染	飞沫	未知	发热、上呼吸道感染、脑膜炎
头虱	直接接触	10～14大	发痒抓挠
甲型肝炎	直接或间接接触	15～50天	发热、恶心、腹痛
乙型肝炎	血液	45～160天	肝炎症状
丙型肝炎	血液	6～7周	肝炎症状
人类免疫缺陷病毒（HIV）感染	血液	12～18个月	多种症状
流感	空气或飞沫，取决于病毒的类型	1～4天	发热、肌肉痛、咽喉肿痛、咳嗽、头痛
麻疹	空气、飞沫	7～18天	发热、眼睛红、流鼻涕、皮疹
耐甲氧西林金葡菌(MRSA)感染	直接接触	可变的	皮肤感染
百日咳	飞沫	4～21天	早期：发热、流鼻涕、咳嗽 晚期：剧烈咳嗽，有时伴有明显喘息
蛲虫病	直接或间接接触	可变的	肛门周围瘙痒
呼吸道合胞病毒（RSV）	飞沫	2～8天	发热、流鼻涕、咳嗽、呼吸困难
皮癣	直接接触	未知	皮疹
轮状病毒感染	直接或间接接触	1～2天	发热、恶心、腹泻
疥疮	直接接触	4～6周	皮疹、瘙痒
链球菌肺炎	飞沫	1～3天	中耳炎、肺炎、脑膜炎
破伤风	直接接触开放的伤口	4～21天	严重的肌肉收缩、痉挛发作
结核	飞沫、空气	2～12周	慢性咳嗽

来源：American Academy of Pediatrics，2009；Centers for Disease Control and Prevention，2010.

在本章开篇的例子中，Mark 反常的行为表现引起了教师的注意。通过观察和与 Mark 交谈，Mary Beth 确定 Mark 很可能生病了。她认为 Mark 需要去校医那儿做进一步检查。大多数儿童机构没有校医协助照看在校生病的儿童。在这种情况下，教师必须做出准确判断来决定儿童是继续在机构内接受照顾，还是必须联系儿童的父母。

教师对疾病症状的观察可以为家长和医生提供有帮助的信息。教师不能做医学诊断或提供治疗方案。但是，教师可以提供观察到的疾病症状的总体信息，告知家长这些症状的严重程度，并建议家长寻求医学评估。症状为医生诊断并制订恰当的治疗方案提供了线索。

常见感染性疾病的症状

在儿童罹患的众多疾病中，有三组感染性疾病最为常见。这些疾病包括腹泻、呼吸系统疾病、皮肤感染和皮疹。

急性感染性腹泻

腹泻指频繁和过多地排泄水样便。婴幼儿通常表现为不舒服和弄脏尿布及衣物，或者频繁去厕所。病毒和细菌都可引起感染性腹泻。疾病通过人和人之间的直接或间接接触传播。入园的儿童比没有入园的儿童更容易发生感染性腹泻，特别是在有时会使用尿布的儿童机构里。定期对教职工进行培训，注重环境卫生，正确更换尿布和使用卫生间，可以降低疾病暴发的风险（American Academy of Pediatrics，American Public Health Association，National Resource Center for Health and Safety in Child Care and Early Education，2011）。

因为腹泻发生的频率高，并且有继续传播的可能，对其管理和预防就极为重要。经常洗手对儿童和教师都至关重要。如果一名儿童得了腹泻，教师应该告知家长孩子腹泻了几次。如果大便中有血，则应特别引起重视。像发热、恶心或皮疹等其他症状也应该报告。

腹泻
频繁和过多地排泄水样便

如果……
你所在班级有几名儿童都发生了腹泻，你该怎么办？你要实行哪些措施以尽可能减少疾病的传播？如果发展成为腹泻大暴发，你所在的社区有哪些资源可以供寻求帮助？

呼吸道疾病

呼吸道疾病的症状涉及鼻腔、鼻窦、耳、咽喉和肺。呼吸系统疾病在幼儿中非常常见。常见的呼吸系统感染性疾病包括普通感冒、中耳炎、**咽炎**（咽喉部的感染）、**鼻窦炎**（鼻窦感染）和**肺炎**（肺部感染）。

这些疾病最常见的是通过打喷嚏、咳嗽或流鼻涕传播。呼吸道疾病的症状包括发热、鼻塞、咽喉肿痛、耳痛、咳嗽或呼吸困难。有些感染也伴随皮肤的皮疹。有研究报告，儿童看护机构的儿童群体中罹患呼吸道感染的比例呈上升趋势，但是认真洗手和恰当的咳嗽礼仪可以降低发病率（American Academy of Pediatrics，American Public Health Association，

咽炎
咽喉部感染

鼻窦炎
鼻窦感染

肺炎
肺部感染

National Resource Center for Health and Safety in Child Care and Early Education，2011）。

如果儿童出现了无法控制的咳嗽、呼吸困难或喘息，应联系家长送儿童去看医生（American Academy of Pediatrics，American Public Health Association，National Resource Center for Health and Safety in Child Care and Early Education，2011）。在患呼吸道疾病的最初几天，儿童可能感觉不舒服或疼痛。虽然他们可能在接受治疗并且没有发热，但还是要待在家里休息，因为他们仍会感觉不舒服并且不能参与学校的正常活动。

流鼻涕和咳嗽这些症状在幼儿中很常见，特别是在冬季。不能单凭这些症状把儿童隔离在托幼机构之外。如果教师对此担心，应该告知家长。与医务人员合作有助于确定是否需要隔离儿童。多数情况下，有这些症状的儿童不需要被隔离。参见本章的"营养笔记：维生素 D 和感染性疾病"，了解关于维生素 D 和呼吸系统感染的有用信息。

皮肤感染和传染性皮疹

皮肤感染可由病毒、细菌和真菌引起。它们是某些疾病的共同症状。有时呼吸道感染也与皮肤感染相关。水痘是其中一个例子。在最初阶段，水痘由中度的呼吸道症状开始，然后演变为皮肤的皮疹症状。

是否隔离有皮肤感染的儿童取决于疾病的起因。教师可能需要根据儿童私人保健医生的建议，以决定隔离是否恰当。频繁的洗手能最大限度降低传播的风险。

▌预防与控制感染性疾病

因为参与群体活动的儿童有广泛暴露于各种疾病的风险，教师在采取措施减少疾病的发生时应具有明确的目的性，这非常重要。这些措施包括：

- 了解国家公共卫生政策。
- 实施医疗干预措施，例如必需的免疫接种。
- 实施专业和可信赖的机构针对班级提出的推荐措施。
- 实施由当地儿童教育机构或学校制订的预防策略。

我们现在介绍一些更普遍的预防策略：免疫接种、教师健康评估和降低班内疾病传播的方法。

免疫接种

要求进入托幼机构和学校的儿童进行免疫接种是阻止潜在高危疾病传播的措施。儿童免疫接种的要求通常由对托幼机构和学校负有监管职能的

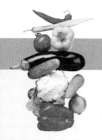

营养笔记　维生素D和感染性疾病

人体中各种组织因种种原因都需要利用维生素 D。尽管维生素 D 的正常水平是多少仍不清楚，但是有证据显示低水平的维生素 D 与易患呼吸系统感染、哮喘、湿疹和食物过敏等有关联。

人体内 90% 的维生素 D 是通过晒太阳产生的。由于通过饮食很难摄取到足够的维生素 D，所以在儿童中维生素 D 缺乏很常见。由于普遍缺乏，因此儿童有必要进行维生素 D 补充，特别是在特定季节接受阳光照射较少的地区。当然必须与阳光暴露过多的风险相平衡：阳光灼伤和皮肤癌。补充维生素 D 应该在婴儿期开始，并持续整个儿童期。

来源：Based on Bozzetoo, Carraro, Giordano, Boner, & Baraldi, 2012.

联邦或州政府部门规定。免疫接种规定对教师非常有用，因为它有助于为幼儿创造健康的环境。免疫接种被证明是在群体儿童中预防疾病传播的最有效的方法。

教师健康评估

教师在入职前后进行定期健康评估，这有助于降低教师与儿童之间传播疾病的风险，并有助于教师保持身体健康。健康评估有助于发现教师可能带到班里的感染性疾病。例如，一些像结核这样的感染性疾病可能很"安静"，就是说成人可能没有症状。《国家健康与安全实施标准》中推荐教师在受聘之前进行健康评估，可以包括下列项目（American Academy of Pediatrics, American Public Health Association, National Resource Center for Health and Safety in Child Care and Early Education, 2011）：

- 健康史：获得对成人总体健康状况的了解。
- 身体和口腔检查：筛查疾病并识别是否存在龋齿。导致龋齿的微生物是有传染性的，可能传染给儿童。
- 视力和听力筛查：确定是否需要配戴眼镜或助听器。
- 结核病（Tuberculosis，TB）筛查：确定教师是否为 TB 的潜在携带者。对 TB 的筛查标准取决于各地患 TB 的风险状况。许多机构要求在聘用前进行 TB 检测，并在教师有可能暴露时复测。
- 回顾职业健康风险：与教师明确在托幼机构工作中可能存在的健康风险，必要时明确所有解决措施。
- 对局限性进行评估：明确在工作场所可能需要调整的问题，例如对有糖尿病且需要定期进行胰岛素治疗的教师安排定期的休息时间。
- 回顾免疫接种情况：确定是否遗漏或需要接种。其中特别重要的疫苗包括甲型肝炎、乙型肝炎、破伤风（TdaP）、流感、水痘、麻疹和百日咳疫苗。

有些感染在儿童中很常见，像甲型肝炎和水痘等，这些感染容易从儿童传染给成人，并且在成人中发病更为严重。

在大年龄儿童和那些疫苗接种效果减弱的儿童中，百日咳的发生率会增加。因此，目前使用的成人破伤风强化疫苗中包含了百日咳疫苗（TdaP）。教师应当接种 TdaP 疫苗，取代之前的破伤风强化疫苗（dT）（Centers for Disease Control and Prevention，2011）。推荐照看任何年龄段儿童的工作人员每年都接种流感疫苗（American Academy of Pediatrics，American Public Health Association，National Resource Center for Health and Safety in Child Care and Early Education，2011）。

教师应当关注自身的健康。可能怀孕的教师应当清楚，有些儿童疾病会对胎儿造成不良影响。"安全环节"中对这个问题进行了解释。

教师不仅容易感染疾病，也有可能传播疾病，就像儿童可以造成疾病的传播一样。当教师出现一些症状，例如发热或恶心时，他们应该待在家里，避免接触其他人。如果做了最后的诊断，例如链球菌咽喉炎，教师应该遵循与儿童相同的推荐做法。

控制班内疾病传播的方法

在儿童机构内常规有目的性地采取卫生行为可以显著减少感染性疾病的发生。这些做法包括洗手、每天健康体检、玩具和教室消毒、严格遵守尿布和卫生间使用制度、必要时采取普遍的防护措施、教儿童预防性的卫生行为。

洗手

洗手是简单而重要的减少疾病传播的方法。没洗或没洗干净的手是疾病传播的首要源头。研究表明，正确洗手可以显著减少腹泻和呼吸系统疾病的传播（American Academy of Pediatrics，American Public Health Association，National Resource Center for Health and Safety in Child Care and Early Education，2011）。

安全环节　关于怀孕期间患感染性疾病的风险问题

教师应当对自身的健康保持警惕。这对于在幼儿教育工作期间怀孕的女教师格外重要。有些常见的感染性疾病会影响胎儿的生长，造成发育异常，甚至死亡。可以通过母亲传给胎儿的疾病有水痘、乙型肝炎、柯萨奇病毒感染、疱疹和传染性红斑。

已经怀孕或打算怀孕的教师应当向医务人员进行咨询。健康史和疫苗接种记录能帮助医生评估是否需要再进行疫苗接种，例如破伤风、白喉和流感疫苗。怀孕期间曾经暴露于上述疾病的教师应当联系她们的医生寻求指导。

什么时候洗手　　所有的儿童和教师在日常活动中都应经常洗手，包括吃东西之前以及其他可能有病原微生物传播的时候。儿童和教师应该在以下时间洗手（American Academy of Pediatrics，American Public Health Association，National Resource Center for Health and Safety in Child Care and Early Education，2011）：

- 刚抵达学校时，或从户外玩耍后进门时。
- 从一间教室走到另一间教室时，例如当教师领完一组儿童再去领另一组儿童时。
- 在做以下事情之前：
  - 就餐或给儿童喂食。
  - 接触儿童和自己的食物。
  - 给儿童服药。
  - 在水池里玩耍，或者参加有多名儿童一起玩的与水有关的游戏。
- 在做以下事情之后：
  - 使用卫生间。
  - 给儿童换纸尿裤或帮助儿童使用卫生间。
  - 帮助儿童擦鼻涕。
  - 接触体液，如黏液（打喷嚏）、血液和呕吐物。
  - 接触动物（参见"健康提示：感染性疾病与动物"）。
  - 在水池里或沙盒里玩耍。
  - 打扫卫生或消毒。
  - 处理垃圾。

协助儿童自己洗手　　如果能给予正确的协助，儿童有能力自己洗干净手。这些协助包括为儿童提供专用的洗手槽，或给儿童提供高度适当的踏板以便其能够到水龙头。要有温暖、流动的水，这可以鼓励儿童搓洗并去除油污和感染原。提供洗手液以方便儿童使用（见图 4-2）。推荐使用一次性纸巾以避免感染原的传播。应该教会儿童用干净的纸巾关闭水龙头，这样有助于避免水龙头上的感染原再次传播到儿童的手上。

一旦儿童学会了如何有效洗手，教师的角色就转变为监督儿童的安全。对于那些不能独立完成洗手的儿童，教师可以用一只手臂环抱着儿童或扶儿童站着洗手。对于不能站立的儿童，可以使用以乙醇为基础物的洗手液来代替（American Academy of Pediatrics，American Public Health Association，National Resource Center for Health and Safety in Child Care and Early Education，2011）。

进行日常健康检查

进行日常健康检查是预防疾病传播的重要方法。教师应该在儿童到校

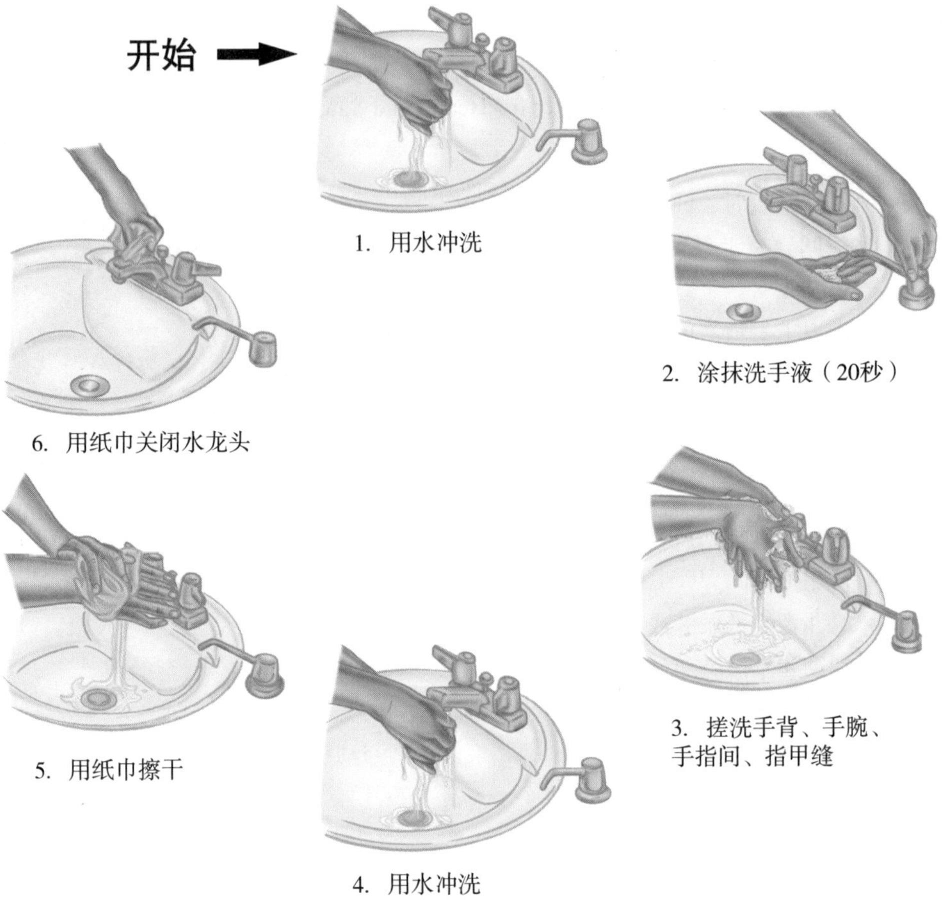

开始　➡

1. 用水冲洗

2. 涂抹洗手液（20秒）

6. 用纸巾关闭水龙头

5. 用纸巾擦干

3. 搓洗手背、手腕、手指间、指甲缝

4. 用水冲洗

图4-2　洗手是简单且最重要的减少疾病传播的方法
来源：Based on steps from La Crosse County Environmental Health（n.d.）.

健康贴士　感染性疾病与动物

　　与动物互动是一个有趣和有意义的教学方法，但是动物也有可能传播特定的感染性疾病。为尽可能减少这些传染：

- 所有动物都应该进行全部免疫接种。
- 教师和儿童在与动物玩耍后都要洗手。
- 与动物的接触玩耍应限定在特别的区域。
- 与动物接触的区域不允许有食物。
- 班内的动物不能放养或与野生动物接触。

- 应提前告知家长，儿童有可能与动物接触。教师应当向家长咨询儿童有无特殊的健康需求，特别是那些有免疫系统问题的儿童。对猫过敏很常见，且有可能导致严重后果。
- 鱼缸和笼子不能在清洁食物的水槽中清理。
- 5岁以下儿童不能接触小鸡或小鸭、爬虫或者白鼬，因为这会增加他们感染某些疾病的风险。

来源：Centers for Disease Control and Prevention，2011.

后立即进行健康检查。健康检查的目的是发现患病儿童以及需要进行隔离的儿童，这可以减少感染性疾病的传播（American Academy of Pediatrics，American Public Health Association，National Resource Center for Health and Safety in Child Care and Early Education，2011）。例如，班级里发现水痘病例时，教师应该持续观察全班儿童至少2周（潜伏期）。教师应当记录日常健康检查的情况以追踪和监测班里疾病的发生情况。

清洁和消毒

清洁和消毒是预防疾病传播的重要措施。幼儿每天都触摸和分享很多物品。他们互相直接传播病原体或通过物品表面间接传播病原体。因此，包括地板在内的儿童可能接触到的任何物品表面都应该定期进行消毒，以尽可能减少病原体的传播。

在教室内还应该确保清洁用品的安全使用。本章中其他部分谈到的清洁和消毒所使用的漂白剂和其他液体都可以在儿童机构内使用。关于儿童机构内特殊情况下的清洁和消毒方法与用品的详细信息，可以参见《国家健康与安全实施标准》。

教师对健康的教室环境负有首要责任。这要求教师承诺保证空间和设备的清洁卫生。这也意味着教师需要积极地面对有时单调乏味的清洁任务。以下方法有助于完成这些工作：

- 张贴一张清洁和消毒的图表以确保完成规定的项目。
- 准备一个"清洗我"的筐，用来收集曾经被儿童放进嘴里的玩具。下课后将筐里的玩具进行清洁消毒。
- 把一次性纸巾放在橱柜旁边，以便用纸巾擦门把手和橱柜扶手。
- 用洗衣袋收集游戏服，每周末洗涤这些衣服。
- 当班里生病的儿童人数增多时，应做好准备增加清洁和消毒的频率。

换纸尿裤和使用卫生间

更换纸尿裤或帮助儿童使用卫生间时遵循卫生操作是非常重要的。为需要使用纸尿裤的儿童提供保育服务的机构应使用一次性纸尿裤。对有特殊医疗原因的儿童也可以例外，如对一次性纸尿裤过敏的儿童。图4-3中描述了更换纸尿裤的正确步骤。这些步骤应张贴在所有更换纸尿裤的区域。任何情况下都不能把儿童单独留在更换桌上。

为正在学习使用马桶的儿童提供保育服务的机构中，不推荐使用儿童坐便器（或非冲水马桶），因为它们很难清洁。如果使用儿童坐便器，则应确保它容易清洁，仅在卫生间使用，并且在不吸湿和容易清洁的地面上使用。儿童坐便器只在没有冲水马桶或其他坐便设备的情况下使用，并且确保有专门的水槽用于清洗（American Academy of Pediatrics，American

> **图4-3   更换纸尿裤的步骤**
>
> 1. 永远不要把儿童自己单独留在更换桌上。
> 2. 把所需物品事先放在更换桌上。洗手。
> 3. 把儿童放在更换桌上，避免污染的纸尿裤接触到桌面和干净的衣物。
> 4. 松开污染的纸尿裤，从儿童身子下撤走。使用适当的纸巾清洁儿童的屁股和外阴。从前往后擦。每次擦除尿／便时都用一张新的纸巾。
> 5. 撤走污染的纸尿裤，不要接触到桌面。将纸尿裤放入垃圾袋中。
> 6. 将干净的纸尿裤放在儿童身下并粘紧。
> 7. 给儿童洗手，送儿童回到看护区域。
> 8. 清洁和消毒纸尿裤更换区域。
> 9. 洗手。在儿童日志中记录更换纸尿裤的情况。

来源：American Academy of Pediatrics，American Public Health Association，National Resource Center for Health and Safety in Child Care and Early Education，2011.

Public Health Association，National Resource Center for Health and Safety in Child Care and Early Education，2011）。理想情况下，接收 2 ～ 5 岁儿童的机构应该配备儿童专用马桶。这能使儿童感觉更舒服，并帮助他们学会自己使用马桶。

教师在帮助儿童使用马桶时应该指导儿童如何自己脱衣裤以及如何使用马桶。必要时教师应协助儿童擦拭干净，切记要从前往后擦。年龄小的儿童可能需要在教师帮助下整理和系紧衣裤。然后教师和儿童都要彻底洗手。洗手槽和马桶每天都要清洁和消毒。

采用标准预防措施

标准预防措施
是一系列用于预防因接触到血液或体液而造成感染性疾病传播的指南

标准预防措施是一系列指南，用于预防因接触到血液或体液而造成的感染性疾病传播。它是由疾病预防控制中心制定的、用于医院和其他卫生服务部门的指南。最基本的原则是，所有血液、体液、分泌物、排泄物（出汗除外）、破溃的皮肤和黏膜都有可能含有致病微生物，导致疾病的传播。标准预防措施中包含了两个与托幼机构有关的重要措施（American Academy of Pediatrics，American Public Health Association，National Resource Center for Health and Safety in Child Care and Early Education，2011）：

1. 在看护儿童过程中如有可能接触到血液或体液，应使用防护屏障，如一次性手套。
2. 清洁和消毒物品表面，避免因接触被污染的物品表面而造成疾病传播。

当发生意外伤害并出血时，如割伤、擦伤或流鼻血，教师应当戴手套。当流血止住后，任何被血液污染过的物品表面都要进行消毒。请看以下案例：

　　Tom 正在院子里跟 Lena 玩拍皮球。他听到一声响，看到 Jimmy 翻倒在三轮车下面了。Tom 立刻跑向 Jimmy，这时 Jimmy 已经从翻倒的三轮车下面爬了出来。他看到 Jimmy 的嘴唇正在流血。Tom 跑向 Jimmy 的同时，从自己的口袋里掏出一副一次性手套。当他来到 Jimmy 身边时已经戴上了手套。Tom 蹲下身子搂住 Jimmy 说，"嗨 Jimmy，看来你撞得不轻啊！让我们到屋子里去仔细检查一下伤口吧。"

　　Tom 随时准备好处理这样的意外事件，他知道应立即采用标准预防措施。许多教师发现在口袋里随身携带一幅手套对处理这样的事件很有帮助。另一种有效的做法是在教室的墙上和户外玩耍区域用胶带固定若干副手套。每间教室内都应准备一次性手套、一次性纸巾以及适当的消毒用品。在处理有出血的意外伤害时即使戴了手套，也应该认真洗手。一次性手套用完后应立即取下并在确保安全的前提下丢弃掉，同时立刻洗手。

教儿童预防保健技能

　　教师通过教给儿童适合其年龄和发育阶段的卫生习惯，指导儿童学会自我帮助的技能，可以帮助儿童成为预防疾病传播的伙伴。教儿童掌握预防疾病的卫生习惯具有双重目的：有助于迅速减少疾病的传播，并教给儿童促进未来健康的方法。"健康教案"中给出了教学实例。

　　正如在第一章中讨论的，在日常课程中融入健康知识是最有效的健康教育方式。这包括开展以健康为主题的各种活动。它也指有目的地教会儿童一些符合其年龄特点的疾病预防方法，以及可以帮助减少病原微生物传播的方法。预防疾病传播的教学主题包括：

- 如何洗手和何时洗手。
- 如何擤鼻涕。
- 我的身体是怎么生病的。
- 生病时我的身体会有什么表现。
- 咳嗽时如何遮挡。
- 怎样才能不把疾病传给别人。
- 生病时如何照顾自己。

　　以上健康主题应该通过讲座、活动等多种形式进行讲解。这些内容应该以适当的频率进行反复强化。在"健康教案"中提到的活动可以帮助儿童以恰当的和密切相关的方式理解病原微生物是如何传播的。

与家长合作

　　儿童家长是疾病预防和管理的重要参与者。为了更有效地进行协作，家长需要教师提供信息，帮助其了解协助确保儿童健康和维护教室健康环境的措施和方法。以下几个措施有助于促进这种协作：

健康教案   阻止病原微生物

学习目标：使儿童掌握病原微生物的传播途径，了解如何阻止其传播。

婴幼儿

- **目标**：向儿童介绍病原微生物的概念。
- **材料**：颜料、颜料刷、纸，必要时可以穿涂画防护服。
- **活动计划**：在纸上印手印。让儿童在手上涂抹颜料并将手印印在一张纸上。继续印手印，直到颜料都用完为止。讨论病原微生物是如此渺小，以至于我们肉眼看不到它们，但是它们却能粘在我们的手上并传播得到处都是。让儿童看看自己的双手，是否还能看到手上的颜料。讨论如何通过洗手把微生物洗掉，就像通过洗手把颜料洗掉一样。

- **如何调整活动**：让儿童提着一篮子小木块（"微生物"），并把它们"传播"在房间里的每个角落。告诉他们这些就是病原微生物。当所有小木块都摆放完后，请儿童把它们"清理"干净并重新放到篮子里。
- **你达到目标了吗？** 儿童是否能解释病原微生物是如何像手上的颜料一样到处传播的？聆听儿童对整个活动的想法，评估他们是否开始掌握病原微生物的概念并知道它们是如何传播的。

学龄前儿童、幼儿园儿童和学龄儿童

- **目标**：学习病原微生物的传播方式以及阻止其传播的方法。
- **材料**：颜料、颜料刷、纸巾。
- **活动计划**：首先，与儿童讨论病原微生物是如何通过触摸进行传播的。然后，让一小组儿童站成一条直线。让一名儿童将颜料涂抹在他的手上，让他跟第二名儿童握手。第二名儿童再与第三名儿童握手，依此类推到所有儿童。让儿童互相比较手上颜料的多少。回顾病原微生物通过接触传播的概念。

- **如何调整活动**：让儿童用颜料涂抹双手，逐一握手传播颜料。然后让儿童在水槽中洗手。给每名儿童发一张纸巾。让儿童互相传递纸巾。观察纸巾上是否能看到颜料。讨论洗手对预防病原微生物传播的重要性。
- **你达到目标了吗？** 儿童是否能实践和理解病原微生物是如何通过接触传播的？儿童是否能实践和理解洗手可以减少病原微生物的传播，若要完全清除病原微生物，必须仔细认真地洗手？

- 作为合作的第一步，教师可以向家长介绍关于免疫接种的入园规定，并建议家长为儿童进行健康和口腔疾病的筛查。
- 通过家长手册、宣传栏等方式向家长介绍本机构的健康承诺。
- 确保有家长的联系方式。告知家长如果儿童在校生病，教师会通过何种方式联系他们。联系信息应定期进行更新。
- 向家长介绍班内的健康措施，例如儿童抵达学校时要洗手，并接受每日健康体检。告诉家长儿童在班内生病时学校将如何通知家长。
- 告诉家长什么情况下生病的儿童应该待在家里，不能来学校。
- 告知家长机构内将如何照顾生病的儿童。

应对各种挑战

班内发生疾病往往会造成忙乱和困扰，因为教师在继续完成日常活动的同时还要照顾生病的儿童。提前做好此类事件的应急准备是非常重要的，

它不仅是一项管理策略，更是为了确保病原微生物和疾病不会传播。提前准备支持性物资并确保相关资源随时可用，这些都是为恰当地照顾患病儿童做准备的重要方式。学校应该制定相关政策，对疾病流行或暴发等情况进行明确的规定，这些在本章的"政策要点"中进行讨论。

设立隔离区域

将患病儿童与其他儿童分开可以预防病原微生物的传播，也可以让儿童在家长或应急救援人员到场之前得到充分的休息。应当在学校或教室里安静的区域划定一个隔离区。隔离区应当准备坐垫和毯子等物品，以便创造一个舒适的休息环境。这些物品应该是干净和可用的，在用完后要及时清洁和消毒。患病儿童在休息时要有人全程陪伴。在某些机构，这意味着隔离区可以是教室的一个角落，这样教师可以在照顾患病儿童的同时看护其他儿童。当儿童离开班级后，应当在登记簿上，记录何人以及何时接走了儿童。

记录疾病信息

准备一个疾病信息记录表以备不时之需是非常有帮助的。这张表可以记录儿童的患病和离校信息。教师应该按照学校的规定记录儿童的疾病。需要记录的信息包括：

- 儿童的姓名。
- 日期和时间。
- 观察到的疾病症状。
- 谁为儿童提供了照料。
- 跟谁联系来接儿童。
- 谁来接走的儿童，以及何时接走的。

准备送患病儿童回家

儿童患病可能打乱家长的工作计划。一些家长没有时间在家照顾生病的儿童。家长可能担心如果请假回家照顾儿童会失去工作，这是家长需要考虑的现实问题。提前告知家长学校关于患病儿童的相关政策是非常有帮助的，这样家长可以在孩子生病需要接走和照料时提前做好准备。

教师应该能理解家长面临的困难，但是当儿童患病不适合上学时也应该坚持原则。如果家长把患病儿童接回家后很快又送回学校，负责每日健康检查的教师应该负责评估儿童是否适合留在学校。有些机构有足够的人力可以照顾那些已经不具传染性但仍在恢复期的儿童。有些家长要求他们的孩子在教室里休息，不要去户外玩耍。学校要根据本机构为儿童个体提供监护的能力来做出相应决定。

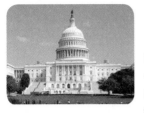

托幼机构和学校发生紧急事件时，教师都知道要拨打911电话。但当面临疾病传播的威胁时，教师该从哪儿获取信息呢？疾病流行（疾病的发生率高于预期）和疾病大流行（感染性疾病的范围扩展到一定的地理区域）均有可能影响托幼机构和学校的正常运行。当发生这种情况时，卫生部门应尽快明确传染源，确定疾病的治疗方法以降低其危害，并宣传预防疾病传播的方法。

近年来，公众对禽流感的关注促使卫生部门针对可能的疾病大流行制订管理计划。2009年暴发的H1N1型流感（甲型流感）对这些计划进行了检验。此后，托幼机构已经开始采取措施制订自己的疾病预防和宣传计划。但是，当健康威胁来临时，教师和家长需要知道从哪里获取当前信息。有几个重要的信息来源：

● 世界卫生组织（WHO）对全球范围的疾病发生和传播进行监测。WHO提供疾病流行情况的更新信息，并为个人和社区提供技术指南（www.who.int/en）。

● 疾病预防控制中心（CDC）是美国疾病大流行信息的实时更新机构。CDC提供关于如何应对疾病大流行的健康信息，以及在疾病大流行期间学校和托幼机构该如何做的行动指南（www.cdc.gov）。

● 地方卫生部门针对威胁健康的应急事件提供具体的技术支持。在疾病大流行期间，公共卫生部门将推荐采取何种预防策略，并最终指导学校做出闭园或停课等决策。地方卫生部门还有工作人员解答问题，并为个人提供咨询和建议。

托幼机构也要履行自己的职责，建立本机构的健康紧急事件应对政策，这包括：

● 如何与家长沟通健康威胁信息。
● 如何做出闭园或停课的决定。
● 如何通知家长学校停课等事宜。
● 如何做出重新开园或恢复上课的决定。

做好准备的教师可以成为疾病预防网络的一分子，这个网络可以有效地保护儿童和他们所在社区的健康。

及时公布疾病情况

当有儿童被诊断为感染性疾病时，教师就需要与其他家庭沟通，告知他们疾病情况，提醒他们注意。及时通知疾病情况，可以指导家庭监控他们的孩子是否有相关疾病的症状。也可以通过给家长发送疾病或者健康信息折页的方式发送通知，这对于教师来说也是很节约时间的一种方式，可以帮助他们将正确的信息尽快传播给家长。图4-4给出了关于红眼病的一些健康信息。

▌识别和处理感染性疾病

在托幼机构，为了能更好地预防和控制传染病，要求教师对婴幼儿常见传染病的相关症状有所了解。虽然教师并不能诊断疾病，但是如果他们能识别一些疾病的症状，就可以更好地处理疾病和预防流行；同时，教师也可以帮助家长在必要的时候及时获取健康评估。感染性疾病可以分为两类：一类是疫苗可预防的疾病，这些疾病是不常见的；另一类是不能通过疫苗接种预防的，在儿童群体机构是比较常见的。在极罕见的情况下，教

图4-4　给父母的健康提示

给父母的健康提示：红眼病

　　请观察你的孩子是否有红眼病（结膜炎）。

　　本班已经发现红眼病学生。红眼病会引起恐慌，因为它使眼睛非常红并且能快速传播。红眼病（结膜炎）可以由感染（细菌或者病毒）、过敏或者异物刺激而引起。这是一种比较常见的情况，通常导致暂时的眼睛和（或）视力损伤。但是如果你的孩子有红眼病的症状，你就需要立即联系家庭医生。

　　避免红眼病在家庭内传播。儿童通过接触其他感染者或者感染者接触的物品而感染红眼病。如果一只眼睛已经被诊断为红眼病，通过接触，另一只眼也会很快感染。教给并帮助你的孩子经常用温水和香皂洗手。

　　如果你认为孩子得了红眼病，要立即与家庭医生联系，尽快确认是什么导致的，并学会如何处理。

师也会遇到患有血源性传播疾病的儿童。在本节中，我们会简要描述这些疾病，提供一些疾病的相关信息，以帮助教师判断儿童是否需要从儿童群体机构隔离。

疫苗可预防疾病

　　疫苗可预防疾病是指那些通过计划免疫可以预防的疾病。随着儿童计划免疫范围的逐步扩大，这些疾病在过去的几十年流行率已经很低。由于这个原因，教师一般见不到患这些疾病的儿童。但这些疾病却是高传染性的，有时还会引起严重的残疾或者死亡。

　　一旦这些疾病暴发流行，就会导致很多人感染这类疾病。如果是更大范围的暴发流行，就成为流行病。暴发流行是指感染的人数持续增加，超过同期人群预期的人数。下面我们会对这些疾病进行简要介绍，以帮助教师熟悉这些在儿童机构不常见的疾病。

流行病
是指短时间感染的人数持续增加，超过同期人群预期的人数

百日咳

　　百日咳是一种高传染性和危险性的细菌感染性疾病，特别是对婴儿。症状包括突然发生不可控制的咳嗽和喘息，形成一种很典型的"喘息声"。在这种咳嗽突发期间，儿童可出现青紫和严重的呼吸窘迫。

　　百日咳的症状通常会持续几周。患百日咳的儿童应与集体机构隔离，同时也要通知社区卫生机构。百日咳疫苗的免疫作用随着年龄增长而逐渐减弱。因此，需要进行周期性的加强免疫。教师需要跟健康工作人员确认，以确定什么时候进行破伤风和百日咳加强针的注射。任何教师一旦得了百

百日咳
是一种高传染性和危险性的细菌感染性疾病，可能导致婴儿和小年龄幼儿死亡

日咳，也要进行隔离，直到完成整个疗程的抗生素治疗。以下是一个案例：

> Mary Jean 是一名很细心的教师，她总是密切观察班里学生的健康状况。有一天在办公室工作时，她惊讶地发现同办公室的一名教师咳嗽。她说："Michael，虽然我不确定你的情况有多糟糕，我想说你可能是感染了百日咳！"这番评论使 Michael 立即到医院急诊进行健康检查。后来，他打来电话说他被诊断为百日咳。

有足够的证据显示，随着年龄的增长，百日咳疫苗产生的免疫力逐渐减退。事实上，那些较大的儿童青少年或者成人，如果没有进行百日咳的免疫加强，都是儿童感染百日咳的重要传染源。

b 型流感嗜血杆菌

b 型流感嗜血杆菌（Haemophilus influenzae type b，Hib）可导致脑膜炎，即一种脑膜的严重感染。这种感染在婴儿中非常常见，它也可以引起其他严重的危及生命的呼吸系统感染。

- 如果在一个儿童早期看护中心发现有儿童感染了 Hib，那么要通知中心的每一个家庭和当地的卫生管理部门。
- 那些因为特殊原因没有接种 Hib 疫苗的儿童要从学校隔离，直到卫生管理部门专业人员确定不再有发生 Hib 感染的危险（American Academy of Pediatrics，American Public Health Association，National Resource Center for Health and Safety in Child Care and Early Education，2011）。

水痘

水痘是一种儿童常见的疾病，特别是那些没有接种水痘疫苗的儿童。水痘发病后通常快速地从头到脚扩散到全身。大部分的水痘或者溃疡主要出现在躯干上（Centers for Disease Control and Prevention，2011）。典型的皮疹为稍痒的红色隆起，会迅速变为充满液体的溃疡。教师可以在颈后部和脸颊部观察到这些隆起的皮疹。

- 儿童一旦感染水痘病毒，要立即隔离，直到溃疡和结痂全部消退。
- 极少情况下，水痘可以引起严重的并发症，这时要积极治疗。
- 教师要告知家长，阿司匹林不能用于治疗感染水痘病毒的婴幼儿（或其他疑似病毒感染）。使用阿司匹林会引起严重的并发症——瑞氏综合征。这种综合征可引起大脑和肝脏的炎症，甚至危及生命。

b 型流感嗜血杆菌

会导致细菌感染性疾病，可以引起严重的危及生命的呼吸系统感染和脑膜的严重感染

脑膜炎

脑膜的严重感染

水痘

引起发热和皮疹的病毒感染

瑞氏综合征

某些病毒感染的儿童使用阿司匹林后，引起脑部和肝的严重炎症反应

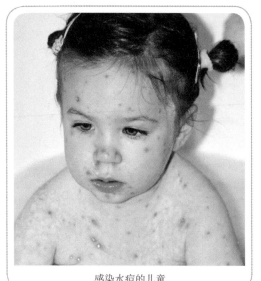

感染水痘的儿童

麻疹

麻疹是一种高传染性的急性感染性疾病。它以咳嗽、流鼻涕、红眼病和皮疹为主要特征。麻疹通常从头部或者脸部发生，然后迅速扩散至全身。在儿童中心发现有麻疹儿童要迅速隔离，直到医务人员确定儿童可以返回班级为止。

破伤风

破伤风梭菌以芽胞的形式存在于土壤等处，它在土壤中可以存活数月甚至数年。芽胞也可以在许多动物的肠道、粪便中发现，包括马、羊、牛、狗、猫、老鼠、豚鼠和鸡（Centers for Disease Control and Prevention，2011）。这种细菌通常通过人体皮肤表面的损伤进入人体，例如脚踩到一个被污染的钉子。

- 要教会儿童玩完土后洗手，在去农场、牧场或其他可能接触到这些被感染动物粪便的地方后也要好好洗手。
- 一旦因刺伤或切伤导致皮肤破损，要立即注射破伤风疫苗。
- 教师要定期接种破伤风疫苗加强针，确保他们自己处于免疫状况。

流行性感冒（流感）

流行性感冒，也称流感，是由病毒引起的传染性很强的呼吸系统疾病。症状包括发热、嗓子痛、肌肉痛、咳嗽、头痛和疲劳。虽然学龄儿童（5～18岁）并不是流感并发症的高危人群，但他们是流感的高发人群，是流感传播的重要传染源（Centers for Disease Control and Prevention，2011）。

- 儿童要被隔离，直到流感症状全部消失。
- 要密切关注班内儿童洗手和卫生状况。
- 所有6月龄以上儿童均需要注射疫苗。如果疫苗不足，要着重给6月龄至4岁儿童和5岁以下儿童的看护人注射疫苗。
- 教师每年要注射流感疫苗，以保护他们自己。

甲型肝炎

甲型肝炎是肝脏的急性感染。症状包括发热、腹泻、腹痛或者皮肤黄染（黄疸）。有些儿童可能暴露于或者已经感染了这种疾病，但是他们本身没有发病，是该病的重要传染源（Centers for Disease Control and Prevention，2011）。这些儿童是携带者，因为他们虽然自身没有发病，但是却使其他人

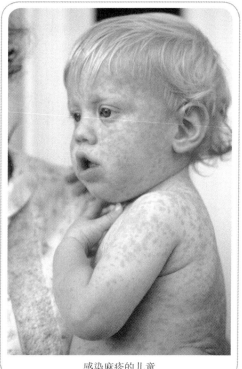

感染麻疹的儿童

麻疹
一种急性的、传染性高的感染性疾病。发热、红眼病和皮疹为主要特征

破伤风
由于人体皮肤表面的损伤，接触含有破伤风芽胞等的土壤而感染的疾病

流行性感冒
是由病毒引起的传染性很强的呼吸系统疾病。症状包括发热、嗓子痛、肌肉痛、咳嗽和头痛等，也称"流感"

甲型肝炎
一种严重的胃肠道疾病，症状包括发热、精神不振、恶心、腹泻、腹痛，一些病例还表现为深色尿和黄疸

暴露于该病危险中。在照顾儿童时，要按照标准步骤处理尿布和如厕，然后按照洗手的步骤清洗双手，切断潜在的疾病危险，避免暴发流行。

轮状病毒

轮状病毒是一种引起感染性腹泻的病毒。症状包括发热、呕吐和水样便。主要通过粪口传播，2 岁以下儿童高发，特别是在使用尿布的儿童集体生活场所。在儿童发病前的 2 天、发病过程中直到发病症状出现后的 10 天，他们的粪便中都有病毒颗粒（Centers for Disease Control and Prevention，2011）。

肺炎链球菌

肺炎链球菌是一种常见的可引起呼吸系统感染、耳部感染、肺炎和血液感染的细菌，少数情况下也可以引起小年龄儿童的脑膜炎，症状因感染类型不同而异。通过直接或者间接接触呼吸道分泌物而传播。自 2000 年使用疫苗进行免疫接种后，该病的流行率已经大幅度下降。

其他儿童常见传染性或者感染性疾病

儿童的许多疾病是不能通过疫苗进行免疫的。这些感染常在儿童集聚的场所或者机构通过频繁的、长时间的接触而发生，如儿童看护中心、幼儿园或者学校班级。每一种常见感染性疾病的症状和治疗都有其特点。每种疾病的隔离要求也是不同的，参见表 4-2。

普通感冒

普通感冒是由 200 种以上的病毒引起的上呼吸道感染。病毒引起的普通感冒主要是通过呼吸道传播，如打喷嚏。感冒的人通常手上携带有病毒，可以通过接触传染给其他人，携带时间可超过 2 小时（Pappas & Hendley，2012）。感冒也可以通过直接接触病人的呼吸道分泌物或者物体表面的病毒而传播。一些病毒可以在被污染的物体表面存活 1 天以上。

一般 6 岁以下的儿童平均每年会发生 6 ~ 8 次普通感冒，是导致儿童缺课的重要原因（Pappas & Hendley，2012）。教师也通常在他们第一年教儿童的过程中频繁发生呼吸系统疾病。

- 阻断感冒传染最好的方式就是在班级频繁洗手、定期清洗玩具和做好物体表面清洁。
- 教师回到家里后也要立即洗手，切断感冒病毒的传播。

结膜炎（红眼病）

结膜炎是眼结膜发生炎症的疾病。引起红眼病的原因可

轮状病毒
一种导致儿童感染性腹泻的常见病因。症状包括发热、呕吐和水样便

粪口传播
含有病毒颗粒的粪便颗粒，直接或者间接（物体表面等）进入其他儿童的口中而传染他人

肺炎链球菌
一种引起儿童呼吸道感染的细菌，也可以引起更严重的感染，如肺炎或者脑膜炎

普通感冒
一种常见的上呼吸道感染，通常由病毒引起，一般不需要使用抗生素进行治疗

结膜炎
眼结膜感染引起发红的一种疾病。可以是细菌、病毒、过敏、化学物质或外伤引起

如果……
你班里又有一名儿童出现了呕吐和腹泻，由于是续发病例，家长打电话给你，问你为什么没有及时控制疾病流行，你该如何处理？

表4-2　隔离指南

疾病或症状	隔离时间
发热	发热结束或遵医嘱
普通感冒	不需要
腹泻，不包含使用厕所的儿童	不再腹泻或遵医嘱
咳嗽，无发热或其他传染性疾病	不需要
呕吐	末次呕吐后 24 小时，或遵医嘱
持续或者间断性的腹痛	不再腹痛或遵医嘱
口腔溃疡伴随流口水	遵医嘱
皮疹伴发热或行为改变	遵医嘱
化脓性（有分泌物）结膜炎（红眼病）	开始治疗后
头虱	不需要
疥疮	治疗结束后
结核	遵医嘱
脓疱疹	治疗开始后 24 小时
链球菌感染（链球菌咽喉炎）	治疗开始后 24 小时
水痘	所有的水痘都已经干燥并结痂
百日咳	治疗结束 5 天后，或遵医嘱
流行性腮腺炎	腮腺肿胀后 5 天，或遵医嘱
甲型肝炎	黄疸出现或者发病开始后的 1 周以后，或遵医嘱
麻疹	皮疹出现后 4 天，或遵医嘱

来源：American Academy of Pediatrics, 2012; and American Academy of Pediatrics, American Public Health Association, National Resource Center for Health and Safety in Child Care and Early Education, 2011.

以是细菌、病毒、过敏、化学物质或外伤。细菌或者病毒引起的红眼病通常会引起眼睛分泌白色或者黄色分泌物，可以在清晨起床时粘住眼睑而使人睁不开眼。当儿童出现红眼病症状时，教师需要：

- 与儿童父母联系，并让儿童去看医生。
- 监测其他儿童和教师是否出现红眼病的相关症状。
- 所有可能被污染的物体都要及时消毒。
- 指导父母观察红眼病的症状。
- 确保按照正确的洗手步骤洗手。
- 隔离患病儿童，直到医生确认可以重新入园。

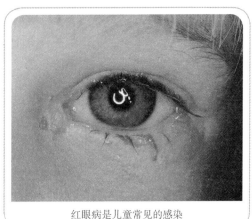
红眼病是儿童常见的感染

喉炎

喉炎是一种常见的上呼吸道感染，可以发生发热、咳嗽，有时会发生呼吸困难。也可以引起一种呼吸作响的表现，称为喘鸣。多种病毒可以引起喉炎，潜伏期也因为病毒不同而异，一般的潜伏期是 3 周，传播方式主要是飞沫。

喉炎引起的咳嗽与其他咳嗽不同，通常描述为犬吠样或者像海豹的叫声。喘鸣和呼吸困难通常发生在晚上，不过教师在白天也可以观察到，如果发现，要立即通知家长。发生喉炎的儿童需要隔离，隔离期限依据他们发热的时间和其他影响儿童正常参与活动的症状（如呼吸困难）而定。

A 组链球菌感染

A 组链球菌感染是由细菌引起的，会导致儿童出现 3 种常见的症状：链球菌喉炎、猩红热和脓疱疹。传播主要通过接触患者分泌物污染的物体。如果儿童出现急性发病，大多也会伴有病毒感染。症状通常包括发热、咽喉痛，可能出现皮疹。患病儿童需要被隔离，直到他们已经使用抗生素治疗 24 小时以上并且不再发热（American Academy of Pediatrics，2012）。需要特别注意对链球菌喉炎的及时识别和治疗，如果没有治疗，可能引起急性风湿热等严重的并发症而影响心脏健康。

猩红热是一种以发热、咽喉痛和红色皮疹为特征的疾病，这种皮疹有砂纸样的纹理。猩红热通常使用抗生素进行治疗。脓疱疹是一种皮疹，有水疱，内含黄色液体，并结痂。脓疱疹在群体聚集场所主要通过直接接触患儿或者被其污染的玩具传播。患儿需要从班级或者儿童机构隔离，直到开始治疗 24 小时后。暴露的病损部位应被覆盖（American Academy of Pediatrics，2012）。

耳部感染

耳部感染是儿童常见的感染性疾病，细菌或者病毒感染鼓膜后引起耳部感染。婴幼儿较 3 岁以上的儿童更容易发生耳部感染。耳部感染不具有传染性，因此，患有耳部感染和那些伴发耳痛的儿童不需要进行隔离，除非他们症状很重，不能正常参加集体活动。如果出现发热，儿童可能伴有其他传染性疾病，这种情况下需要对儿童进行隔离，并要及时通知家长。

第五病

第五病之所以被叫做该名字，是因为它在六种儿童常见皮疹中发病处于第五位。其他几种是麻疹（1）、猩红热（2）、风疹（3）、第四病（目前还不明确）以及玫瑰疹（6）。第五病的主要特征包括发热、头和肌肉痛、特征性皮疹。可以通过其密布在脸颊部的红疹来识别，因此有时称为"打脸样"皮疹。随着病程进展，皮疹逐渐扩散，在躯干部会出现花边样的图案。等到皮疹都出来后，儿童就不具有传染性，不需要进行隔离了（American Academy of Pediatrics，2012）。

蛲虫

蛲虫感染是小年龄儿童常见的肠道寄生虫感染。如果儿童感染了蛲虫，家里其他成员可能也已经感染了该病。该病主要通过接触到虫卵而传播，可以是粪口途径或者是通过被污染的物体传播，如玩具、床、衣服或者马桶盖。该病的主要症状是肛门、外阴或者外生殖器周边瘙痒，当然也有一些病例并无症状（American Academy of Pediatrics，2012）。蛲虫感染在儿童聚集的地方很难控制，洗手是预防该病流行的主要方法。

呼吸道合胞病毒感染

呼吸道合胞病毒（respiratory syncytial virus，RVS）感染是一种严重的上呼吸道感染性疾病，可以引起发热、流鼻涕、咳嗽，有些情况下会引起喘息。主要是通过被分泌物污染的物体传播，携带病毒的飞沫可以在物体表面存活几小时，潜伏期为 2 ~ 8 天。大部分儿童首次感染呼吸道合胞病毒都是在 1 岁以前。儿童中再次感染也很常见（American Academy of Pediatrics，2012）。大年龄儿童和成人呼吸道合胞病毒感染的症状和普通感冒类似。大部分感染了呼吸道合胞病毒的健康儿童都是单纯的上呼吸道感染。小婴儿及早产儿感染该病毒后极易发生呼吸困难，需要住院治疗并发症。

呼吸道合胞病毒常在冬春季节流行。做好物体表面消毒、勤洗手是预防感染的最好方法。当儿童出现发热或者呼吸困难时，要及时通知家长，并进行隔离。

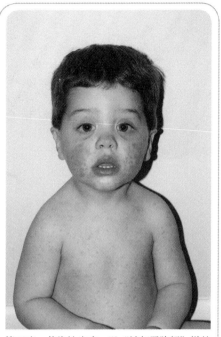

第五病，传染性皮疹，以"被打了脸颊"样的皮疹为主要特征

蛲虫
小年龄儿童常见的肠道寄生虫感染

呼吸道合胞病毒
是一种发生在儿童及成人中的上呼吸道感染性疾病。常在冬春季节流行

结核

结核（tuberculosis，TB）是一种严重的肺部感染。可通过呼吸道或空气传播，病人咳嗽或者打喷嚏时带有病原体的飞沫会扩散到空气中。常见症状包括易疲劳、发热和寒战。儿童主要是通过接触患有结核的成人而被感染。因此，许多儿童聚集场所都要求教师上岗前进行 TB 检查，合格后上岗。

结核
是通过飞沫传染的疾病，可累及不同器官，最常见的是肺部感染

皮肤相关感染和急性疾病

一些在儿童聚集场所有高传染性的疾病可能首先累及皮肤。头虱、疥疮和皮癣是常见的与皮肤感染有关的传染性疾病。皮肤感染通常可以通过皮疹的类型和颜色而明确感染原因。

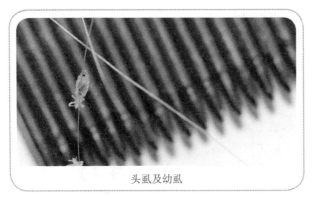

头虱及幼虱

头虱

是一种感染头发和头皮的疾病。主要是通过直接接触患有头虱的患者的头发而发生感染

头虱

头虱是一种有传染性的头发和头皮疾病，有时也会引起皮肤问题。主要是通过直接接触患者的头发而发生感染，共用物品引起头虱传播的情况很少见，如共用梳子、毛刷或者帽子。头虱并不引起其他感染性疾病（Frankowski & Bocchini，2010）。

成虱和幼虱通常最易在耳后或者颈部看到。瘙痒是最常见的症状，但是很多儿童通常也无任何症状。头虱不会引起其他疾病的传播，一般认为对健康无不良影响。

虽然头虱不会引起严重的健康问题，但有时也会干扰教学秩序。一旦发现有儿童感染头虱，教师要注意防止流行扩散。家长知道有儿童感染头虱时，可能会感到很厌恶。为了更好地控制头虱感染，一些权威的卫生机构推荐在儿童聚集场所开展无幼虱政策。该政策要求，感染头虱、幼虱或者卵的儿童要离开儿童群体机构。幼虱是指卵的外壳，里面可能有一个正在发育的虱子，也可能是空的、没有传染性的。幼虱可在头发上存留6个月以上。因此，很多儿童可能被误诊为感染了头虱，而不能去上课。他们也可能进行了不必要的并有潜在毒性的重复治疗，如农药灭虱。无幼虱政策在控制头虱感染上并没有发挥太大的作用，目前也不再推荐（American Academy of Pediatrics，2012；Frankowski & Bocchini，2010）。一定要记住非处方和处方治疗头虱实际上都是在考虑用杀虫剂，这是有毒的。

与将患有头虱的儿童从学校隔离的政策相反，目前早期儿童项目和学校对这一令人头疼的问题有了新的视角。在制定与头虱有关的制度时，下面这些想法是有用的（Frankowski & Bocchini，2010）：

- 头虱只是一个令人讨厌的卫生问题，不会危及健康。
- 头虱与较差的卫生条件和贫困无关。它们从一个人传到另一个人是机会性感染，与社会经济条件无关。
- 如果发现有头虱，儿童不需要立即回家，在学校多待几小时并没有多大影响。
- 发现儿童感染头虱，要告知家长。只有有头虱出现才进行治疗。同时，也要通知班级其他家长，让他们注意观察儿童是否有头虱。
- 治疗头虱，家长可以自行购买专门针对头虱的洗发水或其他头发治疗产品。如果这样处理后还有头虱，家长要到医院听取医生的建议。
- 治疗结束后，儿童就可以返回学校了。

一些家庭可能拒绝治疗儿童的头虱。这可能是由于家长不知道购买治疗头虱药物的途径和使用方法，或者家里没钱购买药物。也有家长不想使用化学杀虫剂给儿童治疗头虱。教师可以帮助家长获取相关知识和有关治疗的信息。社区医生和药剂师也可以指导家长采用治疗的方法，尽量满足他们的需求。当然，头虱引起的负面影响主要是缺课而不是头虱本身。

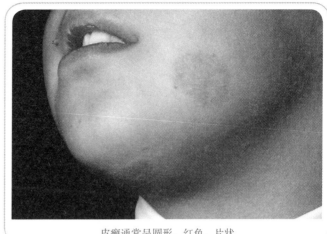

皮癣通常呈圆形、红色、片状

疥疮

疥疮是由雌性螨虫的成虫侵入皮肤内引起的感染，会导致严重的瘙痒、发红和不平整的皮疹。皮疹常出现在指间、手腕、肘部、腰部、大腿、外生殖器或者臀部。疥疮是通过密切的日常生活接触而传播的，如家庭成员接触。儿童需要隔离到他们开始治疗。患疥疮儿童的衣服、被褥需要进行清洗，包括角色扮演时用的服装。其他家庭成员也要接受治疗。

皮癣

皮癣（ring worm）是由真菌引起的皮肤感染。常为红色、鳞状、突起的圆形皮疹，中间有健康的皮肤。皮癣内没有螨虫，因感染时皮疹的形状而得名。该病主要是通过直接接触感染的人、动物和物品而传播。这种感染可以发生在头部而引起头发脱落。治疗主要是使用抗真菌药物，要连用数周。患儿不需要进行隔离，洗手和保持环境清洁是预防皮癣最有效的方法。

柯萨奇病毒感染（手足口病）

柯萨奇病毒感染，也称手足口病，可以引起儿童手、足和口腔发生水疱。主要通过接触带有患者口鼻分泌的病毒的手和物体表面而感染。症状包括发热、食欲减退、咽喉痛，随后会出现口腔和牙龈疼痛。皮疹首先出现在手和脚心上。

该病极易传播，但一般不推荐对患儿进行隔离，因为在症状出现前，其他儿童实际已经暴露于该病毒中。只有当儿童的病情严重、不能正常参加活动时才需要在家中休息。洗手和物体表面清洁是预防该病最主要的措施。

咬伤

这里提到咬伤主要是因为它可能引起感染。咬伤在托幼机构是很常见的。如果没有咬破皮肤，那么主要是安慰儿童并处理咬人的原因。如果咬破皮肤，那就较为严重了。大约有 10%～15% 的咬伤会引起感染（American Academy of

疥疮
是由雌性螨虫的成虫侵入皮肤内引起的感染，会导致严重的瘙痒、红色蛇皮样的皮疹

皮癣
是由真菌引起的皮肤感染

柯萨奇病毒
是一种常见的儿童呼吸道病毒，可引起发热、口腔疼痛和皮疹

如果……
在你的儿童机构一个儿童咬伤了另一个儿童，你该如何处理这个咬人的儿童？你该采取哪些措施避免被咬伤的儿童发生感染？

Pediatrics，2012）。教师需要按照标准预防措施的要求仔细清洗咬伤伤口，并监督儿童的行为；同时，要及时通知儿童的父母，建议他们及时就医。要注意监控咬伤感染的征象，包括压痛程度加重、疼痛、红和肿。

金黄色葡萄球菌感染

金黄色葡萄球菌
是一种条件致病菌。通常存在于人体皮肤，一般不引起疾病，只在一些特定条件下致病

耐甲氧西林金黄色葡萄球菌（MRSA）
是一种条件致病菌。对多种抗生素耐药

　　金黄色葡萄球菌是一类可引起感染和疾病的细菌。有大约30种不同类型的葡萄球菌可以感染人类。其中许多细菌存在于人的口腔、鼻腔中，正常情况下不发生感染。然而，一旦发生皮肤破损，细菌进入体内就会引起感染。耐甲氧西林金黄色葡萄球菌（Methicillin-resistant *Staphylococcus aureus*，MRSA）感染是一种很危险的细菌性皮肤感染，对很多种抗生素都耐药。主要通过直接接触开放的伤口传播，极少数情况下通过接触感染伤口污染的物品而发生感染（American Academy of Pediatrics，2012）。

　　MRSA皮肤感染的特点是红、肿和痛的丘疹或者疮，这些丘疹或疮通常是脓性的。在幼儿园这样的人群聚集机构，因为频繁的皮肤接触和接触被污染的物体表面，很容易发生MRSA的感染传播（Centers for Disease Control，2010）。

- 教师要密切观察儿童的手和手臂的感染征象。
- 任何皮肤破损都要保持清洁和干燥。感染的伤口要用清洁、干燥的绷带包扎。
- 如果疑有儿童感染，不要共用衣服和其他个人物品。

　　需要特别注意的是洗手很重要，洗手后要用一次性毛巾。儿童诊断为MRSA感染后不需要进行隔离，除非感染的伤口无法进行包扎而外露。

托幼机构中的血源性感染

　　乙型肝炎、丙型肝炎和艾滋病等血源性感染在儿童早期并不常见，通过接触血液而发生传染的风险很低。然而，由于这些疾病都是很严重的疾病，教师也需要了解这些疾病的常见症状，并预防其传播。请参考以下案例：

　　　　在幼儿园的学期中间，新入学了一名儿童。Natasha老师已经教学很多年了，但这是她第一次看到儿童还有一名校医和其他2个人陪同入学。他们第一天全天都在观察，之后偶尔到班级观察这名儿童。这名儿童还有一份特殊的疾病急救协议，要求老师在班里有儿童被确诊为传染病时，及时联系校医和家长。Natasha想知道这名儿童有什么严重疾病。她觉得这令人不舒服，但也不知道为什么。

　　一些疾病可能会引起恐慌。为了应对这种情况，教师要收集信息，了解更多疾病传播风险的知识。当处理出血这样的伤害情况时，要按照标准预防措施的要求来做，这是增强安全性、预防血源性疾病传播的重要方法。

在接下来的章节，我们要讨论一些血源性疾病，虽然它们在托幼机构并不多见，但是也可能发生。

乙型肝炎

乙型肝炎病毒可以导致肝脏的慢性炎症，最终可导致肝癌。一些儿童在感染乙型肝炎病毒后没有任何症状，但会携带病毒。这在非美国本土出生的儿童中很常见。

病毒通过污染血液或者体液而传播，也可以在母亲妊娠和分娩时由母亲传染给婴儿。感染乙型肝炎病毒的儿童不应从托幼机构隔离，除非他们有一些高危行为。这些行为或情况可能导致病毒扩散，包括攻击性行为（频繁咬人或抓人）、有广泛渗出的皮肤溃疡，或者有出血问题（American Academy of Pediatrics，American Public Health Association，National Resource Center for Health and Safety in Child Care and Early Education，2011）。

家长不需要将患有乙型肝炎的儿童信息进行公开。如果儿童是乙型肝炎病毒携带者或者虽不确定是否携带病毒，但是他们有携带病毒的危险，机构负责人要联合保健医生或者当地公共卫生机构来共同决定让该儿童留在托幼机构是否合适。

丙型肝炎

丙型肝炎在儿童中很少见。病毒引起肝脏的慢性炎症，并通过血液和其他体液而传播。患病儿童可以生活在托幼机构（American Academy of Pediatrics，2012）。通过皮肤伤口而发生疾病传染的机会比乙型肝炎高，但比艾滋病低（American Academy of Pediatrics，American Public Health Association，National Resource Center for Health and Safety in Child Care and Early Education，2011）。

人类免疫缺陷病毒

人类免疫缺陷病毒（human immunodeficiency virus，HIV）是通过血液或者体液传播的疾病。传播的方式包括性行为、使用污染的针管以及孕期或者分娩过程中的母婴传播（American Academy of Pediatrics，2012）。美国90%以上的儿童HIV感染者都是通过母婴传播而患病的。儿童性虐待也是儿童患病的另一个重要原因。

感染HIV的儿童去托幼机构对托幼机构是一个挑战，因为处理和治疗这种疾病是很复杂的。患病儿童易于发生感染，同时需要采取措施确保所有儿童安全、健康，并防止疾病的传播。《美国健康和安全项目规范》建议感染HIV的儿童是否能够入托要对每个病例进行具体分析，主要考虑儿

乙型肝炎病毒
可以导致肝脏的慢性炎症，最终可导致肝癌

丙型肝炎
一种可以引起肝慢性炎症的病毒。通过血液或者其他体液进行传播

人类免疫缺陷病毒（HIV）
是通过血液或者体液传播的病毒，儿童主要是通过母婴传播而患病的

童的健康状况、行为、发育和免疫状态（American Academy of Pediatrics，American Public Health Association，National Resource Center for Health and Safety in Child Care and Early Education，2011）。美国儿科学会针对 HIV 感染儿童入学给出如下的具体建议（American Academy of Pediatrics，2009）：

- 不应限制学龄儿童入学，除非极个别情况下他们增加了其他人感染的机会。如果出现这些情况，要具体病例具体分析。
- 只有儿童的父母、其他监护人和内科医生需要了解 HIV 感染儿童的详细情况。了解儿童病情的人数应当尽量控制在最小范围。父母有权利决定是否告知学校。
- 所有的托幼机构都需要按照标准流程处理血液和血液污染液体。
- 感染 HIV 的儿童易于发生严重的感染和其他感染性疾病。如果儿童有暴露于其他感染的危险，要立即通知家长。
- 要对感染 HIV 的儿童参与体育活动给予更具体的指导。

虽然感染 HIV 的成人可以为儿童服务，但是一定要按照标准预防措施执行。感染的成人也要注意有可能暴露于其他感染性疾病。

▋移民或者国际收养儿童的感染性疾病

2008 年，有超过 17 000 名儿童是从美国以外的其他国家收养的（Sweet，Sutherland，Ehresmann，& Lynfield，2011）。国际收养儿童主要来自于中国、埃塞俄比亚、俄罗斯、韩国和危地马拉（Centers for Disease Control and Prevention，2010）。此外，还有很少一部分儿童以难民的身份进入美国，即因为迫害而不能返回国家的移民。关于这些儿童的健康疾病史我们很少知道，但他们可能有某些特殊的感染性疾病的危险因素。

难民
无身份的移民，因为迫害而不能返回祖国的移民

健康史缺失

对于健康疾病史不了解的儿童需要排除一些感染性疾病。尽管有些美国出生的儿童健康疾病史也不全面，但有国际背景的儿童健康史更容易不全，有时甚至根本不知道。因此，这些儿童需要进行规律的健康保健，以对常见的疾病进行评估和诊断。

健康疾病史不清晰的儿童进入托幼机构的程序会复杂。那些通过国际收养进入美国的儿童，在进入美国前必须在本国进行医学检查。由美国政府指定的医生进行检查，以确保没有指定的感染性疾病和严重的身体、智力残疾，这些会妨碍获得永久居留权（American Academy of Pediatrics，2012）。国际收养儿童不要求有计划免疫接种记录，收养人要提出申请为他们的新孩子申请在美国的计划免疫。

免疫接种记录和家庭疾病史可能是不可获得的。这些信息的缺失可能

给儿童入园或入学带来问题。收养儿童的家长和资助难民的家庭需要医务人员的帮助和指导。健康专家要确保儿童接受全面的医学评估，并按计划完成免疫接种，这些都是儿童进入托幼机构所需要的。

移民和国际收养儿童的常见疾病

很多国际收养的儿童都被诊断患有感染性疾病。这是由于不同国际背景的儿童可能暴露于多种病原体和疾病。也有很多其他国家的计划免疫与美国是不一样的。在世界不同地方，营养、生活条件、各种疾病的流行情况以及健康保健的程度差别都很大。教师要意识到这些儿童可能会有一些尚未发现的感染性疾病。例如，许多国际背景的儿童可能有无明显症状的感染性疾病，这使诊断更加困难。

图4-5列出了来自国际背景的儿童常见的感染性疾病。下面对这些疾病的描述将帮助教师识别这些国际背景儿童的感染。

病毒性肝炎

国际儿童乙型肝炎的流行率是1% ~ 5%（Centers for Disease Control and Prevention，2010）。高度推荐进行免疫接种，除非医生确认儿童不需要。当然，很多国际背景的儿童小时候已经感染过甲型肝炎了，但还是建议这些儿童进行免疫接种，除非检验结果表明不需要。

肠道感染

近期收养的儿童中肠道感染率高达51%（Centers for Disease Control and Prevention，2010）。儿童到达美国后就要进行筛查。这些感染可由细菌、病毒或者寄生虫引起。当教师发现儿童出现不典型的腹痛、食欲减退或大

图4-5 国际收养儿童常见的疾病

细菌性疾病：
- 沙门菌感染
- 梅毒
- 结核

病毒性疾病：
- 伤寒热
- 巨细胞病毒感染
- 甲型、乙型和丙型肝炎
- HIV 感染

其他疾病：
- 头虱
- 疥疮
- 肠道寄生虫
- 贾第虫病
- 疟疾
- 脓疱疹

来源：Centers for Disease Control and Prevention，2010.

便异常时，要告知家长并鼓励他们带儿童到医院检查。大部分肠道感染的治疗都是简单、有效的。

项目经验

战胜感染性疾病的暴发流行

Eileen Marma, Public Health Nurse, Benton County Health Department, Corvallis, OR

在传染病项目中，预防疾病传播和保护人群免于暴露是公共卫生护士的主要工作。护士要及时回答托幼机构教师关于在托幼机构控制疾病的问题。护士要告诉教师如何通知家长，以及在疾病流行期间儿童是否需要进行隔离。

你面临哪些挑战？

Barbara 是一家托幼机构的负责人，这家托幼机构有 72 名儿童，她打电话来说在 3 天内幼儿园患病的儿童从 1 个增加到了 12 个，她想知道如何控制这种情况。她描述儿童出现急性发作的胃肠，听起来像诺如病毒。这种病毒在学校班级这样的集聚场所会引起大范围传播。它可引起胃肠炎的症状，包括呕吐、腹泻、抽筋、疲劳和头痛，常在冬、春季流行。班内流行率达 30%～50% 者并不罕见。如果助教也生病，教师处理班级患病儿童的压力就很大了。感染者的症状可持续 24 小时，但最后 1 次呕吐或者腹泻后 72 小时内仍有传染性。因此，如果患病儿童或成人在 72 小时内返回班级，他们仍然可以传播病毒。在没有医生或者实验室检查时，通常怀疑是诺如病毒，因为它太常见并且传染性强。其他类似的病毒也可使用同样的预防措施来阻止传播。

你如何应对挑战？

教师的角色是什么？

在接到 Barbara 的电话后，我和环境卫生专家一起到托幼机构进行检查，他了解该中心并且每 6 个月去监测一次。我们带了一些宣传材料给教师和家长，内容包括如何控制诺如病毒传播，如何清洗被呕吐物污染的区域。Barbara 带我们到班级查看，她指出沙发被孩子吐过，并告诉我们她们的预防措施，比如及时清洗儿童玩过的玩具。

我们建议她们扔掉这个沙发，用强效消毒溶剂清洗所有物体表面，蒸汽清洁毛毯，儿童到校后立即洗手，并告诉家长在儿童最后一次症状消失后的 72 小时内都要留在家中。我们讨论了教师在这样的暴发流行中的主要任务是早期发现和识别病例，及时上报，并告诉家长带儿童到医院诊断。如果没有进行诊断和医生访视，仍要采取相关的预防措施。

结局如何？

教师严格按照这些建议开展工作，并实施 72 小时在家隔离制度。当天给每人发了一份关于"家长应对诺如病毒的提示"。当暴发期间连续 4 天没有新发病例时，表明流行结束。教师和儿童都可以返回班级进行学习和游戏了。

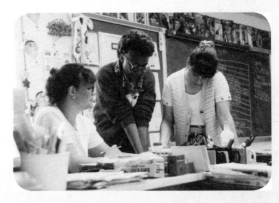

Barbara 认为托幼机构的教师和环境卫生专家建立良好的联系很重要。她也指出，托幼机构建立儿童常见疾病应对策略和实施步骤是很有帮助的。"当有儿童出现相关症状时，我们可以快速查阅手册并采取适当的预防措施。"

结核

国际收养儿童患结核的危险是美国儿童的 4 ～ 6 倍（Centers for Disease Control and Prevention，2010）。所有非美国出生的儿童都要进行结核病筛查。

HIV 感染

国际背景儿童的 HIV 感染风险取决于他们来自哪个国家和个人的危险因素。建议所有的国际背景儿童在进入美国后都进行 HIV 的检验，即便他们在本国已经进行相关检验。

皮肤感染

出生在美国以外的儿童到美国时有各种皮肤感染的情况也不少见，比如脓疱病、疥疮或真菌感染。教师要注意观察儿童的感染征象，并让儿童及时转诊治疗。

其他感染性疾病

已有报道显示，在国际收养儿童中出现麻疹等感染性疾病暴发。当孤儿院发生感染性疾病暴发时，收养行为应暂时停止，直到疾病被控制。一般来说，在儿童入园或入校前，他们的这些疾病已经痊愈。

文化与感染性疾病治疗的关系

不同家庭因为文化的差异，对感染和疾病的原因和治疗态度也是有差异的。例如，美国的印第安人就认为疾病是人类精神破坏的结局，不认为病原体是感染性疾病的致病原因（Ball，Bindler，& Cowen，2012）。这些家庭可能会选择宗教、草药、针灸和其他传统的治疗疾病的方法。因此，教师和家长积极沟通是很重要的，这样有助于保护儿童健康、控制疾病传播和尊重家庭的信仰。

不考虑民族和种族的因素，每个家庭对疾病的治疗也有他们自己的想法。个人倾向和信仰会影响这些家庭采用非传统的治疗药物。补充和替代疗法（complementary and alternative medicine，CAM）是康复实践的方法，而不是常规疾病治疗的一部分，例如草药、维生素、顺势疗法以及营养补充。据估计，使用补充和替代疗法的儿童约有 60%，而在有特殊护理需求的儿童以及未进行免疫接种或者部分免疫接种的儿童中更高。

补充替代疗法通常可与传统医疗相结合。关于补充和替代疗法的例子，教师可以看到有家长使用草药滴耳来治疗耳部感染，或者给普通感冒的儿童使用维生素 C 或者紫锥菊。如果家长让教师帮助使用各种补充剂或者药物，不管是哪

补充和替代疗法（CAM）
是疾病康复所采用的方法，而不是常规治疗疾病的一部分

如果……

一个儿童的家长给你一袋儿童用的营养补充剂，让你中午给儿童吃，你该怎样和家长沟通，处理他们的需求？

种，都要严格按照药物管理步骤执行。

▌总结

　　幼儿易发生感染性疾病。他们需要探索和接触周围的环境，这样才能更好地了解和探索世界，这是他们的天性。但是频繁接触玩具、日用品和其他物体表面可能导致感染。他们需要家长和教师保护他们不生病，并且在生病时得到照顾。

　　疾病可能是由病原体引起的，这些疾病在托幼机构和学校很容易传播。感染可能导致如腹泻、呼吸道疾病、皮疹、发热和呕吐等症状的发生，这些症状也会出现在班级里。教师能够识别这些常见疾病的症状有助于他们更好地隔离患病儿童、照顾患病儿童，直到家长将儿童接走。教师也需要了解自己接触患儿后的患病风险，采取必要的步骤避免发生疾病。

　　有多种预防措施可以帮助教师减少疾病在班级的流行。计划免疫、洗手和每日健康检查是一些可以帮助教师控制感染性疾病传播的方法。使用手套、认真做好保洁和清扫等标准的预防措施，是保护儿童避免发生血源性疾病和其他疾病的重要措施。教师的另一项重要责任就是教会儿童参与到疾病预防的活动中，学会保持自己的健康。这是健康的重要目标，并且帮助儿童掌握健康技能，使他们终身获益。

　　虽然教师不是医生，不能诊断和治疗疾病，但让他们了解儿童常见感染性疾病的症状是很重要的。掌握这些症状可以帮助教师安排有效的处理措施，切断疾病在班级的传播途径。有些儿童是疾病的高危儿童。国际机构的儿童可能曾暴露于一些在美国不常见的疾病。教师要敏锐地掌握并识别儿童的典型行为，发生疾病时能及时发现。当感染性疾病发生时，教师是护理儿童的重要成员。

　　总的来说，感染性疾病在儿童早期是很常见的。当教师积极参与到减少疾病发生和流行的工作中时，他们也在积极促进儿童的健康和发展。病程越短，儿童就有越多的时间去探索和学习。

关键词

急性风湿热	A 组链球菌感染	蛲虫
空气传播	b 型流感嗜血杆菌	肺炎
细菌	头虱	难民
血液传播	甲型肝炎	呼吸道合胞病毒
水痘	乙型肝炎	瑞氏综合征
普通感冒	丙型肝炎	皮癣
传染病	人类免疫缺陷病毒（HIV）	轮状病毒
补充和替代疗法（CAM）	脓疱疹	疥疮
结膜炎	潜伏期	猩红热
柯萨奇病毒	感染性疾病	鼻窦炎
喉炎	流行性感冒	标准预防措施
腹泻	麻疹	金黄色葡萄球菌
耳部感染	脑膜炎	链球菌肺炎
流行病	耐甲氧西林金黄色葡萄球菌（MRSA）	喘鸣
粪口途径	传播方式	破伤风
第五病	寄生虫	结核（TB）
真菌	百日咳	病毒
病原体	咽炎	

问题回顾

1．描述感染性疾病传播的四种方式，每种传播方式举两种疾病的例子。
2．描述教师可以使用的控制疾病传播的措施。
3．虽然进行了免疫接种，但是在托幼机构仍可以见到流感。描述流感的主要症状和传播方式。
4．头虱是如何传播的？在托幼机构可以采取哪些措施控制传播？

讨论

1．正如第一章讨论的，我们知道托幼机构的质量对儿童的健康和发展有重要的影响。请思考托幼机构控制感染性疾病对儿童有哪些影响。
2．关于是否允许有头虱的儿童进入托幼机构，各方观点不同。在你所在的地区，托幼机构和学校对有头虱的儿童是怎么管理的？你认为是否可以实施"无幼虱行动"？
3．HIV 感染是一种传染性疾病，即便是儿童也可能因患此病而受到侮辱。虽然该病是保密的，但家长可以选择公开儿童的情况，学龄儿童也可以和同伴一起讨论病情。你认为公开是否会影响儿童和同伴的关系？你认为当班级教师或者其他工作人员知道班级有儿童感染HIV时，他们会是什么反应？

实践要点

1. 了解你所在地区获得儿童保健许可的要求。教师在录用前是否要进行健康检查？
2. 电话咨询当地的医疗卫生行政部门，了解为预防结核的发生，对托幼机构教师有哪些要求？是否要在上岗前进行结核皮肤检测？
3. 假设你班级有儿童因为发热被送回家，几天后该儿童确诊为水痘。请制订一个计划，包括如何通知家长，如何有效控制疾病在班级的扩散传播。

网络资源

Centers for Disease Control and Prevention，Influenza
　　www.cdc.gov/flu

Centers for Disease Control and Prevention，National Center for Infectious Diseases，Infectious Disease Information：Childhood Diseases
　　www.cdc.gov/ncidod/Diseases/children/diseases.htm

第五章

特殊健康需求儿童

学习目标

1. 知道特殊健康需求的含义，以及特殊健康需求影响儿童健康、功能状态和家庭动态的机制。

2. 确定纳入的目标，知道如何为有特殊健康需求的儿童创造一个友好的教育环境。

3. 描述教师管理药品之前需要了解的信息。

4. 探讨如何与家庭合作，使家庭能够给予教师和儿童支持。

5. 识别至少5种特殊健康需求，探讨课堂上教师用于支持儿童的一般策略。

Jeremy 是一个 5 岁的非裔美国男孩，他将在秋天进入 Mary 老师所在的幼儿园。他的病史非常复杂。他是一个早产儿，出生时孕 25 周，出生体重低于 2 磅（译者注：约 0.9kg）。他出生后在医院住了近两个半月，这期间有 6 周都在使用呼吸机，而且并发了与其孕周相当的早产儿常见的脑出血。因此，现在 Jeremy 有一些影响学习的健康问题，例如主要影响下肢的脑瘫。他还患有哮喘，视神经也有损伤，需要佩戴矫正视力的眼镜，近期还被诊断患有注意缺陷障碍。

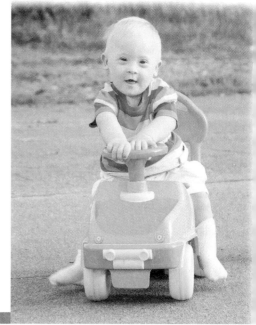

Mary 曾经遇到过很多有特殊健康需求的儿童，但是 Jeremy 这种病史还未曾见过。她不知道 Jeremy 的健康问题将会对他的课堂学习产生怎样的影响，也不清楚可以通过哪种渠道去更多地了解他的健康状况。她想更多地了解 Jeremy，以便能够制订计划，帮助 Jeremy 适应课堂环境。Mary 将考虑到的问题记录下来，然后合上笔记本，朝图书馆走去，因为 Jeremy 的幼儿园过渡会议将于几分钟后在图书馆开始。一个学年即将结束时，Mary 已经开始考虑下学期的计划和总结经验。

　　幼儿教育是一份令人兴奋、充满使命感的职业，从中既可以享受帮助儿童成长所带来的乐趣，又能够发现孩子们与众不同的世界，但这也面临许多挑战，需要付出更多的努力。像 Mary 一样，许多教师工作中最重要的部分就是根据每个儿童的特殊需求，制订个性化的教学方法，帮助他们学习。

　　在本章，我们将会探讨儿童的特殊健康需求，探索这些特殊健康需求影响儿童发育和家庭环境的机制。同时，我们还要讨论与有特殊健康需求儿童有关的法律，简要了解改善这些儿童健康状况的措施。最后，会介绍一下不同的健康需求及其在幼儿园和学校期间处理的方式。对于教师来说，要想帮助儿童达到最大发展潜能，了解儿童的特殊健康需求并根据课堂环境做相关调整是教学的关键之处。

▌了解儿童的特殊健康需求

　　越来越多有慢性疾病的儿童加入到幼儿项目和学校课堂。几乎每个幼儿园都接收有特殊健康需求的儿童。这就要求各位教师做好为这些儿童服务的准备，并安排好教室和课程。

特殊健康需求的定义

有特殊健康需求的儿童

指儿童在身体、发育、行为或情绪方面长期患病或存在风险，在健康及相关方面的服务需求超过正常儿童

　　有特殊健康需求的儿童是指儿童"在身体、发育、行为或情绪方面长期患病或存在风险，在健康及相关方面的服务需求超过正常儿童"（U.S. Department of Health and Human Services，Health Resources and Services Administration，Maternal and Child Health Bureau，2008）。该定义涵盖了影响受教育的一系列症状和严重程度的一大类医学诊断。

　　正如在《健康人民 2020》（U.S. Department of Health and Human Services，2012）中所呈现的一样，满足有特殊健康状况儿童的需求是一个国家的重要工作。为有特殊健康需求的儿童提供支持，在家庭、学校和社区全方位满足其医疗和教育方面的需求，以便他们能达到最大发展潜能。每个儿童的特殊健康需求在诊断、治疗、教学干预方法和预后结果上都不同，且随着生长发育逐渐变化。

　　教师们为有特殊健康需求的儿童的教育和发展付出了很多努力。他们需要有：

- 能力和决心——了解儿童特殊的健康和教育需求。
- 适应力和才能——考虑和实施适当的课程调整。
- 沉思和回应——确定合适的教学干预方法并在需要时付诸实施。

　　在本章开篇的案例中，Mary 就展现出了这些积极主动的特性。当她知道自己所教的儿童中有一名有特殊健康需求的儿童 Jeremy 时，她很快就开始考虑作为老师需要去了解的信息。

有特殊健康需求儿童的比例

2005—2006 年，13.9% 或超过 1000 万的美国儿童有特殊健康需求，约 22% 的美国家庭中有至少一个有特殊健康需求的儿童（U.S. Department of Health and Human Services，Health Resources and Services Administration，Maternal and Child Health Bureau，2008）。最常见的两大特殊健康状况是哮喘和过敏。学校里有越来越多的有特殊健康需求的儿童，一方面是由于纳入范围不断扩大，另一方面则是由于某些疾病患病人数增加。《残疾人教育法案》（Individuals with Disabilities Education Act，IDEA）实施后，被纳入的有特殊健康需求的儿童数显著增加。

与此同时，某些疾病的发生率也在增加。例如，像开篇故事中 Jeremy 一样的早产儿正在增多。尽管早产儿的存活率越来越高，但是一些儿童在救治存活下来后会留有脑瘫、智障或其他残疾，这些后遗症影响儿童的学习能力。

有特殊健康需求的儿童（Children with special health care needs，CSHCN）也表现为不同的群体。特殊的健康需求在不同收入水平、种族、民族、宗教和文化的家庭中都会出现。与其他种族儿童相比，黑人、非西班牙裔的儿童有更高的特殊健康需求率（Oswald，Bodurtha，Gilles，Christon，& Ogston，2011）。某些疾病的发生率也存在地区差异。美国东南部的镰状细胞贫血比西弗吉尼亚州更常见，而在后者，囊性纤维化更为普遍。

功能状态

功能状态描述的特征对于家长和教师来说是最为重要的：指儿童在社区、课堂和人际关系中的表现如何。世界卫生组织提倡强调儿童的功能状态和能力，而不是关注他们的局限性和缺陷，即关注的应当是儿童本身，而不是特殊健康状态或残疾。这可以通过使用简单的词汇来实现。当讨论有特殊健康状态的儿童时，应该先陈述儿童的名字，随后再陈述其特点。例如，"儿童患有糖尿病"（children with diabetes）这个短语会令人着重思考这个儿童是一个复杂的、具有许多气质和能力的人；相比之下，"糖尿病儿童"（diabetic children）更多关注的是一些不必要的健康状态和局限性信息。

为了获得良好的功能状态，有特殊健康需求的儿童可能需要专业的医疗保健服务，包括处方用药、特殊膳食、医疗器械或频繁使用的医疗保健服务。专业服务可能由医疗保健系统或特殊教育系统来提供。下面是一些专业的医疗保健服务：

- 专业照顾（儿科心脏病学、胸腔医学、神经病学）。
- 精神保健。
- 口腔保健。
- 物理疗法、作业疗法、言语疗法。
- 预防保健。

> **功能状态**
> 其描述的特征对于家长和老师来说是最为重要的：指儿童在社区、课堂和人际关系中的表现如何

- 眼镜 / 眼保健。
- 处方用药。

当儿童的健康需求未得到满足时，他们生活的很多方面都会受到影响。唐氏综合征是由基因异常导致的智力和身体损伤，患有唐氏综合征的儿童由于极可能使用矫正视力的镜片或其他治疗，所以需要规律的访视。如果没有这些干预，儿童的健康和学习教会受到不良影响。

唐氏综合征
由基因异常导致的智力和身体损伤

大约 14% 的 18 岁以下儿童有特殊的健康需求，而且人数还在持续增加。尽管有特殊健康需求儿童的诊断病种和功能范围有所限制，但是对服务的需求在不断增加（Strickland et al., 2011）。有特殊健康需求的儿童需要更多的医疗保健服务，但他们接受的服务仍存在不一致的风险（Oswald et al., 2011）。

许多有特殊健康需求的儿童在日常生活中活动能力受限制，这称作功能受限。约 85% 有特殊健康需求的儿童，家长报告其至少有一种功能受限。以下是最常见的功能受限（Lollar, Hartzell, & Evans, 2012）：

功能受限
限制儿童参与日常生活活动的能力

- 呼吸困难或其他呼吸系统问题。
- 学习困难、理解困难或注意力不集中。
- 焦虑或抑郁。
- 说话、交流或被理解困难。

以上这些或其他功能受限都会影响教育的效果。

对家庭的影响

儿童问题的种类和程度不同，其特殊健康需求给家庭生活带来的负担也不同。一些家庭的社会经济状况较好，压力较小，在面对这些问题时就能够较好地解决。对于有特殊健康需求儿童的家庭而言，即使有医疗保险，也会增加经济负担。这些负担和压力会给儿童的教育带来影响。

经济问题

经济问题常常会给有特殊健康需求儿童的家庭增加额外的负担。相比之下，低收入家庭的儿童更容易出现问题，例如哮喘、情绪和行为问题、学习障碍以及肥胖（National Center for Child Poverty, 2011）。超过 19% 有特殊健康需求儿童的家庭会出现明显的经济问题。这些家庭增加的花费主要是在医疗保健服务、特殊膳食、设备、水电费、衣服和药品方面（Lindley & Mark, 2010；Parish, Rose, Dababnah, Yoo, & Cassiman, 2012）。有较复杂健康需求的儿童家庭所承受的经济负担和失业风险更大。超过一半的家庭报告有经济困难和失业问题（Kuo, Cohen, Agrawal, Barry, & Casey, 2011）。

尽管有保险，但是仍有很多家庭报告他们的医疗保险不能满足儿童的需求（Lindley & Mark，2010）。例如，医疗保险并非涵盖了所有的处方药和治疗方法。这些情况导致的问题最终出现在学校里。例如，有哮喘儿童的家庭买不起雾化器，导致这些儿童在校时发病而不能正常参加活动和学习。

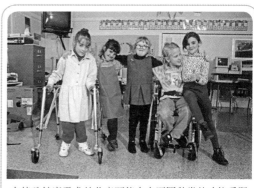

有特殊健康需求的儿童可能会有不同种类的功能受限

教育问题

儿童的健康状况和学习表现紧密相关。有特殊健康需求的儿童会面临特殊的学习问题，如经常缺课、参与活动少、出现行为问题和学习成绩较差（Forrest，Bevans，Riley，Crespo，& Louis，2011）。

出勤是有特殊健康需求的儿童最常遇到的问题。经常缺课对于儿童来说非常不好，因为课堂学习是一个连续的过程，缺课给他们的学习带来更多困难。对于有特殊健康需求的儿童来说，这种困难会加倍，因为健康问题本身就会影响学习能力，也会减少出勤率。因此，需要特别关注这些儿童的学习能力，降低缺课所造成的影响。

▌计划融合教育

儿童的患病情况给托幼机构提出了具体的健康相关问题和需求。这些需求包括用药管理和教室环境调整等。由于儿童的卫生保健需求渗透到生活的各个方面，所以，对于教师而言，了解这些儿童、学会更好地帮助他们至关重要，只有这样，才能对儿童的健康结局起到积极的作用。

保证教育可及性

联邦《残疾人教育法案》提出了关于为全国残疾儿童提供服务的要求，当有特殊健康需求儿童的身体状况影响到其学习能力时，他们可以通过该法案获得相关的服务。该法案保证残疾儿童能够接受普通教育，并对整个过程给予支持。法案中提到的其他健康损伤有：

> 其他健康损伤指的是只有有限的力量、活力或反应，包括对环境刺激过度敏感而导致对遵守教育环境不敏感：

- 慢性或急性疾病，例如哮喘、注意缺陷障碍或注意缺陷多动障碍、糖尿病、癫痫、心脏病、血友病、铅中毒、白血病、肾炎、风湿热、镰状细胞贫血和 Tourette 综合征。

> **如果……**
>
> 你班上的一名儿童出现了哮喘症状，而家长没有给过你医生的建议，所以你不知道该如何在课堂上解决孩子的问题。你不得不打电话给儿童的家长，让其早点来接孩子回家，这也就意味着家长必须请假扣薪。你该如何处理这种情况？你有哪些可利用的资源？

- 对儿童的教育实施有负面影响。

患病儿童从以下三项专门计划中可获得服务：

- 个性化家庭服务计划（Individualized family services plan，IFSP）：该早期干预计划的服务对象为 0～3 岁儿童，旨在为改善儿童发育状况的项目提供支持和服务。
- 个性化教育项目（Individualized education program，IEP）：该计划的服务对象为由于认知、运动、社交和交流损伤而需要特殊教育服务的 3～21 岁适龄儿童青少年。
- 个性化健康计划（Individualized health plan，IHP）：该计划的服务对象为身体状况需要管理或治疗的学生，也是 IEP 的组成之一。

当地教育机构（local education agency，LEA）负责管理和监督当地《残疾人教育法案》的实施，幼师和学校也依赖于这些机构的支持。通常由公共教育委员会或其他机构负责对儿童参加早期干预服务的情况进行评估，提供必要的支持。这种机构会和家庭、学校一起制订计划，满足儿童的教育需求，处理特殊健康问题带来的影响。

一些儿童早期项目之所以能够实施儿童教育和健康计划，是受益于当地教育机构提供的培训。医学顾问的指导也非常有用。例如，一些学校有校医，就能照顾儿童，也能在照顾有特殊健康需求的儿童方面给教师提供意见。"政策要点"探讨的就是校医在支持有特殊健康需求的儿童及其家庭和教师中所扮演的角色。

支持适当融合

为有特殊健康需求的儿童提供服务的趋势已经转变为融合模式。融合关注的是在课堂上尽最大可能地教育儿童，旨在支持这些儿童参与到学习

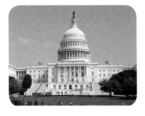

政策要点　　校医在支持有特殊健康需求的儿童中所扮演的角色

《健康人民 2020》（Healthy People 2020）的目标之一就是确保每 750 名学生配备一名校医。对于有特殊健康需求的儿童人数较多的学校，建议增加校医数量。校医要直接接触患病和有潜在健康问题的儿童，根据健康状况进行筛查和转诊，还要提供病例管理服务，联合家庭和社区人员一起关注儿童的健康。重要的是，对于有特殊健康需求的儿童来说，校医是个性化教育项目团队中的健康专家。

校医从以下方面支持教师为有特殊健康需求的儿童提供服务：
1. 评价健康状况。这对于有急性疾病风险的儿童特别重要，如哮喘、囊性纤维化和糖尿病。
2. 管理药品。
3. 识别和管理影响教育成果的儿童健康保健需求。

近期由于经济形势窘迫，校医数量正在缩减，这与《健康人民 2020》目标相悖。所以，儿童早期发展方面的专家和管理人员应该积极倡导这种服务和其他形式的学校保健支持。

来源：Council on School Health，2008；Healthy People 2020，2012.

中（Division for Early Childhood & National Association for the Education of Young Children，2009）。

联邦法律对于融合教育没有规定，但是《残疾人教育法案》中要求为儿童提供尽可能便利的环境以满足个体对教育的需求（U.S. Department of Education，n.d.）。在为有特殊健康需求的儿童做安排决定的过程中，教师具有重要作用。教师、家庭和当地教育机构的代表共同对每个有可能成为教育场所的教室进行评估。依据儿童及其同伴的需求以及教室满足其需求的能力做出决定。

教师们可能需要去监测儿童的健康状态并提供个体化的看护。在看护过程中，有些需求可能随环境改变而有所变化，另有一些需求则不会改变，例如换尿布、抽吸**气管造口术导管**（一种外科手术放置的插管，用于向肺部输入空气）或使用**胃造口术导管**（一种贯穿腹壁到达胃部的导管，用于喂食不能口部进食的儿童）喂儿童。

气管造口术导管
一种外科手术放置的插管，用于向肺部输入空气
胃造口术导管
一种贯穿腹壁到达胃部的导管，用于喂食不能口部进食的儿童

大多数教师没有接受过儿童保健服务的相关教育，所以需要通过专业培训来帮助教师树立信心。他们需要得到资源从而寻求咨询。他们还必须了解为儿童进入活动环境和参与学习提供支持的相关策略。因此，教师也是为有特殊需求的儿童制订服务计划、实施计划并进行评估的团队一员。他们会根据医务人员和给予日常或周期支持的早期干预专家及治疗师提供的指导开展工作。教师的责任之一就是为所有孩子创造茁壮成长的环境。

用药管理

许多有特殊健康需求的儿童需要服用处方药，在校期间也可能需要用药。为了确保安全，幼儿园应该有关于药品管理的书面政策，管理药品的人员应该熟悉这些政策，并接受过相关培训。可参考推荐的标准指导药品管理。例如，《国家健康安全实施标准》（National Health and Safety Performance Standards）建议，有医生开具的处方或获得父母 / 监护人允许时，才可以给药。

由于用药错误容易发生，所以所有学校和儿童保健机构都应该使用记录药品管理信息的标准表格进行记录。标准表格参见图 5-1。药品管理的指南如下（American Academy of Pediatrics，American Public Health Association，National Resource Center for Health and Safety in Child Care and Early Education，2011）：

- 应该由医务人员评估用药需求，给出药品名称、用药剂量和用药时间。
- 药品应该装在原来的瓶子中并进行标注，同时还应该标上儿童姓名、装药日期、开处方的医生的姓名和电话、药名、服用剂量和注意事项。
- 观察、报告和记录用药的所有反应和副作用。

图5-1   药品管理许可表

药品管理许可表

受（父母 / 监护人）_____委托，King Avenue 儿童发展中心对（儿童）_____在校期间使用的药品进行管理。为了能够遵守要求和本州的相关法律，需要填写以下信息。

医疗服务提供者信息

医疗服务提供者签名_____日期_____

医疗服务提供者姓名_____

地址_____

电话_____

传真_____

药品管理说明

儿童姓名_____   出生日期_____

药品名称_____

用药目的_____

用药开始时间_____   用药结束时间_____

剂量_____

用药时间_____

用药次数_____

用药方法：口服_____   注射_____   其他_____

特别说明_____

需观察的体征或症状_____

可能出现的副作用或反应_____

班级使用建议_____

当出现以下症状或治疗无效时，需要打电话给父母或医疗服务提供者_____
_____

需要急救的症状_____

父母知情同意

我要求并授权 King Avenue 儿童发展中心根据我孩子医生的医嘱进行药品管理。

父母 / 监护人签字   日期

_____   _____

父母 / 监护人姓名   电话

_____   _____

• 记录用药时间、用药剂量以及药品管理人员的姓名。

与家长合作

要想有特殊健康状况的儿童得到恰当的教育和看护，与家庭进行沟通必不可少。与家庭建立良好的合作关系对儿童的教育和健康有积极的影响。当儿童有特殊健康需求时，沟通就显得更为重要。在有健康需求的儿童刚刚进入或准备进入班级时，就应该建立一个良好的合作关系。从注册登记材料中尽可能多地收集关于儿童状况和具体健康注意事项的细节。通过回顾病史，可以获悉儿童的需求。但是要想成功过渡，最重要的是就儿童逐渐融入环境的计划直接和一名家庭成员进行讨论。

不难理解，对于有特殊健康需求的儿童，家人会有许多担忧。他们只有在觉得教师了解了儿童的状况并将对儿童的安全和健康负责时才会放心。直接对话有助于家长和教师间建立信任的关系，也有助于更深入地了解相关问题和对策。在建立这种信任关系时，语言和文化是需要着重考虑的事项。有时，教师容易和非英语母语的家长交流较少。也有些父母很难将儿童复杂的健康状况和需求讲清楚。教师有责任保证每个家庭在充分讨论儿童特殊的健康需求时，都得到了所需要的支持。例如，选择家庭中的其他儿童做翻译就不太合适，因此，为了确保充分交流和建立有效的合作关系，应该准备翻译设备或鼓励家庭邀请信任的朋友来帮助讨论。

儿童入学或入园后，教师和家庭之间的交流会主要集中在儿童在校期间的健康状况上。哮喘儿童的家人会想要知道儿童是否咳嗽，体育活动是否有困难，是否拒绝使用吸入器。肌肉萎缩症（导致渐进性无力）儿童的家长会想要知道儿童是否有情绪问题。同样，教师也需要知道儿童在家时健康状况的变化，因为这些变化会影响儿童参与课堂活动。

肌肉萎缩症

一种肌肉逐渐无力的进行性疾病，容易引发肺部感染和过早死亡

为了在上幼儿园期间促进与家庭之间的交流，Janna为每个有特殊健康需求的儿童做了一个记录本，放在儿童的小柜子里，用于教师和家长进行记录。当Janna想要交流一个健康相关信息时，她就会在记录本上写下一条记录。当家长来接儿童的时候，他们就会查看记录本上教师写下的信息。同样，家长也会给教师留言。这种方法可以帮助Janna记得将重要健康信息告诉家长。Karin采用的是另一种不同的方法。Karin所在的二年级班级的儿童是乘公交上学的，她并不能常常见到儿童的家长，所以她通过邮件来和家长沟通，了解儿童的特殊健康需求。

班内同伴教育

有些儿童的健康问题表现明显，有些则不明显。当

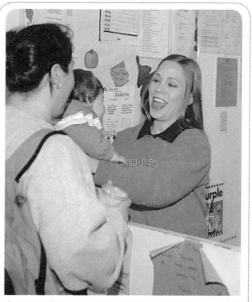

家庭需要确保他们有特殊健康需求的孩子在幼儿园能够安全

教师意识到同学们知道一个同学有特殊健康需求时，会就健康问题开展活动，对同学们进行教育。由于儿童天生对不一样的事物充满兴趣和好奇，对新状况感到困惑和害怕，幼儿可能会认为同学的外貌、行为或互动方式很特别，认为是"不同"或"奇怪"的。他们会好奇为什么这个小朋友要吃药或特殊膳食，为什么不参加追逐游戏。他们还会害怕，想知道"我也会这样吗"。当这种好奇或害怕以负面的形式表现出来时，就会使有特殊健康需求的儿童经历社交上的痛苦。

潜在的不良社交促使教师在班级内针对健康状况和特殊需求开展课堂教育。有时，同学们会纠缠或取笑有健康问题的同伴，他们可能会模仿同学的动作，嘲笑同学的努力。教师们需要意识到这些问题，并思考对策加以解决。

戴眼镜的儿童进入托幼机构或学校时，可能会成为大家关注的焦点，有时候这种关注会产生负面的影响。例如，有的儿童可能会伸手去抓这个儿童的眼镜，有的儿童会辱骂这个儿童或说他（她）是"怪人"。教师必须预期到这种情况并实施干预，告诉儿童们矫正视力的镜片是如何帮助这名小伙伴看到东西的，镜片非常珍贵，对小伙伴来说非常重要。这样做能够减少孩子们的好奇心，让他们就视力相关问题和解决办法进行交流并提问。

通过这种方法，儿童也能学习了解其他健康问题。没有了秘密，孩子们就会慢慢习惯于在班级上为有健康需求的儿童提供服务。随着对残疾新鲜感的消失，他们也会以常规方式对待有特殊健康需求的同学。与儿童讨论同学的特殊健康需求有助于减少好奇、不理解和恐惧，让他们觉得这是正常的。这是创建一个相互关心的班集体的重要组成部分。

针对儿童的特殊健康需求安排教学时需要根据儿童的发育阶段选择适当的内容。向幼儿解释时要简单明了，例如"我在帮助 Jax，让他感觉好些"或"D'shay 需要吃药才能好些。如果你想看，可以看"。大些的儿童能够了解更多内容。开展这种讨论的方法有以下几种：

- 以同学们熟悉的情况为例开始讨论。询问孩子们是否生过病，生病时感觉怎么样。帮助儿童回忆家人是如何帮助他们恢复的，如休息、吃健康的食物或吃药。

    - 说明孩子们的共同经历和这个小伙伴的特殊健康需求之间的关系。说出这个小伙伴所患的疾病，简单解释这种疾病是什么，与其他儿童生病有哪些相似之处。告诉他们这种疾病应该如何治疗。说出你在班级中是怎样帮助这名儿童的。解释这样做能怎样帮助到这个小伙伴。

    - 谈论这名儿童是如何生病的。解释是出生时就有，还是意外所致。说明这种疾病是否会传染。

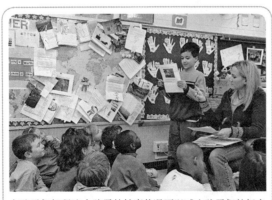

向孩子们解释这个孩子的健康状况可以减少孩子们的好奇心，加深对教室里开展针对特殊健康需求的活动的理解

- 让孩子们问问题，对每个问题都表现出合理的兴趣和关注，帮助儿童学会就健康问题提问。
- 讨论看到小伙伴生病时哪些举动是不合适的，哪些举动是合适的。
- 在适当情况下，可以让有特殊健康需求的儿童作为讨论小组的组长，帮助这个儿童掌握向他人描述、与他人讨论自己健康状况的方法和技能。
- 请家庭成员参与课堂讨论。许多家长在开始讨论时都会首先提到自己孩子的需求，这时需要引导家庭成员用与儿童年龄段相符的方式进行沟通和交流。
- 讨论结束后，观察孩子们在课堂上的反应。观察课堂讨论对促进有特殊健康需求的儿童和同学们之间的交流是否有帮助。

当讨论一个儿童的特殊健康需求时，教师应该避免过分关注儿童能力的不足，因为交流的目的应是强调相同点，帮助孩子们成为朋友。例如，Paula 患有脑瘫，在教室里移动时需要使用助行架。当同学们要去图书馆看书时，Paula 的同学会用四轮车轮流推着她去。这时 Paula 会坐在车的后面，车前面会放上同学们要归还的图书。在路上，他们会一起讨论自己喜爱的图书和下次想探索的话题。当他们拿着新借的图书回到教室后，Sam 找到 Paula 说"谢谢你帮忙运书"。"健康教案"这部分为认识同学间的共性提供了其他方法。

可以使用一些支持性的材料来帮助教师指导关于特殊健康状况的讨论。图画书可用于引出讨论。像下面介绍的一些读本可以作为全年阅读参考书目来使用，加深特殊健康需求是日常生活一部分的印象，就像毛毛虫和蝴蝶一样普通！下面是一些适合有特殊健康需求的儿童阅读的图书：

- *Lara Takes Charge*，作者 Rocky Lang 和 Sally Huss（供患有糖尿病的儿童及其朋友和兄弟姐妹阅读）。
- *Taking Asthma to School*，作者 Kim Gosselin（Special Kids in School，第 2 卷）。
- *Taking Food Allergies to School*，作者 Ellen Weiner 和 Kim Gosselin。

▋特殊健康需求的处理

了解儿童早期的一些慢性健康问题有助于教师们逐渐习惯于照顾这些儿童的健康和学习。熟悉特殊健康需求的产生原因和影响可以使教师更好地与家长交流。这有助于教师识别所需要的信息，以此来帮助儿童在班级中积极过渡和参与。

下面概述了不同的健康问题对儿童产生的影响。举例说明了每种健康问题在班级中的解决对策，这些对策是帮助教师支持有特殊健康需求儿童

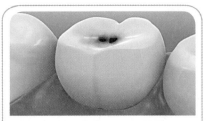

龋齿是儿童早期常见的重要健康问题

免疫系统
是预防感染、抵御外来物质入侵的重要系统

的首要步骤。这些建议不能替代医务人员和早期干预专家的指导，因为大多数教师没有接受过医疗方面的培训，他们与医务人员、早期干预专家和家庭之间应该是合作关系。这种合作关系贯穿于制订计划、实施和监测这一完整的管理策略中，以促进有特殊健康需求的儿童融入班级，解决其在托幼机构出现的健康需求问题。

免疫系统相关疾病

儿童免疫系统是预防感染、抵御外来物质入侵的重要系统。龋齿、哮喘、环境过敏和湿疹是常见的免疫系统相关疾病。

龋齿

龋齿影响着 24% 的 2～5 岁儿童。超过 55% 的墨西哥裔美国儿童、43.4% 的非洲裔美国儿童和 38.6% 的非西班牙裔白人儿童患有龋齿（Kawashita，2011）。得克萨斯州和加利福尼亚州的龋齿患病最严重，西班牙裔患龋齿的风险最高（California Dental Association，2011）。龋齿是由细菌感染、不适当的饮食行为、生活习惯和个人因素所引发的牙釉质的损坏。乳牙和恒牙均可受累。龋齿不仅是一种影响牙齿的疾病，对人的终生健康也有着广泛影响。下面是易患龋齿的危险因素（Kawashita，2011）：

- 母亲有牙齿或口腔健康问题。
- 长期频繁饮用加糖饮料。
- 氟化物不足。
- 贫穷和种族。
- 无口腔保健保险。

值得注意的是，已经有文献显示有害的口腔细菌可以在托幼机构中传播（Kawashita，2011）。

有超过一半的龋齿患儿来自贫困家庭。即便有医疗补助的儿童也很少能接受到预防性的口腔保健，他们中只有不足 1/5 可以每年接受一次预防性口腔保健（Bugis，2012）。

班级管理策略　幼儿园是促进和学习口腔保健的重要场所。以下口腔卫生活动应在托幼机构中常规实施（American Academy of Pediatrics，American Public Health Association，National Resource Center for Health and Safety in Child Care and Early Education，2011）：

- 在园期间，所有儿童每天应该至少刷牙一次。
- 如果不能刷牙，在吃零食和进餐后应该用水漱口。

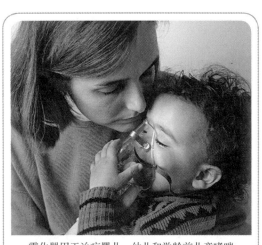

雾化器用于治疗婴儿、幼儿和学龄前儿童哮喘

　　促进口腔卫生是儿童教育的重要内容。可以通过鼓励以下活动来实现（American Academy of Pediatrics，American Public Health Association，National Resource Center for Health and Safety in Child Care and Early Education，2011）：

- 教师可以鼓励父母在儿童第一颗乳牙萌出 6 个月内带儿童去做牙齿保健。
- 应该教给 3 岁以上儿童预防蛀牙的方法和正确饮食行为。
- 为家庭提供关于良好口腔卫生和避免导致龋齿的行为的相关教育。

健康教案　相同和不同

学习结果： 儿童能明确相同和独特的概念。

婴幼儿

- **目标：** 介绍相同和不同的含义。
- **材料：** 特有的课堂手工玩具，Todd Parr 的图书 *It's OK*（Little，Brown Kids，2004）。
- **活动计划：** 利用偶然学习的机会描述相同和不同的含义。例如，在玩立方体积木的时候，挑出一对绿色小木块和一块红色小木块，把绿色小木块放在一起说："看，它们一样。"然后把一块红色和一块绿色的小木块放在一起，说："它们不一样，看到了吗？一个是绿色的，一个是红色的。"

- **如何调整活动：** 当儿童逐渐熟悉了相同和不同的含义后，可以玩匹配游戏。拿着一块蓝色木块，让儿童从一堆木块中找出一个相同的，然后再找出一个不同的。阅读和讨论图书 *It's OK*。
- **你达到目标了吗？** 孩子们听你的问题吗？孩子们能找到匹配的物体吗？

学龄前和幼儿园儿童

- **目标：** 介绍相同和不同的含义，讨论独特性的概念和对特殊性的见解。
- **材料：** 提供一些材料，如纱线、布块、杂志页、图画用纸、剪刀、胶水，以及 Cheltenham Elementary School Kindergartners 和 Laura Dwight 的图书 *We are All Alike*，*We are All Different*（Scholastic，2002）。
- **活动计划：** 在自由探索时间提供一些材料。让儿童知道你将邀请他们在小组活动时间展示并讨论他们的作品。然后把绘画作品挨着摆在地板上。站在绘画作品周围，让孩子们讨论相同点和不同点是什么，描述不同点的独特或特殊之处。
- **如何调整活动：** 阅读 *We are All Alike*，*We are All Different*，用这本书展开一场关于人的相同 / 独特特征的讨论。

然后让儿童列出他们所知道的关于人的相同和不同之处。讨论与他人相同和具有独特之处的乐趣。通过阅读其他书籍，进一步探索相同和独特的更多内容：

- Melissa langer 的 *Why Am I Special?*（2006）
- Todd Parr 的 *The Family Book*（Little，Brown Young Readers，2003）
- Jack Prelutsky 和 ChristineDavenier 的 *Me I Am!*（Farrar，Straus and Giroux，2007）
- Charlotte Lisi 和 David Ortega 的 *I Am Special*，（Trafford Publishing，2006）

- **你达到目标了吗？** 儿童们能够识别物品相同和不同的特征吗？能够列出人的相同点和不同点吗？

学龄儿童

- **目标：** 探索相同和不同的概念，讨论独特性和特殊性的含义。
- **材料：** 不同形状、颜色、大小的塑料拼板，Todd Parr

的图书 *This Is My Hair*（Little，Brown，2000）。
- **活动计划：** 提供不同形状、颜色的塑料拼板，让一小组儿童根据其属性进行分类：所有黄色三角形放在这里，所有蓝色正方形放在那里等。让儿童们每种形状挑选一块（如果数量足够多，也可每种形状挑选两块或更多）进行设计。等他们完成后，让他们看看彼此的设计成果。它们一样吗？不一样吗？讨论每个儿童是如何使用相同形状、颜色、数量的拼板创造出不同设计成果的。

- **如何调整活动**：阅读儿童书籍 *This Is My Hair*。让儿童们根据作者所描述的独特性画一幅画。将这些画一一展出，进行图画解释：让每个儿童说说自己的画和其他人画的相同点和不同点。谈论班级里孩子们之间的相同点和不同点。还可以阅读其他书籍：

- Bobbi Kates 的 *We're Different，We're the Same*（Random House Books for Young Readers，1998）
- Todd Parr 的 *It's Ok to Be Different*（Little，Brown Young Readers，2004）
- Tom Lambke and Bryan Lambke 的 *I Just Am*（Five Star Publications，2006）
- Linda Schwartz 的 *I Am Special*（Creative Teaching Press，1978）

- **你达到目标了吗？** 儿童能够识别相同和不同的特征吗？能够讨论独特／特殊的方面吗？

哮鸣音

呼吸时伴有的类似尖锐哨声的声音，患有哮喘的儿童中常见

触发物

引起哮喘的刺激物

沙丁胺醇

常用于儿童哮喘发作时，可帮助打开气道；也可作为急救药物

吸入性皮质激素

一种预防哮喘发作的药物，即使没有症状，也可日常使用

雾化器

一种小型电子设备，用于将药液雾化成微小颗粒让儿童吸入

哮喘

哮喘是一种以间歇性发作呼吸困难为特征的呼吸系统疾病。这种疾病会引发肺部小气道的慢性炎症，导致气道狭窄或堵塞，使儿童咳嗽或呼吸急促。患有哮喘的儿童可能也会有**哮鸣音**，即呼吸时伴有类似尖锐哨声的声音。

哮喘是儿童期最常见的疾病，影响 9% 的 0 ～ 17 岁儿童青少年（Ball，Binder，& Cowen，2012）。贫困家庭、少数民族（尤其是非洲裔美国人）和农村地区的儿童发生哮喘的风险更高，因哮喘住院的经历更多，并且由哮喘导致的死亡率也比较高（Centers for Disease Control，2012）。哮喘也是导致儿童缺课的首要原因，每年大约有 1300 万的缺课日由哮喘所致（Environmental Protection Agency，2010）。

触发物是指引起哮喘的特殊刺激物（表 5-1），例如运动、感染、芳香剂、过敏原、食物添加剂、污染物、环境变化和情绪（Ball et al.，2012）。每个患有哮喘的儿童都有不同的触发物。

班内管理策略　教师们可能会被要求去帮助患有哮喘的儿童管理用药。常用的治疗哮喘的药物有两类。一类是急性缓解期用药，当儿童有症状时用于打开气道，也是必备药物。**沙丁胺醇**就是其中一种。几乎所有患有哮喘的儿童都使用这种药物。这种药物的使用频率取决于疾病的严重程度和控制情况。另一类是日常使用药物，即使没有症状也可使用，用于预防哮喘发作。**吸入性皮质激素**就是预防性药物中的一种。

哮喘药物需要配合雾化器或吸入器和储雾罐使用。**雾化器**是一种小型电子设备，用于将药液雾化成微小颗粒让儿童吸入。带有储雾罐的吸入器原理相同，只是需

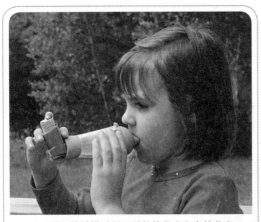

吸入器和储雾罐适用于学龄前儿童和大龄儿童

表5-1	常见的哮喘触发物
室内过敏原	动物毛发、尘螨、蟑螂、霉菌、清洁用品
室外过敏原	花粉、霉菌、空气污染、冷空气或空气干燥、校车尾气
其他触发物	烟草烟雾、油漆/发胶/香水的强烈气味
健康状况	感冒、流感、病毒感染、鼻窦炎、变应性鼻炎、胃食管反流
运动	寒冷天气更为常见
食物或食品添加剂	有些儿童有特定的食品触发物

来源：Centers for Disease Control，2012；Environmental Protection Agency，2010.

要两者配合使用。在使用吸入器时，必须把吸入器放进嘴里吸。

　　一般来说，雾化器更多地用于婴幼儿，吸入器则更多用于学龄前儿童和大龄儿童。为了最有效地吸入药物，任何年龄的儿童在使用吸入器时都常需配合储雾罐。储雾罐是一个连接吸入器的塑料管，在儿童吸入药品时将雾化的药品贮存在密闭空间。哮喘药物可能每天需要使用几次。

　　哮喘儿童可能会使用多种药物，用药频率也会发生变化。所以，为了及时了解用药处方的变更，教师需要定期与儿童家长和医务人员沟通。

　　教师在识别儿童哮喘无法控制和哮喘发作中非常重要。无法控制的哮喘和哮喘发作的症状类似。图5-2列出了两种情况下的症状。哮喘发作可能威胁生命。即使接受了哮喘治疗，在暴露于触发物时仍会发作。如果发生了无法控制的哮喘和哮喘发作的症状，儿童的医生需要立即施以急救，并尽快通知家长。

　　疾病预防控制中心已经意识到学校在管理哮喘儿童的健康问题中具有重要作用，鼓励学校为哮喘儿童提供安全、支持性的学习环境，制定政策，促进在校期间儿童更有效地控制哮喘（Centers for Disease Control，2012）。

环境过敏

　　环境过敏是环境暴露和遗传复杂相互作用的结果，具有季节性和全年性，常见的有花粉病和季节性过敏。过敏的潜在刺激物或触发物非常多。环境过敏是一种常见的健康问题，影响着20%～40%的儿童（Milgrom & Leung，2011）。"营养笔记"中提到，婴儿期过早添加辅食或配方奶喂养是增加过敏发作的危险因素。

　　慢性过敏疾病非常常见，而且影响生活质量。环境过敏常见的症状包括流鼻涕、流泪、咳嗽和疲劳。

储雾罐
连接吸入器的中空塑料管，在儿童吸入药品时将雾化的药品贮存在密闭的空间

哮喘发作
哮喘症状加剧，需要立即治疗以保证呼吸通畅。症状有喘息、气急、发作性咳嗽

伦理问题
　　一个患有哮喘的3岁儿童进入了你的班级，父母离婚，且对儿童在校期间哮喘的管理持有不同意见。儿童的母亲想用传统疗法，而父亲想用顺势疗法。所以在不同人送儿童上幼儿园时，你会面临不同的哮喘管理意见。这样会有哪些问题？根据NAEYC道德行为准则和你所在州的项目许可要求，你会怎么做？你认为怎样才能和家长最好地沟通呢？

图5-2   无法控制的哮喘和哮喘发作的症状

无法控制的哮喘的症状

- 持续咳嗽，活动时更为明显
- 呼吸系统感染症状持续时间延长
- 频繁发生呼吸系统感染
- 有频繁使用沙丁胺醇或吸入器的需求

哮喘发作的症状

- 频繁或无法控制的咳嗽
- 无法说出整句话
- 更多使用肩部或腹部的肌肉以助呼吸
- 耳鸣
- 呼吸急促，特别是在休息时

班级管理策略   教师帮助过敏儿童的一个重要方法就是帮助他们避免接触已知的触发物。可以调整室内和室外活动，保持室内清洁，减少尘土、尘螨和霉菌。对于草坪过敏的儿童，让其到操场上玩耍或在有覆盖物的地方跑跳，避免接触草坪。

湿疹

　　湿疹是一种引发皮肤炎症和瘙痒的疾病，以皮肤干燥、发红、脱皮、瘙痒为特征。皮疹常见于脸部、手背、脚背和皮肤褶皱处（膝盖后面和肘

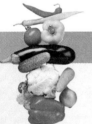

营养笔记   早期饮食行为与儿童过敏和哮喘之间的关系

　　过敏性疾病越来越多见。在过去的几十年，哮喘发病率增加了160%，湿疹增加了2～3倍，花生过敏增加了1倍。为了降低未来过敏发生的风险，美国儿科学会提出纯母乳喂养至少4个月。此外，预防过敏性疾病的策略还有：

- 监测孕妇和哺乳母亲的饮食。母亲的饮食可能会成为儿童未来发生过敏的影响因素。但是目前，研究并不支持在孕期和哺乳期戒除某些食物，如花生。
- 对于有过敏性疾病家族史且配方奶喂养的儿童，建议使用特殊的"水解"配方奶粉。水解配方奶粉是"提

前消化"的，因蛋白质成分被降解所以便于更好地吸收。有证据表明，相比于普通配方奶粉，水解配方奶粉能够预防或延迟过敏性疾病的发生，但远期影响还不明确。

- 添加辅食至少在4月龄后，最好是6月龄后。对于有过敏高风险的儿童，之前美国儿科学会推荐2岁后添加鸡蛋，3岁后添加花生。但是，近期研究表明，这方面的证据不充分。
- 鼓励纯母乳喂养4～6个月。有证据表明，纯母乳喂养能够有效预防过敏和湿疹。

来源：Silvers, et al., 2012；Kramer, 2012.

部前面）。儿童患湿疹时会经常用手抓，而且由于瘙痒而睡眠困难。有湿疹的婴儿可能会很急躁，睡觉时乱动，也易造成皮肤感染。

湿疹的严重程度不同，而且倾向于反复发作。这种疾病很常见，影响着 20% 的婴儿和儿童（Ball et al.，2012）。大多数儿童是在第一年发病。食物或环境刺激物都能够让湿疹发作。环境因素有尘螨、宠物毛发、花粉、清洁剂、粗糙衣物和情绪压力。

　　班级管理策略　　湿疹的管理包括避免接触已知的触发物，使用医生推荐的乳液进行皮肤保湿。儿童发作时，可能需要教师给孩子涂润肤霜或乳液。还有重要的一点是，尽量让儿童少接触强效的肥皂和清洁剂，可选用适合儿童皮肤的肥皂。

神经系统疾病

　　儿童期的许多慢性健康问题都会影响神经系统或是由神经系统问题引起。尽管这些问题的影响程度不同，但是对儿童健康还是会产生影响。

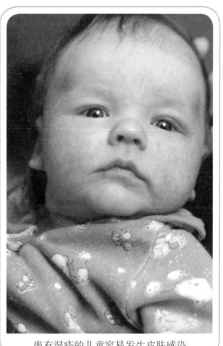

患有湿疹的儿童容易发生皮肤感染

注意缺陷障碍和注意缺陷 / 多动障碍

　　注意缺陷障碍（attention deficit disorder，ADD）和注意缺陷 / 多动障碍（attention deficit/hyperactivity disorder，ADHD）是以注意力不集中、冲动、极度活跃为特征的疾病，病因不明。与 ADD/ADHD 相关的其他健康问题有脑结构异常、早产、孕期暴露于有毒物质。ADD/ADHD 会影响学习、运动、社交和适应能力。所以患有 ADD/ADHD 的儿童常常会遭遇退学、不好的家庭状况和同伴关系、缺乏自信，以及情绪、行为和学习问题（Turnbull，Turnbull，Wehmeyer，& Shogren，2013）。

　　据估计，6% ～ 9% 的学龄儿童有不同程度的 ADD/ADHD（Turnbull，et al.，2013）。男童患病率是女童的 2.5 倍（Floet，Scheiner，& Grossman，2010）。早产儿患 ADD 的风险更高，可能是由大脑异常造成的，例如开篇案例中 Jeremy 的母亲报告的颅内出血，或婴儿神经系统发育过程中出现的微小问题。

　　ADD/ADHD 根据症状不同可分为三类：注意力显著不集中（ADD）、极度活跃和冲动（HD）以及混合型（ADHD）。ADD/ADHD 儿童的行为和特征请见表 5-2。除了会频繁出现这些症状外，这些症状还可见于学校、家里等两个以上的环境中。另外，这些症状一定会妨碍社交和学习能力。有时很难区分儿童的正常行为和 ADHD。患有 ADHD 的儿童在某些方面会显示出优异的天赋。

　　患有 ADD 的儿童常常还有其他影响学习和行为的情况，如学习困难、行为障碍、行为失常、情绪障碍、焦虑或抑郁（Floet et al., 2010）。这些问题应及时与家长和医务人员沟通。

患有 ADD 的儿童符合 IEP 项目中制订行为管理计划的资格。1991 年，DOE 宣布将 ADHD 纳入《残疾人教育法案》（Turnbull, et al., 2013）。按照联邦或州的相关要求对患有 ADHD 的儿童进行复杂的评估，如果其被诊断有情绪障碍，就可以接受特殊教育服务。不满足《残疾人教育法案》服务资格的儿童可以享有《康复法案》第 504 条中规定的特殊教育服务。当患有 ADHD 的儿童在很大程度上被局限在有限的生活活动中时，第 504 条就将其认定为残疾。

班级管理策略　教师给予 ADD/ADHD 儿童一系列的支持。他们可能需要利用问卷评估 ADD/ADHD 儿童在课堂上的表现，据此做出相应的调整。例如，让儿童坐在相对安静的区域，给予更多的时间去完成作业，在组织和计划教学中通过使用一些材料给予帮助，或调整作业（Turnbull et al., 2013）。

推荐使用行为疗法在课堂上帮助 ADD/ADHD 儿童提高能力。一些儿童可能需要在白天时服用处方药，如**兴奋剂**。这些药物通过增加注意力、减少注意力分散来提高学习效果，建立良好的同伴关系，减少异常的行为。大量文献表明，这些药物是安全有效的（Floet et al., 2010）。在制订个性化

兴奋剂

能够增加注意力、减少注意力分散的药物，有助于 ADHD 儿童提高学习效果，建立良好的同伴关系

表5-2　ADD和ADHD的特征
ADD
执行任务或参加活动时注意力无法持续集中
别人讲话时经常走神
常常不遵从指令
很难完成作业
常常丢东西
在日常活动中健忘
很容易分散注意力
ADHD
烦躁或坐立不安
不停地说话
不遵从指令而离开座位
到处跑动或攀爬
在可以回答的时间开始前回答
不能排队等待
常常打断别人
做事不加思考
活动中易冲动

来源：Heward, 2013；Turnbull, Turnbull, Wehmeyer, & Shogren, 2013.

治疗方案之前，有必要就不同剂量、药物和服药时间间隔做一些尝试。

孤独症

孤独症是孤独症谱系障碍（autism spectrum disorders，ASDs）这一发育障碍中最常见的一种情况。孤独症的常见表现有社交障碍、语言交流障碍、重复刻板行为，某些情况下还会表现为兴趣单一。ASDs 还包括阿斯伯格综合征和广泛性发育障碍（pervasive developmental disorder，PDD）。孤独症的病因目前还不明确，尽管似乎与遗传相关。患病率约为 1/110，男孩更为常见（Ball et al.，2012）。

症状 孤独症儿童有以下六大特点（Turnbull，et al.，2013）：

- 语言发育障碍
- 社交发育障碍
- 重复刻板行为
- 行为问题
- 感觉和运动障碍
- 智力障碍

表 5-3 列出了更多的孤独症儿童的具体特点。

ASDs 中有一类称为阿斯伯格综合征。阿斯伯格综合征儿童的智力正常，但是交往能力较差，缺乏对他人情感的理解力（类似于孤独症，但是较孤独症轻），语言能力普遍比 PDDs 的其他类型强，对一些话题或事物表现出持续而异常的兴趣。

关于孤独症患病增加的原因众说纷纭。一些人认为这是因为人们对孤独症的认识增强而导致诊断增加，而之前这种情况会被误诊为智力发育落后。也有一些人认为就是孤独症的患病率在增加。疾病预防控制中心正在对孤独症患病率进行监测，以便更好地解释这个问题。

孤独症一般在 3 岁之前出现，症状典型的儿童 3 岁前就可以确诊。所以，很多孤独症儿童在进入公立学校前就已经被确诊。但是，症状较轻的孤独症儿童或阿斯伯格综合征儿童可能到小学期间才会被确诊。

班级管理策略 孤独症的诊断常常耗时较长，往往会造成家人紧张焦虑。在评估期间，教师需要给予家庭一定的支持，可以向家人提供一些孤独症方面的信息，与家人讨论他们的担忧。当儿童被诊断后，教师在实施有效的 IEP 计划中具有重要作用。IEP 计划旨在增加儿童的恰当行为，提高其社交能力和交流能力，减少攻击性等不恰当的行为和发脾气。日常计划和安排非常重要，实施时要因人而异。

干预包括指导儿童交流的技能等。例如，帮助 Mike 在 Alan 想和他分享玩具时做出回应："Mike，把头转向 Alan，他有问题问你。"教儿童模仿是从另一方面帮助他们识别社交信号（Schwartz，Billingsley，& McBride，

孤独症
表现为社交障碍、语言交流障碍、重复刻板行为模式的神经系统疾病

广泛性发育障碍（PDD）
表现为发育落后、社交障碍，某些情况下还表现为兴趣单一

阿斯伯格综合征
智力正常，但是交往能力较差，缺乏对他人情感的理解力（类似于孤独症，但是较孤独症轻），语言能力普遍比 PDDs 的其他类型强，对一些话题或事物表现出异常的兴趣（星球、地理）

表5-3　孤独症儿童的特点	
特点	举例
语言发育障碍	• 广泛的语言能力障碍 • 集中在一个话题 • 重复或回音 • 颠倒代词
社交发育障碍	• 异常使用非语言沟通 • 缺少同伴 • 不能与别人分享喜悦和兴趣
重复刻板行为	• 手和手指的特殊动作 • 重复短语 • 对某物品或玩具特别专注
行为问题	• 自我伤害 • 攻击行为 • 发脾气 • 损坏物品
感觉和运动障碍	• 挑食 • 踮脚尖走路 • 睡眠问题 • 异常姿势
智力障碍	• 75% 有智力问题

来源：Information from Turnbull，Turnbull，Wehmeyer，& Shogren，2013.

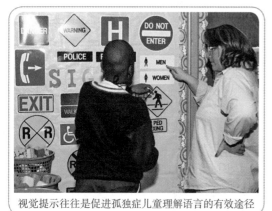

视觉提示往往是促进孤独症儿童理解语言的有效途径

n.d.）。在幼儿园和孩子们玩"跟我学"的游戏也是一种模仿。可以给予卡片等视觉提示，也可以用手指指示有动作的海报，这都是促进语言理解的有效途径。最成功的是将这些策略同时在学校和家庭中连续使用。

教师在连接孤独症儿童家庭和支持性资源方面起重要的作用，这些资源能够帮助他们面对孤独症带来的挑战。虽然孤独症不能治愈，但是干预能够减少孤独症症状的影响，改善儿童的功能。在早期进行干预是改善孤独症症状的关键。

学习障碍

学习障碍
指尽管有正常的智力、受到常规的教育并充分接触社会文化，但在进行符合相应年龄的学习时仍持续表现为某一种能力失常

学习障碍是指尽管有正常的智力、受到常规教育并充分接触社会文化，但在进行符合相应年龄的学习时仍持续表现为某一种能力失常。学习障碍的主要特征是儿童在正常智商水平下应有的学习成果与实际成果之间存在显著差距。4% 的学龄儿童存在这种障碍（Heward，2013）。

学习障碍包括在阅读、书写和（或）数学方面有学习困难的一系列特定障碍。最常见的是阅读障碍，一种儿童阅读时常常漏字、加字、颠倒字、替换字的障碍。尽管有些学习障碍如阅读障碍有很强的遗传因素，但是很多情况下原因不明。

学校里存在学习障碍的儿童的常见问题有（Heward，2013）：

- 阅读困难或学习阅读比预期的年龄晚。
- 书写问题，包括拼写。
- 数学问题。
- 社会技能问题（存在学习障碍的儿童中大约 75% 会发生）。
- 注意力问题和极度活跃。
- 行为问题。

班级管理策略 IDEA 描述的最不受限的环境适用于有学习障碍的儿童。研究表明，把有学习障碍的儿童放到普通班级的结果并不相同，甚至存在一些争议。一般来说，教学质量要比教学场所重要得多（Heward，2013）。

除了与融合相关的特殊教学策略，教师在识别学习障碍儿童方面具有重要作用。目前还没有用于诊断的量表。一般是结合父母和教师提供的信息以及学校测验来帮助专业人员做出诊断。

脑瘫

脑瘫（cerebral palsy，CP）是一种持续影响运动和姿势的疾病，能够导致躯体活动受限，是由出生前后大脑发育问题引起的。大部分脑瘫是由出生前的问题导致的，包括大脑解剖学或结构异常。脑瘫的发生率为每 1000 名婴儿中有 1.5 ~ 2 名脑瘫（Ball et al.，2012）。早产或小于胎龄儿是脑瘫的高危因素。

脑瘫儿童的肌张力受影响，有运动问题，协调性差。有些儿童问题较轻，有些则较重。脑瘫儿童通常有发育迟缓并常伴有其他健康问题，如视力问题、听力损失、语言问题、癫痫、进食困难、学习障碍和智力残疾。脑瘫儿童移动时可能需要借助拐杖或轮椅。他们的精细运动协调性也有问题，抓小东西和学写字比较困难。脑瘫儿童还有可能面临语言困难。脑瘫可按照运动障碍类型和身体受累部位来分型。

班级管理策略 脑瘫儿童有一系列不同类型和严重程度的症状。教师应该了解儿童的需求，调整教室环境以便于儿童移动。了解这个儿童的交流方式也非常重要，因为脑瘫儿童可能采用不同的交流方法，如图片、电子通信设备或键盘。教学助手与主课教师可合作开展医疗干预，改善学习环境，为脑瘫儿童提供适当的支持。在支持脑瘫儿童的教学计划中，语言和物理治疗师通常也需要参与其中。

阅读障碍

一种儿童阅读时常常漏字、加字、颠倒字、替换字的障碍

胎儿酒精综合征

胎儿酒精综合征（FAS）

胎儿暴露于酒精后，大脑状况所引起的一系列身体和发育结果

人中

位于鼻唇沟的中点

酒精相关的神经发育障碍（ARND）

严重暴露于酒精后的各种神经方面的症状；其诊断常常用于有酒精暴露史，但是未达到 FAS 官方标准的儿童

执行功能

涉及计划、禁止、概念形成和推理的一系列认知技能

胎儿酒精综合征（fetal alcohol syndrome，FAS）是孕期暴露于酒精而造成的胎儿神经损伤。通常每 8 名孕妇中就有 1 名孕妇在孕期饮酒，其中 2% 的孕妇报告孕期曾饮酒过度，约 10% 孕期饮酒的孕妇所生的孩子会出现问题（Paintner，Williams，& Burd，2012）。这种影响会持续一生，影响儿童的肢体、情绪和神经发育。据报道，FAS 发生率高达 9.1/1000。下面是 FAS 的特征（Paintner et al.，2012）：

- 面部结构异常。
- 生长缺陷。
- 中枢神经系统异常，包括头围小、神经问题、认知 / 发育缺陷以及行为 / 情绪缺陷。

面部异常包括人中（位于鼻唇沟的中点）平滑、上唇薄、眼小。有些儿童明显，有些则不明显。中枢神经系统异常包括了从严重的脑结构异常到轻微的认知缺陷。

一些暴露于酒精的儿童未达到 FAS 标准。"胎儿酒精综合征"这个词涵盖了一系列与胎儿子宫内暴露于酒精相关的残疾，并包括酒精相关的神经发育障碍（alcohol-related neurodevelopmental disorder，ARND）的诊断。酒精相关的神经发育障碍的诊断常常用于有酒精暴露史，但是未达到 FAS 官方标准的儿童。

FAS 儿童往往有注意力、记忆力和学习方面的问题，从而导致学习困难。患儿还常常有其他健康问题，如听觉和视觉障碍、癫痫、智力障碍、同伴关系异常，以及判断和决策缺陷（Paintner et al.，2012）。

班级管理策略　尽管可能存在各种潜在的行为问题，但是许多 FAS 儿童被描述成外向、友好和社会参与度高的。大多数 FAS 儿童不具有接受特殊教育服务的资格。在制订 FAS 儿童教学计划时，许多教师发现，评价儿童的执行功能是非常有帮助的。执行功能是指儿童在学校环境中执行计划、组织和专注方面的能力。

教师们教学的重点是通过日常的课堂活动，让儿童学会自己动手做事。具体的视觉线索和提示可以让抽象概念更加具体，进一步强化指示，例如"到洗漱时间了"或"到洗手时间了"。教师们应帮助 FAS 儿童减少干扰，将注意力集中到任务和技能建立的活动上。同时，教师们也应对恰当的和不恰当的行为立即给予反馈。

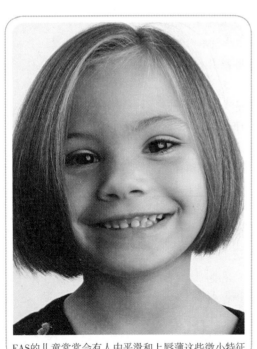

FAS的儿童常常会有人中平滑和上唇薄这些微小特征

智力障碍

　　智力障碍是最常见的发育障碍。智力障碍以前被称为认知残疾或精神发育迟缓（mental retardation），这些词汇由于有侮辱性，现在都不再使用了。智力障碍的特征是智力显著低于正常人的平均智力水平，日常生活中很多活动功能受限，如在生活自理、交流和解决社会交往问题方面存在困难。

　　智力障碍起因于遗传因素、产前损害、分娩时或出生后受伤、感染或患病。其中，最常见的是唐氏综合征、胎儿酒精综合征或脆性 X 染色体综合征。这些是导致智力障碍的产前因素的例子。

　　智力障碍常常与环境和生物学因素有关。环境因素往往导致的是轻微的智力障碍，而严重的智力障碍多与生物学因素有关。还存在一些危险因素。轻度智力障碍儿童更可能有没读完高中的母亲，这与遗传有关，也受到贫困或其他社会问题的影响。贫困对智力障碍的影响要高于其他社会因素（Turnbull et al.，2013）。

　　智力障碍儿童会表现出各种问题，其中适应性行为就对这类儿童提出了挑战。适应性行为是指儿童为适应日常生活所学的能力，包括语言能力、社交能力（如排队和分享）和生活自理能力（如穿衣、洗澡和刷牙）。下面是适应性行为的三方面内容（Turnbull et al.，2013）：

- 概念技能，如语言、阅读、书写、钱币理解和自我向导。
- 社会交往能力，包括遵守规则、责任和自尊。
- 日常生活活动。

　　许多智力障碍儿童还有短时记忆问题。短时记忆是指信息仅记住几秒到几小时。例如在幼儿园课堂上，Rachel 教 5 岁的 Zane 数积木："1、2、3、4、5。"数数结束后，Zane 能够指着积木数到 5。当问到"一共有多少块积木"时，Zane 能够回答出"5"。但是，在第二天 Rachel 准备用玩具动物练习数数时，就会发现 Zane 不会之前在课上学的数数了。Rachel 意识到 Zane 会把积木和数数联想在一起，但是不能用其他新的教具来数数。

　　班级管理策略　智力障碍儿童的课堂学习需求差别很大。有些儿童可能在活动时需要更多的帮助以确保安全。助教可能需要在大课上给予智力障碍儿童个体化的支持和指导。轻度智力障碍儿童更多的是需要适度帮助，以支持他们适应相应的课程。适应的方法包括通过放慢速度来为儿童提供探索和尝试新概念的机会，提供更多具体的指导以确保发出的指示能够被儿童理解。

　　对于小年龄儿童来说，课堂的重点应该是培养社会互动和自理能力，包括提供具体的指导或与年龄相适应的示范，以及如何寻求帮助、表达需求、分享玩具、洗手和端菜等"课程"。对于年龄大一些的儿童来说，课堂重点应转移到培养交流和自我照顾能力，以及读、写、算等学习能力。

智力障碍

智力显著低于平均水平，同时伴有适应性行为缺陷。其在发育过程中显现出来的，严重影响儿童的教育实施，也称为"精神发育迟缓"

适应性行为

儿童为适应日常生活所学的能力，包括语言能力、社交能力和生活自理能力

短时记忆

信息仅在记忆中储存几秒到几小时

铅暴露和铅中毒

铅中毒由吞食含铅的物品或吸入含铅的灰尘所致。铅对人体包括神经系统在内的很多组织都有毒性。铅在体内可随时间聚积而导致铅中毒，从而对儿童的认知造成损害。大多数铅中毒的儿童没有症状。铅中毒症状包括胃肠不适，如食欲差、恶心、呕吐、腹痛或便秘。高水平暴露下的铅中毒能够致命和导致脑病（指中毒或感染引发的脑损伤）。

脑病
中毒或感染引发的脑损伤

铅中毒最严重的副作用是对认知和智力的影响，但是它对人体很多组织都有副作用。铅中毒是完全可以预防的。在过去的几十年，疾病预防控制中心已经降低了血铅水平的临界值，并认为血液中没有铅才是安全的，并且优先考虑如何预防。

与成年人相比，儿童铅暴露的风险更高，这是因为他们的饮食行为和相对于自身体重会吸收和储存更多的铅。铅暴露可以通过摄取或吸入发生（Ball et al.，2012）。营养不良和营养缺乏的儿童铅中毒的风险更高，如缺铁儿童。铅中毒的诊断一般是在考虑儿童有暴露风险后通过血液检测的。1～5岁儿童中铅水平较高的发生率大约为1.6%。铅的主要来源有以下几方面（Ball et al.，2012）：

- 建筑物或家中的含铅涂料（1978年被禁止）。涂料剥落后可能会被儿童摄入或吸入。
- 被污染土壤中的汽油挥发到空气中的铅。
- 父母职业/爱好（铅工业、电池制造业、家具油漆、陶器制造）。
- 铅管道中的水。
- 玩具。

班级管理策略   托幼机构可以通过以下方法预防铅中毒：

- 创建减少铅暴露的教室环境。
- 通过铅暴露调查问卷识别可能存在铅暴露风险的儿童。
- 对家庭进行铅暴露危害的教育。

对于有潜在铅暴露风险的儿童，应转介给他们的初级保健医生或公共卫生部门进行进一步评估。

脊柱裂

脊柱裂是一种脊柱或脊椎方面的缺陷，导致椎管内容物膨出而不能正常生长发育，也称为椎管闭合不全。脊柱裂发生于孕后几周内的妊娠早期，发生率为1/1000。脊柱裂的严重程度取决于缺陷的位置，缺陷在脊柱上的位置越高，影响越严重。在孕前及孕期补充叶酸或摄入含叶酸较多的食物（如面包和谷类）可以降低脊柱裂发生的风险。

脊柱裂
一种脊柱或脊椎方面的缺陷，导致椎管内容物膨出

与脊柱裂相关的常见健康问题有（Heward，2013）：

- 脑积水（脑脊液过多，需要分流）。
- 癫痫。
- 不同程度的下肢瘫痪。
- 不同程度的膀胱和肛门括约肌功能障碍。有些儿童可能需要间歇性的膀胱导管插入，即照顾者或儿童把一根细管通过尿道插入到膀胱中，以达到排尿的目的。

可以在婴儿出生后尽快进行脊柱修补手术，手术同时还要解决脚、臀部或脊柱的问题。有些儿童在走路时需要拐杖、腿支架或轮椅等辅助器材的支撑。排便和排尿困难非常常见。他们还可能存在知觉运动能力、认知能力（如注意力、记忆力、排序和组织）、过度活跃或冲动控制等方面的问题。

班级管理策略　为了给脊柱裂儿童提供在校的帮助，教师们需要了解儿童的能力和需求、医学辅助器材以及融入集体的策略。针对儿童的具体情况还要进行心理学和神经心理学的评估，根据评估结果开展 IEP。教师们需要与儿童的医生、早期干预人员和家人进行合作，从而确定教学目标并做出课堂调整。

对活动空间进行再评估，确保脊柱裂儿童能够出入教室和户外活动场地。要细心引导儿童适应时间安排和常规活动。当常规安排不得不改变时，需要给他们提供更多的时间和支持。有些医疗支持也是必需的，如定时插尿管以确保儿童的膀胱健康。超过一半的脊柱裂儿童会对乳胶过敏，所以教室里应杜绝乳胶制品，包括手套、气球和其他玩具（Ball et al., 2012）。

IEP 关注教学方面，如语言交流能力、社交技能和行为管理、运动技能以及学业成绩等方面需要的技能。对于所有有特殊健康需求的儿童，在课堂上应该帮助他们与其他儿童进行积极的社交互动，参与课堂活动。

遗传相关疾病

基因影响着健康的很多方面。例如，携带某些基因的儿童更容易发生过敏和哮喘。有些健康问题是由特殊基因缺失所导致的。这些情况可能遗传，也可能不遗传。在这一节我们将对与遗传有关的健康问题进行探讨，包括囊性纤维化、镰状细胞贫血、糖尿病等。

囊性纤维化

囊性纤维化（cystic fibrosis，CF）是一种影响肺部和消化系统的遗传性疾病。基因缺陷导致身体分泌黏液，会堵塞肺部和阻碍消化进程。持续的呼吸和营养问题会引起严重的呼吸道感染和过早死亡。除外慢性的呼吸系统问题，不完善的胰腺功能也会使 CF 儿童更容易出现生长不良和营养不良。

脑积水

脑脊液过多，需要分流

导管插入

把一根细管通过尿道插入到膀胱中以导尿

CF 在白种人中最常见，活产儿中发生率为 1/3200。非洲裔美国人中 CF 的活产儿发生率为 1/15 000，亚裔人为 1/31 000，西班牙裔人为 1/7000（Ball et al., 2012）。CF 通常在儿童早期被诊断，一些地区在出生时就进行普遍筛查。

CF 儿童有很多症状：

- 反复咳嗽，偶尔咳浓痰。
- 呼吸短促和气喘。
- 肺部感染频繁。
- 不能正常生长，并且体重没有达到正常标准。
- 排便困难或大便黏稠。

对 CF 儿童的典型治疗方法是用力拍打胸廓以减少黏液附着。这种治疗需要在白天进行，而且也常常需要服用抗生素，甚至有时是静脉注射，但并不强制住院。

尽管 CF 儿童食欲不错，但是他们需要消耗大量的能量以保证营养需求。他们通常会接受药物治疗，包括用于改善呼吸的吸入器和帮助消化食物的药片。

班级管理策略　大多数 CF 儿童可以享受 IDEA 的服务。为了使 CF 儿童能够入园学习，教师们需要与医务人员、早期干预人员和家长共同合作。了解这种疾病有助于识别需要怎样的支持。例如，认识到 CF 儿童经常咳嗽和易患呼吸道感染就非常重要。

也可能需要对药品进行管理。应该为帮助儿童、儿童服药及清理气道留出时间，并有使儿童舒适的合适场地。

制订紧急医疗处置方案以备不时之需。对于 CF 儿童而言，日常上课可能会是一个问题，这取决于疾病的严重程度。所以，对于学龄儿童，教师应该与家庭合作，为儿童安排合适的作业，补习落下的课程，以优化儿童的学习。

镰状细胞贫血

镰状细胞贫血
一种红细胞的遗传性疾病，会导致慢性贫血、疼痛，易发感染

镰状细胞贫血是由父母双方遗传所致的遗传病。它影响红细胞的完整性，使红细胞生命周期缩短且扭曲成镰状，该病也因此而得名。该病会导致慢性贫血、疼痛和易发感染。在非洲裔美国儿童中最为常见。

疾病严重程度不一，新生儿筛查时早期诊断、抗生素的使用和父母受教育程度提高均有助于改善预后。如果没能很好管理，该病所伴发的慢性贫血会导致儿童发育迟缓。该疾病的另一特征是脱水和寒冷可诱发急性疼痛危急，症状有疼痛、关节肿胀和腹痛。急性期的儿童需要紧急医疗救助，很多儿童还需要输血和住院治疗。

班级管理策略　教师的主要工作就是当儿童出现任何疼痛和其他健康

问题时，向家长和校医报告。患镰状细胞贫血的儿童会因发病或住院而缺课，所以需要给予他们特殊关注以帮助其补上功课。另外，慢性疼痛也可能导致同伴关系不好和自尊问题。教师是儿童和家长的重要支持人员。

糖尿病

　　糖尿病是身体不能正常分泌或使用胰岛素而导致的一种慢性疾病。胰岛素是一种促进糖原、脂肪合成的激素。胰岛素分泌不正常会导致血糖水平升高，对组织器官造成不利影响。如果不给予治疗或管理不善，糖尿病还会引发长期的健康问题，包括神经损伤、失明、肾衰竭、心脏病、导致截肢的循环问题以及早死。

　　1 型糖尿病　1 型糖尿病源于遗传和免疫问题。携带某些基因的人易于患糖尿病。这种情况通常发生于**自体免疫**所产生的抗体损害胰腺，进而导致胰岛素分泌障碍。胰岛素不足，体细胞就不能将葡萄糖转化为能量。1 型糖尿病儿童需要注射胰岛素或使用胰岛素泵。

　　糖尿病儿童很快会表现出症状，包括：

- 多尿。
- 过度口渴。
- 疲乏无力。
- 易怒。
- 视物模糊。

　　在幼儿园，糖尿病儿童排尿次数较多，需要勤换尿布或纸尿裤。

　　认真管理和健康的生活方式会减少疾病的影响，改善儿童的长期健康。1 型糖尿病的典型治疗方法是监测血糖水平，注射胰岛素，并提供专门的饮食和锻炼计划。饮食要营养均衡，监测摄入食物的种类、时间和胰岛素注射等情况。

　　确诊后，糖尿病儿童及其家人需要一系列支持和关于疾病的健康教育。制订一个治疗方案有时需要几周到几个月，这会让家人和看护人感到沮丧。随着儿童成长，他们的治疗方案也会随着其能量摄入、身体活动水平和生长速率的变化而变化。鉴于这些原因，糖尿病儿童需要其医务人员和糖尿病管理专家密切监测。本章的"项目经验"中列举了 1 型糖尿病儿童的案例。

　　2 型糖尿病　2 型糖尿病是机体不能正常使用胰岛素造成的。与 1 型糖尿病相比，2 型糖尿病在幼儿中较为少见，而在肥胖、有糖尿病家族史的较大儿童和老年人中较多。2 型糖尿病的影响因素有糖尿病家族史、肥胖和静态生活方式。一些种族患 2 型糖尿病的风险较高，包括非洲裔美国人、西班牙裔/拉丁美洲美国人、美洲印第安人，以及一些亚裔美国人、夏威夷土著或其他太平洋岛民。

　　尽早建立健康的饮食和运动习惯是降低 2 型糖尿病发生率的有效预

胰岛素

胰腺分泌的一种激素，是代谢葡萄糖和脂肪必不可少的物质

自体免疫

自身分泌的抗体损害自身的器官

项目经验

Nate的调节（1型糖尿病）

Jamie M. Wincovitch，Classroom Teacher at the University Child Development Center，University of Pittsburgh

大学儿童发展中心（University Child Development Center，UCDC）是匹兹堡大学的一所实验式学校，为 0～5 岁儿童服务，共 12 个班级，近 160 个家庭。

你们面临什么挑战？

我们这里有一名 2 岁的儿童 Nate，他精力充沛、充满活力，善于沟通。但是在幼儿园，他开始出现一些异常的行为。他很容易疲乏，频繁上厕所和过度口渴。后来，Nate 被诊断患有 1 型糖尿病。

您是如何解决的？教师扮演了怎样的角色？

Nate 使用了胰岛素泵（一种小型的用电池供电的胰岛素推注设备，可穿在带子上或放在口袋里，输液管位于患者的皮下并固定住）。他摄入的所有碳水化合物都需要计量。尽管胰岛素泵会计算推注的量，但还是需要教师来确定当前和后续剂量，该剂量取决于摄入食物的脂肪含量和营养成分。本班教师接受了家长和匹兹堡儿童医院的培训，学习了如何做决定以及照看这种需求不同的儿童。

最初，教师非常紧张，但是慢慢就习惯了照顾 Nate 的过程。她知道几乎所有食物的碳水化合物含量，对这个新技能，她感到很自豪。

我们想要为 Nate 创造一个可以融入的环境，在照顾他的同时不会让他感到"不同"。例如，我们会每天更换 Nate 的座位，确保 Nate 总在一名教师旁边，以便教师能够监测食物摄入情况，但并不硬性强制他每天坐在教师旁边，也可自由选择挨着其他儿童。按照家里的吃饭习惯，每个儿童吃自己盘子里的食物。我们把所有吃饭用具都换成可测量的，以便在教师记录 Nate 的摄入量时，他不会感觉被孤立。

Nate 的血糖水平需要每隔几小时监测一次（通常一天 5～6 次），监测时要用针刺破他的手指，将一滴血滴在血糖试纸上，然后把血糖试纸插入到血糖检测仪中。Nate 非常配合，积极地表达他的感受，这有助于我们注意到他需求的变化。

这些做法的效果怎么样？

这些听起来非常令人紧张并且很专业，但在现实中，Nate 是一个典型的有特殊需求的学龄前儿童。有时候他努力在午睡时安静休息，他喜欢任何与数学有关的东西，喜欢假装愚蠢。他一直需要医学治疗，但是作为教师，我们努力把 Nate 首先当作一个学龄前儿童（患有 1 型糖尿病），而不是患糖尿病的儿童。这很重要！

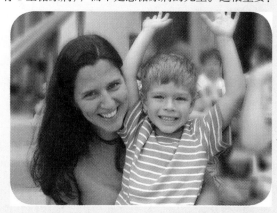

防措施。虽然，幼儿时期 2 型糖尿病并不多见，但是教师要知道幼儿期的生活习惯和方式可能够导致成年期 2 型糖尿病的发生。儿童糖尿病患病率在不断增加，而且 2 型糖尿病发病时的平均年龄也越来越小（Shah，Kublaoui，& White，2009）。

班级管理策略 一般情况下，糖尿病儿童不需要在课堂活动和学业上给予特殊照顾。对于这种疾病，应主要关注的是在校的药品管理。糖尿病管理需要完全了解儿童的病情。教师要接受医务人员的指导和培训，学习如何检测血糖水平、调整食物种类和量、管理胰岛素注射以及识别和处理紧急情况，如胰高血糖素治疗。教师在制订疾病管理计划时应该接受正规的培训和监督。在进行糖尿病管理时有两种并发症需要给予特别关注：

- **低血糖症**发生在血糖水平低时（低于 50 ~ 60mg/dl）。可能是由于没吃饭、吃饭时间延迟、胰岛素注射过多或剧烈运动引起的（Heward，2013）。表现为虚弱、头晕、视物模糊、困倦、恶心和易怒。一般处理方法是给浓糖，如一块方糖或一杯果汁。

  低血糖症
血糖水平低于 50 ~ 60mg/dl

- **糖尿病酮症酸中毒（diabetic ketoacidosis，DKA）**是一种常见，但是威胁生命的糖尿病并发症。这是由于体内胰岛素不足，血糖持续处于高水平造成的。症状有血糖升高、烦渴、多尿、不寻常的呼吸气味（像丙酮 / 洗甲水的味道）、嗜睡或虚弱。若怀疑有 DKA，需要立即就诊。

  糖尿病酮症酸中毒（DKA）
是一种常见，但是威胁生命的糖尿病并发症。这是由于体内胰岛素不足，血糖持续处于高水平造成的

　　糖尿病常常影响儿童的社交、情绪、学习和同伴关系。表 5-4 列出了美国糖尿病协会制定的优化校园糖尿病看护的指南。

表5-4　幼儿园中的糖尿病看护指南

指南	细则
医疗管理计划	• 与儿童的医生和父母共同制订 • 提供关于血糖监测、胰岛素注射以及饮食和零食的摄入量、种类和摄入频率的指导 • 明确低血糖症和高血糖症的症状和处理方法 • 提供运动指南
父母职责	• 提供材料，如胰岛素、其他药品、血糖监测设备等 • 提供治疗低血糖症的物品 • 提供紧急联系电话 • 提供有关饮食和零食的信息
学校 / 教师职责	• 为校内儿童负责人提供培训 • 保证药品管理计划中提出的胰岛素和饮食 / 零食的供应 • 保证发生低血糖症时有受过培训的人员处理 • 确保教师或校医不在时有接受过培训的后备人员 • 允许学生在有需求时见校医 • 有关于注射用针头的处理制度
学生职责	• 幼儿 / 学龄前儿童：需要一名成年人为其提供糖尿病的全方位看护。儿童可以参与决定刺破哪个手指 • 学龄儿童：在有监督的情况下可以自己检测血糖。一些大年龄的儿童可以自己注射胰岛素

来源：American Diabetes Association，2012.

如果……

在你的班上有一名唐氏综合征儿童，针对这个儿童的情况你打算用什么方式教学？制订教学计划时你会用到哪些资源？你的教学目标是什么？

唐氏综合征

唐氏综合征是导致智力残疾最常见的原因之一。唐氏综合征也被称为 21 三体综合征，因为患者多了一条 21 号染色体。唐氏综合征儿童通常有一定程度的认知障碍、肌张力减低和特殊面容，如杏仁眼、小下巴和鼻根低平。唐氏综合征儿童通常伴有以下疾病，包括：

- 先天性心脏病
- 胃肠道畸形
- 白血病
- 早期阿尔茨海默病
- 免疫问题
- 甲状腺问题
- 听力和视力问题

唐氏综合征儿童非常友好。他们常常会有语言和社交发育迟缓。尽管他们可能基本明白听到的内容，但是很难清晰地给予回应和说一段能被理解的话。动作发育也有延迟。由于认知障碍，解决和推理问题的能力明显受限。

班级管理策略　唐氏综合征儿童可以通过 IDEA 获得相关服务。和其他有特殊需求的儿童一样，唐氏综合征儿童通常也需要一名助教在课堂上给予帮助。教师们应该以儿童的 IEP 目标和融入策略为导向开展工作。唐氏综合征儿童可以从互动的融入教学中受益。使用视觉提示是另一个促进儿童自理能力和语言能力发展的重要策略。设计相关活动帮助儿童建立运动技能，提高大运动的协调性。

唐氏综合征儿童通常对视觉提示非常敏感，且总是对别人给予回应。他们可以很快地识别出不赞成并对失败很敏感，这会让他们回避接触那些困难的局面。教师们应该给他们提供一些适宜的任务和支持性的鼓励。

肌营养不良

肌营养不良（muscular dystrophy，MD）是一组遗传性疾病，导致肌肉萎缩、虚弱无力，易并发肺炎和早死。这种疾病非常罕见，每年有 500 ~ 600 名新生儿被确诊。MD 最常见的类型是迪谢内肌营养不良。迪谢内肌营养不良是一种 X 性染色体突变引起的遗传性疾病，由于基因突变导致肌肉细胞不能正常产生一种蛋白质。病患仅为男性，女性可能是这一缺陷基因的携带者。

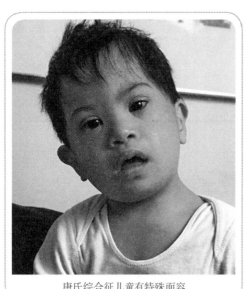
唐氏综合征儿童有特殊面容

MD 最初的症状是下肢虚弱无力，通常在 2 ~ 6 岁幼儿期越发明显（Heward，2013）。家人或教师可以观察到儿童小腿肌肉增大，踮脚尖走路，较同龄儿童摔倒次数多或上楼梯困难（Ball et al.，2012；Heward，2013）。典型症状是青少年时不能走路。预期寿命在 20 岁左右。

MD 的治疗重点是尽可能维持功能，可能会有运动、呼吸和语言方面的治疗。辅助器具用于帮助移动。有时也会使用药物。

班级管理策略　教师与早期干预专家和家人共同制订 MD 儿童的 IEP 目标。注意活动环境非常重要，从而让儿童轻松地在教室和游戏场地移动。适配的设施也可以帮助儿童移动。下面是一个例子：

> Lyle 借助电动轮椅移动。他的老师 Nancy 重新整理教室内陈设来为 Lyle 移动至每个活动场地腾出通道。她在教室中央腾出了一大块空地，方便 Lyle 参加小组活动。Lyle 在 3 岁时就能在这些场地自由活动了。Lyle 的轮椅可以降低座位，让他坐到地板上。这更方便他和好朋友搭积木，以及小组活动时和其他小朋友坐在相同的高度。

尽管身体活动不便，但是 MD 儿童可以接受常规的物理治疗和锻炼。室外场地地面平整对于有移动困难的儿童尤为重要。教师要注意不能牵拉这些儿童的胳膊，因为这会增加脱臼的风险（Heward，2013）。教师应该提供一些可以拼装的精细运动活动，这能使 MD 儿童选择最适合抓和拿的东西。适宜的活动有洗手、刷牙、拼图以及课后整理个人物品，这有助于培养他们的整理习惯和自理能力。

癫痫发作

癫痫发作是大脑神经元突发性异常放电导致的大脑功能障碍的一种疾病。癫痫发作是最常见的儿科神经系统疾病，通常由高热、药品、头部损伤和一些疾病引起。多数发作持续几秒到 2 分钟，基本不会造成伤害。超过 5 分钟则需紧急处理。癫痫发作分为（Ball et al.，2012）：

- **部分性发作**是由于部分神经元被异常激活引起的。儿童身体的一部分、四肢或脸会抽搐。这种癫痫发作可能会使儿童丧失意识，也可能不会。
- **全面性发作**是指所有神经元被异常激活。这种癫痫发作一定会有意识丧失，过去也被称作癫痫大发作。
- **失神发作**是指频繁、突然、短暂的意识丧失，通常伴有眼睑颤动，过去被称作癫痫小发作。

高热惊厥　有些发作可能不是癫痫发作，如**高热惊厥**。高热惊厥是由发热引起或发生于急性疾病期体温骤升时。发作时通常时间比较短暂，持续 1 ~ 2 分钟，在 6 月龄至 3 岁儿童中常见，18 ~ 24 月龄时达到高峰。发生过高热惊厥的儿童中有 1/3 还会复发（Ball et al.，2012）。

部分性发作

由于部分神经元被异常激活引起，症状与病灶位置相关

全面性发作

指所有神经元被异常激活

失神发作

指频繁、突然、短暂的意识丧失，通常伴有眼睑颤动

高热惊厥

由发热引起

尽管大部分高热惊厥并不代表会有潜在的问题或严重感染，但是对于教师和家人而言还是非常可怕的。如果儿童发生高热惊厥，需要立即通知儿童的家人。清楚描述发作情况对于家人和医务人员来说至关重要。因为有复发的风险，所以控制发热非常重要。高热惊厥随年龄增长逐渐减少，且预后很好。

癫痫

有两次或两次以上无端（无发热）发作的慢性发作性疾病

癫痫   **癫痫**是指有两次或两次以上无端发作的慢性发作性疾病，不是高热惊厥。癫痫可能由大脑发育、疾病或创伤引起，有时原因不明。癫痫在人群中的发生率约为 1%。本章的"健康贴士"探讨的就是癫痫和其他慢性疾病对儿童生活的影响及相关的社会心理学问题。

班级管理策略   发作性疾病的看护计划需要适合任何一个有发作性疾病的儿童。本系列丛书的《儿童安全促进方案》分册第三章探讨了幼儿园期间发作性疾病的管理。一份发作性疾病的看护计划应该包括以下信息：

- 儿童发作性疾病的类别和情况。
- 目前的治疗方法，包括药品、服药时间、服用剂量、服用方法和副作用。
- 限制参加的活动，包括对患发作性疾病儿童有危险的活动和任何能引起疾病发作的活动。
- 在紧急情况下获得帮助的指南。
- 如何识别发作以及发作时应给予的首要处理方法。
- 发作情况记录表，包括发作的类别 / 频率、采取的处理方法和观察到的相关表现。
- 支持癫痫儿童家庭的计划。

教师要熟练掌握用药，且药品管理计划必须适合儿童。一般情况下是不给药的，除非发作持续了一会儿，特别是几分钟。这可以由儿童的医生来界定。

健康贴士   慢性疾病对儿童生活的影响

慢性疾病（如癫痫）给家庭生活带来严重影响。例如，患有癫痫的儿童出现心理健康问题的风险较高，包括行为异常、焦虑和抑郁。癫痫也给家庭带来较大的压力，尤其是在癫痫发作时。这些儿童的家长报告其压力较大，时刻担心并关注着儿童的发作情况。另外，癫痫的不可预测性也增加了家庭的担忧，比如家长会担心儿童在学校时癫痫发作。

尽管患有癫痫的儿童智力正常，但是在学业方面仍有问题。有人提出药品可能是导致癫痫发作的一个原因，但是并未被研究证实。有特殊健康需求儿童的家庭需要教师的支持和理解，以确信孩子是安全的。教师可以详细登记儿童的病史以及在校期间发作或变严重时的处理方式。这不仅仅能确保儿童接受到正确的治疗，同时也能给予家长安慰，帮助他们缓解压力。

地西泮（安定）是急性发作时的常用药物，经直肠给药。急性发作时，教师需按照医生的指示，尽快联系急诊。癫痫发作的处理方式可能会经常变化，尤其是幼儿，需要对看护计划进行评估和更新。

地西泮（安定）

是急性发作时一种常用的药物，经直肠给药

影响交流、听力和视力的疾病

有些疾病会影响儿童的交流能力、听力和视力。交流是指想法、感觉、需求和欲望的交换（Heward，2013）。交流有很多方式，包括口头语言、面部表情、书面语言、肢体语言和手语。有效的交流对于日常生活的各个方面都是必要的。儿童在婴儿时开始交流，并在头几年快速发展。交流障碍在这一阶段就会表现出来。

交流

想法、感觉、需求和欲望的交换

美国听力与语言协会（American Speech-Language-Hearing Association，ASHA）将**交流障碍**定义为"语言、非语言、图形符号的接收、发送、处理和理解能力的损伤"（Heward，2013，第283页）。听力和视力方面的问题也会影响交流。一个先天丧失听力的儿童在正常语言发育方面会遇到困难。视力有问题的儿童可能不能准确地表达一些非语言的含义。虽然本章的其他部分可能涉及了交流问题，如唐氏综合征，但在这里我们将着重探讨存在障碍的儿童，特别是影响交流、听力和视力的障碍。

交流障碍

用语言或非语言交换想法、欲望或需求的能力的损伤

言语障碍

说话是口头说的话，**语言**是人以交流为目的而编制的一组正式代码。语音和语言上的损伤会妨碍交流。交流障碍可能是身体某部分或特定器官损伤引起的。大多数情况下，交流障碍不是由于生理问题所导致的，有研究人员认为环境因素在某些交流障碍中起重要作用（Heward，2013）。

说话

口头说的话

语言

人以交流为目的而编制的一组正式代码

言语障碍患病率差异很大。目前估计有 2.5% 的学龄儿童因为言语障碍而接受特殊教育服务。此外，一半以上接受其他特殊教育服务的儿童也同时接受言语训练（Heward，2013）。

语音障碍　语音障碍指的是发音有问题。一般认为有三种语音障碍（Turnbull et al.，2013）：

- 构音障碍影响特定语音的发音。构音问题使儿童的语音很难被理解。
- 流畅障碍影响语音的节奏或流畅度。口吃就是一个例子。
- 声音障碍影响声音的质量和使用。声音障碍可能导致慢性嘶哑或空气流经鼻道异常。这种障碍在幼儿中较为少见。

语言障碍　语言障碍通常分为接受性语言障碍和表达性语言障碍：

- **接受性语言障碍**是语言理解障碍。有此问题的儿童在听从指令和语言理解方面存在困难。

接受性语言障碍

语言理解障碍

- **表达性语言障碍**是语言表达障碍，或不能用语言进行沟通。有此问题的儿童不能正确使用词和短语。

表达性语言障碍

语言表达的障碍

患有语言障碍的儿童通常在学习、社会发展和同伴关系中存在困难，也更易于出现阅读和书写困难（Heward，2013）。

　　班级管理策略　教师在识别儿童是否患有言语障碍方面具有重要作用。通过互动和观察，教师往往能够发现家长发现不了的言语障碍。在家里，通过当时的情境和非语言交流，家人一般能够理解儿童要表达的意思。但是在学校里，儿童的交流问题可能会更明显。图 5-3 列出了很多教师建议的儿童需要接受进一步言语障碍评估的危险信号。

　　患有言语障碍的儿童可以享受早期干预服务。教师可以在言语病理学家的帮助下把言语目标整合到日常课程中。比如：

　　　　Nephi 老师把一套塑料蛇放在桌子上。他让 Angie 来检查这些玩具蛇。首先他们数数，发现有"7 条蛇"。然后观察玩具蛇的样子，一些有条纹，一些有斑点。通过数数，发现有"4 条条纹蛇和 3 条斑点蛇"。通过这个游戏，Nephi 帮助 Angie 练习发"s"的发音。他们继续使用字母"s"的发音增加描述性词语，例如"滑动的蛇和愚蠢的蛇"。当其他儿童加入游戏时，Nephi 让 Angie 介绍如何用玩具蛇玩数数游戏。

听力障碍

　　听力障碍是描述听力和声音辨别力减退的统称。尽管这个词使用很频繁，但是许多人更偏向于用"聋"或"重听"。有两种听力障碍最为常见：

- 传导性耳聋是指中耳或鼓膜病变引起的听力损失，通常较感音性耳

图5-3 识别言语问题

有以下征象的儿童需要进一步进行言语问题评估：

小于 12 月龄：
- 很少需要关注和要东西
- 使用的辅音或元音不超过一个

12 ～ 18 月龄：
- 不会轮流发声或说话
- 不理解单字
- 不会按照一步指示行事

18 ～ 24 月龄：
- 2 岁还不会说 50 个字
- 2 岁还不会说 2 个字的词
- 很少自己主动说话（不会模仿或回应）

2 ～ 3 岁：
- 不参加短暂对话
- 仅会一个动词

3 ～ 4 岁：
- 说的话外人不能理解
- 词汇量增加很少或没有增加

5 岁：
- 在理解和与人简单交流中有问题
- 没有兴趣学习印刷物的内容

来源：Wankoff，2011.

聋症状轻。大多数传导性耳聋可以药物或手术治疗。

- 感音性耳聋是指连接耳与大脑或耳蜗的听神经病变引起的听力损失。耳蜗是听觉系统器官。这种听力损失是永久的，且治疗更为困难。感音性耳聋儿童的发音通常也不清楚。

听力障碍是最常见的出生缺陷之一。在美国，每 1000 名活产儿中有 3 名永久性听力损失（Heward，2013）。在儿童期及以后的生活中也会出现听力损失。听力障碍可由不同因素导致，包括遗传、母亲孕期患病、儿童期患病和受伤。一些药物的使用也会导致听力损失，环境因素也会影响听力。"安全环节"探讨的就是噪声性听力损失。

早期识别听力损失非常重要。研究表明，在 6 月龄前被发现有听力损失的儿童以及接受了适宜干预的儿童能够有更好的语言发育。因为早期对语言发育至关重要，所以所有的州都必须在新生儿出院前进行**普遍的新生儿听力筛查**。

听力障碍的医学定义把听力损失程度分为轻度至重度。下面的听力损失程度分级描述了儿童能听到的最低的声音和分贝水平（Ball et al.，2012）：

普遍的新生儿听力筛查
出生后立刻进行的听力检测，用于发现新生儿中有听力损失的儿童

- 0 ~ 25 dB：无听力损失。
- 26 ~ 40 dB：轻度听力损失。
- 41 ~ 60 dB：中度听力损失，大部分对话水平的声音听不到。
- 61 ~ 80 dB：重度听力损失，对话水平的声音听不到。
- 81 ~ 90 dB：极重度听力损失，听不到说话声。
- > 90 dB：聋，听不到声音。

新生儿期以后，儿童一般到 4 岁或 5 岁才会再次接受听力筛查的预防性保健。一些儿童早期项目把听力筛查作为医疗服务的一部分。

幼儿园观察是识别儿童听力损失的另一种方法。教师可能会注意到儿

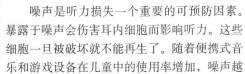

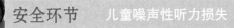

安全环节　　儿童噪声性听力损失

噪声是听力损失一个重要的可预防因素。暴露于噪声会伤害耳内细胞而影响听力。这些细胞一旦被破坏就不能再生了。随着便携式音乐和游戏设备在儿童中的使用率增加，噪声越来越受到关注。噪声的来源还有演唱会、飞机、工具、电力设备和枪。现在更为引人关注的是音乐播放器和同类设备上耳机的广泛使用。

研究表明，由于暴露于噪声中，学龄儿童存在不同程度的听力损失风险。虽然这种听力损失程度可能在轻度到中度之间，但是会给学龄儿童带来影响，特别是在教室这样喧闹的环境中。在教室里，即使是轻度听力损失，也会在很大程度上影响儿童倾听和理解指令，并影响课堂效果。教师可以这样做：

- 识别有听力问题的儿童，并转介其去接受评估。
- 倡导和实施在校期间限制使用便携式设备和耳机的策略。
- 教育家长噪声是造成听力损失常见的、可预防的因素。

来源：Ball，Bindler，& Cowen，2012.

童听力损失的症状或语言发育有问题，这都表明可能会有听力障碍。表 5-5 列出了婴儿、学龄前儿童和学龄儿童出现听力损失时可能会有的行为。需要注意的是，一些有听力障碍的儿童可能在早期没有症状且发育正常。这就是开展筛查非常重要的原因。不管怎样，如果教师发现儿童有表 5-5 中的任何一种行为表现，就应该告知家长并转介儿童进行评估。

班级管理策略　在教育方面听力障碍的界定主要基于听力损失对语言发育和学习成绩的影响。针对儿童可获得服务的条件，IDEA 将听力障碍定义为两种：

- "听力障碍指的是除了聋以外的听力方面的障碍，不管是永久性的还是暂时的，都会对儿童的学习成绩造成影响"（U.S. Department of Education，n.d.）。有听力障碍的儿童通常能够听到，且能够用语言给予回应。
- "聋指的是一种严重的听力障碍，不管声音是否被放大，儿童都不能通过听对语言信息进行处理，并且影响儿童的学习成绩"（U.S. Department of Education，n.d.）。聋的儿童几乎听不到任何声音。

被当地教育机构认定有资格获得服务的儿童可以参加 IEP 的儿童早期项目。儿童的 IEP 和早期干预团队在课堂开展服务。教师需要了解儿童的

表5-5　潜在听力障碍的征象	
年龄组	**行为**
婴儿	• 对大声的惊吓反应减弱或没有 • 只有被碰到才会觉醒，环境喧闹时不会被吵醒 • 3 ～ 4 月龄时头不会转向声源 • 6 ～ 10 月龄时找不到声音的方向 • 很少或没有咿呀学语
幼儿 / 学龄前儿童	• 难以理解的发音，发出单音调 • 打手势交流 • 对门铃和打电话没有反应 • 与和人玩相比，更喜欢自己玩和玩东西 • 注意力集中在面部表情，而非语言交谈
学龄儿童	• 经常重复问一个问题 • 除非看着说话人的脸，否则不能正确回应 • 注意力不集中 • 学习能力差 • 讲话发单音调 • 看电视时离得很近或声音调得很大 • 喜欢自己玩

来源：Ball，Bindler，& Cowen，2012. Reproduced with permission of Pearson Education，Inc.，Upper Saddle River，New Jersey.

交流方式。口头交流方式包括听和说话，视觉和手势交流方式包括手语和美国标准手语。一些儿童使用混合的交流方式，结合了说话和美国标准手语（American Speech-Language Hearing Association，n.d.）。使用手语也有助于儿童的语言发育。

　　家长常常更爱用一种特别的交流模式。当儿童同时用语言和手语进行交流时，有些家长更喜欢用全交流法（Total Communication method）（Heward，2013）。有时候有的残疾儿童的听力障碍可能令人察觉不到。听力损失是看不到的，如果有听力障碍的儿童能够轻松融入班集体，教师可能会忘记儿童的特殊健康需求。教授小儿童的一般策略也同样适用于有听力障碍的儿童。强调看、做和基于活动的学习，这些幼儿学习模式特征也适用于有听力障碍的儿童。

　　有听力障碍的儿童依赖于其他感觉进行学习，如视觉。由于听力有问题，他们不能从偶然对话中受益。可能需要通过评估教室噪声水平来明确减少背景噪声的方法。说话的时候要面对儿童，在指令给出前首先要获得儿童的注意。给出指令时应该吐字清晰、音调正常，避免过长和复杂的句子。正确使用面部表情和手势也有助于强化语言信息，也可以画图。教师的脸和嘴应该能够让儿童清楚地看到，通过看嘴型帮助他们理解。教师也需要了解日常生活中如何检查儿童的听力放大设备（助听器）以确保其正常工作。

视力障碍

　　视力障碍一词指的是即使佩戴了眼镜或隐形眼镜，依然视力不良的情况。遗传、出生缺陷、眼病以及年龄相关的眼部问题都可能引发视力障碍。常见的原因有屈光不正（近视和远视）、弱视和斜视。大约 2.5% 的学龄前儿童和超过 3% 的学龄儿童有视力问题（Ball et al.，2012）。

　　视力障碍通常被认为有两种：视力低下和盲。通常是通过让儿童读字母、数字或视力检查表上的符号来进行视敏度的测量，检测儿童辨别物体形态细节的能力。测量结果会给出一对数字，即对被测儿童在距离 20 英尺（译者注：约 6m）时可以看到的与正常眼睛进行比较。

- 正常眼睛视敏度为 20/20.
- 视力低下是指视敏度在 20/70 至 20/400 之间。
- 盲是指视敏度处于 20/400 水平。
- 法定盲是视敏度在 20/200 水平。

　　例如，一个视力低下的儿童（20/70）必须站在 20 英尺的距离时才能看到某一物品，而正常视力的儿童能够在 70 英尺（译者注：约 21m）的距离清楚看到这一物品。

　　班级管理策略　视力低下的儿童可能达不到享受当地教育机构服务的资格。有显著视力障碍的儿童和盲童有可能可以享受服务而参加有 IEP 的

视力障碍

矫正后仍然存在的视力方面的障碍，会对儿童的学业成绩产生不利影响。

视敏度

检测儿童辨别物体形态细节的能力

盲

最大限度校正后，视敏度为 20/200，或更差

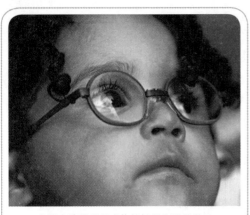

有视力障碍的儿童依赖触觉和听觉学习

早教课程。除了儿童早期项目，这些儿童还有可能获得眼科专家的帮助，而这名眼科专家同时可以为儿童的教师提供咨询。

有视力障碍的儿童依赖其他感觉器官来辅助学习。在有些活动中，视力低下的儿童可以用眼睛看，也可以用听力和触觉。对于这些儿童，评估教室内的照明情况非常有必要。减少眩光和提供颜色对比明显的材料有助于他们通过视觉来辨别物品。盲童主要依赖触觉和听力。

对于有两种视力问题的儿童，与事物直接接触对于帮助学习至关重要。感官游戏是不错的选择，可以让这些儿童通过触摸来学习词汇。把冰块放在桌子上，让他们感觉冰块在温水中融化的过程，进而可以引导他们就温度、融化和冰冻、固体和液体以及漂浮进行讨论。对于有视力障碍的儿童，设定合适的期望值非常重要，以便尽可能促进他们独立。其他支持性策略有：

- 在教室和这样的孩子说话时要叫他们的名字。有视力障碍的儿童很难注意到眼神交流。
- 称呼具体的物品和事件，而不使用"这个"或"那个"一类的词。
- 给予口头指令，而不是手势指令。
- 为他们在教室内活动提供支持。
- 当要用身体语言向儿童展示如何做时，把孩子的手放在你做动作的身体上。
- 鼓励合作小组活动，以便学习社交技能。
- 注意安全，但是不要过度保护。

有视力障碍的儿童在小学早期阅读活动中要开始学习触觉代码，如盲文。通常由专业教师进行指导。

总结

很多儿童都有特殊健康需求。健康需求的种类非常广泛，从幼儿轻度的环境过敏到影响日常生活各方面的严重脑瘫。特殊健康需求可能影响免疫系统、神经系统和社会交往，其中有些对日常生活和学习的影响很大。有些问题虽然不影响认知，但也会影响学习，这取决于儿童的健康和功能状态。教师要与他人合作来共同满足有健康问题儿童的需求。

随着有特殊健康需求儿童的增加和联邦保障所有儿童受教育权利法规的完善，越来越多的儿童需要在托幼机构时给予照顾。这离不开儿童项目或学校适当的支持。制订药品管理和应急处理的策略和措施，以及紧急情况应对方案，是一些项目为有特殊健康需求的儿童提供服务所做的准备工作。儿童教育团队人员的工作为儿童、家庭和教师提供了网络支持。教师在设定融入目标和制订用来实现目标的计划中具有重要作用。融入方法包括创造适合身体和教学的条件，邀请儿童尽可能参与活动，满足儿童在医疗和教育上的各种需求。房屋也要根据日常活动和有特殊健康需求儿童参加活动的方式做一些调整。

有特殊健康需求的儿童首先是儿童，他们尚年幼，对于满足其好奇心的学习活动很感兴趣，很想成为社会团体的一员。很多常见的教学方法都适用于有特殊健康需求的儿童。例如，对于所有儿童而言，以活动为基础的教学方法都是增加实践经验的理想方式。更多特殊教学策略是专门根据个体需求设计的。作为社会的一员，教师、家人、医务人员、早期干预专家和治疗师要共同合作，支持有特殊健康需求的儿童。

关键词

失神发作	执行功能	广泛性发育障碍
适应性行为	表达性语言障碍	人中
沙丁胺醇	高热惊厥	接受性语言障碍
酒精相关的神经发育障碍	胎儿酒精综合征	短期记忆
阿斯伯格综合征	功能受限	镰状细胞贫血
哮喘	功能状态	储雾罐
孤独症	胃造口术导管	语音
自体免疫	全身性发作	脊柱裂
盲	脑积水	兴奋剂
导管插入	低血糖症	气管造口术导管
有特殊健康需求儿童	免疫系统	触发物
交流	吸入性皮质激素	普遍的新生儿听力筛查
交流障碍	胰岛素	地西泮（安定）
糖尿病	智力残疾	视力障碍
唐氏综合征	语言	视敏度
阅读障碍	学习障碍	喘息
脑病	肌营养不良	
癫痫	雾化器	
	部分性发作	

问题回顾

1. 儿童的特殊健康需求是如何影响其他健康和功能状态的？
2. 哪些联邦法律保护儿童的健康需求以及它们是如何用于特殊健康需求的？

3. 哮喘在哪些人群、哪些地区较为常见？该疾病在幼儿园有哪些表现？

4. 幼儿园教师会注意到孤独症儿童的哪些症状？

5. 胎儿酒精综合征影响哪些方面的发育？

6. 听力障碍一般是怎样发现的？

讨论

1. 教师在照顾有特殊健康需求的儿童时，如何帮助家长缓解压力？

2. 作为一名幼师，你发现一个孩子可能有孤独症的症状，你该怎样向儿童家长说明这个情况？怎样准备会谈？向哪里转诊？

3. 作为一名二年级教师，你正在教一个有听力障碍、需要听力帮助的儿童。他会说话，但是声音明显受到了影响。其他儿童注意到后会问为什么他发音和他们不一样。你该如何解决这个问题？

实践要点

1. 想象一个患有 1 型糖尿病的儿童进入到你的三年级班级。你了解到她要在白天检测血糖和注射胰岛素。那么在她进入班级前你还需要了解哪些信息？除了她的父母，你可能还需要与谁合作？

2. 通常怀疑有 ADHD 的儿童最先被学校系统评估，而非医务人员。在你们学校由谁进行评估？如何做出诊断？

3. 打电话给你们当地的卫生部门，询问当地的铅中毒患病率。你所在地区的幼儿园是否开展了铅中毒的筛查？如果是，是怎么做的？

网络资源

Children and Adults with Attention Deficit/Hyperactivity Disorder

www.chadd.org

Managing Asthma in Schools

www.epa.gov/iedweb00/schools/asthma.html

National Survey of Children with Special Health Care Needs

www.cshcndata.org/Content/Default.aspx

Right Under My Nose: A Book for Children with Spina Bifida

www.myspinabifidabook.org

第六章

儿童心理健康

学习目标

1. 明确"心理健康"的定义，讨论影响幼儿心理健康的生理、环境和发展方面的因素。

2. 描述儿童从出生至8岁社会情感发展的各个阶段。

3. 讨论幼儿课堂中促进儿童社会情绪发展的方法。

4. 解释儿童心理健康问题的发现及儿童早期心理健康问题典型类型的识别。

5. 讨论有心理健康问题及不当行为的儿童的教育策略。

　　2～3岁班家长与教师会谈已经安排好了。Meegan 准备见 Heather 的父母。她特地将此次会谈安排在课后，以便留出充分的时间与家长一起讨论她的顾虑。对于如何向 Heather 的父母开口说她所观察到的行为问题，Meegan 感到很担忧。尽管 Meegan 已经尽力去教导她，Heather 对其他小朋友表现出来的攻击行为仍持续不断。当 Heather 掐其他小朋友的脖子时，Meegan 曾多次进行干预。有一次，Heather 捡起一大块砖头砸向助教的头。还有一次在集体活动时，Meegan 看见她甚至都没看 Arturo 一眼，就径直用手打了 Arturo 的脸。

　　Meegan 相信 Heather 的父母在家中也遇到过相似的问题，因为他们曾提及在双方都不能在家看孩子而要把 Heather 留给保姆照顾时，就得把孩子送到奶奶家。为了这次会谈，Meegan 提前做了一些准备，她查阅了关于儿童社会情感发展和行为方面的信息，并了解了附近有哪些合适的机构可以提供相关的服务。因为要跟 Heather 的父母分享她看到的一些负面现象，她感到非常别扭。但是她已经做好准备，也带着希望，相信这次会谈可以顺利进行，并能与 Heather 的父母讨论出一个合适的方案帮助 Heather。

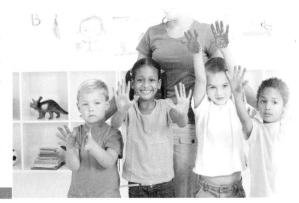

有时候，儿童在适应入园或融入班集时会不太顺利。他们可能在发展典型社会情感技能方面遇到困难，以致在班上表现出明显的行为问题。这些问题可能预示儿童有社会情感发展迟缓或有未被识别的心理健康问题。和 Meegan 一样，教师们都努力使儿童在各方面全面发展。他们已经意识到情感健康对儿童生活和成长的重要性。当儿童表现出严重的行为困难并且需要有效的指导时，他们会很担忧。

在本章中，我们会交替使用"社会情感发展"和"心理健康"这样的词汇来表达心理与情感健康的积极状态。这就强调了，当教师通过有目的的活动锻炼儿童身体的时候，也在通过有利于社会情感发展的环境以及积极的人际关系来促进儿童的社会情感发展。

本章我们将着重介绍教师能使用哪些方法促进儿童心理健康。开始我们会明确儿童心理健康所涉及的专业词汇及其对儿童健康成长的影响。接着我们对健康的社会情感发展做一个概览，并讨论社会情感发展出现问题时可能面临的挑战。然后我们将描述社会情感发展与学习、学校学业表现之间的关系，探究幼儿课堂活动如何促进儿童的心理健康。最后，我们将介绍几种常见的儿童心理问题，并指导家长和专业人员在必要情况下共同制订有效的干预措施。关注儿童心理健康是教师的一项重要责任，它是儿童未来成功和幸福的重要基石。

▌认识心理健康

儿童出生后的开始几年是形成健康习惯和健康生活模式的重要阶段。这包括儿童情感健康和身体健康。教师通过了解心理健康及其影响因素、儿童早期心理发展进程，并识别社会情感发展的重要阶段，从而为促进儿童心理健康做好准备。

心理健康的定义

心理健康
在亲密和健康的关系中体验与管理情绪，并且了解与体验环境

心理健康指的是儿童理解和管理自身情绪及行为，并用与年龄和发展阶段相符的恰当方式与他人进行积极互动，建立有意义的关系的能力。它强调儿童享受生命，并能够保持灵活的、有适应性的和有弹性的状态（U.S. Public Health Service，2000）。就如同身体健康指的是身体状况良好且没有疾病一样，心理健康则是指精神或情绪状态良好，没有心理疾病。

与心理健康相伴随的能力是可以观察到的。例如，Sharina 老师在她的婴幼儿班级中观察到了健康的社会情感发展或者说"好"的心理健康行为表现：Caitlin 笑着爬到 Lin Lin 身边跟她互动。Caitlin 表现出了恰当的兴趣、愉悦和好奇，并且通过与她发展水平相符合的情绪和行为表现出来。对 Sharina 来说，这种观察与她通过身高和体重测量来了解儿童的身体发展

是相似的。从身体测量中可以得到身体健康方面的信息，而观察儿童与其同伴、教师进行的交流互动可以帮助教师了解儿童的心理健康状态。

社会情感发展是人类发展中的一个熟悉领域。它也**与心理健康的连续性**联系在一起，并可认为是其中的一部分。大部分儿童早期发展方面的资料都认为，社会情感发展与心理健康是同样的，或是同一个内容（Zero to Three，n.d.）。这一点对于指导教师开展课堂活动，促进儿童的社会情感发展，从而增强儿童的心理健康是很有意义的。然而，教师也应该意识到，社会情感发展水平较低并不能自动解释为儿童有心理疾病。心理健康的连续性包括以下行为：

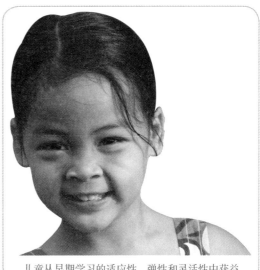

儿童从早期学习的适应性、弹性和灵活性中获益

- 表现出积极的社会情感发展，这意味着儿童有积极的发展成果。
- 显示出社会情感发展方面的问题征象，也称心理健康问题，建议加强对儿童的关注，以指导他们形成更积极的心理健康习惯。
- 提示潜在的心理障碍或疾病，建议对儿童做专业的医学检查以获得可能的心理诊断及提供相关服务。

心理健康的连续性
与积极的社会情感发展、心理健康问题及心理疾病相联系的儿童行为

儿童表现出符合其年龄和发展水平的行为，表明他们的社会情感发展处于正常状态。如果儿童表现出现的行为并不是该发展阶段的特点，那就需要关注了。这些行为可能预示儿童在某个方面发展较落后，或是平时没有足够的机会练习相关的行为以发展相应的社会情感技能。儿童表现出来的这些挑战性行为也暗示儿童接下来可能面临更严重的发展问题。最重要的一点是，这些行为如果能够在早期被发现和处理，可以预防日后更严重的问题发生。儿童的某个行为在他们所处的年龄段是否恰当，这取决于不同的文化情境和社会对儿童社会行为发展的期待。例如，儿童的某些行为在一些文化中被认为是"攻击行为"，而在其他文化中可能被当作"力量"的象征。

要看出儿童的行为是否提示有心理健康问题并不容易。尽管如此，教师还是有责任管理儿童的行为，并促进儿童发展。本章将对这方面问题进行探讨，并列举了一些教师在促进儿童社会情感发展方面可以采取的方法。教师并不是孤军奋战的。他们可以获取最新的资讯，与家庭协作，如果有需要的话，还可与心理健康专家合作，通过多方协作来制订和实施促进儿童心理健康发展的干预措施。

关注儿童心理健康

随着越来越多的儿童在课堂中表现出行为问题，儿童心理健康受关注

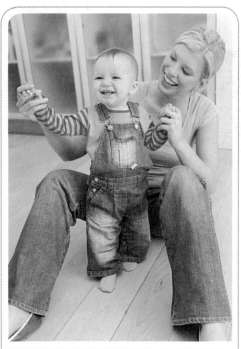

早期积极的经历和互动帮助儿童与他人建立亲密、安全的关系

的程度也逐渐提高。人们越来越意识到幼儿也存在心理健康问题。2001 年，美国卫生局（U.S Surgeon General）发布了美国儿童心理健康状态关键特征的报告。报告指出，越来越多的儿童正在经历社会情感困难和心理健康障碍。然而，得不到心理健康评估和治疗的儿童人数也在逐渐增多，这一点更令人担忧。卫生局在报告中指出，心理健康是儿童健康的重要组成部分，对他们的学习起着重要的作用。该报告（U.S. Public Health Service，2000）特别强调了以下几个方面：

- 提高对儿童心理疾病的认识水平。
- 减少与心理障碍相关的侮辱。
- 强化心理障碍识别、诊断和治疗的框架，消除心理健康的不平等。

幼儿教师同时跟许多儿童交流，需了解更多心理健康发展迟缓方面的知识，学习如何为儿童提供积极的支持。本章的"政策要点"介绍了新出台的与儿童早期心理健康相关的法律。

儿童心理健康的影响因素

儿童心理健康受到很多因素的影响，有的因素在婴儿期就出现了。这些因素包括生理和环境因素。尤其是在儿童心理健康方面，生理因素与环境因素之间有很强的联系，共同影响儿童的社会情感发展。

生理因素

生理因素是与遗传和大脑发育相关的个体特有的品质或特点。这些因素从胎儿期开始就显得很重要。生理因素包括以下几个方面：

- 遗传方面，如体形、相貌、发育速度等。
- 气质，也可以说是儿童类型与人格，通常分为"易养型""慢热型"

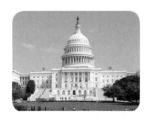

政策要点　　影响儿童心理健康的相关法律

近期一些法律法规内容的调整，将在未来几年中对儿童心理健康产生一定的影响。例如，《儿童健康保险计划授权书 2009》（Children's Health Insurance Program Reauthorization 2009）条文要求心理健康应该获得与身体健康同等的益处。这就需要大力提高心理健康专业人员的技能以及相关服务的可及性。这一法规也强调心理健康问题的预防、早期干预和差异。教师需关注并应用学校和社区中越来越多的可用资源。

来源：Information from Stagman & Cooper, 2010.

"困难型"几种。

- 身体或健康方面的因素，如身体发育异常或早产。
- 营养，包括摄入食物的质量。
- 大脑发育，指大脑的发育与成熟。

大脑发育对儿童心理健康有重要的影响。虽然大脑从胎儿期开始发育并持续至成年期，但胎儿期和出生后开始的几年是大脑发育最迅速的时期。在这个阶段，儿童学习极为大量的信息，大脑也为日后学习打下了基础。

大脑发育受到儿童与周围人或环境互动经历的影响。养育过程中的互动能促进大脑细胞发育，并强化脑细胞间的连接，这为积极的社会情感健康打下了坚实的基础。持续的不良经历会损害大脑的正常发育，引起学习、行为、身体和情绪健康等各方面的问题（Zeanah，Berlin，& Boris，2011）。

生理因素与以下将介绍的环境因素相互作用，对儿童的社会情感发展产生积极或消极的作用。

环境因素

儿童的社会情感发展极易受到以下环境因素的影响：

- 家庭生活情况，如压力、家庭暴力、贫困、虐待、忽视、父母滥用药物或有心理疾病、亲子关系的质量、文化等，都对家庭养育产生影响。
- 社区福祉，包括社区暴力、可获得的医疗资源和社会服务资源。
- 环境中的有毒物质，如汞、二手烟等化学物质。
- 情绪和社会的影响，如与看护人的关系和家庭互动的质量。看护人包括父母及其他家庭成员，如祖辈、保姆和教师。

看护人
指平时照顾儿童的人，如父母、家人和保姆等

任何影响亲子关系质量的因素都对儿童有影响，尤其是不良的环境因素会影响家庭生活，从而对儿童的社会情感发展产生影响。与贫困有关的压力因素，如食品安全问题、恶劣的居住环境、医疗需求得不到满足等，都会给家庭生活带来麻烦，危害儿童的社会情感发展（Spenrath，Clarke，& Kutcher，2011）。本章的"安全环节"讨论了压力（stress）在儿童大脑发育过程中的重要作用。教师可以给家庭介绍一些方法，包括家庭养育策略，鼓励家长与儿童建立坚实的、积极的亲子关系，帮助家庭减少贫困所带来的负面影响。此外，师生关系的质量对儿童的社会情感发展也会产生重要影响（Biringen，et al.，2012）。

作为一名婴儿教师，Jenna 很能理解有些人面对婴儿哭闹时的无力。但她对婴儿有种特殊的情感，她很享受于尝试各种方法与每个儿童建立牢固、积极的关系。她在帮助儿童建立强烈的依恋关系和发展不同的交流方法方面做得相当不错。

心理健康对整体健康的影响

社会情感发展与身体、认知、健康的人际关系发展等方面有密切的联系。在社会情感发展过程中，如果在某个发展阶段内儿童没有表现出该阶段里程碑式的行为，那么儿童在其他领域的发展可能也面临着较大的挑战。儿童早期社交、情绪和行为问题会阻碍学习，并且可能导致日后学龄期和青少年期的学习问题，以及攻击和犯罪等问题（Stagman & Cooper，2010）。

在社会情感发展方面有严重问题的儿童往往不能与他人形成良好的关系，到了成年期，在维持亲密关系、关爱孩子、稳定工作方面也会有困难。进入青少年期之后，他们也会面临更多司法方面的问题（Stagman & Cooper，2010）。如果发现不及时，未加治疗，心理健康问题会伴随着儿童的成长。所幸人们对这种长期的、负面的影响日益关注，也开发出一些指导心理健康服务的原则。

在本章开头，Meegan 并不知道 Heather 的行为是否提示有心理健康问题，但是她知道 Heather 的这些困难阻碍了她的学习。她希望通过讨论 Heather 的情况，可以开启她与 Heather 家人的对话和交流，从而帮助 Heather 更好地适应在家庭和学校中的生活。

社会情感发展的特点

社会情感发展始于出生之时，在学前期持续快速发展。社会情感发展高度依赖于儿童与家人、教师、同伴间的正常交往和人际关系。儿童自身、家庭和周边环境等诸多因素影响并最终决定了儿童社会情感发展。

儿童的社会情感发展在整个儿童早期都以一种可预见的形式表现出来。它有赖于儿童的发育水平，并通过儿童与家人、教师和同伴的互动表现出来。表 6-1 列出了 0 ~ 1 岁儿童社会情感发展的里程碑，表 6-2 列出了

安全环节　　压力对大脑发育的影响

与个体身体健康和心理健康相关的危险因素和保护因素都会对个人的发展产生影响。保护因素如儿童与成人间良好的关系可促进健康的发展。危险因素指的是可能诱发问题的因素，如遭受虐待。其他家庭中可能存在的危险因素包括家庭暴力、夫妻不和、寄养（或代养、领养等）经历、家庭药物滥用史以及家长有心理健康问题等。

当儿童处于应激状态时，应激激素会被释放出来。

已有研究表明，应激激素会对发展中的大脑产生不良作用，导致学习、记忆、执行功能等方面的困难，使儿童在适应新环境、调节和管理情绪，或是应对未来逆境等方面表现出能力不足。

由于儿童所遭遇到的应激大多来源于社会因素，如暴力、贫困和单亲，学校和社区需制订相关措施和课程对家庭进行宣传教育，强调社会情感健康的重要性，并在儿童生活和学习的环境中促进其健康发展。

来源：Bershad & Blaber，2011；Shonkoff & Garner，2012.

表6-1　0~1岁婴儿社会情感发展特点	
年龄	**特点**
0~6月龄	• 关注所见、所听和互动 • 通过表情、声音和动作表达需要 • 微笑，喜欢有趣的互动 • 当需要被满足时，发展起依恋
6~12月龄	• 寻求交流 • 喜欢发起、模仿声音和动作 • 对于鼓励给予积极回应 • 喜欢熟悉的生活常规 • 喜欢父母和稳定的看护人 • 在陌生人面前表现出害羞或焦虑

来源：Information from American Academy of Pediatrics，2009.

1~8岁儿童社会情感发展的里程碑。总的来说，社会情感发展展示了个体从以自我为中心的思维过渡到广泛思考自身与他人之间的关系的过程。了解儿童社会情感发展的阶段特点有助于教师发现与儿童年龄和发育阶段相符合的行为，也为教师设计有目的、有针对性的课堂活动提供依据。

婴儿期

婴儿在出生后的开始几个月就能发出健康的社会情感发展信号。0~1岁婴儿典型的发展特点包括（American Academy of Pediatrics，2009）：

• 具有社会性微笑。
• 模仿动作和表情。
• 通过面部表情和身体动作交流。
• 经常对他人情绪做出反应或表现出喜悦。

3~4月龄后，婴儿对吃、睡等基本需求的兴趣逐渐减少，对周围世界以及与看护人交流的兴趣逐渐增强。这种婴儿健康发展的表现源于婴儿获得了安全感。安全感来源于看护人温暖而充满爱的话语、熟悉的生活常规以及积极的社会交往。

不同儿童在婴儿期的气质差异比较明显，这就需要看护人调整自身与儿童的交流方式。各种气质类型的婴儿都需要爱他（她）、回应他（她）需求的成人，但是成人跟不同类型婴儿的互动方式略有差异。例如，活动性强的婴儿需要看护人多些耐心和温和地引导，而安静、敏感的婴儿需要与成人和其他儿童进行更放松的互动（American Academy of Pediatrics，2009）。

如果婴儿期的正常发展受到阻碍，可能会导致严重的问题。例如，这个时期是婴儿与看护人建立依恋关系的重要时期，如果出现阻碍或困难，

表6-2	1~8岁儿童社会情感发展特点
年龄	特点
1~2岁	• 用语言和动作进行交流 • 使用更多复杂词汇 • 辨别事物，表达"喜欢"和"不喜欢" • 表达更广泛的情感 • 在新情境中表现出情绪和动作的对抗 • 喜欢玩玩具 • 有时合作，有时寻求独立 • 会自己玩或是在别人旁边玩
3~5岁	• 开始能察觉并说出自己的情绪 • 可能表达对"怪物"的恐惧或担忧 • 喜欢幽默的事，包括笑话和词语游戏 • 可能以自我为中心，但开始表现出对他人共情 • 对习惯的事回应良好，但应对变化时需要支持 • 玩复杂的假扮游戏，可能纠结于想象和现实 • 通过唱歌、跳舞、美术和手工来表达自己 • 寻求与其他儿童的互动
6~8岁	• 用语言分享信息和描述故事及事件 • 寻求独立，但仍有恐惧 • 发展对"是非"的认识 • 喜欢与大人一起，但是更喜欢和其他儿童一起玩耍 • 渴望被同伴喜欢和接纳 • 表达个人兴趣爱好和更喜欢的游戏 • 发展并重复复杂的游戏主题和游戏规则 • 按照预定的规则玩合作的游戏

随着婴儿年龄增长，很可能逐渐表现为情绪表达问题、注意力难集中、喂养和睡眠问题、发育迟缓，以及与其他儿童和看护人的不良关系（Center on the Developing Child at Harvard University，2010）。这就强调在婴儿期要确保儿童建立安全感、信任，并提供安全的环境，这些是儿童生命第一年情感发展的重要内容。

1~2岁

出生后第二年，儿童渐渐发展起对周围社交关系的认识，包括家人、朋友、看护人和其他熟人。这个年龄段的儿童都把自己视为世界的中心，也就是"以自我为中心"。虽然其他人对儿童很感兴趣，但是儿童本身对他人的想法和感受没有任何概念（American Academy of Pediatrics，2009）。例

以自我为中心
是儿童的观念，即将自己视为世界的中心

如，1～2 岁的儿童可能会玩在一起，但是他们并不互相进行有目的的交流和合作玩耍。这个时期儿童的社会情感发展特点包括（American Academy of Pediatrics，2009）：

- 模仿他人的行为
- 越来越能将自己视为独立于他人之外的存在
- 当周围出现别的儿童时，能看出来他们兴奋的表现
- 表现出更多的独立性
- 开始表现出反抗行为
- 表现出更多的分离焦虑，1.5 岁后逐渐消退

乐于探索是学步期儿童的特点，他们也会表现出独立而又依赖的双重表现（"pushing and pulling"）。这些儿童渴望有更多的独立性，他们在探索时如果遭到阻止会反抗，同时他们需要确认看护人能够给他们安全感。安全、丰富的游戏环节，与儿童共同游戏，为物件、图片和想法命名，都是对学步期探索行为的鼓励。在建立一定底线（即什么能做，什么不能做）的情况下，让儿童进行自由的探索是很重要的。

这个年龄段的儿童需要明确和持续的引导。"攻击行为"是 2 岁儿童较为典型的行为挑战之一。但是可以通过恰当地转移来改变这种行为方式，让儿童学习如何管理好自己的情绪。在告知儿童"底线"（行为规则）的时候，应尊重儿童好奇的天性和探索的爱好。教给儿童玩耍的界限，建立行为的底线，引导儿童的恰当行为而避免用严苛的惩罚和责骂，这些才是促进儿童社会情感发展的有效策略。

2～3 岁

出生后第三年，儿童依然最关心自身的需要，对他人的认知仍处于发展阶段，可能还无法理解别人的感受。这一年龄段儿童的社会情感发展特点如下：

- 表现出更强的个性。
- 在某些方面表现出更强的记忆力。
- 情绪理解能力提高。
- 对友情的兴趣提高。
- 道德认知能力提高（是非判断能力）。

模仿和假装游戏对这个年龄段儿童的社交发展起着重要作用。2～3 岁儿童更喜欢平行或者并排游戏，除非他们也想玩其他儿童正在玩的玩具。这种游戏情境为此年龄段儿童学习分享和轮流的概念提供了非常重要的机会。

这个发展阶段的儿童寻求自主并表现出自信。他们最关心自己的需要，几乎不懂他人的感受（American Academy of Pediatrics，2009）。这会给他

们带来有些复杂的挑战，所以儿童为保持情绪的平衡而挣扎对抗是很自然的事。儿童之间通过协商制订出分享玩具的方案，一开始可能好好的，而接下来"谁先玩"的问题可能会使他们产生矛盾或失去耐心。一个孩子可能会说："我分享了，但我想先玩这个货车！"在情感方面，2～3岁儿童可以说是情绪化、摇摆不定的，这也意味着他们正在学习控制自己的动作、冲动和感受（American Academy of Pediatrics，2009）。

这个年龄段的儿童会试探限制、时常失控，这都是很自然的事。应对情绪冲动并不是件容易的事，所以儿童的愤怒和沮丧情绪可能很快演变成哭、打、大喊大叫（American Academy of Pediatrics，2009）。教师在制订引导策略时，需认识到这些行为其实是儿童的天性，他们在与自己做斗争，以发展社会情感方面的弹性和能力。

教师可以通过制订合理的、一致的要求，让儿童既理解行为的限制，又能驾驭自己的行为，以此帮助儿童发展健康的情绪技能。鼓励并强化儿童的良好行为很重要。教师也要纠正儿童的不良行为，帮助他们认识到这些不良行为会给别人带来的负面影响。

在本章开头，Meegan 很清楚地知道 Heather 在班级中表现出的攻击行为很难消失。她知道自己有责任制订合适的策略帮助 Heather 表现出恰当的行为。同时，她认识到她必须发现并了解阻碍 Heather 健康发展的因素。

3～4 岁

3～4岁时，儿童的自我认同感与安全感更强，他们对与他人建立关系也更感兴趣。这个年龄段的儿童社会情感发展特点包括：

- 对人际交往的兴趣增加了。
- 用语言表达自己的意愿、需要和想法。
- 管理情绪和行为的能力有所提高。
- 遵守规则，越来越喜欢取悦他人。
- 对建立良好的师生关系有持续的兴趣。

这个年龄段的儿童对合作游戏越来越感兴趣，或是喜欢在同伴旁边玩或玩相同主题的游戏。例如，你可能会看到 3 岁的儿童一起坐在地上堆积木。他们用同一批玩具，谈论他们正在做的事情，但却是各玩各的。在这期间，儿童越来越多地察觉到他人的情绪和动作。他们能注意到身边某个孩子看起来情绪不好，还能意识到某个行为之后随之而来的结果可能是什么。

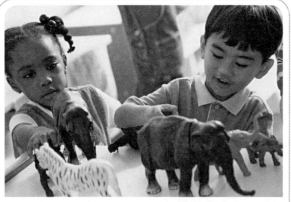

学习分享是社会情感发展进程中的一个方面。有时候，特别小的孩子可能也同意分享，但他们还是想第一个玩到玩具

例如，当 Lindsay 问 Ben 要是他一直这样用火车顶着 Karen 的积木高塔往前推会怎么样时，

Ben 会说："塔会塌下来呀！"Lindsay 继续问："那 Karen 会怎样？"3 岁的儿童已经渐渐会轮流交换玩玩具，而减少用抓、哭诉、喊叫等方式来获取自己想要的东西。在这一阶段，儿童开始发展起生动的想象力，使他们能够了解爱、生气、反抗和恐惧等不同的情绪。儿童常有想象的小伙伴，也可能很快从想象转换到现实。他们仍需要教师帮助他们了解行为规则，学习管理人际关系和情绪的办法。

4 ～ 5 岁

4 ～ 5 的儿童已经很会社交。他们开始喜欢有社会交往的生活，有的还有"好朋友"（American Academy of Pediatrics，2009）。应鼓励儿童交朋友，因为交朋友为儿童建立和维持友谊提供了重要的机会，锻炼了儿童的社会情感技能。这一年龄段的儿童社会情感发展的特点包括：

- 关注社会交往。
- 练习当"小领导"。
- 在理解他人观点方面表现出更强的能力。
- 对某些计划有动作示范能力。
- 能遵守规则，但在理解灵活性方面需要他人帮助。

4 ～ 5 岁的儿童开始玩合作游戏。合作游戏涉及一系列游戏流程和规则的建立、角色分配，以及在游戏过程中协商和互相迁就。在这期间，儿童对别人的感受越来越敏感。他们对自己的情绪越来越清晰，并能理解自己的行为可能产生的结果。自信心在这个阶段也得到很大的提升，并且他们能够承担一些简单的任务，如摆台和收拾玩具区。他们还需要教师的支持和引导，以保证所有儿童都能参与到游戏当中，并在常规行为中获得安全感。

5 ～ 8 岁

幼儿园和小学的儿童正处于探索欲望、兴趣和独立性暴发的时期。这个年龄段儿童社会情感发展的特点包括：

- 对自主和独立的兴趣增加。
- 根据成人对自己所做的评价和反馈来不断评价自我。
- 开始依赖同伴的反馈来界定好坏。
- 展示自己的技艺和能力。
- 表达情绪、想法、意愿和需求。

这个年龄段的儿童很容易投入到某个主题活动中，他们在一段时间内会一直围绕着一个主题玩，直至它结束。这个阶段的儿童也开始与社区和学校里等家庭以外的人建立友谊和社交关系。

合作游戏发展到一个新高度，即 5 ~ 8 岁儿童在游戏中会把前一天的游戏主题带到第二天。一个儿童可能有多个朋友，且大多是同性朋友，喜欢频繁地沟通和"约定游戏时间"。他们彼此间还可能有激烈的分歧，但是很快就烟消云散，今天还是"敌人"，明天却又恢复成"最好的朋友"。儿童渐渐懂得别人的感受。他们观察大孩子如何做，然后自己也学着去照顾比他们小的孩子。

这个年龄段也是颇具挑战的"过渡"阶段。一方面，5 ~ 8 岁儿童寻求更大的独立性，他们可能在某些方面获得自豪感，例如当别的小朋友没有遵守规则时会告状，或是当别人给予引导时会拒绝或回避。同时，他们也会有青少年身上特有的对死亡、拒绝和失败的恐惧，对别人的反馈也相当敏感。

促进社会情感发展

现在，越来越多的儿童在学前期进入学前教育机构学习，这给教师提供了促进儿童积极的社会情感发展的机会。支持社会情感发展的课程及项目能减少儿童因行为问题被开除的情况，减少有困难行为，提高与社会情感健康相关的能力（Smith，Stagman，Blank，Ong，& McDow，2011）。通过创造适宜的环境，建立积极的人际关系，实施鼓励社会情感发展的策略，可以帮助儿童发展适应幼儿园生活所需的技能和促进心理健康的能力。

创造支持性环境

创设一个开放的、与儿童发展水平相符合的环境可以为儿童适宜的社会情感发展打下基础。已有研究表明，促进儿童社会情感发展的环境具有以下特征：

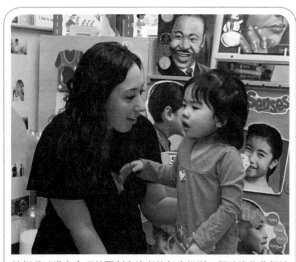

教师通过设定合理的限制和清晰的行为规则，帮助幼儿获得社会情感技能

- 高质量的师生关系。
- 高水平的课堂质量。
- 教师与婴儿 / 学步期儿童之间依恋关系的质量。

教师有责任营造一个让儿童感到受欢迎的玩耍、学习和成长的环境。可以通过给儿童安全感来营造这样的环境，或者安排合适的区域以避免不必要的冲突，例如在角色扮演之外再设置一个积木搭建区。另外，可以开辟一个安静的区域，这样儿童可以坐下来做他们想做的事情；鼓励儿童自给自足，例如设立盥洗区来鼓励儿童做与年龄相符合的自己的事情，以及在浴盆和书架上标记号以便儿童有时可以帮忙收拾。幼儿能够识别出哪些地方是以儿童为导向或对他们开放的。以上这些环境的物理特征能够让儿童感到他们是受欢迎的，是有价值的。

建立关爱的关系

在儿童早期，看护人与儿童之间的关系作为一种环境因素对儿童的心理健康有非常重要的影响。在这种关系中，如果看护人能对儿童进行积极的回应和养育，那么这种关系的影响自然也是积极的。相反，如果看护人与儿童之间的关系是苛责的、惩罚不断的和不安全的，那么它带给儿童的影响自然也是消极的。所以，看护人与儿童之间的关系对儿童社会情感发展的影响可以说是双刃剑。

> **如果……**
> 一个孩子的妈妈向您抱怨她的家庭由于儿童的社交发展困难面临很大的挑战，您怎么办？您如何提供一些健康的方式来帮助儿童和家庭应对挑战？您如何帮助这个家庭寻找其他支持来应对这样的挑战？

最近有研究强调了师生关系在儿童的社会情感发展过程中所起的独特作用（Helleret al.，2011；Biringen et al.，2012）。在班级中，这种作用通过亲密的、养育的关系体现出来，这保证了教师和儿童之间建立起牢固和积极的相互关系。

养育关系

建立养育关系是健康的师生互动关系的基础。它包括了教师在儿童积极的心理健康发展过程中所能做的最核心的部分：尊重、回应、适宜的指导和积极的期待。例如：

- 提供有趣的、富有挑战性的任务，鼓励儿童探索兴趣，并发现沟通中的尊重，这些都能强化儿童的价值感。
- 发现儿童的长处和需要，用有计划、有目的的活动和经验进行回应以满足他们的需要，表现出对儿童的重视，促进与儿童间信任关系的建立。
- 把恰当的行为底线告诉儿童，引导儿童进行积极的交流，这些能让儿童学习如何成为团队中的一员及如何建立友谊，对儿童的能力给予信任。
- 在挑战性情境中给予儿童支持和关爱，为儿童学习提供持续不断的帮助，相信儿童的能力。

在应对困难情境时，教师也是儿童的榜样。当教师从容面对困难时，儿童从中学到的是解决问题的策略而不是挫败心理。有些儿童早产或有先天性心脏病，这些与生俱来的因素影响着他们的健康，并给他们的社会情感发展带来挑战。师生关系可以调节这些因素给儿童带来的影响。面对一个早产儿，教师要给予高质量的刺激和关注，以帮助儿童发挥最大的潜能。

这种关注的交流方式让婴儿感到自己被重视，向他们传达责任和爱，并且为应对挑战做出了良好示范。

在开端计划的班级中，Jan 正在为有特殊需要的学步期儿童做家访，她努力示范如何与儿童恰当地交流。她帮助家长去发现他们没有察觉到的儿童的能力，并鼓励他们带着良好情绪看待儿童的这些特质。

建立依恋关系

依恋关系

与他人建立亲近关系和连接的能力

依恋关系是指儿童和看护人之间建立起来的信任、关爱、理解和安全的纽带，是探索和未来学习的基石。有积极依恋关系的儿童能够更自信地去探索和学习。他们知道看护人就在附近，可以随时在需要的时候向看护人寻求帮助。如果没有源于安全的依恋关系而建立起的自信心，儿童会感到害怕或者是被动的，不能大胆地、恰当地去进行学习。与看护人建立牢固的依恋关系的儿童，在进入托幼机构学习或面对与家人的分离时，能够更好地应对离别的情绪，并最终能理解他们是作为独立的个体存在的（Biringen et al.，2012；Bowlby，1969）。师生关系的质量与儿童的学业成绩和社交能力也是相关的（Biringen et al.，2012）。

提供非结构化的游戏

自由、非结构化的游戏对儿童的认知、身体、创造性、表达和社会情感发展都是有益的。基于这种重要性，美国人权委员会（United Nations Commission on Human Rights）将游戏确定为儿童的权利（Committee on the Rights of the Child，1991）。儿童参与游戏是社会情感发展中的一部分，这很容易观察到。在游戏中，儿童置身于与物体和人的动态交流和情境探索中。游戏让儿童有机会参与好玩的活动，开启他们的想象，验证他们的想法，锻炼灵活性，探索结果，以及获得能动性。非结构化游戏，或是非成人指导的游戏，意义是非常特别的。在非结构化的游戏中，儿童能够自己设定游戏主题、规则和流程。这种经验能激发儿童的主导性和能动性，鼓励社会交往和解决问题。在这些活动中，儿童通过增加心理弹性（resilience）和协商等提升成就感和合作能力（Milteer，Ginsburg，Council on Communications and Media，Committee on Psychosocial Aspects of Child and Family Health，& Mulligan，2012）。儿童在自我主导的游戏中获得的心理弹性能帮助他们应对其他情境和挑战。他们在学习影响周边环境的能力，学习做决策并让其产生一定的结果。"健康教案"中的活动为儿童理解他们的能力做了很好的铺垫。

游戏为儿童提供与他人交流的场合以及体会社交技能的机会，如轮流、等待、协商、折中和分享（Milteer et al.，2012）。非结构化游戏还能让儿童按照自己的兴趣和节奏去探索。不管是少言寡语的儿童、正在学习英语的儿童，还是有特殊需要的儿童，都有平等的机会按照自己的节奏和兴趣参

健康教案　　我能行

学习结果： 通过引导儿童察觉他们"会做事"的能力，来帮助儿童发展对自身能力的认识。

婴儿和学步期儿童

- **目标：** 儿童体会教师所描述的他们具备的能力。
- **材料：** 不需要。
- **活动计划：** 用日常活动和亲身经历鼓励、命名、描述婴儿和学步期儿童当下的能力。可以采用以下话语："你在喝瓶子里的牛奶。你知道怎么喝牛奶哦"或是"我看到你正在看书呢。你会翻页"等。
- **如何调整活动：** 向儿童描述成人的活动，指出成人能做什么事情，例如"你妈妈会给你打包午餐"或"你爸爸会给你的外套拉上拉链"。当儿童开始发展语言能力的时候，每天安排出一段安静的时间跟他们说说话，并回顾儿童当天做了哪些事情。小结他们一天中所做的事情："你今天在纸上涂颜色了，你还吃了点心，小睡了一会儿。你会做很多事情哦。"
- **你达到目标了吗？** 婴儿喜欢这些友好的交流吗？当教师向儿童描绘他（她）会做的事情时，儿童有没有什么反应？当被问到"Sasha，你知道自己会做什么吗"的时候，儿童能否举出一些例子？

幼儿和学龄前儿童

- **目标：** 儿童能知道他们已经拥有的和渴望拥有的技能。
- **材料：** 杂志或连环画，画中有不同的人在从事各种各样的活动，有些是儿童现在就能做的，有些他们需要学习和练习一段时间才能做到。画中的活动尽量丰富多样，人物也包括各个年龄段以及有特殊需要的人，还有一些人身上具有儿童熟悉的某些特点。
- **活动计划：** 跟儿童一起看每一幅图片，然后进行分类，把"我会做这个"放在一堆，把"我想学这个"放在另一堆。请儿童详细描述一个他（她）已经学会的技能（例如刷牙或剥香蕉皮）。从"我想学的"图片中挑出一张（如骑单车或烤小蛋糕），跟儿童一起讨论要如何学会这个技能。
- **如何调整活动：** 跟儿童一起做游戏"你会吗"，向儿童提问"你会跳起来吗"或"你会照顾家里的小羊吗"。也可以问一些比较荒唐的问题，如"你会给一只河马洗澡吗"。
- **你达到目标了吗？** 儿童能否认识到他们自身现有的一些技能？

学龄儿童

- **目标：** 儿童能认识到很多自身已具备的技能。
- **材料：** 纸、笔、订书机。
- **活动计划：** 跟儿童一起用画画、写故事的方式做一本书，名为《我会做》。
- **如何调整活动：** 跟儿童一起把书中的内容按照不同技能分成不同的章节，如"关爱自己""关爱他人"和"关爱我生活的世界"。鼓励儿童在以后的日子中继续补充这本书。
- **你达到目标了吗？** 儿童学会用画和写故事来表达他们会的技能了吗？

与游戏并从中获益。

通过游戏，儿童学习用词汇表达对他人的反应、感受和经历。例如，4岁的女孩可能以这样的方式开始交朋友：

> Sophia 听到教师介绍 Althea。Sophia 说："嘿！Althea 听起来好像 Sophia！我可以做你的朋友！"Althea 想了一会儿说："我妈妈有时候管我叫'Thea'。"Sophia 又说："有时候我妈妈叫我'Phia'！我可以永远做你的朋友！"

从个体探索到涉及规则和协商的游戏，儿童通过不同类型的游戏学习和实践各种社会交往技能。表6-3描述了各种游戏的类型。

开放的、非结构化的游戏时间在整个儿童早期都非常重要。然而，由于现在家庭和幼儿园中都很注重知识学习方面的能力训练，儿童自由活动的时间在减少。学习型的游戏对儿童的学习来说是有益的，但如果成人安排的学习型游戏占据了儿童大部分的时间，会让儿童觉得很"赶"。过分关注学业而忽略游戏和社会交往是有问题的。自由的、非结构化的游戏可以让儿童放松，从而增强儿童的弹性以及社会情感方面的健康。

对学业的帮助

健康的社会情感发展能够显著促进儿童未来的学业成就。它也可以帮助儿童更好地完成从幼儿园到校园环境的适应。在最初几年，教师帮助儿童发展进入学校学习所需要的基本技能。认识促进学业所需的技能，发现某些儿童面临的困难，加强儿童的自我管理，形成积极的学习方法，这些都将是教师的重要贡献。

与学业相关的技能

儿童社会情感技能的提高对他们的学业成就有重要的意义。学业、社会和情感学习联合会（Collaborative for Academic，Social，and Emotional Learning，CASEL）总结了一系列基础技能（Kendziora，Weissberg，Ji，& Dusenbury，2011）：

1. 自我意识：理解自身感受、树立自信心的能力。
2. 自我管理：控制自身情绪、处理压力、控制冲动、坚持的能力。
3. 社交意识：理解他人感受、能够感同身受。
4. 人际关系技能：建立并维持健康的人际关系、学会合作、解决冲突的能力。

表6-3   游戏的不同阶段

游戏阶段	举例
观察	看别人玩
独自游戏	按照自己的兴趣独自玩耍
平行游戏	两个（或以上）儿童用相同的材料玩游戏，但是没有交流
联合游戏	两个（或以上）儿童和别人一起玩，用相同的材料玩，但游戏是没有组织的，每个儿童都在按照自己的兴趣玩耍
合作游戏	儿童有组织地一起游戏，交流并且建立游戏主题，互相协商规则和角色

来源：Engelbright Fox，n.d.

5. 敢于决策并有担当：在尊重他人以及关乎安全、社会观念和事态后果的情境中对决策有判断的能力。

提高以上社会情感技能对于促进课堂中健康、积极的行为表现，帮助儿童未来建立良好的人际关系和取得学业成就都很有意义（Kendziora et al.，2011）。社会情感发展较好的儿童能为入学做好准备，主动跟别人建立关系，并能更好地投入学习。

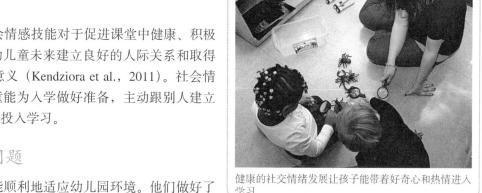
健康的社交情绪发展让孩子能带着好奇心和热情进入学习

认识存在的问题

大部分儿童能顺利地适应幼儿园环境。他们做好了适应一日常规的心理准备，有了新的期待。然而，也有些儿童对过渡手足无措。8%～9%的儿童在入园后会出现社交、情绪和行为方面的问题，如焦虑或抑郁、攻击行为。这些行为问题与以后的心理健康问题和较差的学业表现息息相关（Kruizinga，Jansen，Carter，& Raat，2011）。

以上研究发现对实践有重要的指导意义，因为还没有发展起一定水平社会情感技能的儿童通常最难教。他们大多数对学习没有热情，对成功缺乏信心，在与他人合作和自我控制方面能力不足（Ewing Marion Kauffman Foundation，2002）。在适应学校环境方面，他们也有些困难。这种现象需引起关注，因为通常幼儿园里每个班的孩子要比托儿所多得多，教师几乎很少提供相关帮助。

及早发现问题并制订解决方案是很重要的，特别是对于有行为和学习问题风险的儿童。越来越多的儿童生活在压力环境下，这种环境不利于他们的社会情感发展，随之而来的是表现差、注意力不集中、出现心理问题、留级、认知发展水平偏低等不良结局（Ewing Marion Kauffman Foundation，2002）。对于这些问题，教师可以通过创造发展的机会来弥补不良环境给儿童造成的影响。以下是一个例子：

> 教师Maxwell邀请一些家庭参加二年级的"阅读时间"活动。他给家长示范如何跟学龄儿童一起阅读，引导儿童和家长互相给对方念书，以此加强家人间的学习和交流，鼓励家长在儿童发展技能时给予赞赏和鼓励。

强化自我管理（self-regulation）

自我管理指的是儿童管理自身行为的能力，这对于儿童在集体中的成功很重要。年幼的儿童要与延迟满足（即等待获得他们想要的）做斗争是很正常的。但是，当儿童准备进入幼儿园时，人们一般希望儿童能够根据

自我管理

儿童管理自身行为的能力

学习方法
儿童带入学习过程的态度、习惯和学习风格

新环境的规定控制好自己的冲动。例如，一些礼貌的举动，如幼儿园儿童要在发言之前先举手，等待教师点自己的名字再开口回答问题，而不是直接嚷着把答案说出来。上学的儿童要能够听懂教师的指示，而不是教师一布置任务就横冲直撞。

　　幼儿教师可以设计很多不同的游戏来帮助儿童学习、练习自我管理的技能。例如教师 Su Lin 发现，刚开始时班里很多孩子都是结束一个活动后马上兴奋地奔向下一个活动。她发现，如果给儿童一个明确的指示或形成可预料的常规，就能让儿童理解老师想让他们做什么。于是她设定了"5分钟铃"的规则。当孩子们听见铃响的时候，就会停下手上的活动，收拾玩具，然后再进入下一个活动。Su Lin 继续为儿童提供明确的指示，指导儿童表现出恰当的行为，以此强化她对儿童的期待。一年后，她看到了显著的成效。儿童良好的自我管理能力让他们能够处理学习任务，发展积极的社交关系。

强化积极的学习方法

　　作为一名学生，儿童的成功取决于他们在学习过程中的态度、习惯和学习风格。这些被称为**学习方法**，包括帮助儿童获得新知识、处理新任务的不同品质、特点、性情等。与积极的学习方法有关的个人品质包括（Egertson，2006）：

- 好奇心与开放性。
- 坚持与专注力。
- 思考与理解。
- 想象力与创造力。
- 对认知问题的解决能力。

　　有些儿童会带着兴趣和激情投入学习、思考问题、关注结果，这样的儿童更容易获得新知识，未来面对其他情况时也有更多应对办法。这些是积极的社会情感发展的表现，它能够促进儿童的学业发展。教师可以通过很多不同的方法促进儿童这些品质的发展，包括给儿童提供各种机会来探索新方法和应对适宜的挑战，在非结构化的游戏中有目的地向儿童提一些开放性的问题，让他们去反思、推测。

▌应对儿童心理健康方面的挑战

　　大多数儿童有正常的社会情感发展，他们逐渐发展起人际交往技能和管理自身情绪的能力。然而，越来越多的儿童在这方面发展滞后或是面临难题，他们在班级内表现出一些明显的行为问题（Smith et al.，2011）。通过了解这些问题的发生情况，鉴别常见的心理健康问题，以及逐渐熟悉心理健康问题的类型，教师也能更好地去理解和满足儿童的需要。

了解心理健康问题的发生

幼儿可能或确实会有心理健康方面的问题。据悉 6 岁以下儿童存在情绪和行为问题的比例为 9% ~ 14%。在贫困家庭或父母有心理健康问题的儿童中比例更高。

随着对儿童行为问题的关注度增加，人们渐渐明确了儿童早期心理健康问题的诊断标准。这些工具可以有效诊断各个年龄段的心理健康问题。心理健康问题包括严重的情绪障碍、焦虑障碍、行为障碍、孤独症、注意缺陷 / 多动障碍和抑郁。有些儿童甚至会同时出现多种心理健康问题。

认识后果

随着儿童年龄的增长，早期的心理健康问题可能演变成严重的障碍。人一生中出现的心理健康问题大部分起源于儿童早期。有心理健康问题的儿童在校成绩一般较差，并且更容易有犯罪行为。如果能给予这些儿童及早的干预，他们在学校、家庭和社会的表现可能会好得多（Stagman & Cooper，2010）。

有些表面上看起来很小的心理健康问题也会影响到儿童及其家庭。有心理健康问题的儿童通常在自尊、学习、人际交往方面也有困难。比起他人，他们更容易有身体健康问题，而这些问题又影响着他们的日常生活，增加他们的缺课情况。如果行为问题得不到恰当的处理，也会带来隐患。研究发现，美国学龄前儿童被托幼机构退学的概率是义务教育阶段儿童的 3 倍（Stagman & Cooper，2010）。被学校退学不但不能解决儿童的行为问题，还会扰乱儿童的学习。家庭成员也会因儿童的心理健康问题受到影响。

如何获得针对心理健康问题的帮助和治疗也是大家所关注的。70% ~ 80% 存在心理健康问题的儿童无法获得有效的服务。12% 的儿童可以从医护人员处得到治疗，11% 的儿童从教育机构得到相关帮助。在有相同心理健康问题的儿童间，西班牙裔和非洲裔美国儿童得到的服务也比白人儿童少（Stagman & Cooper，2010）。

识别难题

有消极、不良早期经验的儿童，如果没有成人来驱除他们内心的恐惧，出现心理健康问题的风险就会增加。尽管教师无法改变儿童生活的家庭环境，但他们如果能给儿童营造安全的教育环境、理解儿童在社会情感发展方面可能遇到的风险，对儿童的发展也是有帮助的。例如，随着儿童年龄

> **如果……**
>
> 有人请你当社区儿童早期发展委员会的成员，你会怎么办？你会想出什么办法帮助学校的儿童更好地学习？对于一些在社会情感发展方面有问题的儿童，你会怎样帮助他们？

增长，他们的价值感和自我评估会越来越多地受到同伴关系的影响，这种影响有时候是负面的。教师可以帮助儿童分析同伴对他们的消极评价是否真的存在。例如，"健康贴士"中讨论了"肥胖"如何成为儿童社会情感发展的危险因素。

对心理健康问题的观察

儿童出现行为困难通常提示他们存在社会情感发展问题，但这也不意味着看到某个行为问题就直接跟心理健康问题联系在一起。例如，幼儿教师 Bob 经常看到 3 岁的 Sasha 推别的小朋友或其他小朋友搭好的积木，或有其他攻击性的行为。Bob 对 Sasha 的这些行为已经无计可施，他不确定 Sasha 是否有交流障碍或是更严重的心理健康问题。像 Bob 这样对儿童的这些行为感到束手无策者大有人在。

在幼儿园中，儿童有这样的行为是很普遍、很自然的。儿童发展过程中出现的一些典型、正常的行为也可能让人特别头疼，大部分儿童在他们成长过程中的某个时间段会有不恰当的行为表现。对年幼的儿童来说，他们要在学会规则、领会与人交往的技巧之后，才能很好地融入一个集体。早期教育一个非常核心的教育内容就是给予儿童这方面的指导，帮助他们学习用恰当的方式与他人交流。

恰当的行为与正常的生长发育相关联，是符合儿童年龄和发育成熟度的大多数儿童的行为。在不同的年龄段，儿童所应该表现出来的"恰当行为"也不相同。人们不能期待一个 2 岁的儿童表现出一个 5 岁儿童应有的恰当行为。而对发展落后的儿童来说，对他们的期待应该视他们具体的发展水平而定，而不是按他们的年龄来定。例如，6 岁的 Sam 发育落后，他看见有个男孩骑着单车正要转弯，就跑上去踢对方——对于 Sam 的发育状况来说这是正常的，但对于正常的 6 岁儿童来说是不应该的。教师需要结合儿童个体的年龄和成熟度来看他们的行为。其他方面如文化和营养状况也是需要考虑的因素。

健康贴士　　肥胖与儿童心理健康

肥胖一直是儿童难以理解的社会污名。儿童早期肥胖与同伴关系、教师报告的情绪问题息息相关。肥胖儿童较难交到朋友，自尊心受伤害，尤其是女孩。

在班级中，教师可以帮助孩子们认识到人的多样性，学习尊重他人，以此帮助肥胖儿童融入群体。教师更容易发现班级里同伴关系的情况，因此可以适时与儿童的家长交流，在最初几年这样做更便于采取干预措施，预防更严重的心理健康问题。

来源：Information from Sawyer, Harchak, Wake, & Lynch, 2011.

认识文化影响

不同文化对儿童"恰当行为"的理解也不同。在一个文化中被认为是恰当的行为放到另一个文化情境中可能就不恰当了。例如，一个韩裔美国儿童被告诉应该隐藏自己的情绪，这使教师担心这个孩子不会表达和管理自己的情绪，可能是有社会情感发展方面问题的信号。

文化价值观也会影响家庭对儿童行为的反应。例如，在家庭中被认为没什么大不了的行为，在幼儿园中可能不被接受。为了更好地理解文化对儿童行为的影响，教师应和家长讨论这些问题。这有助于大家了解儿童的特殊行为背后是另有原因，还是出现问题的信号。

识别睡眠和饮食习惯

儿童的行为受到睡眠和饮食习惯的影响。儿童如果睡眠不足，在班里就可能表现出不恰当的行为。超过 1/3 的儿童有睡眠问题，这影响他们入学准备的各个方面，包括身体、社交能力、情感发展、语言发展和学习能力等。（Quach，Hiscock，Ukoumunne，& Wake，2011）。儿童饮食也影响他们在课堂上的表现（见本章的"营养笔记"）。例如，没吃早餐、营养不够的儿童可能会出现注意力不集中、无精打采、无法坚持的精神状态。了解儿童的睡眠和饮食常规可以让教师更好地理解儿童行为背后的原因。

识别预警征象

要成功创建一个班级，教师需要掌握一系列的行为管理方法和手段。有时候教师会抓住儿童的一个问题不放，这往往导致教师忽略了其他更重要的问题。为了帮助教师发现儿童的行为是由于某种可接受的原因导致的，还是潜藏着社会情感发展问题，教师需特别关注儿童在课堂上表现的行为。通过细致的观察，教师可以发现儿童攻击、退缩等极端的行为，以及不恰当或非典型的情绪反应。以下行为是社会情感发展问题的预警征象：

- 不恰当的和危险的。
- 频繁而反复出现。
- 持续时间长。

转介

少数儿童虽然接受了及时的指导和管理，但问题行为可能会一直持续。由行为专家或心理健康咨询师给儿童提供专业测量和评估，可以使儿童获得帮助。然而，何时开始管理儿童没有进步的行为，何时应给予更高级别的干预指导，这是比较难判定的。例如，虽然教师 Hal 为了 Mandy 的行为做了很多努力，但是效果甚微，因此他觉得自己没有尽到教师的责任。由

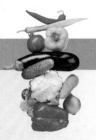

营养笔记　　　儿童行为与饮食

儿童所吃的食物可能影响他们的身体和心理健康，进而影响他们的行为。虽然有关垃圾食品对儿童行为和心理健康负面影响的研究目前尚不明确，但是垃圾食品降低儿童日常饮食质量却是显而易见的。高糖饮食和垃圾食品会影响其他营养物的吸收。如此一来，儿童摄入维生素、矿物质和健康脂肪（如 ω-3 和 ω-6 脂肪酸）等对大脑发育有益处的物质就会减少。

有的儿童在"加餐时间"和"正餐时间"会吃从家里带来的食物或社会机构捐赠的食物，教师可建议家庭和相关机构为儿童提供哪些健康的食物。这些建议能促进儿童的总体健康，从而提高他们在班级中管理自身行为的能力。

来源：Information from "'Junk Food' Diet and Childhood Behavioural Problems：Results from the ALSPAC Cohort," by N. Wiles，K. Northstone，P. Emmett，& G. Lewis，2009，European Journal of Clinical Nutrition，63（4），pp. 491–498.

于 Mandy 的行为没有改善——事实上更严重了，Hal 很担心园长质疑他的教学能力。Hal 非常痛苦，Mandy 的行为正变得越来越糟。

当计划好的干预措施未能让儿童行为转好时，有必要为儿童和教师提供其他支持。为了评估进展，教师、家长和其他可能帮助儿童解决问题的人需要共同讨论以下问题：

- 该儿童问题行为发生的频率和严重程度是否增加了？
- 一天下来，该儿童能在较少帮助下进行大部分的活动吗？还是教师需要时刻守在儿童身边以防止他出现攻击行为或受伤？
- 该儿童是否表现出越来越多的积极行为？
- 儿童的生长明显吗？

如果反馈表明儿童的问题依然没能得到改善，那就意味着需要有更多的信息和支持。下一步应该把儿童转介到其他机构。社区卫生服务中心和私人机构的心理咨询师可以做相关的测量和评估。有些学校也有心理咨询师或行为管理专家来提供这方面的服务。

在做转介时，教师需提供儿童问题行为的具体描述，以及针对这些问题行为正在采取的措施。在转介后，教师仍需提供必要的后续支持，帮助管理和指导儿童的行为。在上面提到的例子中 Hal 发现，与学校其他教师讨论相关处理方法和可利用的资源可以帮助他树立信心，保持他的工作热情。此外，要更好地帮助有心理健康问题的儿童，教师还可以接受相关专业培训或是找一个临时助手帮忙。

心理障碍的类型

父母和保健医生在处理儿童社交行为及其他可能影响儿童学习和有效参与课堂活动的行为时，教师是一个很重要的资源。然而，专业医生才能做出精神障碍的诊断。准确地做出精神障碍的诊断是很复杂的。这需要对生物和环境因素、儿童的年龄和发育情况、儿童在学校和家庭中的功能评估等有广泛的认识。

了解儿童早期可能出现的心理障碍可以帮助教师对班级中可能影响儿童心理健康和行为的因素有大体的认识。在 IDEA 条目下，"情绪紊乱"（emotional disturbance）被用来指心理健康状态。接下来的部分会讨论更为常见的儿童心理障碍。

注意缺陷 / 多动障碍

注意缺陷 / 多动障碍（attention deficit/hyperactivity disorder，ADHD）通常表现出焦躁不安、持续的注意力缺乏、冲动和多动。与 ADHD 相关的行为包括：

- 在家庭、学校等多个场合中影响儿童。
- 持续时间长。
- 学业和社会功能受损伤。

ADHD 在非常小的儿童中发生的比例很小。第五章中有关于 ADHD 患病率、症状和治疗等方面的讨论。ADHD 的治疗包括课堂矫正和药物治疗，然而，这些治疗方法的适宜性和有效性还需要进一步探讨。

焦虑障碍

焦虑是一种常见的情绪反应，但如果这种情绪持续时间长、强度大，就成了问题。焦虑障碍（anxiety disorder）的特点是过度担忧和恐惧（Turnbull & Turnbull，2013）。焦虑障碍的治疗包括解决认知问题、行为治疗或药物治疗。解决认知问题包括讨论所担心的对象发生的可能性，找到儿童能解决问题的方法，如帮助儿童找到烟雾探测器上使其害怕的红灯。行为治疗是让儿童逐步面对恐惧，帮助儿童一步一步地做出一些小突破。下面将介绍各种不同类型的焦虑障碍。

分离焦虑（separation anxiety）　虽然在婴儿期至 18 月龄间很常见，但分离焦虑会随年龄增长而逐渐消退，并且在较大儿童身上已不是一个典型现象。它的特征是儿童非常需要挨着父母或家人。行为表现包括无法独自入睡，上幼儿园时害怕与父母分开等。

广泛性焦虑症（general anxiety disorder）　患广泛性焦虑症的儿童对很多事情都可能有过度焦虑，包括对以后发生的事情、可能的危险事件如地震或迟到。在托幼机构进行火警疏散演习时可能会看到这种表现。例如，4 岁的儿童 Cathy 看到教师拿出家用烟雾报警器时感到特别害怕。她对报警器发出的巨大声响非常焦虑。教师发现她的不适后，把报警器放到橱柜里，直到集体活动时才拿下来。教师问 Cathy 要不要按一下报警器的按钮让它响起来，使她能够控制这种情况；或是要不要把耳朵捂起来，使报警器的声音减小。

　　社交恐惧（social phobia）　儿童在社交情境中感到极度害羞和不适，可能出现选择性的"失语"。通常有社交恐惧的儿童在家中表达自如，但在公共场合就不说话了。家人通常能清楚地描述这种情况。在托幼机构中要对这种情况给予特别关注，从而让儿童舒适地说话。可采用的方法包括在小组活动中让儿童跟玩偶"说话"等。

　　强迫症（obsessive-compulsive disorder）　患强迫症的儿童会表现出强迫性和重复性的行为，例如不停地洗手、坚持要按某个流程做事，如要求教师在到达和离开教室时都站在某个特定的位置，把东西放在固定的地方。教师还可能注意到儿童发出无意义的词语或声音，或者不停描述某些想法和主题，对这些想法和主题的兴趣远超过大多数儿童的正常兴趣范围。

　　创伤后应激障碍（post-traumatic disorder）　创伤后应激障碍通常出现在儿童经历或暴露在创伤事件之后，如严重的家庭暴力、经常性的或来自周围环境的虐待，由此造成儿童高度的忧虑、警惕和脆弱。这些表现可以在儿童旁观别人玩耍时观察到。教师还能注意到儿童不停地盯着教师和父母走来走去，仔细看着每个人做事的细节。创伤后应激障碍的儿童在玩耍中很难放松而尽情享受。教师可以通过使儿童建立安全感来帮助他们，如：

> 　　3 岁班的教师 Helena 发现班上的 Zack 遭到家庭暴力。Zack 和妈妈跟其他同样遭受暴力的人一起住在"安全之家"。他很少跟其他小朋友一起玩户外游戏。Zack 看起来很紧张，玩游戏时很难尽兴。Helena 和她的配班教师一起，每天早晨带 Zack 单独到户外玩 10 分钟。她跟着 Zack 一起跑、打球，鼓励他攀爬和倒立。过了一段时间，Zack 慢慢变得放松了，有一天他很乐意地邀请其他小伙伴与他一起在户外玩耍。

　　这样的方法既承认了儿童的问题，又用适宜的方式使儿童克服了恐惧。

情感障碍

　　情感障碍指的是情绪的剧烈改变，如抑郁、亢奋或是两者都有（Turnbull & Turnbull，2013）。这个问题比较复杂，所以经常会给予多种不同的治疗方式。情感障碍包括双相障碍和抑郁。

　　双相障碍（bipolar disorder）　双相障碍指的是情绪和精力的极度波动。患有**双相障碍**的儿童可能在长时间内能表现出正常行为，接着便是极度的抑郁和随之而来的极度躁狂（波动很大）（Ball，Binlder，& Cowen，2013）。具体行为类型和课堂表现可见表 6-4。

　　双相障碍在儿童早期非常少见，一般认为与某些潜在的生物因素有关，但很难明确指出具体起因。双相障碍的治疗方法包括药物治疗和其他治疗方法，如认知疗法、行为疗法、家庭疗法等，后几种方法常与药物治疗一

双相障碍

是一种情绪和精力极度波动的心理状态

表6-4	双相障碍的行为表现	
行为	表现	课堂举例
抑郁行为	• 被动 • 睡眠或饮食困难 • 无价值感 • 不可预见地转化为躁狂行为	• 儿童对玩具和其他儿童几乎不感兴趣 • 儿童表现出极度疲惫，对点心和正餐不感兴趣 • 儿童表现出自我怀疑，怎么鼓励也不肯加入活动
躁狂行为	• 精力极其充沛 • 危险行为 • 不可预见地转化为抑郁行为	• 儿童表现出不正常的动作、跑、跳、叫喊，突然从一个活动转为另一个活动 • 明显的攻击性 • 睡眠少 • 挑战底线，不顾及安全地攀爬、玩玩具和使用其他物品

来源：Ball，Bindler，& Cowen，2013；U.S. Department of Health and Human Services；National Institutes of Health；National Institute of Mental Health，2008.

起使用。

教师可能要记录儿童的课堂行为表现，从而为给儿童进行药物治疗的医生和心理健康专家提供治疗依据。教师还可以通过制订一些家庭常规来帮助这些儿童的家庭，通过合适的建议指导家庭管理儿童的极端行为。

抑郁症　精神障碍引起的情绪紊乱也被称为**抑郁症**。抑郁症儿童会表现出悲伤、易怒、愤怒、食欲变化、疲劳、反复及无缘由的抱怨等行为（Prager，2009）。抑郁症对健康有多方面的影响，包括生长和发育行为问题、学业表现和人际关系。

抑郁症
一种干扰儿童人际关系且影响儿童饮食和睡眠的心理状态

儿童抑郁的发生率为1%～2%，男孩和女孩的比例差不多（prager，2009）。要确定儿童抑郁的真实病因非常难，因为没有明确的测验可用。已有证据表明生物因素如大脑化学成分的改变会影响儿童的情绪。环境因素如父母患抑郁症和儿童虐待或忽视（Ball，Bindler，& Cowen，2013），以及父母滥用药物、家庭问题、低社会经济和教育水平、失去父母或兄弟姐妹（Prager，2009）也可能引发儿童抑郁症。约有一半抑郁症儿童还存在其他类型的心理障碍（Ball，Bindler，& Cowen，2013）。

医生诊断抑郁症时，非常关注儿童的患病史，包括与行为、同伴关系和行为症状有关的细节。还要注意儿童日常行为紊乱的持续时间、睡眠紊乱、饮食习惯变化、对死亡的想法等其他特殊行为症状。有时候家长会因为担心孩子的行为而向教师询问意见和指导，例如他们担心孩子抑郁时。图6-1是一个儿童的画，这幅画提示教师要引起注意。虽然教师不对儿童的行为做诊断，但是他们有责任给予家庭支持，如跟家庭讨论他们的隐忧，将儿童转介到相关专业机构，帮助解决儿童在学校中出现的问题。

如果……
你发现学校二年级学生 Raymond 在每次班级进行开放式讨论时总是盯着地板看。他从不参与进来，当你想邀请他加入时，他都摇摇头，也不说话。你将怎样做让 Raymond 加入到同学中来？

有心理健康问题儿童的教育

有心理健康问题的儿童有时表现出严重的行为问题。这些行为是有问题的、无组织的、经常发生的、持续的，甚至有时候是危险的。学龄前儿童会表现出频繁和持续的行为，如打、踢、咬，以及向其他儿童和教师扔玩具或家具。学龄期儿童则可能有攻击行为，如伤害动物、纵火、打人、欺负他人、其他不友好的身体或心理上的对抗。由于这些儿童会给班里带来痛苦、争端和混乱，对这些儿童的教育困难重重。

教师在为大多数孩子维持良好学习环境的同时，还要花时间和精力管理儿童的问题行为，这种挑战可想而知。有时候教师会觉得他们只是在"抑制"儿童的行为，而不是在引导他们往积极的方向发展。教师也需要各种各样的支持，包括促进儿童恰当行为的方法、出现问题行为时的处理方法，以及引导儿童将不恰当行为转变为恰当行为的策略。他们需要了解自己可利用的资源，如家长和心理专业人员。

理解成功的融合

很多有心理健康问题的儿童成功地与其他儿童一起在幼儿园中学习。这种成功来自幼儿园和教师的态度和支持，以及家庭开诚布公的参与。

成功支持的特点

有心理健康问题的儿童能够成功地在普通班级中接受融合教育，与一些重要的支持是分不开的，包括对儿童的到来持有积极的态度，以及教师在理解儿童社会情感健康的基础上设计的促进班级活动的策略（Bershad & Blaber，2011）。

成功的融合教育还离不开教师、家庭和相关工作人员对儿童参与普通班级好处的重视。这需要树立起对所有儿童的责任感。在班级群体中建立集体感和接纳态度，教师的作用尤其重要。他们需要解决两个重要问题：与有心理健康问题儿童的家长建立开放、开诚布公的沟通，鼓励其他家长欢迎有社会情感问题的儿童加入。

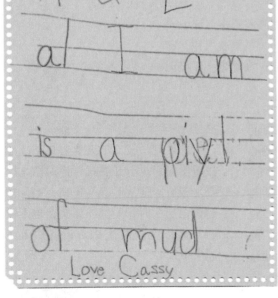

图6-1　儿童的画有时候表达了他们当下的感受。需通过对其他方面的观察确定他们是否患有抑郁

需要来自家长的支持

在帮助有心理健康问题的儿童时，教师需要家长的支持。他们要开放、坦诚地跟教师交流儿童的长处和行为问题，以便教师知道如何制订融合教

育计划，如何在班级中管理儿童可能出现的行为问题。教师和父母对儿童加入普通班级都会有些担心。他们可能会担心儿童出现难以应对的行为，或担心儿童的安全，或担心儿童不被其他儿童接纳。

在儿童进班前或进班后尽快安排一次教师与家长的会谈会比较有帮助，可以让家长向教师描述儿童的主要问题，这些问题以前是怎样被成功解决的，并说明正在接受的药物治疗。这为开放的交流打下了基础，也为教师向家长描述将怎样来帮助儿童提供了契机。

存在心理健康问题的儿童加入，也需要其他儿童家长的积极态度。可以通过"欢迎每一个儿童"的口号，让大家形成"每个儿童在幼儿园中都有一席之地"的理念。可以设计互相认识的活动，通过分享家长的共同经历，建立起彼此的熟悉感。家长们如果相互了

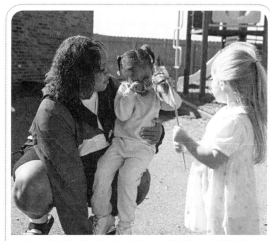

教师在管理儿童的挑战性行为时会用到许多不同的策略，包括帮助孩子认识恰当的交流方式

解并相处融洽，当某个儿童偶尔出现不恰当的问题行为时，他们也更容易原谅和接受。

最后，要让家长看到教师是怎样去营造合作、和谐的班级氛围的。教师可以组织一个适合于儿童年龄的班会，请儿童一起讨论并列出清单，标明哪些行为是"恰当的"，哪些是"不恰当的"，以此教导所有儿童如何成为班级中的良好成员。

管理严重问题行为的策略

托幼机构和学校制定了一系列策略来管理有心理问题的儿童可能出现的问题行为。这些方法作为面向全班的一系列管理策略中的一部分时，能发挥出最大的效力。公共卫生模型为思考连续的个体行为模式提供了思路。另外，功能评估在识别儿童行为的细节上也有所帮助。

公共卫生模型的使用

公共卫生模型是一种管理班级问题行为的有效方法。它着重于促进儿童的良好行为和社会交往，预防问题发生，在需要的时候进行干预。它主要用于促进所有儿童的心理健康，并对有特殊需要的儿童给予尽早、及时、有效的干预。这个模型包括以下三个部分：

1. 促进策略：用于促进儿童"恰当地"发展。这个策略可用于所有儿童。它包括营造养育环境和建立良好师生关系。

2. 预防策略：可用于所有儿童，但侧重于可能有社会情

如果……

在儿童报名进入班级之前，家长没有告知你有心理障碍，你将怎么办？这会影响你和儿童或儿童父母之间的关系吗？在学习了心理障碍相关内容之后，你打算如何应对这种情况？

感发展困难的儿童。它包括开展有针对性的社交技能促进活动，帮助儿童建立友谊，了解恰当行为。

3. 治疗 / 维持策略：这是一种干预措施，面向已经表现出问题迹象的儿童，如出现反复、严重的问题行为的儿童。它包括进行功能分析（稍后详述）和个体化的干预措施。

由于公共卫生模型是面向所有儿童使用的教授一般社会情感技能的方法，只有当儿童出现了偏离正常的行为时才着重于问题解决，所以它在幼儿园实施是非常有用的。因此，教师在设计活动时就包括了两类：一类是促进儿童恰当行为的活动，一类是将儿童的不恰当行为向恰当行为引导的活动。

促进策略
用于促进健康社会情感行为的策略

促进策略　通过精心设置的**促进策略**，可以促进社会情感发展及恰当的行为。这些策略适用于所有儿童，包括有发展困难的儿童。促进策略提供了恰当的交流和行为范例。表 6-5 列举了在班级中管理儿童挑战性行为的一些促进策略。

其他专门针对有行为问题儿童的促进策略包括（Hyson & Taylor，2011）：

- 对日常的需求敏感地做出回应。
- 建立班级"社区"。
- 树立关爱和共情的榜样行为。
- 促进并鼓励儿童懂礼貌、表现大方。
- 通过教育给家庭提供支持。

转换策略
管理消极情绪、改变问题行为的策略

转换策略（transformation strategies）　运用**转换策略**，可使儿童的消极情绪和挑战性行为转换为恰当行为。它包括教儿童识别他们的哪些行为是错误或者不恰当的。例如，教师会告诉儿童当他们想要玩具时，不能用哭和打人的方式，而应该是请求的态度。随着儿童的成长，跟儿童讨论时可以设置一些合适的目标，如：

> 幼儿教师 Anita 每天早晨跟 4 岁的 Ted 讨论应该怎样玩，告诉他打和推都是不对的。在接下来的一天之内，当 Ted 表现出恰当的行为时，她便给他小小的鼓励，如微笑、眨眼或拍拍肩。当 Ted 做得不对时，Anita 就会和 Ted 一起来说说他刚刚做了什么，有没有更好的解决办法。在一天快结束的时候，Anita 和 Ted 一起做小结："今天有哪些做得好的地方？"这种做法需要 Anita 对 Ted 高度关注，坚持一段时间后已开始显现成效。

表 6-6 列举了转换策略的做法，其中包括教师用来改变儿童的情绪反应和问题行为的策略。

进行功能评价

发现儿童主要的行为问题后，教师用于反映、描述、明确问题所在的

表6-5　管理困难行为的促进策略		
教师	**同伴**	**环境**
促进策略＃1：与每个儿童建立关系		
• 基于信任和尊重与每个儿童建立关系。	• 与班里的每个儿童交朋友。	• 通过结构化游戏使教师和儿童能经常积极地互动。 • 当儿童刚加入班级时，尽量多花时间与其进行一对一的交流。
促进策略＃2：与家庭联合		
• 鼓励家庭与学校保持一致。 • 了解儿童的家庭文化。 • 帮助家庭为儿童发展树立目标。	• 当成人讨论儿童的困难行为时，不要有儿童的同伴在场。 • 儿童参与到不同文化的活动中。	• 为工作人员和家庭的交流提供时间。 • 记录儿童的关键经历。 • 确保活动和期望符合文化特点。
促进策略＃3：在了解儿童个体问题的基础上开展工作		
• 了解家长在家庭中的分工。 • 了解儿童生活中的关键事件。	• 在适宜的时候开展治疗活动。	• 为有问题行为的儿童设计个体活动。 • 引入治疗性活动。
促进策略＃4：采用适合于儿童年龄特点的课程		
• 课程满足所有儿童的需求。	• 参与面向全体儿童的常规活动。	• 课堂活动适合所有儿童。
促进策略＃5：平衡好一致性和灵活性		
• 在保证灵活性的同时，创造固定的、可预期的一日活动。	• 同伴示范正常行为。 • 同伴因健康的社交行为而受到表扬。	• 提供一个小的、结构化的教学区域。 • 确保日程是固定的，但又有选择的余地。
促进策略＃6：帮助儿童获得安全感和感到平静		
• 教会儿童自我平复情绪。 • 运用艺术手法表达情绪。 • 当受到过度刺激时，将儿童带到安静的地方。	• 同伴在感到焦虑时能退到安全的地方。	• 保持适宜水平的刺激。 • 允许小组完成一些重要的任务。 • 环境与空间要能促进安全感。
促进策略＃7：运用多种感官		
• 运用身体引导和触摸。 • 用积极的情绪配合语言，说明时配合使用图示。	• 同伴也要采用多种不同的感官活动。 • 使非英语母语的儿童学英语更快。	• 提供可视的日程安排。 • 成人与儿童的身体接触保持在合理范围。
促进策略＃8：在过渡阶段给儿童支持		
• 提醒儿童进行转变。 • 当儿童跟不上时，花时间陪在儿童身边。	• 在过渡阶段给儿童提供积极的示范。	• 安排固定的工作人员和稳定的工作模式。 • 适宜地提供一些帮助行为过渡的工具。
促进策略＃9：促进学习所必需的社会情感发展		
• 给儿童机会掌握学习所必需的行为。 • 在发展读写技能时，应考虑儿童的家庭文化背景。 • 当出现干扰学习的行为时，应寻求咨询。	• 由同伴示范促进学习的积极行为。 • 请年龄大些的儿童加入类似"小老师"的游戏。	• 用家庭中使用的母语翻译书籍。 • 在家中使用促进学习的活动工具箱。 • 咨询师可协助发展学习所必需的行为。

来源：Setting the Pace：Model Inclusive Child Care Centers Serving Families of Children with Emotional or Behavioral Challenges，by E. M. Brennan，J. R. Bradley，S. M. Ama，and N. Cawood，2003，Portland，OR：Portland State University，Research and Training Center on Family Support and Children's Mental Health. Used with permission.

表6-6　管理问题行为的转换策略	
教师和家长策略	举例
提前制订计划。	• 注意儿童负面情绪的形成。 • 与家长交流最近在家里发生的问题行为。
通过咨询制订正规的行为计划。	• 记录事件。 • 进行指导和咨询。 • 请家庭参与计划的制订。
鼓励并帮助儿童用语言进行自我表达。	• 向语言治疗师寻求帮助。 • 对语言能力低的儿童使用符号。
用更恰当的行为替代。	• 建议选择更加积极的行为。 • 将艺术作为表达的工具。 • 用绘画展现所期望的行为和说明负面的行为。
促进问题解决。	• 与有表达能力的儿童讨论问题。 • 用绘画来解决问题。 • 用玩偶表现所处情境。
进行重新定向。	• 采用积极的方式转移或替代儿童的负面情绪。 • 用体育活动替代。
适当地集中注意力。	• 学习一些使儿童集中注意力的行为。 • 安抚遭受攻击的儿童或表现积极行为的儿童。
为儿童的安全做好计划。	• 制订一些策略，以防止儿童受到自身行为或他人行为的伤害。
进行团队协作解决行为问题。	• 其他工作人员应支持教师并给予安慰。 • 开团队会议制订策略。
划出行为底线，明确消极行为的后果。	• 向学龄儿童强调选择。
管理自身情绪。	• 不要报复儿童的愤怒情绪。 • 在必要的时候，其他工作人员要提供帮助。
让学龄儿童参与解决问题的过程。	• 请儿童及其家长加入到制订方案的过程中。

来源：Brennan，Bradley，Ama，& Cawood，2003. Used with permission.

功能评价

用于反映、描述和明确问题行为的过程

过程就是**功能评价**。

　　社会情感基金会在 Vanderbilt 大学的早期学习项目中运用了功能评价，提高对儿童的社会情感问题及解决方法的认识（Fox & Duda，2008；Homer，Albin，Sprague，& Storey，n.d.）。功能评价的特点包括（Fox & Duda，2008）：

• 描述儿童的行为：是什么？什么时候发生？在哪里发生？多久发生一次？严重性如何？
• 认识与行为发生有关的事件：哪些因素可能影响行为，如行程和日程安排改变、入睡困难或者医疗需要？
• 识别预测事件：在哪些情境下可能发生这些行为？

- 总结儿童的游戏能力：儿童在游戏中获得了哪些成功，遇到什么困难？
- 理解问题行为的功能：儿童因为行为得到什么或是能避免去做什么事情？
- 反思问题行为的效果：儿童得到什么反馈？多快得到反馈？

进行功能评价的目的在于明确问题行为的目的，制订干预方案来预防问题行为的发生，以及教会儿童恰当的技能。

功能评价可能是由教师单独完成，或是由教师、家长、行为专家和咨询师组成的团队完成。教师对儿童进行观察并记录观察到的行为，保存数据以发现行为模式。团队共同了解儿童在家中的行为，讨论在班级中观察到的行为，从而制订出适宜的干预措施。

这种方法可以有效帮助教师和家庭一起制订预防问题行为的方案，提高幼儿园和家庭中进行儿童行为管理的成效。在本章开头的案例中，Meegan 可能会发现，在下一步进行功能评价，跟 Heather 的家庭一起讨论针对其问题行为的解决方案将会是一个很好的办法。

使用全面的校园方案

国家心理健康促进与青少年暴力预防中心向所有学校发布了"如何提高儿童心理健康水平"的方案。该方案的基本要素包括心理 - 社会环境、课程与教学、心理健康项目与服务。它强调不仅儿童个体及其内在的因素影响着儿童的整体健康，学校、邻里和社区环境也是非常关键的因素（Bershad & Blaber，2011）。

心理 - 社会环境

对促进儿童心理健康影响最大的学校因素包括以下几项（Bershad & Blaber，2011）：

- 充满关爱和健康的师生关系，尤其是尊重伦理、文化以及家庭的种族和民族。
- 保持与儿童年龄相符的略高的期待。
- 在全校实行清晰明确的书面规范。
- 使用对儿童需求（包括社会情感需求）有效、敏感的策略和干预措施。
- 创造对儿童身心安全的环境。

这个方法尤其强调对文化多样性的尊重，并最大化地减少对心理健康问题的污名。父母的养育方式、对个人界限的预期以及性别角色等都影响着文化和家庭对儿童行为的期望。这些都需要认真地探索和认识，以更好地促进儿童行为恰当。当教师发现儿童出现有问题甚至是危险的行为而这种行为被家庭视为正常或合适时，对教师的挑战是巨大的。例如：

　　Hector 老师正教 3 岁的 Davonne 怎样做到不推、不打，正常地与班上的其他儿童交往。Davonne 开始控制自己打人的冲动，并用语言去表达需求。一天，Davonne 的父亲到游戏场接他。Davonne 的朋友 Karl 从他身边跑过，推了 Davonne 一把，说："你来抓我呀！"Davonne 握紧拳头说道："不能推人！"Hector 对 Davonne 被推感到很遗憾，但他也很开心 Davonne 用这种恰当的方式回应。Hector 还没来得及走到 Davonne 身边安慰他、鼓励他，他的父亲一把将 Davonne 抱起，摇着他说："如果有人打你，你就还手啊！"当 Hector 老师走到这对父子身边，想解释他正在实施的行为干预策略时，他才意识到之前 Davonne 的父亲一直都未能参与到制订方案的讨论中来。

课程与教学

以证据为基础的干预策略
指为促进心理健康和预防问题而制订的已被研究、评价和重复的特定策略

　　很多项目都在用以**证据为基础的干预策略**促进儿童健康、预防心理健康问题。这些项目一般是基于研究的，并进行评估和重复，以解决与儿童心理健康相关的特定问题（Bershad & Blaber，2011）。另外，这些项目需尊重家庭和学校的语言和文化需求。以证据为基础的干预可以是普惠性的（面向所有学生），也可以是专门针对有心理健康问题或有高危因素的儿童设计（Bershad & Blaber，2011）。一个儿童早期项目通过组织一组人来制订针对具体需要的、以证据为基础的干预计划会对项目实施更有帮助。

心理健康项目与服务

　　儿童早期项目可使用专门促进儿童心理健康的措施。这些措施包括预防策略（例如预防霸凌）、解决特殊问题的发展策略（建立针对有严重身体健康问题的儿童及其父母的支持团队），以及针对有严重心理健康问题儿童的项目（如有严重攻击行为的儿童）（Bershad & Blaber，2011）。

保持敏感性

　　这是儿童早期项目中非常重要的一个方面，特别是在解决心理健康问题的时候。父母在讨论心理健康问题时总会有所顾忌。有些人可能会认为，心理健康问题不像身体健康问题那么"真实"，并坚信人们有能力自己处理好这些问题。父母希望自己的孩子被别人接纳，当孩子表现出不太正常的、带有攻击性或有问题的行为时，他们会感到不安、尴尬。如果心理健康问题已经被识别出来，父母可能想知道自己是否有责任。他们可能感到很难跟别人说，也不知道该怎么处理。

　　积极的、支持性的交流，包括对特定家庭的经历和观点保持敏感性，是成功针对儿童心理健康问题进行讨论的重要前提。这里经常需要创造性和特殊性问题解决策略。例如，语言障碍会令有关儿童心理健康问题的交流变得更复杂。讨论时将使用许多日常交流中不太常用的词语。为了交流得更为

充分，需要做更多努力，例如请双语家庭成员或专业的口译人员帮助。

在另一些时候，教师需带着灵活性、幽默感和理解进入情境。有些有心理健康问题的儿童很难适应不同机构的不同规则。例如，尽管教师已经明确告诉过家长不要让孩子穿着万圣节的服装来上课，但有学生还是穿成那样来到学校。家长反映儿童非要穿这种服装，不让穿就不去学校。如果认为家长就是要"违反规则"，这很容易让人沮丧。然而，在这种情况下，认识到这是家长在管理儿童困难行为时面临的挑战，并采用幽默和理解的态度，有利于教师和家长更好地商量这件事情。这就为双方互相理解以及共同解决问题建立起纽带。

做好提供帮助的准备

深入家庭要求教师在家长遇到问题、需要帮助或儿童面临心理健康方面的挑战时保持开放、亲切的态度。这对于教师来说难度较大，因为他们白天都忙着处理班级的事情，所以可能不希望家长知道自己的私人电话或是邀请家长课后来学校进行沟通。对于这种情况，可以考虑给家长一个班级公共邮箱地址，或设立一个电话或短信平台，以便家长与教师联系。如果已经有了这样的平台，教师要负起责任，在有需要的时候与家长建立联系——这是一项特别重要的责任。

在教师和家长需要携手解决儿童的心理健康问题时，这种做法对于建立两者的合作工作关系是很有帮助的。有一位教师在总结"随时做好提供帮助的准备"的原则时说道：

> 我班上的学生家长都知道他们在遇到问题的时候可以给我发邮件。在我下班回家前，我会用 15 分钟时间查看家长发来的邮件。这种做法让我和家长保持沟通。家长也说，能够这样和我讨论他们关心的问题使他们觉得很舒适。

这种原则是为了保证家长在面对儿童的挑战时能够获得支持。这包括讨论他们关心的问题，寻找其他可以提供帮助的人，以及帮助家长意识到心理健康问题只是儿童很多个性特征中的一个方面。

儿童早期照养机构中的心理健康咨询

与行为专家、咨询师、护士、医生合作，对于有心理健康风险或是被诊断为心理障碍的儿童来说都是有益的（Heller et al., 2011）。当教师和家长无法理解儿童的行为和症状，并且管理儿童在学校和家庭中的行为而需要帮助时，可以通过咨询得到支持。教师、家长和心理健康专业人员可以一起制订合适的管理策略，应对儿童的问题和挑战，帮助儿童找到解决问题的策略。本章中的"项目经验"将描述如何利用心理健康咨询。

心理健康咨询师所能提供的服务包括在班级和家庭中观察儿童的表现。

咨询师可以提出促进儿童社会情感健康发展以及管理行为问题的方法。咨询师通常对社区中儿童和家庭可用的资源比较了解，如公共或私人家庭咨询和行为管理"安全网"项目等，这些项目将为家长提供技能指导并提供家庭所需要的缓解方式。心理健康咨询师在有关促进儿童社会情感发展、推动儿童心理健康发展的政策制定方面也发挥着很大的作用（Heller et al.，2011）。

很多咨询师能够观察课堂环境，然后为改善项目实施提供一些建议。他们还能够就以下主题对教师进行培训（Heller et al.，2011）：

- 与儿童、家长和其他人员建立积极的关系。
- 创造支持性的环境，包括日常计划／常规、成功过渡以及制订适宜的规则。
- 教给幼儿社会情感技能。
- 应对挑战性行为的策略。

托幼机构提供的心理健康服务是一项能给所有儿童带来益处的预防措施。如此一来，幼儿教师和他们的工作就能确保儿童的社会情感需要都可以被发现和解决，从而为公共卫生做出贡献。再者，行为咨询的专业支持让教师能够成功地实施相关措施，以减少被学前教育系统排除在外的儿童，减少儿童的破坏和挑战性行为，提高早期教育的质量（Heller et al.，2011）。

然而，并不是所有从事早期教育的教师都能得到心理健康咨询的专业帮助，也不是所有学校都配备了咨询师或行为专家。此时，社区资源便能提供一些帮助。当地为有特殊发展需要的儿童提供的早期干预服务或社区健康服务可以很好地起到支持性的作用。

教师还能通过其他途径掌握专业技能，提高对儿童心理健康重要性的认识，如接受与儿童心理健康相关的专业发展训练，倡导在特殊情况下能获取心理健康咨询。教师是一个特别适合呼吁关注儿童早期心理健康服务的群体。

▌总结

社会情感发展与心理健康是相通的。它们都涉及儿童管理和表达恰当的情绪反应及行为，形成亲密的人际关系，以及探索和学习的能力。如果儿童在发展这些能力时得到支持，他们就能够更顺利地适应新环境，日后建立积极的人际关系，这也使他们在学校中更易获得学业成就。

儿童的社会情感发展受到不同因素的影响，包括儿童在家庭和早期教育中心的经历和体验。在班级中，教师通过创设支持性的环境、与儿童形成强有力的依恋关系、提供足够的时间让儿童在非结构化的游戏中探索社

项目经验

促进社会和情感发展

Allison Boothe and Angela Keyes，The Tulane University Institute of Infant and Early Childhood Mental Health

美国杜兰大学婴儿与儿童早期心理健康研究院使用了一套独特的儿童早期心理健康咨询模式（early childhood mental health consultation，ECMHC）。ECMHC 嵌套在路易斯安那州质量启动系统的质量等级与提高系统中，重点关注儿童的社会情感发展。该模式旨在帮助早期教育中心的儿童、工作人员和家庭，以促进幼儿行为、社会情感的健康发展。

在 ECMHC 模式中，心理健康咨询师为全州提供服务，每个中心每两周进行一次服务，一共持续半年。心理健康咨询师致力于与教师和早期教育中心负责人建立联系，帮助他们为婴幼儿创建支持性的环境，形成强有力的师生关系。在此基础上，咨询师与中心的工作人员一起合作，为有行为问题的儿童制订个体化的干预措施，并为有需要的家庭提供转介服务。

项目评估结果表明，接受了 ECMHC 模式服务的教师能力提高了（Heller et al.，2011）。通过观察发现，教师增强了给儿童提供情感支持的能力（如更加敏感、对学生的想法考虑得更多等）以及课堂组织能力（如行为管理方面）（Heller et al.，in press）。

ECMHC 提供两个水平的服务：全面覆盖以及儿童个体服务。例如，某儿童早教中心要求将 ECMHC 模式用于 2 岁班。Jenny 老师对班上 3 名有攻击行为的儿童感到非常头疼。于是，心理健康咨询师来到班上，与 Jenny 老师一起制订了书面的安排和课堂规则，通过个体、小组、大组活动来帮助班上所有的儿童学习和记住这些规则。当儿童表现出恰当的行为时，教师即给予口头的强化，如："哇，Kwan，你用你温柔的小手跟 Esme 一起玩呢。你真应该为自己骄傲！"

当所有这些措施到位之后，一个叫 Jackson 的儿童还是存在攻击行为。咨询师密切地观察 Jackson 的表现，并且和 Jenny 老师、Jackson 的父母见面座谈。于是，他们一起专门为 Jackson 制订了行为管理的措施，分别在家中和早期教育中心执行。Jackson 的父母也听取了咨询师的转介建议，为 Jackson 进行了专业的行为评估。使用了杜兰大学 ECMHC 模式并与咨询师一起工作的教师这样说：

"有一双新的眼睛，能发现我看不到的地方，这是一件很棒的事情……就像是从不同的视角看同一个问题……而且'每一种情境都会有应对措施'。你只要解决它就行了！"

作息安排图示

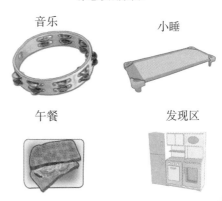

音乐　　　小睡

午餐　　　发现区

"我们班上有个非常让人头疼的孩子，咨询师跟我一起想出了对策来帮助那个小男孩。她给我的鼓励非常大。她教会我夸奖儿童好的行为，而且其他儿童也都跟着好起来了。"

参考文献

Heller，S. S.，Boothe，A.，Keyes，A.，Nagle，G.，Sidell，M.，& Rice，J.（2011）.
Implementation of a mental health consultation model and its impact on early childhood teachers' efficacy and competence. Infant Mental Health Journal，32：143–164. doi：10.1002/imhj.20289.
Heller，S. S.，Boothe，A.，Keyes，A.，Nagle，G. A.，Vaughn，K.，Sidell，M.，& Rice，J.（in press）. It's all about the relationship：Mental health consultation's impact on classroom interactions. Early Education and Development.

会人际关系等，促进儿童的社会情感发展。

　　有时候儿童的心理健康问题可以通过明显的行为问题被发现。与家庭和心理健康专业人员协作可以让教师找到有效的措施来管理儿童在班级中的困难行为，促进他们恰当的行为和交流。幼儿也可能有心理障碍。对这些问题的识别非常重要，因为早期干预可以改善情绪和行为表现，对儿童的学习产生积极的影响。

关键词

学习方法	抑郁	促进策略
依恋关系	以自我为中心	自我管理
双相障碍	以证据为基础的干预策略	转换措施
看护人	功能评价	
心理健康的连续性	心理健康	

问题回顾

1. 描述对儿童心理健康产生影响的生理和环境因素。
2. 儿童建立积极的人际关系需要哪些核心技能？
3. 描述儿童早期项目有哪些特点可以对儿童的社会情感健康产生积极的作用。
4. 社会情感发展的哪些方面对儿童的入学准备有所帮助？
5. 面对有挑战性行为的儿童时，教师可以用到哪些策略？

讨论

1. 想一想你认识的或是工作过程中遇到的有困难行为的儿童。你知道可能导致他（她）困难行为的危险因素（如贫困、单亲）吗？你能想到什么预警征象吗？
2. 想一下，在早期教育中心有一个多次遭受暴力的儿童，并且在班上表现出严重的攻击行为。你能应用本章介绍的原理吗？班上有这样的儿童你有什么感觉？你能描述一下将这样的儿童放置在班里有什么优点和缺点吗？
3. 基于你了解的可能导致儿童心理问题的危险因素，想一想，哪些国家政策中的内容促成或是缓解了这些高危因素？你身边有哪些服务可以帮助高危家庭？

实践要点

1. 通过在班级中建立健康人际关系和开展健康的游戏，教师有无数机会可以促进儿童的社会情感发展。你能找到哪些方法让家庭参与进来，一起促进儿童的社会情感发展？
2. 情感障碍会阻碍健康的社会情感发展。你能想到哪些方法帮助有情感障碍的儿童与班上的儿童建立良好的同伴关系？
3. 试着列出你所在的社区中能帮助儿童早期项目管理挑战性行为的资源和机构。

网络资源

Children and Mental Health Fast Facts

http：//mentalhealth.samhsa.gov/publications/allpubs/fastfact5/default.asp

National Center for Child Poverty：Mental Health in Children

www.nccp.org/publications/pub_687.html

Tulane Institute of Infant and Early Childhood Mental Health

www.infantinstitute.com

Zero to three：Early Childhood Mental Health

www.zerotothree.org/site/PageServer?pagename=key_mental

参考文献

第一章

Alemango, S., Niles, S., Shafer-King, P., & Miller, W. (2008). Promoting health and preventing injury among preschool children: The role of parenting stress. *Early Childhood Research & Practice, 10*(2).

Allard, Patricia, & Greene, Judith. (2011). *Children on the outside: Voicing the pain and human costs of parental incarceration. Justice strategies.* Retrieved March 2012, from http://www.justicestrategies.org/sites/default/files/publications/JS-COIP-1-13-11.pdf

American Academy of Pediatrics, American Public Health Association, National Resource Center for Health and Safety in Child Care and Early Education. (2011). *Caring for our children: National health and safety performance standards; Guidelines for early care and education programs* (3rd ed.). Elk Grove Village, IL: American Academy of Pediatrics; Washington, DC: American Public Health Association. Also available at http://nrckids.org

American Academy of Pediatrics. (2007, April). *AAP: Healthy Child Care America: Health and Safety E-news for caregivers and teachers.* Retrieved June 2012, from http://www.healthychildcare.org/ENewsApr07.html#habits

American Academy of Pediatrics. *Healthy Child Care America.* Retrieved June 8, 2012, from http://www.healthychildcare.org/about.html#1

American Association for Health Education. (2007). Health Education Standards.

American Psychological Association. (2012). *Changing diet and exercise for kids.* Retrieved March 13, 2012, from http://www.apa.org/topics/children/healthy-eating.aspx#

America's Children: Key National Indicators of Well-Being. 2009. *Emotional and behavioral difficulties.* For further information, visit http://childstats.gov Retrieved June 2012, from http://www.childstats.gov/pdf/ac2009/ac_09body2.pdf

Bloom B., Cohen R. A., & Freeman G. (2011). Summary health statistics for U.S. children: National Health Interview Survey, 2010. National Center for Health Statistics. *Vital Health Stat, 10*(250).

Bronfenbrenner, Urie. 1979. *The ecology of human development: Experiments by nature and design.* Cambridge, MA: Harvard University Press. ISBN 0-674-22457-4

Center on the Developing Child at Harvard University. (2007). *A science-based framework for early childhood policy: Using evidence to improve outcomes in learning, behavior, and health for vulnerable children.* http://www.developingchild.harvard.edu

Centers for Disease Control. (2012). Childhood Obesity Facts. Retrieved May 22, 2012, from http://www.cdc.gov/obesity/data/childhood.html

Council on Communications and Media. (2011). Children, adolescents, obesity, and the media. *Pediatrics, 128*(1), 201–208.

Dolinoy, D. C., Das, R., Weidman, J. R., & Jirtle, R. L. (2007). Metastable epialleles, imprinting, and the fetal origins of adult diseases. *Pediatric Research, 61*(5 Pt 2), 30R–37R.

Douglas-Hall, A., & Chau, M. (2008). *Basic facts about low-income children birth to age 6.* New York: National Center for Children in Poverty, Mailman School of Public Health, Columbia University. Retrieved online December 2008, at http://www.nccp.org/publications/pub_847.html

Faulk, C., & Dolinoy, D. C. (2011). Timing is everything: The when and how of environmentally induced changes in the epigenome of animals. *Epigenetics, 6*(7), 791–797.

Federal Interagency Forum on Child and Family Statistics. *America's children: Key national indicators of wellbeing, 2012; Demographic background.* Retrieved December 2012, from http://www.childstats.gov/americaschildren/demo.asp

Federal Interagency Forum on Child and Family Statistics, *America's children: Key national indicators of wellbeing, 2011; Immunizations.* Retrieved December 2012, from www.childstats.gov/pubs/pubs.asp?PlacementID=2&SlpgID=22

Food and Nutrition Service of the USDA. (2011). *DRI tables: Dietary guidance.* Retrieved March 13, 2012, from http://fnic.nal.usda.gov/nal_display/index.php?info_center=4&tax_level=3&tax_subject=256&topic_id=1342&level3_id=5140

Glaze, L. E., & Maruschak, L. M. (2010). Parents in Prison and Their Minor Children. *Bureau of Justice Report.* Retrieved March 2012, from http://www.bjs.gov/content/pub/pdf/pptmc.pdf

Hawley, T. (2000). *Starting smart: How early experiences influence brain development.* Ounce of Prevention Fund and ZERO TO THREE. Retrieved June 2012, from http://www.zerotothree.org/site/DocServer/startingsmart.pdf?docID=2422

Howes, C., Burchinal, M., Pianta, R., Bryant, D., Early, D., Clifford, R., & Barbarin, O. (2008). Ready to learn? Children's pre-academic achievement in pre-kindergarten programs. *Early Childhood Research Quarterly, 23*(3), 27–50.

Let's Move. (2012). Retrieved June 2012, from http://www.letsmove.gov/

Liu, J., Bennett, K. J., Harun, N., & Probst, J. C. (2008). Urban-rural differences in overweight status and physical inactivity among US children aged 10–17 years. *The Journal of Rural Health: Official Journal of the American Rural Health Association and the National Rural Health Care Association, 24*(4), 407–415.

Massachusetts Institute of Technology. (2006). Researchers provide first evidence for learning mechanism in brain. *ScienceDaily.* Retrieved March 22, 2009, from http://www.sciencedaily.com/releases/2006/08/060824222608.htm

National Association for the Education of Young Children. (1999). *Working together to keep children healthy.* Retrieved from http://www.naeyc.org/ece/1999/14.asp

National Association for the Education of Young Children. (2009a). *Developmentally appropriate practices.* Retrieved from http://www.naeyc.org/about/positions/pdf/PSDAP.pdf

National Association for the Education of Young Children. (2009b). *NAEYC Radio presents . . . Why playful learning is more effective.* Retrieved June 2012, from http://www.naeyc.org/newsroom/pressreleases/20090609

National Association for the Education of Young Children. (2009c). *Where we stand: On responding to linguistic and cultural diversity.* Retrieved June 2012, from http://www.naeyc.org/files/naeyc/file/positions/diversity.pdf

National Association for the Education of Young Children. (2011). *Code of ethical conduct and statement of commitment.* Retrieved online April 2012, from http://www.naeyc.org/positionstatements/ethical_conduct

National Association for the Education of Young Children & National Association of Early Childhood Specialists in State Departments of Education. (2002). *Early learning standards: Creating the conditions for success.* Retrieved March 2009, from http://naeyc.org/about/positions/pdf/position_statement.pdf

National Governors Association Center for Best Practices & Council of Chief State School Officers. (2010). *Common Core State Standards.* National Governors Association Center for Best Practices, Council of Chief State School Officers, Washington DC.

National Institute of Child Health and Human Development, & National Institutes of Health (NIH). (2012). *National Children's Study.* Retrieved June 2012, from http://www.nationalchildrensstudy.gov

National Institute of Mental Health. (2011). *Child Mental Health Awareness: Brain Development*

During Childhood and Adolescence Fact Sheet. Retrieved December 2012, from www.nimh.nih .gov/health/publications/brain-development-during-childhood-and-adolescence/index.shtml

National Scientific Council on the Developing Child. (2006). *Early exposure to toxic substances damages brain architecture: Working Paper No. 4.* Retrieved June 2012, from www.developingchild .harvard.edu

National Scientific Council on the Developing Child. (2007). *The timing and quality of early experiences combine to shape brain architecture: Working Paper No. 5.* Retrieved from www .developingchild.harvard.edu

National Scientific Council on the Developing Child. (2010). *Early experiences can alter gene expression and affect long-term development: Working Paper No. 10.* Retrieved June 2012, from www.developingchild.harvard.edu

Nord, M., Coleman-Jensen, A., Andrews, M., & Carlson, S. (2010). *Household food security in the United States, 2009* (Economic Research Report 108). Washington, DC: U.S. Department of Agriculture, Economic Research Service (pp. 68). Retrieved from http://www.ers.usda .gov/Publications/ERR108

Nutrition and the epigenome. 2012. Retrieved March 2, 2012, from http://learn.genetics.utah .edu/content/epigenetics/nutrition/

Ogden, C., & Carroll, M. (2010). *Prevalence of obesity among children and adolescents: United States, trends 1963–1965 through 2007–2008.* NCHS Health E-Stat. Retrieved June 2012, from http://www.cdc.gov/nchs/data/hestat/obesity_child_07_08/obesity_child_07_08.htm#table1

Ogden, C. L., Carroll, M. D., & Flegal, K. M. (2008). High body mass index for age among US children and adolescents, 2003–2006. *Journal of the American Medical Association, 299*(20), 2401.

Ogden C. L., Carroll, M. D., Kit, B. K., & Flegal, K. M. (2012). *Prevalence of obesity in the United States, 2009–2010. NCHS data brief, no 82.* Hyattsville, MD: National Center for Health Statistics.

Partnership for 21st Century Skills. (2011). Retrieved online June 2012, from http://www.p21 .org/index.php

Piaget, J. (1929). *The child's conception of the world.* New York: Harcourt, Brace Jovanovich.

Simopoulos, A. P., & Milner, J. (2010). Personalized nutrition: Translating nutrigenetic/nutrigenomic research into dietary guidelines. *World Review of Nutrition and Dietetics Volume 101,* Switzerland: S. Karger AG. Retrieved March 13, 2012, from http://content.karger.com/ProdukteDB/ produkte.asp?Aktion=showproducts&search What=books&ProduktNr=253821

Sorte, J., & Daeschel, I. (2006). Health in Action: A program approach to fighting obesity in young children. *Young Children, 61*(3), 40–48.

Strain, P. S., & Dunlap, G. D. (2012) *Being an evidence-based practitioner.* Center for Evidence-based Practices: Young Children with Challenging Behavior. Recommended Practices. Retrieved

June 2012, from http://challengingbehavior.org/ do/resources/documents/rph_practitioner.pdf

The Source for Learning. (2012). *Correlation of the Head Start framework to the Common Core State Standards in kindergarten.* Retrieved March 2012, from http://www.sourceforlearning.org/ projects.cfm?newsid=68

U.S. Department of Agriculture. (2011). *USDA's MyPlate—home page.* Retrieved June 2012, from http://www.choosemyplate.gov/

U.S. Department of Agriculture Food & Nutrition Service. (2012). *Child Nutrition Reauthorization: The Healthy Hunger Free Kids Act of 2010.* (PL111-296). Retrieved June 2012, from http:// www.fns.usda.gov/cnd/governance/legislation/ cnr_2010.htm

U.S. Department of Education. (2001). No Child Left Behind Act of 2001 (Public Law 107-110). Retrieved June 2012 from http://www2.ed.gov/ policy/elsec/leg/esea02/beginning.html#sec1

U.S. Department of Education. (2007). *History: Twenty-five years of progress in educating children with disabilities through IDEA.* Retrieved July 2009, from http://www.ed.gov/policy/ speced/leg/idea/history.html

U.S. Department of Education, Building the Legacy: IDEA 2004; Individuals with Disabilities Education Act. http://idea.ed.gov/

U.S. Department of Education, Office of Planning, Evaluation and Policy Development. (2010). *ESEA Blueprint for Reform,* Washington, DC. Retrieved March 2012, from http://www2 .ed.gov/policy/elsec/leg/blueprint

U.S. Department of Education, National Center for Education Statistics (2011) *Digest of Education Statistics, 2010* (NCES 2011-015), Chapter 2.

U.S. Department of Health & Human Services. (2003). *A national call to action to promote oral health.* Rockville, MD: U.S. Department of Health and Human Services, Public Health Service, Centers for Disease Control and Prevention, National Institutes of Health, National Institute of Dental and Craniofacial Research. NIH Publication No. 03-5303, May 2003. Retrieved June 2012, from http://www.nidcr.nih .gov/datastatistics/surgeongeneral/ nationalcalltoaction/nationalcalltoaction.htm

U.S. Department of Health & Human Services. (2003). *National call to action to promote oral health.* Rockville, MD: U.S. Department of Health and Human Services, National Institutes of Health, National Institute of Dental and Craniofacial Research. NIH Publication 03-5303. Retrieved March 2009, from http://www.cdha .org/downloads/NationalCallToAction.pdf

U.S. Department of Health & Human Services. (2012). *Healthy people 2020.* Retrieved June 2012, from http://www.healthypeople.gov/2020/ about/default.aspx

U.S. Department of Health & Human Services, & U.S. Department of Agriculture. (2011). *Dietary guidelines for Americans, 2010.* Retrieved June 2012, from http://health.gov/dietaryguidelines/ 2010.asp

Vygotsky, L. S. (1962). *Thought and language.* Cambridge, MA: MIT Press.

Wang, J., Wu, Z., Li, D., Li, N., Dindot, S. V., Satterfield, M. C., et al. (2012). Nutrition, epigenetics, and metabolic syndrome. *Antioxidants and Redox Signaling,* March 9, 2012.

World Health Organization. (2010). *Strengthening our response.* Fact Sheet No. 220. Retrieved March 2012, from http://www.who.int/ mediacentre/factsheets/fs220/en/

World Health Organization. (2011). Mental health: A state of well-being. *Fact file: 10 facts on mental health.* Retrieved June 2012, from http://www .who.int/features/factfiles/mental_health/en/ index.html

第二章

American Academy of Pediatrics, American Public Health Association, National Resource Center for Health and Safety in Child Care and Early Education. (2011). *Caring for our children: National health and safety performance standards: Guidelines for out-of-home childcare programs* (3rd ed.). Elk Grove Village: American Academy of Pediatrics.

Bershad, C., & Blaber, C. (2011). *Realizing the promise of the whole-school approach to children's mental health. A practical guide for schools.* National Center for Mental Health Promotion and Youth Violence Prevention. Education Development Center.

Bright Futures at Georgetown University. (n.d.). *Bright futures.* Retrieved September 20, 2011, from http://www.brightfutures.org/physicalactivity/ frontmatter/index.html

Bronfenbrenner, U. (1979). *The ecology of human development: Experiments by nature and design.* Cambridge, MA: Harvard University Press.

Burgden, E., Martinez, A., Greene, B., & Eig, K. (2011). *Safe at school and ready to learn: A comprehensive policy guide for protecting students with life-threatening food allergies.* National School Board Association.

Centers for Disease Control and Prevention. (2011, September 15). *Healthy youth! Nutrition, physical activity, and childhood obesity; Local wellness policy tools and resources.* Retrieved September 30, 2011, from http://www.cdc.gov/HealthyYouth/ healthtopics/wellness.htm

Connecticut State Department of Education. (2010). *ACTION GUIDE for child care nutrition and physical activity policies best practices for creating a healthy child care environment.*

Cutts, D., Meyers, A., Black, M., Casey, P. C., Cook, J., & Geppert, J. (2011, August). U.S. housing insecurity and the health of very young children. *American Journal of Public Health, 101*(8), 1508–1514.

Dowda, M. E. (2009). Policies and characteristics of the preschool environment and physical activity of young children. *Pediatrics, 123,* e123–e266.

Gubbels, J., Kremers, S., van Kann, D., & Stafleu, A. (2011). Interaction between physical environment, social environment, and child characteristics in determining physical activity at child care. *Health Psychology, 30*(1), 84–90.

Institute of Medicine. (2003). *Crossing the quality chasm: A new health system for the 21st century.* Washington, DC.

Lapin, B., & Smith, J. (2008). *Dental care: The often neglected part of health care.* School of the 21st Century; Yale University.

Marrs, J.-A., Trumbley, S., & Malik, G. (2011, January–February). Early childhood caries: Determining the risk factors and assessing the prevention strategies for nursing intervention. *Pediatric Nursing, 37*(1), 9–16.

Seith, D., & Isakson, E. (2011). *Who are America's poor children? Examining health disparities among children in the United States.* National Center for Child Poverty.

Seith, D., & Kalof, C. (2011). *Who are America's poor children? Examining health disparities by race and ethnicity.* National Center for Child Poverty.

Spector, R. (2009). *Cultural diversity in health and illness.* Upper Saddle River, NJ: Pearson.

Sun, Y., & Sundell, J. (2011, Oct). Early daycare attendance increases the risk for respiratory infections and asthma in children. *Journal of Asthma, 48*(8), 790–796.

Trost, S., Ward, D., & Senso, M. (2010, March). Effects of child care policy and environment on physical activity. *Medicine and Science in Sports and Exercise, 42*(3), 520–525.

U.S. Department of Health and Human Services. (2009). *Head Start program performance standards.* Retrieved September 30, 2011, from http://eclkc.ohs.acf.hhs.gov/hslc/resources/ECLKC_Bookstore/Chapter XIII Performance Standards without Guidance.html

World Health Organization. (1948). *Preamble to the Constitution of the World Health Organziation as adopted by the International Health Conference, New York, 19 June–22 July 1946 by the representatives of 61 states (Official records of the World Health Organization, no. 2, p. 100) and entered into force on 7 April 1948.*

World Health Organization. (2011). *Health impact assessment.* Retrieved September 30, 2011, from World Health Organization: http://www.who.int/hia/evidence/doh/en/index4.html

第三章

American Academy of Pediatrics. (2009). *Red Book 2009. Report of the Committee on Infectious Diseases.* In L. Pickering, C. Baker, D. Kimberlin, & S. Long (Eds.). Elk Grove Village, IL.

American Academy of Pediatrics. (n.d.). *National Center for Medical Home Implementation.* Retrieved December 10, 2011, from http://www.medicalhomeinfo.org

American Academy of Pediatrics, American Public Health Association, National Resource Center for Health and Safety in Child Care and Early Education. (2011). *Caring for our*

children: National health and safety performance standards: Guidelines for out-of-home childcare programs (3rd ed) Elk Grove Village: American Academy of Pediatrics.

American Dental Association. (2011). *Give kids a smile.* Retrieved December 16, 2011, from http://www.ada.org/givekidsasmile.aspx

Basch, C. (2011, October). Vision and the achievement gap among urban minority youth. *Journal of School Health, 81*(10), 599–605.

Batis, C., Hernandez-Barrera, L., Barquera, L., Rivera, J., & Popkin, B. (2011). Food acculturation drives dietary differences among Mexicans, Mexican Americans, and non-Hispanic whites. *Journal of Nutrition, 141*(10), 1898–1906.

Borse, N., Gilchrist, J., Dellinger, A., Rudd, R., Ballestros, M., & Sleet, D. (2008). *CDC childhood injury report: Patterns of unintentional injuries among 0–19 year olds in the US, 2000–2006.* CDC National Center for Injury Prevention and Control, Atlanta.

Centers for Disease Control and Prevention. (2009). *Toy.* Retrieved December 17, 2011, from http://www.cdc.gov/nceh/lead/tips.toys.htm

Centers for Disease Control and Prevention. (2010). Use of World Health Organization and CDC growth charts for children ages 0–59 months in the United States. *MMWR, 59*(RR-9), 1–13.

Centers for Disease Control and Prevention. (2011). *Epidemiology and prevention of vaccine-preventable diseases* (12th ed.). Washington DC: Public Health Foundation.

Child and Adolescent Health Measurement Initiative. (2007). *2007 National Survey of Children's Health, data resource center for child and adolescent health.* Retrieved December 15, 2011, from http://www.nschdata.org

Dave, J., Evans, A., Saunders, R., Watkins, K., & Pfeiffer, K. (2009, April). Associations among food insecurity, acculturation, demographic factors, and fruit and vegetable intake at home in Hispanic children. *Journal of the American Dietetic Association, 109*(4), 697–701.

Early Head Start National Resource Center. (2009). *Developmental screening, assessment, and evaluation: Key elements for individualized curricula in early Head Start programs.* Technical Assistance Paper No. 4.

Heward, W. (2013). *Exceptional children: An introduction to special education* (10th ed.). Upper Saddle River, NJ: Pearson.

Kaczmarski, J., DeBate, R., Marhefka, S., & Dale, E. (2011). State-mandated school-based BMI screening and parent notification: A descriptive case study. *Health Promotion Practice, 12*, 797–801.

Kentucky Cabinet for Health and Family Services. (2011, June 21). *The Health Insurance Portability Act of 1996.* Retrieved November 30, 2011, from http://chfs.ky.gov/dcbs/dcc/hipaa/htm

Melchior, M. E. (2011). Maternal depression, socioeconomic position, and temperament in early childhood: The EDEN mother-child cohort. *Journal of Affective Disorders, 137*(1–3), 165–169.

National Conference of State Legislatures. (2011, December 10). *States with religious and philosophical exemptions from school immunization*

requirements. Retrieved from http://www.ncsl.org/programs/health/SchoolExempLawsChart.htm

Omer, S., Salmon, D., Orenstein, W., deHart, M., & Halsey, N. (2009, May 7). Vaccine refusal, mandatory immunization and the risks of vaccine-preventable diseases. *New England Journal of Medicine, 360*(19), 1981–1988.

Prevent Blindness America. (2011). *Signs of possible eye problems in children.* Retrieved December 13, 2011, from http://preventblindness.org/children/trouble_signs.html

Russ, S., White, K., Dougherty, D., & Forsman, I. (2010). Preface: Newborn hearing screening in the United States: Historical perspective and future directions. *Pediatrics, 126*, S3–S6.

Shelov, S., & Remer, T. (2009). Caring for your baby and young child: Birth to Age 5. Fifth Edition. *American Academy of Pediatrics.* Elk Grove Village, IL.

Thomas, A., & Chess, S. (1977). *Temperament and development.* New York: Brunner-Mazel.

Warniment, C., Tsang, K., & Galazka, S. (2010). Lead poisoning in children. *American Family Physician, 81*(6), 751–757.

第四章

American Academy of Pediatrics. (2012). *Red Book 2009 Report of the Committee on Infectious Diseases.* In L. Pickering, C. Baker, D. Kimberlin, & S. Long (Eds.). Elk Grove Village, IL.

American Academy of Pediatrics, American Public Health Association, National Resource Center for Health and Safety in Child Care and Early Education. (2011). *Caring for our children: National health and safety performance standards: Guidelines for out-of-home childcare programs* (3rd ed) Elk Grove Village: American Academy of Pediatrics.

Ball, J., Bindler, R., & Cowen, K. (2012). Chapter 19: Infectious and communicable diseases. In J. Ball, & R. Bindler, *Child health nursing: Partnering with children and families* (5th ed., pp. 574–586). Upper Saddle River, NJ: Pearson.

Ben-Arye, E., Traube, Z., Schachter, L., Haimi, M., Levy, M., Schiff, E., et al. (2011, January). Integrative pediatric care: Parents' attitudes toward communication of physicians and CAM practitioners. *Pediatrics, 127*(1), e84–e95.

Bozzetoo, S., Carraro, S., Giordano, G., Boner, A., & Baraldi, E. (2012). Asthma, allergy and respiratory infections: The vitamin D hypothesis. *Allergy*, 10–11.

Centers for Disease Control and Prevention. (2010, August 9). *Personal prevention of MRSA skin infections.* Retrieved January 24, 2012, from http://www.cdc.gov/mrsa/prevent/personal.html

Centers for Disease Control and Prevention. (2010). *CDC health information for international travel 2010.* Atlanta: U.S. Department of Health and Human Services, Public Health Service.

Centers for Disease Control and Prevention. (2011). *Epidemiology and prevention of vaccine-preventable diseases.* Washington DC: Public Health Foundation.

Frankowski, B., & Bocchini, J. (2010, August). Clinical Report–Head Lice. *Pediatrics, 126*(2).

La Crosse County Environmental Health. (n.d.). *Hand washing.* Retrieved June 3, 2012, from http://www.co.la-crosse.wi.us/health/environmental/docs/handwsh.htm

Pappas, D., & Hendley, J. (2012, January). *Patient information: The common cold in children.* Retrieved January 24, 2012, from http://www.uptodate.com/contents/patient-information-the-common-cold-in-children

Sweet, K., Sutherland, W., Ehresmann, K., & Lynfield, R. (2011, August 1). Hepatitis A infection in recent international adoptees and their contacts in Minnesota, 2007–2009. *Pediatrics, 128*(2), e333–e338.

第五章

American Academy of Pediatrics, American Public Health Association, National Resource Center for Health and Safety in Child Care and Early Education. (2011). *Caring for our children: National health and safety performance standards: Guidelines for out-of-home childcare programs* (3rd ed). Elk Grove Village: American Academy of Pediatrics.

American Diabetes Association. (2012, January). Diabetes care in the school and day care setting. *Diabetes Care, 35*(Supplement), S76–S80.

American Speech-Language Hearing Association. (n.d.). *Early hearing detection & intervention action center.* Retrieved April 10, 2012, from http://www.asha.org/advocacy/federal/ehdi

Ball, J., Bindler, R., & Cowen, K. (2012). Chapter 20. Alterations in respiratory function. In *Principles of pediatric nursing* (5th ed., pp. 574–586). Upper Saddle River, NJ: Pearson.

Bugis, B. (2012). Early childhood caries and the impact of current U.S. Medicaid program: An overview. *International Journal of Dentistry*, 1–7.

California Dental Association. (2011, Oct). Advancing the practice of dental disease management. *California Dental Association Journal, 39*(10), 679–766.

Centers for Disease Control. (2012, March 13). *Asthma and schools.* Retrieved April 1, 2012, from http://www.cdc.gov/HealthyYouth/asthma/

Council on School Health. (2008). Role of the school nurse in providing school health services. *Pediatrics, 121*(5), 1052–1056.

Division for Early Childhood & National Association for the Education of Young Children. (2009, April). *Early childhood inclusion.* Retrieved March 15, 2012, from www.naeyc.org/files/naeyc/file/positions/DEC_NAEYC_EC_updatedKS.pdf

Environmental Protection Agency. (2010). *Managing asthma in the school environment.*

Floet, A., Scheiner, C., & Grossman, L. (2010). Attention-Deficit/Hyperactivity Disorder. *Pediatrics in Review, 31*, 56–69.

Forrest, C., Bevans, K., Riley, A., Crespo, R., & Louis, T. (2011, August). School outcomes of children with special health care needs. *Pediatrics, 128*(2), 303–312.

Healthy People 2020. (2012, May 18). *HealthPeople.gov educational and community-based programs.* Retrieved June 6, 2012, from http://healthypeople.gov/2020/topicsobjectives2020/objectiveslist.aspx?topicid=11

Heward, W. (2013). *Exceptional children: An introduction to special education.* Upper Saddle River, NJ: Pearson.

Kawashita, K. S. (2011, July). Early childhood caries. *International Journal of Dentistry, 11*, 1–7.

Kramer, M. (2012, December 21). Breastfeeding and allergy: The Evidence. *Annals Nutrition Metabolism, 59*(Suppl 1), 20–26.

Kuo, D., Cohen, E., Agrawal, R., Barry, J., & Casey, P. (2011). A national profile of caregiver challenges among more medically complex children with special health care needs. *Archives of Pediatric and Adolescent Medicine, 165*(11), 1020–1026.

Lindley, L., & Mark, B. (2010, February). Children with special needs: Impact of health care expenditures on family financial burden. *Journal of Child and Family Studies, 19*(1), 79–89.

Lollar, D., Hartzell, M., & Evans, M. (2012, February). Functional difficulties and health conditions among CSHCN. *Pediatrics*, e714–e722.

Milgrom, H., & Leung, D. (2011). Chapter 137. Allergic rhinitis. In R. Kliegman, B. Stanton, J. Geme, & R. Behrman, *Kliegman: Nelson textbook of pediatrics* (pp. 775–777). Philadelphia, PA: Elsevier Saunders.

National Center for Child Poverty. (2011). *Who are America's poor children? Examining health disparities by race and ethnicity.*

Oswald, D., Bodurtha, J. W., Gilles, D., Christon, L., & Ogston, P. (2011). Disparities in the clinical encounter. Virginia's African American children with special health care needs. *ISRN Pediatrics*, 1–8.

Paintner, A., Williams, A., & Burd, L. (2012, January). Fetal alcohol spectrum disorders–Implications for child neurology. Part 2: Diagnosis and management. *Journal of Child Neurology*, 1–8.

Parish, S., Rose, R., Dababnah, S., Yoo, J., & Cassiman, S. (2012). State-level income inequality and family burden of US families raising children with special health care needs. *Social Science & Medicine, 74*, 399–407.

Schwartz, I., Billingsley, F., & McBride, B. (n.d.). *Including children with autism in inclusive preschools: Strategies that work.* Retrieved April 3, 2012, from http://www.newhorizons.org/spneeds/inclusion/information/schwartz2.htm

Shah, S., Kublaoui, J., & White, P. (2009). Screening for type 2 diabetes in obese youth. *Pediatrics, 124*(2), 573–579.

Silvers, L., Frampton, C., Wickens, K., Pattemore, P., Ingham, T., Fishwick, D., et al. (2012). Breastfeeding protects against current asthma up to 6 years of age. *Journal of Pediatrics,160*(6), 991–996.

Strickland, B., van Dyck, P., Kogan, M., Lauver, C., Blumber, S., & Bethell, C. (2011, Feb). Assuring and ensuring comprehensive system of services for children with special health care needs: A public health approach. *American Journal of Public Health, 101*(2), 224–231.

Turnbull, A., Turnbull, R., Wehmeyer, M., & Shogren, K. (2013). Chapter 8. Understanding students with attention-deficit/hyperactivity disorder. In *Exceptional lives: Special education in today's schools* (pp. 172–193). Upper Saddle River, NJ: Pearson.

U.S. Department of Education. (n.d.). *Building the legacy: IDEA 2004.* Retrieved March 15, 2012, from http://idea.ed.gov/explore/home

U.S. Department of Health and Human Services. (2012, March 22). *Healthy People 2020.* Retrieved March 27, 2012, from http://www.healthypeople.gov/2020/topicsobjectives2020/objectiveslist.aspx?topicid=26

U.S. Department of Health and Human Services, Health Resources and Services Administration, Maternal and Child Health Bureau. (2008). *The national survey of children with special health care needs. Chartbook 2005–2006.* Retrieved March 15, 2012, from http://mchb.hrsa.gov/cshcn05

Wankoff, L. (2011, August). Warning signs in the development of speech, language, and Communication: When to refer to a speech-language pathologist. *Journal of Child and Adolescent Psychiatric Nursing, 24*(3), 175–184.

第六章

American Academy of Pediatrics. (2009). *Caring for your baby and young child birth to age 5* (5th ed.). (S. Shelov, & T. Remer Altmann, Eds.). Bantam Books.

Ball, J., Bindler, R., & Cowen, K. (2013). Child health nursing partnering with children and families. In *Child Health Nursing Partnering with Children and Families* (pp. 1415–1417). Upper Saddle River: Pearson.

Bershad, C., & Blaber, C. (2011). *Realizing the promise of the whole-school approach to children's mental health. A practical guide for schools.* National Center for Mental Health Promotion and Youth Violence Prevention. Education Development Center.

Biringen, A., Altenhofen, S., Aberle, J., Baker, M., Brosal, A., Bennett, S., et al. (2012). Emotional availability, attachment, and intervention in center-based child care for infants and toddlers. *Development and Psychopathology, 24*, 23–34.

Bowlby, J. (1969). *Attachment and loss: Volume 1: Attachment.* New York: Basic Books.

Brennan, E., Bradley, J., Ama, S., & Cawood, N. (2003). *Setting the pace: Model inclusive child care centers serving families of children with emotional and behavioral challenges.* Portland, OR: Portland State University, Research and Training Center on Family Support and Children's Mental Health.

Center on the Developing Child at Harvard University. (2010). *The foundations of lifelong health are built in early childhood.* Retrieved from http://developingchild.harvard.edu/index.php/resources/reports_and_working_papers/foundations-of-lifelong-health/

Committee on the Rights of the Child. (1991). *Official Records of the General Assembly, Forty-Seventh Session, Supplement No. 41.* Retrieved

May 4, 2012, from http://www.ohchr.org/ Documents/Publications/FactSheet10Rev.1en.pdf

Egertson, H. (2006). In praise of butterflies: Linking self-esteem and learning. *Young Children, 61*(6), 58–60.

Engelbright Fox, J. (n.d.). *Early childhood news.* Retrieved May 10, 2012, from http://earlychild hoodnews.com/earlychildhood/article_view .asp?x.ArticleID=240

Ewing Marion Kauffman Foundation. (2002). *Set for success: Building a strong foundation for school readiness based on the social-emotional development of young children.* Kansas City, MO: Kauffman Early Education Exchange.

Fox, L., & Duda, M. (2008). *What are kids trying to tell us?* Retrieved May 10, 2012, from http://csefel .vanderbilt.edu/resources/training_kits.html

Heller, S., Boothe, A., Keyes, A., Nagle, G., Sidell, M., & Rice, J. (2011). Implementation of a mental health consultation model and its impact on early childhood teachers' efficacy and competency. *Infant Mental Health Journal, 32*(2), 143–164.

Homer, R., Albin, R., Sprague, W., & Storey, J. N. (n.d.). *Functional assessment and program development for problem behavior.* Retrieved May 10, 2012, from www.vanderbilt.edu/csefel/modules-archive/module3a/handouts/4.html

Hyson, M., & Taylor, J. (2011, July). Caring about caring: What adults can do to promote young children's prosocial skills. *Young Children.* 74–83.

Kendziora, K., Weissberg, R., Ji, P., & Dusenbury, L. (2011). *Strategies for social and emotional learning: Preschool and elementary grade student learning standards and assessment.* Newton, MA:

National Center for Mental Health Promotion and Youth Violence Prevention, Education Development Center.

Kruizinga, I., Jansen, W., Carter, A., & Raat, H. (2011). Evaluation of an early detection tool for social-emotional and behavioral problems in toddlers: The brief Infant Toddler Social and Emotional Assessment—A cluster randomized trial. *BMC Public Health, 11*(494), 1–6.

Milteer, R., Ginsburg, K., Council on Communications and Media Committee on Psychosocial Aspects of Child and Family Health, & Mulligan, D. (2012). The importance of play in promoting healthy child development and maintaining strong parent-child bond: Focus on children in poverty. *Pediatrics, 129,* e204–e213.

National Institute of Mental Health. (2009, April 7). *Bipolar Disorder in Children and Teens: A Parent's Guide.* Retrieved January 11, 2013, from www .nimh.nih.gov/health/publications/bipolar-disorder-in-children-and-teens.shtml

Prager, L. (June 2009). Depression and suicide in children and adolescents. *Pediatrics in Review.* Vol. 30. No. 6. 199–206.

Quach, J., Hisock, H., Ukoumunne, O. C., & Wake, M. (2011, Oct). A brief sleep intervention improves outcomes in the school entry year: a randomized controlled trial. *Pediatrics,* 128(4): 692–701.

Sawyer, M. G., Harchak, T., Wake, M., & Lynch, J. (2011, Oct) Four-year prospective study of BMI and mental health problems in young children. *Pediatrics,* 128(4): 677–84.

Shonkoff, J., & Garner, A. (2012, Jan). The lifelong

effects of early childhood adversity and toxic stress. *Pediatrics, 129*(1), e232–e246.

Smith, S., Stagman, S., Blank, S., Ong, C., & McDow, K. (2011). *Building strong systems of support for young children's mental health.* New York: National Center for Children in Poverty.

Spenrath, M., Clarke, M., & Kutcher, S. (2011, November). The science of brain and biological development: Implications for mental health research, practice and policy. *Journal of the Canadian Academy of Child and Adolescent Psychiatry, 20*(4), 298–304.

Stagman, S., & Cooper, J. (2010). *Children's mental health; What every policymaker should know.* New York: National Center for Children in Poverty.

Turnbull, A., Turnbull, R., Wehmeyer, M., & Shogren, K. (2013). Understanding students with attention-deficit/hyperactivity disorder. *In Exceptional Lives: Special Education in Today's Schools* (pp. 172–193). Upper Saddle River, NJ.

U.S. Public Health Service. (2000). *Report of the Surgeon General's Conference on Children's Mental Health: A National Action Agenda.* U.S. Department of Health and Human Services.

Zeanah, C., Berlin, L., & Boris, N. (2011). Practitioner Review: Clinical applications of attachment theory and research for infants and young children. *Journal of Child Psychology and Psychiatry, 52*(8), 819–833.

Zero to Three. (n.d.). *Early Childhood Mental Health.* Retrieved May 5, 2012, from http:// www.zerotothree.org/child-development/ early-childhood-mental-health/

人类学理论的依赖。在很多场合我都强调，人类学作为强国之学、强校之学和强人之学，中国的照护实践现场提供了丰富的田野材料，理应进一步挖掘那些潜藏在材料之中的"无意识"行为模式，并以此为基础去提炼适合中国语境与中国实践的特色照护人类学理论。当然，理论的提出并非一朝之功，千里之行始于足下，从当下开始，行则将至。

周大鸣

于康乐园

2023 年 12 月 17 日

护理与人类学：两个世界的融合（代前言）

这本书的诞生既是偶然也是必然。

从偶然性上讲，它源于我去哈佛燕京学社的一趟访问。2015 年，我由哈佛大学知名医学人类学家凯博文（Arthur Kleinman）教授提名到哈佛燕京学社从事合作研究。凯博文教授是世界医学人类学巨匠，他先后担任过哈佛大学精神病学系、全球健康与社会医学系和人类学系的系主任，在全球健康、精神卫生、医学人文领域拥有广泛而深远的影响力。但是在我 2015 年受教于他门下之时，他跟我聊得最多的却还是关于"照护"（care giving）的话题。那个时候凯博文教授刚刚完成他的自传体著作 "Soul of Care"（中文译本《照护》已由中信出版社出版发行），书中描述他与妻子凯博艺（Joan Kleinman）教授 40 年相濡以沫的爱情故事，以及他在凯博艺教授罹患阿尔茨海默病后琐碎而艰辛的照护过程。在这个过程中，凯博文教授作为一名从医近半个世纪的临床医疗专家经常反思一个问题："临床治疗很多时候在解除患者痛苦方面陷入无能的困境，有时冰冷的治疗甚至会导致患者新的痛苦，那么医学的本质到底是什么？"这一灵魂拷问与深入骨髓的丧妻之痛在他的内心反复交织，加上大师睿智的思考，他终于在《照护》一书中给了我们答案："医学的本质是照护"。他进一步写下了这段话——"照护就发生在这些非常卑微、非常琐碎的时刻。而且，在此意义上，照护也就早已超出了医疗照护的范畴，已经不再只是一个医学问题，而是一个道德问题，一个关于人的存在的问题，一个关于生活的问题，一个关于人性的问题，一个关于人与人之间的深层次的关系的问题，一个关于爱的终极问题。"我被这段话深深地感动了！也正是这份机缘让我开始看到照护对于社会的重要性，并在凯博文教授的支持和鼓励下萌生了回国发展照护人类学的想法。

从必然性而言，当代我国社会发展和学科发展的大趋势使得照护人类学必然应运而生。一方面，当代中国社会处于百年未有之大变局中，社会经济发展日新月异，"健康中国"战略的实施要求为人民群众提供全方位、全周期的健康服务。同时随着全球化程度加深，不同文化背景下的人群要求当代护理实践必须更好地理解和应对文化差异。具有整体观、文化相对观和主位客位观等视角的人类学对于理解当代护理实践及患者多元化的照护需求来说简直是无缝对接。另一方面，号称"强国之学、强校之学、强人之学"的人类学在国内却受制于学科划分的壁垒（至今依然是二级学科），在社会应用中缺乏应有的作为。一个急需理论提升，另一个急需落地生根，护理与人类学就这么相遇了，而且相看两不厌，秋波频生，迅速擦出了火花。

"金风玉露一相逢，便胜却人间无数"，照护人类学从诞生之日起就迸发出勃勃生机。2016 年，我回国后开始与中山大学护理学院的张美芬教授、张俊娥教授建立了紧密的合作关系，率先在国内提出了照护人类学的学术概念，并组织合作研究团队开展与临床相结合的照护人类学研究。以 2019 年我们团队获得国家社会科学基金资助项目"'健康中国'背景下照护人类学理论与应用体系研究"和在中国护理顶级刊物《中华护理杂志》上发表《人类学在护理中的应用与思考》论文为标志，护理人类学的概念逐步获得了国内外护理学界的认可。从 2016 年开始，由中山大学社会学与人类学学院人类学系与护理学院联合组建的照护人类学研究团队先后获得了包括国家社会科学基金重大项目、重点项目在内的国家级课题10 余项，发表论文 50 余篇，引起国内护理学界和人类学界专家的注目。

本书是我与中山大学张美芬教授、暨南大学龚霓副教授联合照护人类学研究团队近 8 年研究成果。我们从无到有，每个章节都是由护理学专业师生与人类学专业师生反复讨论、争辩、试错、总结后达成的一致。我想借此机会对两位合作教授表达我最深的敬意，感谢他们渊博的学识、扎实的田野调查和缜密的思维使得此书顺利问世！本书也同样凝聚了我们合作研究团队全体师生的智慧与心血，包括：中山大学附属第七医院符隆文副研究员，成都大学李海燕老师，广西民族大学吴杏兰老师，清华大学李菲菲同学，广东省妇幼保健院代坤护师，中山大学社会学与人类学学院吴昊坦、崔昌杰、胡新宇、蒋丹彤、韦玮、邱宇宁、彭玉婷等同学，中山大学护理学院张一恒、杜芊芊、张宝怡、王晓炫、张烨等同学，暨南大学护理学院张子晴、张尚杨、王欢、黄欣雨、宋臻、邱香等同学，一并致谢！

2016 年，我对于照护人类学的研究和合作路径并不清晰，时任中国生命关怀协会人文护理专业委员会主任委员的潘绍山主任大力提携我进入国内人文护理学界，而且不断鼓励和支持我们大胆尝试创建中国自己的护理理论与人文护理实践体系，她的远见卓识和人格魅力让我无比钦佩，在此向她老人家致以崇高的敬意！

与护理界同仁的深入合作不断提升了我对于护理学科的认知，也使得我对于护理同仁开放的心态、深远的视野和求真务实的工作作风深怀敬意！教育部高等学校护理学类专业教学指导委员会秘书长、北京大学护理学院孙宏玉教授一直以高度的学术敏感性和广博的学术视野倡导和推进这一新生交叉学科的诞生，在她的直接关心下本书才得以由北京大学医学出版社出版发行。在此必须向孙教授脱帽致敬！也衷心感谢对本书初稿提出建设性意见的各位专家！包括：清华大学社会学系景军教授，海军军医大学周兰姝教授，复旦大学潘天舒教授，华中科技大学刘义兰教授，苏州大学护理学院李惠玲院长，北京协和医学院张新庆教授，武汉城市学院赵光红院长、暨南大学护理学院陈伟菊院长、杨巧红副院长，中山大学社会学与人类学学院余成普院长，中山大学护理学院彭俊生院长、张俊娥副院长，南方医科大学护理学院张立力院长，广州医科大学护理学院周英院长，广州南方学院护理与健康学院方海云院长，中国科技大学王程韡教授，首都医科大学岳鹏教授等。特别感谢北京大学医学出版社赵欣编辑的大力支持!

照护是社会的基石，人文是护理的灵魂，早在半个多世纪以前，美国护理学家Madeleine M. Leininger（莱宁格）博士就出版了"*Nursing and Anthropology：Two Worlds to Blend*"（1970）一书，标志着美国护理学界提出了护理学与人类学的双向奔赴。今天，作为中国的人类学学者，我更愿意以饱满的热情、扎实的工作与广大护理同仁回应前辈的呼唤，沿着前辈的足迹继续推进护理学与人类学两个世界的融合，为改善人类健康、建构人类命运共同体而不懈努力!

新生事物往往也意味着不成熟，本书是两个学科的初次相逢，疏漏之处必多，敬请各位方家大力批评、指正，以期未来。

程 瑜

于深圳和润家园

2023 年 12 月 6 日

目　　录

第一章 照护人类学溯源

自有人类活动以来，人与人之间的相互照护就成为人类在自然界生存并发展的基本前提，也是人类得以组成社会的基本方式。可以说，没有照护实践就没有人类社会。由于照护活动是人类社会的基础，本书将从人类学的视角来考察人类的照护行为，尤其关注照护发展到护理科学后的照护活动。因此，照护人类学是一门尝试结合人类学与护理学理论和方法，研究社会照护行为、实践的学科，是人文社会科学与护理学跨学科研究的新纽带。照护人类学旨在从"生理-心理-社会"多维度出发，将个体、社区和医院相整合，深入探讨人们在日常生活中对他人的关怀、照顾和支持的社会行为。通过理论探讨和大量的实证研究建立起照护人类学的学科理念和研究方法，将人类学的人文思考与护理学的严谨科学结合起来，更好地改善照护行为和护理实践，为促进人类的健康福祉做出贡献。

 第一节 护理中的人文观

照护是人类社会的基石，决定了照护行为本身的人文关怀属性。无论在人类早期的照护实践中，还是在照护活动发展成专门的护理科学的现代社会，这一点都是照护行为的根本出发点。从现代护理科学的奠基人南丁格尔肇始，到当代的人文护理的复兴，都表明人文关怀和人文情怀也是现代护理学的基本观点和实践基础。

弗洛伦斯·南丁格尔（Florence Nightingale）出生于 1820 年，是近代护理学的创始人，也是最早的护理理论家。她一生出版了大量有关现代护理的论著和研究报告，包括《护理札记》《医院札记》《健康护理与疾病护理》《工人护理》《农村护理保健》《地段访视及家庭护理》等多部专著。南丁格尔的学术观点对近现代护理理论、护理研究、护理管理有着深远的影响。她的护理教育理念体现了西方文化的精髓。通过护理学理论与实践，南丁格尔将护理学的发展推进到新高度，并使人文护理思想自觉地融入现代护理事业的发展中。在她最有名的著作《护理札记》中，她写道："要使千差万别的人，都达到治疗和健康所需要的最佳身心状态，本身就是一项最精细的艺术。"南丁格尔不仅在理论上强调护理科学的人文属性，在实践工作中也同样强调人文关怀。南丁格尔认为，为了保持或恢复健康、治疗或预防疾病，护士要学会区分护理患者与护理疾病之间的差别，把患者当作一个整体对待。南丁格尔明确提出，护士除救治患者、创造良好的环境外，还要重视患者护理过程中的心理因素，甚至要求社会工作者、牧师和管理人员共同配合护理患者。人文护理思想深刻地体现在护理工作中。

进入 20 世纪以后，护理学进入高速发展期。1955 年美国学者首次提出"护理程序"概念，要求护士奉行"以患者为中心"的理念，全面应用护理程序，收集患者的生理、心理、社会等资料，制订并给予患者身心整体护理计划。1977 年，美国罗切斯特大学的恩格尔教授提出"生物-心理-社会"医学模式，进一步发展了"以健康为中心"的全新护理观念。

1978 年，世界卫生组织提出"2000 年人人享有卫生保健"的全球战略目标。护理学的发展由"以患者为中心"明确进入"以整体人的健康为中心"的高级阶段。

1980 年，美国护理学会对"护理"概念做出新阐释，指出护理工作的对象应包括患者、有可能生病的人和未患病但有"健康问题"的人。这要求护士从生理、心理、社会、精神及文化等多方面对患者实施整体护理，除了执行医嘱和各项护理技术操作之外，更多的是注重对人的研究，进一步认识心理、精神、社会和文化因素对患者病情转归和健康的影响，从而帮助患者最大程度地达到生理 - 心理 - 社会的平衡和适应。护士的角色不仅仅是患者的照顾者，而且更多的是担任患者的教育者、咨询者和健康管理者。护理的人文特色愈加鲜明。

随着"以患者为中心"的人文护理概念逐渐被护理界所接受，大量的人文社会科学知识结合到护理的研究、教育和实践中，护理伦理学、照护人类学、护理心理学、护理美学、护理社会学、护理哲学等新兴学科不断涌现。其中，照护人类学的产生与发展也是美国人文护理高速发展的典型代表。

 ## 第二节　人类学理论概要

一、人类学的概念

人类学（anthropology）是一门研究人的学科，既研究人的生物性，也研究人的文化性。"人类学"这个名词来自希腊文 anthropos（人）与 logos（学问），即研究人的学问。这一涵义发展至今，概念已经发生了较多改变。人类学一词最早出现于 1501 年，主要指关注解剖和生物的体质人类学研究。直到 20 世纪初，人类学才成长为一门独立的学科。

人类学是以具体社会文化为研究对象，在此基础上体现对人的关怀的学科，也是通过研究文化来理解人性的学科。为了研究"文化"，人类学家将自己置于考古资料、文献资料、田野资料的搜集、整理与阐释之中，试图以当地人的视野，用专业学科的语言来再现历史的或者现在的人的生活全貌。在对人的研究中，人类学研究人类的生物性、演化过程与历史变迁、现代人类的文化行为等。因涵盖范围广，人类学的研究范畴也逐渐超越了传统经典的研究领域（亲属制度、政治、经济、宗教），而呈现跨学科发展趋势，在研究对象、方法和观念上都相互影响，并形成了重要的分支学科，如医学人类学、照护人类学、教育人类学、影视人类学等。

二、人类学与文化

自人类学诞生以来，"文化"（culture）就是人类学的核心概念之一。什么是文化呢？汉语的"文化"一词出自《易经·贲卦·象辞》："观乎天文，以察时变；观乎人文，以化成天下。"这里的文化主要强调"教化"的意思，但对于人类学家而言，文化基本上不强调这层意思。人类学家泰勒（Edward B. Tylor）（Tylor，1958）从科学意义上，首先提出了明确而综合的定义："文化……是一个复合的整体，包括知识、信仰、艺术、道德、法律、风俗以及作为一个社会成员的人所获得的其他任何能力和习惯。"尽管后来学者对这一定义褒贬不一，此定义的经典性却不容忽视。这里的文化涵盖了人类活动的众多方面，是对人的"活法"的总体概括。1952年，美国人类学家克虏伯（A. L. Kroeber）和克拉克洪（Clyde Kluckhohn）（Kroeber et al.，1952）对文化概念进行了专门探讨，梳理了从泰勒提出文化定义的1871—1951年对其的各种文献，共收集到对文化的定义164个。在社会科学领域里，文化的概念也始终处于争论不休、各自表达的状态。虽然每个概念都不尽完美，却各有各的道理。文化作为一种历史现象，随着社会发展而变化，因此关于文化的定义也随之变化。

文化的不同定义以及对于文化现象的不同解释，逐渐形成了一些文化人类学不同的思想流派。诸如早期文化进化论学派的观点认为人类的文化如同生物机体进化一样，经历了由简单到复杂、低级到高级的逐渐进化的过程。泰勒认为人类社会必须经历三个基本发展阶段：从蒙昧、野蛮再到文明。摩尔根（Lewis Henry Morgan）在《古代社会》里，又根据社会的技术发展程度将这三个阶段中的蒙昧和野蛮阶段各自细分为高级、中级、初级三个级别，从而形成了七个文化发展阶段。柴尔德（Gordon Childe）则试图建立唯物主义的文化进化观，使进化论从"蒙昧""野蛮"这样的西方中心主义色彩中解脱出来。20世纪20年代，英国人类学家马林诺夫斯基（Bronislaw Kaspar Malinowski）认为，人创造文化的目的是满足人的需求。换句话说，文化的产生在于满足共享该文化成员的基本需要与次生需要，并由此建立了功能主义的文化解释方式。20世纪30年代的美国心理学派探讨文化与人格的问题，如林顿（Ralph Linton）在《人格的文化背景》中讨论了个人与文化的关系：文化是习得的行为和行为结果的综合体，并由某一特殊文化的成员共享和传递。20世纪50年代末兴起的认知人类学和文化相对论的研究则强调从本民族的角度看待各自的认知体系与文化。20世纪60年代的象征人类学强调文化是一套象征体系，那一时期的人类学家如格尔茨（Clifford Geertz）等探究象征符号是如何通过文化的载体运作的，文化的分析是对意义的阐释。而同时代的结构主义则认为，尽管文化与文化之间的差异很大，但人类思维的深层结构是相同的。20世纪90年代以来，人类学进入了一个反思阶段，如后现代理论认为文化是建构性的过程。由此可见，人类学学科意义上对文化的定义和阐释，是随学科发展而不断发展变化的。

三、人类学的学科分支

在不同的国家和地区，人类学的学科发展有着不同的轨迹。在北美，人类学一般包括了四个分支学科：语言人类学（linguistic anthropology）、体质人类学（physical anthropology）、考古学（archaeology）、文化人类学（cultural anthropology）或称社会人类学（social anthropology）。文化人类学广义上包含考古学、语言人类学、民族学或文化人类学，狭义上指民族学或文化人类学。民族学早期主要在德语、俄语等欧洲大陆国家使用，等同于欧洲人讲的人类学。其在英国称为社会人类学，或将社会与文化结合起来，称为社会 - 文化人类学（social-cultural anthropology）。在我国，由于受到欧洲、北美、苏联等不同学术传统的影响，在学科名称的使用上未能统一，出现了人类学和民族学交错并存的状况，但这两者的研究对象、理论、方法等日趋一致。综上所述，人类学的学科分支可由图1-1表述。

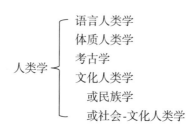

图 1-1　人类学的学科分支

　　体质人类学也称为生物人类学（biological anthropology），以人的生物属性为主要研究对象，探讨人类生存的生物性基础以及人的体质（生物）与文化的关系。体质人类学倾向于比较解剖学，例如人类与灵长类之间的关系，以及现代人同远古祖先的关系。当时主要采用形态观察法、人体测量法、统计学方法、年代测定法等研究不同人群的体质。现在几乎没有学者研究纯粹的体质人类学，转而研究涵盖遗传学、医学、人口学等广泛意义的生物人类学，以及运用分子生物学的方法，从生物的基因层面对生物的进化、人类的起源、人类行为等进行更加细致的研究，也衍生了其他的人类学学科分支，如分子人类学等。

　　考古学的研究对象是人类社会的过去，通过对人类的遗物或遗迹等跨越时空的研究来考察文化的连续性，进而更好地理解人类自身。通常认为考古学由史前考古学（prehistoric archaeology）、历史考古学（historic archaeology）组成。前者主要研究文字系统出现前的社会，除了利用物质遗存建构史前社会生活外，史前考古学家还研究当代人群，以兹与过去比较（庄孔韶，2003）。历史考古学的研究则集中在有文字记载以来的社会，这不仅是对历史记载的补充和修正，更是对日常生活的探索（庄孔韶，2003）。

　　语言人类学认为语言既作为一种社会工具，又是一种文化实践，它是着重考察人类语言使用与文化的关系的分支学科。语言人类学运用人类学和语言学的方法对语言进行研究，尤其关注语言的多样性，探讨不同语言与文化之间的内在联系。诸如不同地区的语言如何形成、人们如何使用语言、不同语言之间如何相互影响、语言如何影响了人们的行为等。语言学的理论影响着人类学，同时人类学的研究成果也充实了语言学理论。

　　文化人类学是人类学的最大分支，其重点是人类的文化属性。广义上的文化人类学包括狭义上的语言人类学、考古学和文化人类学。它主要是对文化多样性的研究，对文化普遍性的探索、社会结构的揭示、象征主义的解释以及大量相关研究。从狭义上讲，文化人类学是指通过研究特定人群的文化现象来探索人类文化的涵义，从而对不同文化进行共时研究。在理论研究上，自人类学形成以来，文化人类学先后形成了多种不同的理论流派。其中影响较大的有进化论、传播论、功能论、文化与人格论、结构主义、文化唯物论、象征论、阐释论、实践论、反思人类学等。本文所讲述的护理与人类学主要偏重于护理科学中文化人类学知识的应用。

四、人类学的价值

　　人类学是社会科学的基础学科。人类学首先是一种特有的看待社会、文化的视角：在方法上，人类学提供了田野调查方法，人类学的民族志展示了不同社会、文化下不同人群的生活方式。此外，人类学的价值还在于它对人类的关怀，既为了更好地理解"他者"，也为了更好地理解"自我"。对人的关怀成就了应用人类学领域，例如，医学人类学对医患关系的研究有助于改善医患关系；生物人类学可用于刑侦系统中受害人、嫌疑人等身份的确定；照护人类学可利用人类学的理念更好地实现对患者的人文关怀。

第三节　人类学与护理的历史渊源

护理学也是一门关于人的研究的科学，用以解释和说明人、社会、环境和健康的相互关系，并指导和促进健康的护理实践。在护理学科发展中，国外很早就将人类学融入护理教育和实践中。

一、照护人类学发展史

照护人类学是一门连通自然科学与社会科学的交叉学科，是以文化人类学民族志研究方法调查和研究在医疗场域中与护理实践相关内容的新兴学科，其研究对象是护理实践的社会文化现象。照护人类学是护理实践多样性领域中的一种，与医学人类学相同，也是人类学研究中的一个分支领域。日本医学人类学家池田光穗指出，在 20 世纪 50—60 年代，受文化人类学的影响，照护人类学起源并发展于北美，它探究照护的普遍性，同时以文化视角解释照护行为的差异性（池田光穗，2010）。总而言之，照护人类学关注由于文化的差异而在人类照护行为中存在的各自的特点。在全球化视野下，应用民族志方法，对临床现场和照护实践进行定性研究已在护理研究中占据了一定的地位。

早在 20 世纪 30 年代中叶，美国国家护理委员会委托在社会科学研究团体罗素塞奇财团（Russel Sage Foundation）工作的教育家、社会人类学家伊斯特·布朗（Esther L. Brown，1898—1990）调查和研究当时美国护理教育现状。1936 年，她总结了护理实践的田野调查结果，出版了被称作《布朗报告》（*Brown Report*）的《作为职业的护理》（*Nursing as a Profession*，1936），提出为了对应医科大学的临床教育体系的发展，护理学专科教育也应该提升为大学教育。在布朗报告的影响下，全美护理联盟（National League of Nursing）决定将护理教育改成 10 个学期（一个学期大约 18 周的课程）的教育体系。这样美国率先在 20 世纪 30 年代末完成了护理学的大学教育改革（Dougherty et al.，1985）。同时，在美国，从事公共卫生工作的护理人员在实践中首先遇到的难题是从世界不同国家移民到美国的人们由于文化背景的不同，而对疾病与健康的认知和对健康追求的行为存在着差异。医护人员需要在照护实践中面对如何应对在文化多样性背景下的健康观、疾病观和生死观不同而带来的跨文化照护需求的问题。

第二次世界大战时期是美国护理学学科发展的高峰时期。当时，从军护理人员在处理伤员时目睹了不同文化背景的士兵们与伤痛作斗争时的行为，同时也接触和了解到被占领地区各民族多样性的文化传统和地方性知识。康奈尔大学护理学系受罗素塞奇财团的委托和援助，率先在护理学系设立了人类学课程。人类学家玛格丽特·米德（Margaret Meed）和社会学家弗克斯（Renée Fox）曾经对护理学系学生讲授过人类学课程。1948 年，在米德的指导下，玛格丽特·哈格尔（Margaret Hugger）对在医院接受治疗的意大利移民患者的行为、医护人员对非洲裔美国人患者的态度以及对应措施进行了人类学调查研究。在这次田野调查中，哈格尔除对医院临床照护实践进行民族志调查以外，还关注了社会群体对护理人员的态度和看法、女性和护士的社会地位的变化过程等现象，从社会科学视角分析护理职业。这一调查可以被视为应用人类学方法进行护理研究的肇始。

到了 20 世纪 60 年代，美国护理学快速发展并在教育体系中成为一门独立的学科体系，同时成功地培养出众多博士学位获得者。美国护理学教育也与文化人类学产生了密切的联系，并在 1968 年设立了护理学与人类学协会（Council on Nursing and Anthropology）。在 1974 年，成立了跨文化护理学会（Transcultural Nursing Society）。1980 年，在美国护士协会（American Nurses Association）下设立了以文化人类学方法研究护理实践文化多样性的分支机构。

当前，照护人类学已成为一门特点鲜明的新兴交叉学科。池田光穂认为照护人类学应该包括如下研究内容：①跨文化护理（transcultural nursing）及国际保健护理研究（international health nursing studies）；②护理民族志研究（ethno-nursing，ethno-methodological nursing study）（池田光穂，2010）。

（一）跨文化护理及国际保健护理研究

在世界上生活着不同民族群体或不同肤色的人群，他们持有各自的文化传统，有不同的世界观和文化解释模式。也就是说，文化以多样的方式存在。跨文化是指充分正确地认识了解与本民族文化有差异或冲突的文化现象、风俗习惯等，并以包容的姿态予以接受与适应，以横断式比较方法去观察和分析不同文化，同时对多种文化进行相互比较，发现其共通点和不同点。文化虽然各具特色，但通过对文化要素间的相互对比，可以发现其异同点。横断式观察法通过比较不同民族及其文化的差异性，发现其照护概念之间所存在的差异和各自的特点。社会固有的理论与实践导致照护在各自概念之间出现差异。莱宁格博士将这种照护概念归纳为民族志护理（ethno-nursing）领域。

以跨文化方法进行观察时，重要的是需要探索在人类社会普遍存在共同的"人文照护心理"下具体照护多样性的问题。比如，一些社会群体强调个人自护能力的提升，不需要他者护理而放弃对患者的照护；在有些群体认为的患者需要无时不有的护理的照护至上主义在另一些社会群体或文化传统里可能被视为过分的照护等。跨文化照护人类学通过个案研究思考照护的普遍性，或在某一个社会群体和历史时期思考照护概念的相对性和特殊性。

这种理论性探索是有必要的，但在另一方面，国际上出现照护的标准化现象。为了护理指南的国际化标准，护理学界也提倡国际护理实践分类（international classification for nursing practice，ICNP）。这种运动始于 1989 年，到了 21 世纪进入成熟期。然而，这个国际标准化构想的前提是，人与人之间相互照护对人类来说是共通的需求和要素，接受照护的权利是基本人权的一种。这一点与跨文化护理确信护理的普遍性是一致的。

另外，从人道主义观点看也确信人类需求护理的普遍性。南丁格尔在克里米亚战争中的实践（1854—1856）总结出的理论，也是国际红十字会（始建于 1863 年）和国际红十字红新月社联盟（始建于 1919 年）的构想。这些活动经过 20 世纪两次世界大战中的护理实践而逐渐发展，第二次世界大战后发展的国际公共卫生运动也是其中之一。

正是因为世界任何一个区域的任何一位患者都需要对人类来说共同的不可或缺的照护实践，国际护理应该从全球视角出发，而实践在地方性照护区域里。在护理实践里，国际护理更加要求理解当地文化。提到国际护理，人们就理解它为要学习欧美护理实践，但更为重要的是理解护理全球化标准的在地化和本土化实践。

（二）护理民族志研究

在日常生活中发生的疾病及其医疗和照护实践已成为人们关心的主要问题。患者与疾病斗争的记录或者医务工作者的笔记等都会引发社会舆论，也影响了医疗实践、医疗的社会政策和人们对疾病与医疗实践的看法。

临床人类学或医院民族志指的是关于人们以现代医院为舞台广泛进行医疗实践的具体内容（指的是民族志）为基础的调查报告和分析研究。比如，在多个族群文化共存的美国，每一位患者及其家属的照护行为中都隐含着民族文化的多样性，所以照护人类学对这种多民族照护现象的民族志研究早就开始了。

医院民族志通过了解人类群体的照护行为的多样性，以期了解患者及其家属所属文化结构中的日常照护实践。同时，异文化社会照护民族志或不同历史条件下记录下来的不同历史记述都会成为了解文化照护概念的重要内容。另外，考虑不同文化要素而设立护理实践的研究题目，同时比较研究各自不同的照护实践，不仅有益于客观地认识自己所属社会护理实践的优点和缺点，而且有利于不断摸索其改善的策略。

照护人类学对于美国护理学科发展的贡献很多，包括对民族志等定性研究工具的开发、应用田野调查的方法对国际护理研究的开拓、对照护的观念及实践的文化相对性及其社会性的分析、关于传统社会分娩和育儿的研究、对家庭内的照护研究、在护理职业和家庭内性别地位的探究、女性主义的研究、关于风险和统治性的研究等。其中，莱宁格博士对于跨文化护理的研究是最为杰出的照护人类学研究。

二、莱宁格博士与跨文化护理协会

马德琳·M. 莱宁格（Madeleine M. Leininger）博士是跨文化护理理论的开拓者和跨文化护理协会的创始人。跨文化护理理论又称为文化照护的差异性和一致性理论。该理论认为不同文化背景下的社会群体和个体是用不同的方式感知、认识和实施照护的，即文化照护的差异性。但世界上各种文化的照护又有一些共同之处，即文化照护的共同性和普遍性。跨文化护理的实质是对与护理和健康 - 疾病照护方面的信念、价值观及与实践有关的文化进行的比较研究和分析。其目的是要按照人们的文化价值取向和有关健康 - 疾病的认知模式，为他们提供与其文化相适宜的护理照护服务。

莱宁格博士 1925 年生于美国中部内布拉斯加州克莱郡萨顿市（Sutton, Clay County, Nebraska）。1948 年，莱宁格在美国科罗拉多州丹佛的圣安东尼护理学校完成了初级护理教育。1950 年，她在堪萨斯州阿奇森的本尼迪克特学院获得护理学学士学位。1954 年，她获得了美国华盛顿天主教大学的心理健康护理硕士学位。1965 年，她在华盛顿州西雅图市华盛顿大学获得人类学博士学位。她也是美国第一位获得人类学博士学位的护士，曾担任西雅图华盛顿大学和盐湖城犹他大学护理系主任、护理与人类学教授、护理学院院长兼教授，底特律韦恩州立大学健康研究中心、跨文化护理课程主任，《跨文化护理杂志》主编等。20 世纪 40 年代，她通过护理工作中照顾患者的亲身经历和参与观察，发现患者对于护理照顾心存感激，这使她意识到关怀的价值，并认为关怀是护理的实质和核心。20 世纪 60 年代，莱宁格首先使用了"跨文化护理"（transcultural nursing）、"民族志护理"（ethno-nursing）、"交叉文化护理"（cross-cultural nursing）等术语。1966 年，她在科罗拉多大学开设第一门跨文化护理课程，为其他院校开设类似的课程提供了经验。1970 年，莱宁格出版了《护理学与人类学：两个世界的融合》（*Nursing and Anthropology：Two World to Blend*，1970），这是有关跨文化护理的第一本专著，主要介绍了护理学与人类学之间的关系。1978 年，莱宁格出版了有关跨文化护理学的第二本专著《跨文化护理：概念、主题、研究和实践》（*Transcultural Nursing：Concepts，Themes，Research and Practice*，1978）。她在这本书中主要介绍了跨文化护理的核心概念、理论框架和实践。1991 年，她出版了《文化照护的多样性和普适性：一个护理的理论》（*Cultural Care Diversity and University：A Theory of Nursing*，1991），详尽而系统地阐述了跨文化照护异同理论及其"日出模式"的理论框架等护理理论的主要观点。《跨文化护理：概念、主题、研究和实践》一书在 1995 年和 2002 年陆续再版，进一步丰富了书中有关跨文化护理理论与实践研究的内容。

20 世纪 70 年代，莱宁格跨文化护理研究事业迎来开拓时期。1974 年，她倡导和组建了跨文化护理协会（Transcultural Nursing Society），为照护人类学的发展打下了良好的学术基础，为护理人员提供了学习和实践跨文化护理的机会。现在的中心办公室设在密歇根州麦当娜大学（Madonna University，Livonia，Michigan），主要负责执行有关跨文化护理的各种活动，包括会员、历史纪录、时事通讯、合作项目、年会和区域性会议、跨文化护理杂志、部委活动、学会内外部联络和交流以及协会网站运行等，保持与世界各国同行之间的交流。协会成立以来坚持举办年会，讨论和解决与跨文化护理相关的各种事务和实践。协会年会通常在美国、芬兰、荷兰、加拿大、西班牙和英国等国轮流举行，显示协会的跨文化跨区域研究的特点。另外，区域性会议在支部和其余团体的支持下讨论有关跨文化护理所需要的内容。这些会议对所有护理人员和对护理感兴趣的世界各国人士开放，讨论跨文化护理事宜。

1983 年，在跨文化护理协会下设立了"跨文化护理奖"，授予那些在跨文化护理领域做出卓越和创新贡献的学者。同时协会主办跨文化护士（Transcultural Nurses，C.T.N.）的认证工作，专门的认证委员会负责这个活动的各项组织工作。1988 年，学会认证了 28 名护士作为跨文化护士。到了 21 世纪，认证工作团队（Certification Task Force）研究和分析到目前为止与认证相关的所有事项。在 2006 年，董事会（Board of Trustees）接受了认证工作团队的调查报告，包括认证委员会的任命证书、对认证的价值和可靠性测试以及测试过程等内容。2009 年，协会发起了跨文化护士认证的高级水平考试（CTN-A），并从 2010 年开始实施。同时，协会鼓励护理人员成为被认证的跨文化护士（certified transcultural nurses）的一员。

2004 年 5 月，首批跨文化护理学者（transcultural nursing scholars）被选拔加入协会，其目的是召集在跨文化护理、健康照护研究、护理教育以及区域、国家和全球范围的有关护理实践和（或）护理管理的优秀人员。这些学者在以不同方法组织和促进跨文化护理的国际性发展。

第二章　照护人类学的认识论

学科之间的差异不仅在于研究对象不同，更在于其理解与看待外部世界的认知方法不同。人类学在自身学科形成过程中，积淀了一套特有的学科理论和认知方式，如整体观、文化相对观和主位客位观。它们成为了人类学家考察和认识不同社会文化以及对此进行描述或阐释的重要认识论和方法论手段，也成为了人类学与其他人文学科的连接点。当人类学与照护相遇，我们既需要考虑到人类学与照护这一概念的相容性，亦需要理解照护在实践过程中的复杂性。

在本书看来，照护的复杂性至少存在于以下三个方面：首先，照护涉及专业的医学知识，这是照护得以实现的现实基础，也是评判照护成果好坏的重要客观指标；其次，照护深刻地涉及被照护者的个人生命历程、生活环境和文化习惯，同样的疾病或照护方式，往往由于被照护者的不同而产生完全不同的照护结局；最后，照护行为的具体实践，实际将被照护者与照护者的日常生活紧密地联系在一起，一定程度上形成了"你中有我，我中有你"的命运共同体。简而言之，无论是照护者亦或是被照护者，其实践过程中的具体状态都深刻地影响着对方的心理感受乃至康复状态，这也是需要将人类学关于整体观、相对观、主位与客位的理论视角引入照护的重要原因——既需要将被照护者的行为放置在更广阔的生命历程（整体观）和社会文化环境（整体观与相对观）中，更需要尝试站在被照护者的立场审视与反思照护过程与实践（主位与客位）。所以，人类学作为一门研究人类文化现象和行为习惯的学科，其理论视角和方法对于护理学有何借鉴意义？对于越来越注重患者个体化护理和全人护理、重视人的文化背景、强调跨文化护理的护理学科而言，又应该如何具体实践？本章的重点便在于介绍人类学的认识论，并尝试将其与照护实践进行有效的联结，以便临床工作者参考操作。

第一节　照护与整体观

人类学关于整体观（holism）的论述，可以被视为与照护最紧密相关的理论视角。其与护理的关联可以追溯到 20 世纪 70—80 年代，由护理学家莱温提出的"守恒模式"，强调把人看作一个整体，而不是各个部分的简单堆积，护理作为一个有目标的动态过程，其主要目标是保持人的完整性（姜安丽，2009）。另一位护理学家玛莎·E. 罗杰斯（Martha Elizabeth Rogers）则提出了"全人"的护理理念，把疾病和健康看作"对更大整体的反应"，而不是独立存在的实体，并探寻人与环境的关系（姜安丽，2009）。而这也和人类学理论中的整体观不谋而合——它视人类及其所创造的文化为构成整体的多个相互关联、层次有序的部分，这个整体具备完整性且是不可拆分的（李泳集，1987）。整体观在人类学中既视个人为完整的实体，也将人所创立的文化（涵盖人与环境、人与身体等之间的关系）视为一个完整的群体。

　　在介绍人类学的整体观之前，需先对整体、系统等概念作区分，以便更好地阐述人类学的整体观。整体代表着由多个内部相互关联的部分聚合而成的统一实体；系统这个术语起源于古希腊语"systεmα"，意即由许多交互作用、彼此关联的部分构成的群体；而总体则是基于研究目的确定的一组同类观测单位的观测值集合。尽管这三个词在某些方面存在差异，但它们之间也存在着紧密的联系和联系。用这个观点来理解，系统是由多个相互联系、相互作用的部分交互构建而成，拥有特定功能的有机整体。多个这种整体又构成了更大的系统。正如所有的消化器官在整体上构成了消化系统，消化系统又和呼吸系统等构成人体。整体与总体的关系是：整体不能简单地看成由总体构成的群体，但具体的群体整体一般可以理解为一个总体。例如，同一个社区里的人，如果没有内在关系，可用"总体"来描述；而如果按照工作单位、兴趣爱好等标准来区分，具体的分类群体则可用"整体"来描述。

　　在人类学的整体观中，"整体"与"系统"的概念几近相同，"系统"是一个具有层次和结构的整体，也可能会包含更多的分系或分整体。系统的方法具有整体性，其整体性原则主要体现在客观事物具有普遍的整体性。人类学研究必须从整体观出发，因为人类学的研究对象是人及其文化。人类自身及其社会文化是一个有层次结构的整体，也是一个相互作用的系统，不仅仅是数量上的总体概念，也不是各部分的总和，而是一个具有整体特质的生物体和社会体。要把握整体特质，就要将研究对象放置于具体的社会关系中来考察，进而了解文化的整体。人类学家从不同的角度和理论出发，在不断的批判和反思中阐释人类学的整体观。1926 年，南非政治家斯玛茨（Jan Smuts）在《整体论与进化》（*Holism and Evolution*）一书中创造性地使用了"holism"的概念，他把整体性视为宇宙的基本特征。这里的"整体"还是在哲学范畴中，强调主体与客体的综合，是非物质的、不可知的，这一系列的整体是进化的基础。而将整体观推为人类学的基本理念并广泛应用，则必须要从马林诺夫斯基开始说起，他开创性地使用了人类学的田野调查方法。他以远离欧洲的特罗布里恩群岛为田野点，对那里的人类活动进行整体性考察。马林诺夫斯基对特罗布里恩岛人的政治治理、经济状况、婚姻体系、信仰和民俗等方面有了深入的理解，得到了对此地全方位的洞察。正如他的观点所述："在任何一种文明社团里，所有的习俗、实体、思考和信念都发挥着一种关键性的角色，并承担着一定的使命，他们共同构成了整个社团不可分离的部分"（夏建中，1997：130）。这种理解和观察深入到他 1922—1935 年期间所著的 7 本主要书籍中，它们以特罗布里恩群岛的各个层面的日常生活为主题，基于亲身参与的观察，全面描绘和深入分析了当地的语言、家族、生育系统、乡村、园艺、技术、交流、政府、神话、巫术和社会规范等方面，从而勾勒出一个观众可以全面审视的"民族图景"（庄孔韶，2006）。拉德克里夫 - 布朗（Alfred Regirnald Radcliff-Brown）在此基础上认为，每一种文化都是由集合成一个整体系统的众多部分构成，部分与整体之间、部分与部分之间有特有的关系，这些联系的方式构成了文化的结构，每一个部分都具有维持整个文化的功能。马林诺夫斯基与拉德克里夫 - 布朗所开创的结构功能论开启了人类学整体观视野下的田野调查，也启发了人类学后来的理论流派。结构主义、阐释人类学、实践理论等流派即便是从不同的角度来书写民族志，也是基于对研究对象的整体把握。

　　总体而言，整体观作为人类学的核心视角，要求人类学者将人类社会的历史、现状和未来整合在一起，将其视为一个动态的整体。人是生物和文化的统一体。人类学整体观得以实施的前提就是必须具有生物性和文化性的双重视角。同时，在分析每个历史发展阶段的社会时，应该从经济、政治、社会制度以及文化习俗等多方面综合考量某一特定社会的共时性，以求进一步理解一个有结构、有层次且各部分互动的自然系统与社会文化系统整体。

　　护理学的服务对象是人，整体观是人类学切入照护实践最契合的视角。护理结合关于健康和疾病的情感、认知等领域的理论，要求对健康、疾病和康复的生态、社会和家庭等各类环境以及个体心理进行综合考虑。整体观视野下的照护实践，不再将患者作为独立的个案或个体看待，而是将其行为放置在更加宽广的生命历程、社会、文化环境之中加以理解，这样的护理实践对于护理人员和患者来说都是最好的。下面用两个个案帮助读者加深对于整体观的理解。

个案一　　农村中风老人家庭照护的社会文化理解[1]

　　2017 年 5 月"我"进入广州从化区 H 社区医院进行老年中风[2]病人的访谈，在中风康复中心做康复训练的 68 岁中风老人庆旋爷爷自豪地告诉我们："不间断的康复训练让我的身体逐渐好转，可以走路，可以做饭，不用家人照顾，从村子里来医院做康复也不需要家人陪同，不用他们担心。你看（他用手指向旁边病床上躺着的另一位男性老人，男性老人旁边的妻子正在给其擦身按摩），他就不行，他也是我们村的，中风后没有早点来做康复训练，生活不能自理，我看到后就介绍他来这里做康复，现在有一些好转，但还是需要别人照顾。老人老了，需要孩子照顾就是一个大麻烦，孩子要赚钱养家，老人如果生病，就要浪费另一个劳动力来照顾，很麻烦。我现在就很好，不用别人来照顾，孩子也省心。"

　　在后来对其他几位中风老人的访谈中，"不要成为家庭的负担"陆续从他们口中流露出来，并成为本研究的开端。同时，"我"逐渐发现，即使从化 H 社区医院中风康复中心的"简、便、康、效"模式对当地社区和农村的中风老人的后期照护和生活重建帮助颇多，但真正对这些中风老人康复质量影响更大的是其家庭照护。医院照护如果没有家庭照护的参与，再好的医疗模式在面对中风这种需要长期康复照护的疾病时效果都会大打折扣，无论在医院场域还是出院后的家庭场域，家庭照护都对老人们的康复扮演着极为重要的作用。"我"试图理解中风老人口中所述"不要成为家庭的负担"，在研究开展之初，阎云翔等学者提出的"传统孝道已经向代际互惠转变，老人与子女更多偏向于代际之间情感的沟通与物质的交换"对我帮助颇多。许多中风老人在医院里不断向我强调他们担心成为家人的负担，而一些康复效果较好的中风老人则强调自己想很快回去照顾孙辈，帮孩子减轻负担，这些无不印证着当下代际之间的照护偏向于强调互惠，而非传统中国社会所强调的"有顺无为"和"无条件服从"。但人类学的田野调查并不止步于简单的访谈，2019 年下半年，"我"又从象牙塔搬到医院旁边住下，真正开始在研究中实践着项飙所说的人类学式"体察"[3]，从而有机会更全面地理解中风老人的家庭照护。

　　在医院"驻扎"的机会让我得以和许多中风老人进一步熟识，并被邀请至各位中风老人在周边农村的家中。多次家庭探访并参与到他们的日常生活，一些未预期影响开始出现，并补充着我最初对家庭照护的理解。以 60 岁中风的喜颜阿姨和 58 岁中风的田池爷爷为例，中风在另一个层面为子女提供了他们照护父母的契机，为其尽孝。

---

[1] 谢操. 失序与重建——农村老年中风患者的照护研究 [D]. 广州：中山大学，2018.

[2] 中风在西医的正式用语里称为"脑卒中"。

[3] "体察"：项飙说人类学的主要研究方法与其说是参与观察，不如说用"体察"更真实一些，一问一答和真正进入聊天状态是完全不一样的，想要理解"社会潜在的可能性"，不能来自简单的观察，而只能来自体察（项飙，2018）。

"家里这只狗是1月份买的，当时是想起了《最好的告别》里疗养院养宠物唤起了老年人的存在感和责任感，收效很大，我也试试看，所以买了这只狗。其实我也有另外一个想法，就是等这只狗养熟了，可以陪我妈妈一起锻炼走路，到时候我上班了也有这只狗陪着，不会这么孤独。这只狗最近跟着她走了两次，感觉我妈妈还是蛮开心的。"（宝一姐，喜颜阿姨女儿）

"我妈妈中风之前，我一年只回一两次家，很少关心他们（父母）。但她中风之后，我才开始真正地想着多陪她一些。说实话，她中风反而真正让我思考和她的很多相处模式，开始尝试去理解她、去关心她。我从初中就离家住校读书，一直到后面上班都没有怎么关心过她们，她现在中风之后，我就把工作辞了，也想着可以好好回家和她多待一段时间，陪她和我爸爸。"（宝一姐，喜颜阿姨女儿）

喜颜阿姨的女儿因为母亲中风发生了很多大的改变，开始思考自己和父母的关系，并更多地考虑自己如何尽到作为子女的责任。

"（父亲）中风之前我一个多月回一次家，我阿爸中风对我来说太突然了，从没有想过会那么早。他以前对我很好，我在从化中学读书的时候，他从农村老家来回五六十公里接送我，我那时候常生病，他每次都很辛苦地骑车来带我去看病，所以我觉得现在应该照护他。"（谢姐姐，田池爷爷女儿）

"要是早点为他们着想就好了，现在想有点太晚了。身边的人认为我这样照护完全瘫痪的父亲是一个负担，但我在照护我爸爸的过程中，看到哪怕再细微的改善都很开心，觉得自己所有的付出都是值得的。"（谢姐姐，田池爷爷女儿）

谢姐姐辞去工作，全职照护因中风瘫痪的父亲，面对很多人问"值不值"的问题，她认为这不需要回答，儿女照护生病的父母，尽到自己的责任是不能以西方的互惠理论来理解的。

类似的家庭日常照护实践不胜枚举，让我开始反思之前完全用代际互惠来理解这些中风老人的家庭照护是否恰当。在家庭照护实践中，代际互惠是一个方面，而梁漱溟先生所提出的"家庭本位"也同样起着巨大作用。即在以家庭为本位的伦理社会文化中，家庭伦理是核心，其他一切社会伦理自家庭伦理始。这种以儒家伦理为代表的家庭伦理始发自人的本心，是一种自然生发的情感，尤其重视亲情。正如梁漱溟所指出的那样："吾人亲切相关之情，发乎天伦骨肉，以至于一切相与之人，随其相与之深浅久暂，而莫不自然有其情分。因情而有义。父义当慈，子义当孝。"因此，一些中风老人才会在这种"互以对方为重"的文化之下事事以子女为重，发出"不要成为子女的负担"的心声，不想麻烦子女。而子女一方则希望为父母尽孝，中风提供了他们照护父母的契机，尽孝就是致良知。正如谢姐姐所说："我心疼我父亲，不照护他心里面过不去。"因此，无论是父母的"不想成为家庭的负担"还是子女的"尽孝"，都不仅是面对"代际互惠"这一功能被破坏时所发出的声音，也是传统家庭本位文化的彰显。

综上，当下中风老人的家庭照护是代际互惠和家庭本位合作的结果，这是从社会文化层面理解家庭照护的关键所在。家庭照护对于医院照护是一个很重要的补充。医护人员很清楚中风老人康复的关键并不仅仅依靠康复技术，而更在于家庭照护的高质量参与。只有理解了家庭照护的社会文化意义，才能在患者的康复照护过程中更好地帮助他们康复。

正如上述个案所呈现的生活场景，家庭在患者康复过程中所扮演的重要角色早已得到社会各界的广泛认可，但该个案的深刻之处在于反思代际间的照护究竟如何成为现实，其过程又如何展开。首先，即便是在中国这一强调"孝顺"文化的国度里，家人之间的长期照护也并非是自然形成的，而是在文化、情感的共同作用下形成的，这是整体观通过对社会事实的整体观照体察得出的结论。也诚如老话所言，"久病床前无孝子"，面对"中风"的家人，长期的陪伴和照护所带来的疲溃感究竟是如何被有效消解的？该个案将代际互惠与家庭本位精神的合作视为关键因素，这也提示研究者亦或是照护实践者，在照护过程中重视家庭的参与，尤其是家庭情感的重新连接及升华。其次，在照顾过程之中，被照顾者往往出现强烈的内疚，这种拖累家庭的负罪感如不能有效消解，患者极易持久地处在负面情绪的困扰之中，并进一步影响康复与回归日常生活。家庭支持的作用也在于如同润滑剂一般有效地帮助患者消除负面情绪，以更加积极的情绪投入康复过程之中。

个案二　"装病"的护理人类学解读：整体观下的疾病阐释[1]

2019年3月—2020年8月，笔者在N医院[2]做养老照护的田野调查。N医院是一家以老年病、慢性病治疗为主，集治疗、康复、照护等于一体的市级公立专科医院。老人每人至少患有一种慢性疾病，以高血压、心脏病、阿尔茨海默病、慢性阻塞性肺疾病、糖尿病等为主。在参与观察中，笔者发现患者认为自己就是身体不舒服，而医护人员会认为患者在"装病"，为什么会有这样不同的认知？又或者说，为什么老人要"装病"？为了理解这种现象，笔者围绕医学空间里疾病如何展演、各主体之间如何互动、"装病"背后的社会文化动因等问题，以具体事件为线索对住院老人、医生、护士、护工作深度访谈，搜集"装病"的情境、角色、方式、原因等相关资料。

（一）"有病"的感知与"装病"的判断

"疾病"取决于"主体"本身是如何表述和建构的[3]。"生病"和"看病"的主体通常对疾病有着不同的看法。于患者而言，疾病是患者身体上的一种不协调、不平衡、失去能力和不舒适的状态[4]，这种状态不仅体现在患者的身体感知上，更体现在社会文化意义上。患者所经历的社会苦难，也经由身体的某种不适症状所体现。疾病在身体上的症状构成了患者"有病"的感知。然而，对于医生而言，症状≠疾病。长期的医学训练，使医生形成了系统辨识疾病的方式。患者主诉的疾病感知通常只是医生诊疗疾病的起点，医生在诊疗中会使用其他检查手段确诊疾病。以"头晕"症状的疾病诊断为例：头晕常表现为身体发飘、不稳、虚弱无力或头轻感等一组症状，在头晕的诊疗中可以依赖详细的病史收集与体格检查、有针对性的辅助检查予以确诊，继而进行预防和治疗[5]。医生结合患者的疾病史以及各项辅助检测手段将患者"头晕"感知诊断为某种具体的疾病，如高血压、脑血管病、颈椎病等。当缺乏相互印证的证据时，患者主诉的疾病感知常常会显得有些乏力，导

1　李海燕，程瑜. 疾病展演：一种医学化下的医患互动 [J]. 贵州社会科学，2022（4）：110-115.

2　根据人类学田野调查的匿名原则以及伦理要求，文中医院和人名作匿名处理。

3　王昕. 艾滋病预防干预的"主、客位"视角及其实践操演 [J]. 云南师范大学学报（哲学社会科学版），2015，47（2）：77-82.

4　许晶，郭棲庆. 斯蕾特《说谎》中疾病叙事的伦理研究 [J]. 外国文学，2019（5）：143-155.

5　王海霞，唐丽瓯. 综合医院神经内科主诉头晕住院病人的鉴别诊断 [J]. 齐鲁医学杂志，2010，25（3）：262-264.

致医生做出"装病"判断。

案例 1:"叮铃铃",护士站的铃又响了,这是每天晚上都会响起的声音。飞飞护士看到按铃的是房婆婆(女,88 岁,以高血压 3 级极高危收治入院),赶紧去病房。房婆婆捂住头说自己头晕、头痛得厉害。飞飞护士立即量体温,用水银血压计测血压,然后告诉婆婆一切正常。随后,房婆婆就安静休息了。医院针对高血压患者,每日例行用电子血压计测血压并做好记录。张医生说:"房婆婆其实没有发病,她只是不想用电子血压计测血压,觉得测得不准,想用水银血压计测血压。她会按铃告诉医生护士她头晕、头痛,然后让护士拿水银血压计来测。如果她每天直接喊护士拿水银血压计来测血压,怕医生护士觉得增加工作量,烦她,所以就装病。生病时要求用水银血压计测血压就是正常需求了。"[1]

从案例 1 可以看到,房婆婆几乎每天都会展演疾病,表演疾病的生理症状。她每天选择在晚饭后,洗漱好并躺在床上,然后就开始表演她的"头晕""头痛"。在她按铃后,护士回应她的行为,用她想要的水银血压计测血压,配合着她的表演,直到告诉她一切正常。这似乎是完成房婆婆的某种睡前"仪式",医生也不会因此改变对她的医嘱,不会针对她的头晕做特殊治疗。

当身体疾病感知经由诊疗活动确定为某种疾病时,这种疾病在医学上的临床表现会影响患者的疾病感知。例如,患者身体上感受的头晕,一旦被医学确诊为是由高血压等疾病引起,患者以后就会常常感受到"高血压"头晕。高血压患者房婆婆常常被高血压头晕所困扰,以至于她心理上期待精确的数字证明她是否处于高血压状态。当"科学"的水银血压计显示血压正常时,房婆婆高血压的头晕症状消失了,一切回归正常。每晚"发病"头晕,又无其他症状表现时,房婆婆就被认为是在"装病"。

(二)作为筹码的"生病"与日常生活病理化解读

医疗机构的养老照护围绕疾病诊疗活动来开展。医疗活动之外的人际关系、社会地位、心理情感等常常得不到重视,而这些才是影响老人生活质量的关键。因此,在医院,老人试图用疾病展演来表达日常生活中所遭遇的"非疾病"问题。

案例 2:邓爷爷(男,77 岁,以神经根型颈椎病、高血压 3 级极高危入院)和松爷爷(男,87 岁,以高血压 3 级极高危入院)住同一个病房,两人一起住了三年多。平时相处比较融洽,但每年夏天都会因为开空调的问题,闹得很不愉快。松爷爷想打开空调,邓爷爷不许。如果松爷爷执意打开空调,邓爷爷就会生病,一会儿说自己脑壳晕,一会儿说自己肚子痛。邓爷爷会让护工周叔帮他喊医生过来,医生过来发现没什么疾病问题,便让继续观察。韦医生说:"邓爷爷是肿瘤患者,怕冷。而松爷爷患有糖尿病,怕热。确实很难调和,以至于每年夏天都吵架!我们也只有给双方解释下他们疾病的特点,调换床位,怕冷的不要对着空调吹。"[2]

[1] 资料来源:护士站与病房的参与观察。地点:S 区护士站 +5 病房;时间:20190812.
[2] 资料来源:参与式观察 + 深度访谈。参与式观察地点:Q 区四楼 4 病房;时间:20190627。访谈对象:韦医生;地点:Q 区医生办公室;时间:20190722.

在日常生活中，人际关系问题是最重要的问题之一。病房里，患者通过疾病展演实践着人与人的关系。案例2中邓爷爷喜温而松爷爷喜凉，双方都想把控房间温度。未能调和时，邓爷爷便通过疾病展演的方式将医护人员卷入患者间的"内战"中。邓爷爷表现出疾病症状，并将其归因为松爷爷打开空调的行为导致。按常理来说，两人发生争端时，若一方突发病痛，争端的结果一般会有利于生病者。原本两人势均力敌的"战争"，邓爷爷以为通过疾病展演他会更胜一筹。然而，在医院里，双方都是患者，医生在邓爷爷的疾病展演中也没有发现他所展演的疾病，只能让他继续观察。

韦医生对于两位爷爷之间的矛盾也是从疾病的角度来解读。她认为正是由于身患不同疾病导致两人的温度感知不一样，对空调的需求也就不一样。鉴于两人平时相处融洽，医院采取两人换床、不对着空调吹等措施缓解他们一时的矛盾。医生从"病理"的角度理解患者日常生活中的冲突，试图从医学上寻求解决冲突的方式。慢性病老人疾病无法治愈，那么矛盾就无法从"根本上"解决。

（三）夸大症状与"诊疗式"回应

老人利用患者权利，通过展演患者角色，突出某个疾病感知来表达内心需求。医院住院管理制度规定了医生查房次数和时间，保障了患者得到治疗的权利。这使得患者诸如心理情感等医疗之外的需求，被"转换"成疾病症状来表达。老人通过展演疾病引起关注，进而获得情感慰藉。

> **案例3**：昌医生开玩笑地说道："我们这里有一个'慈禧太后'，为什么叫她'慈禧太后'呢？因为我们早晚必须去她那里'请安'。我们早上晚上都得去她房间看看。如果去的时候她不在房间，我们就得等她在的时候再去她一下。一定要让她看见我们，仅仅说我们去过了，是不行的。因为她如果没看到我们去她房间，半夜定会按铃呼叫医生，说身体不舒服。医生半夜去她房间看她后，她才心安。如果我们白天没有看她，她就让我们睡不好觉。"[1]

所谓的"慈禧太后"就是孝婆婆（女，81岁，以冠状动脉粥样硬化心脏病入院），她所说的身体不舒服，并非身体上真正的不适。孝婆婆利用查房制度获得医护人员的关心，一旦没有满足，便行使患者权利，扮演患者角色，展演疾病。医护人员履行职责过程中，配合"演出"，达到老人心理预期。长此以往，医护人员和老人熟知彼此的行动逻辑。老人利用查房制度展演疾病，获得关爱。医生通过疾病诊疗的方式，处理患者疾病展演中的身体症状和回应情感需求。

该个案的意义在于从整体观的角度理解"装病"，疾病不仅仅是医学问题，更是患者日常生活的呈现。医学空间里，疾病治疗占据主旋律，老人们试图通过疾病展演来展示生活中的方方面面。当生活中的需求得不到满足时，老人展示"患者角色"，展演疾病就可以得到医生更多的关注。在医生接诊、治疗过程中，"疾病"获得了社会意义，作为关联患者整体生活的媒介。日常生活中，因缺乏陪护造成老人心理、情感需求被医学化表达。医学化将老人的日常生活简化为单一的疾病诊疗活动，使得住院老人的日常生活需求、心理情感及人际

---

[1] 资料来源：深度访谈。访谈对象：昌医生；地点：Q区医生办公室；时间：20190809.

关系表达需借助疾病展演得到关注和满足。老人将疾病展演视为身体疾病症状的表达，通过突出某个疾病症状来表达诉求、展现日常需要。医学化表达下，即使意识到患者某些疾病展演不是真正的疾病表现而是"装病"后，医生们仍是通过疾病治疗的方式来回应患者的生活诉求。

因此，"装病"的意义不在于所展演出的疾病是否是医学意义上的疾病，是否符合病理学的"科学性"，而在于通过疾病展演与回应的过程，老人得到了医护人员更多的照护。也即，即使是对"装"出来的疾病诊疗，也回应了老人的非疾病诉求。"装病"过程事实上是人与生活的关系、人与人的关系的整体呈现，须放在整体观下才能更好地理解这一行为。

 ## 第二节　照护与文化相对观

文化相对观（cultural relativism）又称为文化相对论，其基本论点是每种文化都有自己的特征和价值。文化是整体性的，也是相对性的，不存在任何文化高于或低于其他文化的状况，各自的文化都是平等的，且无高下之别。每种文化都具备独特的特色和个性，无论在过去、现在还是未来，其价值都是相等的，不能用普遍、共同、绝对的标准去衡量一种文化的价值（周大鸣，2009）。在处理各个族群或民族的文化问题上，我们应当采用文化相对论对抗种族主义、欧洲优越论及民族优越论。具体来说，种族主义认为白种人是优种，进而产生对其他有色人种的歧视；欧洲中心主义（又称欧洲中心论）以西方文化为中心，进而贬低其他地理区域的文化；民族中心主义则是以自我民族的文化作为判断他者文化优劣的标准，极端体现在"文化沙文主义"上，即认为自己民族的文化习俗、信仰等优于其他民族的文化习俗、信仰，并以自己民族的文化作为标尺来衡量他者的行为。

文化相对观起源于18世纪初，当时法国的学者在进行关于北美原住民民族学的研究时，提倡不应对原住民的文化以欧洲的道德标准进行评判。进入20世纪尤其在二战后，由于亚非及其他大陆民族独立运动的兴起，欧洲中心主义遭受冲击，不得不面临如何看待不同文化价值观念的问题。在这一历史大环境下，后被尊为"美国人类学之父"的博厄斯（Franz Boas）通过对进化论、传播论等的批判和反思，提出文化是相对的，每种文化都具有自己独特的特征。文化是一种复数的文化，而不是像进化论者所说的显性排列的单数文化。复数文化加上历史特殊论就等于文化相对论（庄孔韶，2003）。所谓历史特殊论即强调每个文化都有自己独一无二的历史，这种历史是由特殊的内部发展和外部影响共同决定的。博厄斯的文化研究是对特定民族的特定文化历史所进行的研究，探讨其事件特点与历史规律等。他在对原始民族及现代社会进行研究后，提出了研究中的两条原则：一是在所有民族和现代的一切文化形式中，人们的思维过程是基本相同的；二是一切文化现象都是历史发展的结果（博厄斯，1996）。文化是多种多样的，不同民族有着不同的面貌，且同一民族的文化也随时间变化而变化。要理解和分析不同民族、不同时代的文化，就需要对具体文化做具体分析，不存在一个普适的价值判断标准。

经过博厄斯的学生克虏伯（A. L. Kroeber）、赫斯科维茨（M. J. Herskovits）等的发展，文化相对观得以盛行，在20世纪50年代初，文化相对观成为了一种比较流行的思潮。具体说来，克虏伯认为文化独立于人，有其自身的发展规律与发展脉络。赫斯科维茨将文化相对观发展到极致，使其具体化。他对于文化相对观的主张主要体现在《人及其劳动》一书中。他认为每一种文化都有其自身所特有的价值，一切文化的价值都是相对的，都能为本群体服务。对一种文化的价值评判应从拥有这个文化的群体内部出发，各种文化之间并无高低贵贱之分，是平等的。任何一种行为或信仰，只能在拥有这个行为或信仰的文化中做价值判断，不存在一个普遍适用的价值标准来衡量每一个行为或者文化。一种行为在一种文化中是"适宜的"，不代表在其他地区、其他文化中同样适宜。从文化相对观的角度来说，每一种文化都有其特征和价值，一切文化的价值都是平等的，我们应该尊重每一种文化所特有的价值。

文化相对观使研究者得以平等地看到每个文化的价值，有助于削弱民族中心主义、种族主义等的影响，保护弱小民族的文化，减少种族歧视等。但如果过分强调文化的相对性，便可能走向极端。赫斯科维茨还认为每一种文化都是一个独立的体系，很难有统一的标准来比较不同文化的价值，不同文化的价值应该相对来看。如果像赫斯科维茨一样过分强调文化相对性，便会缺少跨文化比较的标准和媒介，从而使得人类学的另一个重要方法——跨文化比较成为遥不可及的事情。当然，跨文化比较也并不是以统一的标准对每种文化进行具体量化上的比较，也不是强调每种文化的"等值性"。文化相对观也并不意味着全盘肯定特定人群中的种种习俗与行为，而对其不作任何分辨。只有把文化相对观与跨文化比较结合起来，才能真正认识每一种文化。也只有把一种文化类型放到特定的背景中去研究，才能认识"相对"的文化，也正是在认识了许多相对文化的基础上，才能真正理解人类的不同文化，从而实现跨文化比较。

从人类学的角度来看，文化被认为是人类所有的独有现象。不同的文明和地段，由于其特别的自然环境和历史发展形成了各自的"地方性知识"，我们有必要理解并尊重各个不同群体的文化和生活模式。文化铸就了与生物医学不同的对疾病和健康的认识方式，各类文化对于疾病和健康都有各自的理解方法。在生物医学领域，不同的文化框架对疾病的形成和预防也产生了不同的效果。例如，内婚制群体中地中海贫血、血友病等隐性遗传性疾病的发病率要比外婚制高，可看出婚姻制度对疾病传播的影响，但持有文化相对观的人类学者认为不能据此以科学名义直接干预其婚姻制度。病患来自不同文化背景，因此对于疾病和健康的理解、敏感度以及适用的护理方法也各有差异。他们有时会展现出似乎与医学逻辑背道而驰的行为，但在他们的文化环境中，这些行为都有其合理之处。通过人类学的分析，我们可以理解极其严重疾病中隐藏的文化暗示，并尽可能减少这些暗示对于疾病的检测、传播和治疗可能带来的负面影响，以落实更高效的护理措施。

从 20 世纪 20 年代开始，医疗保健专业人员就意识到要把人类学的文化相对理论融入护理工作中。作为全球吸引移民最多的国家，美国多元化的民族问题一直是社会各领域的焦点。因此，那个时期美国的公共卫生护士开始采用人类学的知识来对待移民群体所需的护理，他们开始关注一些少数民族群体（如意大利人、俄罗斯人、西班牙人、非洲裔等）在与医务工作者交往过程中出现的文化适应问题，特别是在回访或上门服务时，他们开始重视护理人员需要注意的事项。也有一些学者试图阐明在护理过程中关注文化多样性的重要意义，如尊重不同族群的文化和宗教习惯等。在二战时期，护理与人类学领域的高度融合首次出现。由于战争让来自不同国家、地域、文化、宗教和种族的士兵聚焦在一体，共同投身战斗，因此大量背负着多元文化的伤员在前线医院丛集，这对护理行业提出了极大的挑战。战争期间所积累的跨文化护理经验被梳理并出版，这些资料被美国护理学界用作教材，指导学生们如何满足来自不同文化背景患者的护理需求。

文化相对观能更好地面对护理对象的多样性，认识文化照护的差异性与共同性，实现真正意义上的跨文化照护。

个案三　病友群的流动逻辑[1]

以社交媒体为纽带的病友群在慢病患者中已得到了广泛的应用。2016年，美国一项基于1282名癌症患者的调查显示，12%的癌症患者都至少加入了一个专门为癌症患者开放的群体[2]。他们倾向于更频繁地使用患者群组，超过一半的人建立并保持与其他患者的联系，且愿意加入线上群聊[3]。随着越来越多的成人使用某种形式的社交媒体，依托于此的病友群也越来越多，慢性病患者的参与度也更高。而造口术后的患者，由于术后持续多变的并发症以及永久性的排泄器官异位等原因，社会生活与心理健康都受到重创，且有着频繁的就诊需要，因而在长期康复中更需要信息与支持，造口人对于网络病友群的应用也更为广泛。

但这些病友群在实施与推广过程中也面临着一些困境，最突出的是病友的不稳定性和流动性，无法长期发展。一些病友社交平台可以维持持续的活跃状态，而一些由医务人员主导或基于一定研究目的的社交群，却常面临病友的流失和功能维持困难等问题，导致社群的既定功能无法得到延续以及资源的浪费。德国一项基于互联网的引导式自助饮食治疗干预在暴食症患者中取得了良好效果，但在积极治疗期间患者的脱落率高达27%[4]。澳大利亚一项针对癌症患者在线社区的研究显示，成员在需求得不到满足或不满社群规则的情况下会选择离开[5]。

但现有研究中造成脱落的原因不明确，所以本研究深入这些病友群里，通过参与观察和半结构式访谈，了解以造口患者为代表的慢性病患者在不同类型社交平台中的迁移轨迹，探究这一现象背后的流动逻辑，以及如何维持社交平台的持续发展与赋能。

通过对6个病友群长达半年的参与观察，以及对19名造口患者和8名造口相关从业人员的半结构式访谈，本研究梳理出了患者在不同类型社交平台中的流动轨迹。患者在入院之初便被鼓励加入医务人员创建的以造口患者为主体的病友群，在群里提出护理方法、并发症、饮食等与造口息息相关的问题，医生、护士、造口治疗师以及有经验的病友在群里答疑解惑，因此病友群为患者与医务人员沟通提供了重要的平台。然而这样一个平台随着患者病情好转会呈现出由盛转衰的活跃度，在它趋于平淡的过程中，出现了由造口患者主导、专属于造口患者及家属的社交平台，并且大多数患者逐渐脱离了医务人员的组织和管辖，流动到了这些病友自发组织的群聊里。

[1] 孟亚，龚霓. Activity and Mobility of Patients with Stomas in Online Support Groups：A Qualitative Study. 田野材料.

[2] An L C，Wallner L，Kirch M A. Online Social Engagement by Cancer Patients：A Clinic-Based Patient Survey [J]. JMIR Cancer，2016，2（2）：e10

[3] ABROL E，GROSZMANN M，PITMAN A，et al. Exploring the digital technology preferences of teenagers and young adults（TYA）with cancer and survivors：a cross-sectional service evaluation questionnaire [J]. J Cancer Surviv，2017，11（6）：670-682.

[4] Wyssen A，Meyer A H，Messerli-bürgy N，et al. BED-online：Acceptance and efficacy of an internet-based treatment for binge-eating disorder：A randomized clinical trial including waitlist conditions [J]. European Eating Disorders Review，2021，29（6）：937-354.

[5] Abedin B，Milne D，Erfani E. Attraction，selection，and attrition in online health communities：Initial conversations and their association with subsequent activity levels [J]. Int J Med Inform，2020，141：104216.

具体而言，在疾病确诊初期及术后早期都存在着心理调适与知识缺乏的种种问题的患者，对于医院所提供的这样一个官方平台是极其热衷和欢迎的。他们在群里寻求情感支持与护理知识，同病相怜的病友、专业的医务人员积极地提供鼓励和帮助，病友群的支持作用得到了很好的发挥。在此期间，患者活跃在官方群聊里，以求知者的姿态寻求归属与知识，病友群人数可达 200 余人，互动频率 60～90 条／天，互动内容也主要关于造口护理。

然而，随着时间的推移，术后半年的造口患者在生理上逐渐适应了造口的存在，即造口的护理不再是难题。因此对于一个交流重点局限于造口护理相关知识的群聊，造口患者的热情不复当初，但也不舍得与群里医务人员的联系以及由此带来的便利，比如请医务人员帮忙拿检查报告、询问造口产品供应情况等，于是他们仍然选择留在群里。但即使留下，严苛的群规也让他们讨论其他话题的尝试遭到冷遇。调研期间曾有这样的一次矛盾爆发，一位群友在群里分享了自己与女儿的日常后，护士发布了"避免发布造口无关的问题"的群规，该名群友道歉退出，造口患者一片哗然。他们开始质疑这个群聊的意义，究竟谁才是主角？

这样的反省似乎是个苗头，注定了造口患者接下来将朝着摆脱医务人员权威的方向流动。而逐渐远离疾病威胁、造口护理困扰的患者，在康复的过程中逐渐衍生出了新需求，包括带造口回归日常中的种种调适以及实现自我社会价值，官方平台显然已不能满足他们的需求。同时，他们对自己的角色也有了新的期望与认知，更引导他们摆脱医务人员的权威，组建一种以造口患者自身为主体、可以自由分享日常生活的组织。本研究发现，很多造口患者都存在于由医务人员主导或由造口患者主导的两种类型的群里，他们的参与程度因所处康复阶段的不同表现出差异，也即随着疾病的转归，造口患者逐渐流动到了由他们自己主导的群体里。这个群体相比之下更为活跃，包括造口相关经验的交流、日常生活娱乐的分享、性生活的讨论、各种玩笑与调侃、结交朋友，甚至是线下的聚会等。在这类社交平台中，造口患者成为病友组织的真正管理者和参与者。

因此，造口患者在医院官方病友群留下或离开的时间大致和病情发展呈正相关——疾病威胁大，则在群内活跃，寻求知识信息与情感支持；威胁下降，则寻求回归日常与实现自我价值而趋于流动。这一现象的本质在于造口患者渴望摆脱疾病身份，回归日常生活。而对于造口及其他慢性病患者的延续护理也应从其长期需求的角度进行改进，以实现持续赋能。

理解该个案的核心在于——尝试站在患者的立场思考，为什么他们会逐渐疏远原本对他们的康复发挥重要作用的病友群？如果只是简单地从医方的观点审视该行为，患者离开病友群往往被视为不理性、逃避。但通过研究，需要强调的是，我们必须尝试去解读患者行为改变之后的行动逻辑——即推动他离开的动力是什么？从访谈材料中不难看出，摆脱患者身份，渴望"正常"与"日常"是核心。所以，如果当我们只是简单地站在医方的观点，使用医学理性审视患者行为，看到的可能只是患者的不依从和微信群的用户黏性，但当我们转换了视角，从患者视角出发，则可以看到患者对回归日常生活的诸多渴望。充分理解患者的需求和话语问题，也会帮助医务人员、家属和其他有关人员采取适当的步骤，快速反应，缓解冲突，防止非必要纠纷的发生。

第三节　照护与主位客位观

1954 年，美国语言学的先驱肯尼思·派克（Kenneth Pike）提出了"主位"（emic）与"客位"（etic）两个名词。人类学家马文·哈里斯（Marvin Harris）于 1979 年在《文化唯物主义》一书中将主位和客位借用到人学研究之中。在人类学中，"主位"指的是从研究主体自身的视角出发，强调其个人的主观性，客位观指的是从研究者的视角来看问题，而将研究对象视为客体。"主位"关注的重点在于研究主体的解读方式以及怎样定义关键要素，并通过此途径来理解其思考方式、信念、认知，以便更深入地理解其思维方式、感知模式和对世界的分类，以及对行为规则的解读。相对于此，"客位"理论则关注研究者如何解读，如何建立概念框架和定义关键要素，进而能够带入一个客观且能深入理解不同文化的视角（Zhou，2009）。在"主位"和"客位"的框架下，研究方法包括了主位和客位的方法，这些方法将在以下部分进一步讨论。

主位研究方法把研究的出发点设在当地人的视角，以他们的角度理解文化，并通过参与观察和记录当地人对于事物的理解和看法，进行总结、排序和分析。这种研究方法鼓励"像本地人一样"的行为和思考模式，因此，研究者需要深入了解当地人的知识架构和分类方式，理解当地的核心观念、行为规范，以及日常用语和其含义。

客位研究方法是指研究者以研究者的身份来理解文化，既有外来观察者对当地文化的理解，也包含受过学术训练的学者对行为和结果的解释，还有用比较和历史的方法对已往文献资料或者民族志材料的分析运用。客位研究就要求研究者训练有素，具备系统的知识，能够对研究对象的材料进行分析阐释。主位研究、客位研究各有优缺点。主位研究的长处在于能够从当地人的角度理解文化，克服因研究者与研究对象的文化差异造成对当地文化的理解差异。它的不足之处在于，研究者如果完全和当地人一样去行动和思考的话，当地文化就很难引起研究者的注意，从而使得研究者把当地的许多行为、思想都认为是理所当然的，进而找不到学术研究点。客位研究的优点在于使研究者在异文化中经历文化休克，使得研究者能找到研究点。此外，训练有素的研究者对当地人和文化的认识是建立所搜集资料的解释上，其缺点在于既不能详尽而系统地描述当地文化，也会因为研究者自身的文化差异造成对当地文化的不同解读。主位研究和客位研究在人类学的田野调查工作和民族志写作过程中都应该有区分、有侧重地应用，不可偏废。

主位客位观对同一文化现象的分析解读有时候会得出截然相反的结论。下文将以马文·哈里斯对印度南部喀拉拉邦特里凡得琅地区的小牛性别比例的研究为例展开讲述。主位客位观、主位研究方法以及客位研究方法等并非只是造成了对小牛犊性别比的分歧观点，同时也从各个不同的视角对其做出了阐释。哈里斯发现特里凡得琅地区的雄性牛犊比雌性牛犊的死亡率高出 1 倍，1 岁以下的雄雌牛犊比例是 67∶100。为什么会导致这一现象呢？当地人的主位解释是雄性牛犊比雌性牛犊弱，所以相较之下雄性牛犊更容易生病死亡。众所周知，一般而言自然界中雄性生物较之雌性生物更强壮，这里却提供了一个反例。研究结果指出，小公牛的体弱是因为当地居民不允许它们吸食母乳，实际上每次小公牛想要吮吸母牛的乳汁时，都会被养殖者赶走。这在行为上可以看出主位和客位的不一样。不仅如此，哈里斯还从思想的维度区分了主位和客位的不同，得出了如表 2-1（哈里斯，1989）所示的结论。

表 2-1　行为、思想的主位、客位之分

	主位的（行为当事人）	客位的（旁观者）
行为的	没有小牛被饿死	小公牛被饿死
思想的	所有的小牛都有生存权	当饲料不足时，让小公牛饿死

特里凡得琅地区所信仰的印度教规定了"不准杀牛"，他们坚持认为这种思想是对的，绝对不会故意缩短雄性牛犊的寿命，更不会故意杀害或者饿死雄性牛犊。所以，在思想上，主位的观点认为所有的小牛都有生存权。这种思想下，应该没有小牛被饿死的行为。然而客位研究却表明，在行为上小公牛被饿死了。当地社会在生产上不使用牛拉车，公牛"空有一身力气"，而母牛能够繁殖，所以公牛没有母牛的用途大。在饲料不足时，当地人优先保障小母牛的喂养，小公牛则被饿死。当地人利用这种方式实现了既不杀牛也保障牛群更好地繁殖的机制。这种方式还被当地人用来调整牛的性别比例，以适应当地的生态和经济需求。主位客位观能帮助我们更好地理解当地文化。

在人类学研究实践中，强调从被研究对象的角度着手，赋予他们表达个人观点的机会。对于护理领域而言，被研究对象的立场往往代表了患者如何看待、理解并感受自身的病情、应对方式，以及如何配合护理工作。了解患者对于疾病以及对于世界的认识对护理实践具有深远意义。著名的护理学家华生（Jean Watson）对比了现代科学和社会科学、人文学科的差异，并指出现代科学更多关注客观经验，而社会科学、人文学科则关注主观体验（Watson，2009）。在当前这个高度重视全方位护理的时代，我们需要更多关注患者的主观体验，而不仅仅是客观经验。优秀的照护者应当能够站在被研究对象的角度，去理解患者的体验，明了他们的特性。

护理学家罗斯玛丽·R.帕斯（Rosemarie Rizzo Parse）提出了人类适转理论（human becoming），认为护士在阐明意义、同步节律和推动超越的过程中要和他人共处（true presence）。共处的含义就是自然而专注的关注，这与直接的参与不同，共处意味着护士与护理对象以及其所有的患者家属环境都是相互影响的，可以是共同的转变。这些观点有助于护理人员以一个新的角度去看待护理对象以及护理的本质和作用，从而探索一种全新的护理实践方式。这种方式更适合患者和护士可以相互交流的情境，但帕斯在其理论中并未针对一些特定的实践环境（如无法与护理对象进行交流的情况）进行详述（姜安丽，2009）。在护理实践中面对失语人群，可借鉴人类学的主位客位观和参与观察的方法。参与观察是人类学中的一种基础研究方法，其含义是指研究人员深度投入所考察对象的生活环境中，通过亲身经历研究对象的常规社交生活，进行深度的观察。护士面对护理对象时，虽然不能参与到患者的日常生活中，但可观察到患者在医院的生活场景。在参与观察中，多从主位的角度去理解患者，进而实现更好的护理。

此外，叙事护理是主位客位观在护理实践中的具体应用。知名美国医学人类学家凯博文（Arthur Kleinman）教授倡导"叙事"的概念，也就是讲述个人的经历或者故事（凯博文，2010）。叙事护理首先要对疾病和患者有基础认识，患者不等于"身体+疾病"，疾病不能掌控患者，患者应当可以成为自己疾病的主导者。护理人员应当理解患者对疾病的理解，多层次地体会患者需求，才能提供更优质的服务。通过实施叙事教育，医疗护理人员能够为患者提供一种有效的临床干预手段，以便他们能主动表达自己的心理情绪，进而改善疾病的恶化情况，提升患者的治疗依从性（洪菲菲，2017）。主位客位观可帮助护理人员跳出医学逻辑、话语来考虑问题，以日常的、感性的逻辑理解患者的叙事，进而实现真正意义上的全人照护。以下我们就通过两个案例来尝试理解主位、客位这两个概念在护理科研实践中的应用。

个案四　加速康复在髋/膝关节置换术应用中的几点思考[1]

笔者实习所在的关节外科，手术主要是以髋/膝关节置换术为主，已经有近两年的开展加速康复（enhanced recovery after surgery，ERAS）模式的经验。ERAS 理念兴起于20世纪90年代的丹麦，其目的是减少患者的住院时间及再住院率，提高医疗效费比，近几年开始在国内大型三甲医院的外科陆续推广。尽管 ERAS 的发展十分迅速，但在临床应用执行过程中遭遇到了一些实际问题，既有传统观念的因素，也有一些尚难以解决的疑问——加速康复能否让患者实际康复期缩短？是否所有的患者都适用呢？笔者在实习过程中通过日常观察和与患者的交谈总结了以下几个存在的问题。

繁忙

患者先在主管医生那收入院，到所在科室报到后，管床护士会跟患者交代之后的一系列工作，包括住院注意事项、医院和科室环境的介绍以及相关检查。这家医院以骨科手术技艺精湛闻名于岭南地区，前来就医的患者一大半来自五湖四海。手术前一天管床护士会进行术前宣教和术前准备，而患者则被要求在术前完善所有相关检查，如心电图检查、摄 X 线片、下肢 CT、血常规等，还要与主管医生和麻醉师谈话，签署手术知情同意书。在 ERAS 的理念下，为了缩短患者的住院时间，所有的这些工作基本被要求在 1～2 天内完成，这也导致护士术前宣教的作用实际微乎其微。一个患者曾跟我抱怨："你们发的那个小册子（康复指导手册）根本就没仔细看，入院后要做那么多事情，忙得很，哪里来的时间看？"除此之外，因为接受手术的患者大多为老年人，对宣教知识的不理解和记不住也是他们常出现的问题。"护士太忙了，有时候都来不及问，发的宣传手册基本也看过，但是内容太多，年纪大了，有的地方看不懂也记不住啊。"

不安

引入加速康复理念后，患者接受手术后的第一天会被要求下床活动。尽管医生说了早日下床活动对术后康复的重要性，但有些患者仍觉得要在床上躺久一点，等身体康复再下床会安全些。一方面是术后第一天患者容易紧张、焦虑和恐惧，处于手术后的应激状态；另一方面是术后早期活动引起的疼痛感使得患者认为下床活动会使缝合的伤口爆开，从而导致手术失败。即使采用了静脉、止疼贴或自控式镇痛泵，几乎能让患者达到术后轻度甚至无痛的程度，患者心中仍充满了各种不安。

"伤筋动骨一百天，术后第一天就让我下地走路，真的是不敢。万一我一走动，这个刚装的关节假体跑出来了，怎么办？"

"这么快下地活动会不会影响手术效果？我现在一动就痛，虽然有止痛的，但是止痛药不是会上瘾嘛，我还是尽量少活动为好。"

---

[1] 邓波. 膝关节置换患者术后恐动症与疼痛信念、应对方式的相关性研究 [D]. 广州：中山大学，2020.

匆匆

ERAS 模式下，患者的住院时间缩短到 1 周左右时间，病人要在 1 周内达到出院标准。这对护士来说是一个巨大的考验，ERAS 模式下住院时间的缩短意味着医护人员同等单位时间内工作量的增加，相应地，能够为患者答疑解惑的时间有所缩短，很难在大量工作的间隙去满足每一位患者的个体需求，所以也导致了以下问题：

"虽然护士讲过哪些动作可以做、哪些不能做，但我还是希望有人跟我讲讲能做或者不能做的理由，不然我也很迷糊。"

"护士跟我说，让我经常勾勾脚（踝泵运动），这样对关节恢复有好处，但我是做髋的手术，这勾脚和髋关节有什么关系呢？也没人跟我说清楚。"

而在住院这一段时间，病人要达到出院标准也需要掌握功能康复的相关知识，关节活动度达到相应标准。对于患者来说，这几天注定是一个匆匆而又劳累的过程。

"那个东西（下肢关节被动活动器）做的时候太疼了，啊……疼得不得了，但是医生让我每天做两次，又不能不做，做了那个每天还得下床走。"

"太快了，感觉还没完全掌握怎么锻炼，出院前我还是想多学学你们教的怎么用那个抓手捡东西和穿袜子，还有那个上下楼梯要怎么上啊？我家在 4 楼，每天都要上下楼的，这个要怎么走？护士还没仔细跟我讲过。"

出院

国外的三级卫生服务系统比较健全，参与 ERAS 计划的患者出院后可以选择在康复中心或居家康复，有家庭医生或家庭护士监督康复。我国目前虽然正在致力于建立三级卫生服务系统，但不可否认目前的体系仍然不甚健全和完善。而在加速康复理念指导下，我国大多数患者做完关节置换手术后 4 天左右没有出现并发症的情况下就可以出院，患者出院后直接回家，这对患者和医生来说都是相当担忧的事。部分患者表示会担心出院后无法应对突发状况，更希望在医院再待两天观察一下。

"医生今早通知说可以出院了，不过我儿子还没来。这才做完手术第 3 天，会不会有风险呐？我还是等我儿子来了之后跟医生问问，让他过来看看我的身体再出院才会放心，不然心里担心，虽然住得也近，但也没有在医院方便及时，这么着急出院可不行。"

"我家是外地的，离得太远了，这才动完手术两三天，既然来做手术了就希望完完全全治好再走，不然回家不舒服了还得来医院，那就麻烦了。"

"太快了，我觉得自己还没完全康复，我家老太自己身体都不好还得来照顾我，这出院回家咋办啊！我还是多住几天等身体好清楚，至少在医院有护士照顾。"

另外，如何确保患者掌握和落实出院后的关于运动、饮食、后续治疗以及护理等医嘱；医生如何随访掌握患者的信息和病情变化；在目前三甲医院人满为患的情况下，医生能否做到在患者出院后的随访，定期监测患者病情变化；当患者一旦在院外出现并发症，如何及时发现并及时处理；医院能否配备接收再入院患者的快速窗口，这些都是完善 ERAS 相关举措应该积极考虑的问题。

从生物医学的角度而言，加速康复（ERAS）通过鼓励患者快速下地、快速活动达到尽快恢复行动能力和加速康复的目的。从医方角度而言，这无疑意义重大且对患者有利。但从患者角度而言，由于和传统"伤筋动骨一百天"的养生观念相悖，这些行为既让患者疑虑重重，也让他们缺乏安全感，从而直接影响了患者对于加速康复相关医嘱的执行，更有部分患者产生了被医院抛弃、被赶出院的不良情绪。这就更加需要一线工作者切实站在患者的"主位"立场上做好解释与安抚工作。

通过"主位"与"客位"两个概念的深入理解，我们还可进行横向比较，尤其是不同群体对同一问题的认知。正如以下案例，糖尿病患者的自我管理至关重要，医患双方都深知只有患者的高依从性、自律才有可能对疾病形成相对有效的管理，但是医患双方对于疾病管理有何不同认知呢？

个案五　糖尿病患者的自我管理需求偏好的行动逻辑 [1]

糖尿病患者的自我管理与生活质量高度相关，通过持续的适应和管理，可达到最佳的血糖水平、更高的社会心理功能以及改善生活质量。然而，糖尿病患者自我管理一直是困扰糖尿病患者的一大难题 [2]。*JAMA* 的一项具有全国代表性的横断面研究中发现，在患有糖尿病的中国成年人中，只有32.9%报告正在接受治疗；但在接受治疗的患者中只有50.1%得到充分控制 [3]。国外研究也发现超过50%的患者无法在日常生活中做到饮食控制，按时按量用药及参加体育锻炼的人数也不足70%，59.2%的糖尿病患者报告说他们很少或从不自我监测血糖 [4]。总体来看，糖尿病自我管理水平尚处于中、下水平。

因此，各国都尝试了很多方法去解决患者自我管理水平较低、治疗依从性低以及血糖管理不善的问题，中国政府也高度重视糖尿病的管理工作，包括糖尿病筛查和健康生活方式的推广，但效果并不乐观 [5]。过往的研究以如何干预和评价干预效果为主。然而，实证发现，患者在自我管理干预后可以在短期内控制血糖、血压和血脂，改善社会支持，但长期效果却无法持续。由此可见，目前干预措施的实施效果会随着时间的推移逐渐减弱，患者无法做到长期的有效管理 [6]。因此亦有学者指出，患者自我管理是实现糖尿病长效管理的核心因素，要真正帮助患者实现有效的疾病管理，需要从满足个体的需求着手，也必须站在患者的立场明确他们自我主张的重要内容具体是什么 [7]。

但遗憾的是，目前的研究中，患者几乎是处于一种失语或者被遮蔽的状态。对于患者需求的研究逻辑是，研究者通过医方制定问卷或量表去采集患者的需求，医方自认为的

---

[1] Hu L, Jin X, Li Y, et al. A mixed methods assessment of self-management needs and preferences of people with type 2 diabetes mellitus in China [J]. Patient Prefer Adherence, 2023 (17): 653-666.

[2] Hinder S, Greenhalgh T. "This does my head in". Ethnographic study of self-management by people with diabetes [J]. BMC Health Serv Res, 2012 (12): 83.

[3] Wang L, Peng W, Zhao Z, et al. Prevalence and treatment of diabetes in China, 2013-2018 [J]. JAMA, 2021, 326 (24): 2498-2506.

[4] Abedin B, Milne D, Erfani E. Attraction, selection, and attrition in online health communities: initial conversations and their association with subsequent activity levels [J]. Int J Med Inform, 2020 (141): 104216.

[5] Qi X, Xu J, Chen G, et al. Self-management behavior and fasting plasma glucose control in patients with type 2 diabetes mellitus over 60 years old: multiple effects of social support on quality of life [J]. Health Qual Life Outcomes, 2021, 19 (1): 254.

[6] Spencer M S, Kieffer E C, Sinco B, et al. Outcomes at 18 months from a community health worker and peer leader diabetes self-management program for Latino adults [J]. Diabetes Care, 2018, 41 (7): 1414-1422.

[7] Mitchell F, Stirrups R. Shahrad Taheri: putting patients' needs first [J]. Lancet Diabetes Endocrinol, 2021, 9(2): 67.

患者需求和重要事项被编制到问卷中，如此一来，所得到的研究结果仍然代表了医方的视角。但在此过程中难以避免的是，患者认为重要的事项可能悄然被忽略。因此，当前研究所得出的结论及干预往往建立在"理性人"的假设前提下，将患者从生活情境中剥离开来，默认患者一定会选择有利于其健康的事项，但一旦脱离干预项目的指导与支持，患者的自我管理水平就极易返回原点。另外，忽略了庞杂理性的疾病知识与日常生活之间的兼容性，以及欲望、琐碎日常生活对管理可能造成的阻碍。更缺乏从患者视角出发，审视患者对于自我管理的理解与认知，缺乏通过对生活情境体验的表达，梳理患者对管理重要性的自我认知与自我表达。这种巨大差异的原因可以从凯博文的疾病解释模式中找到答案，即医患双方从不同的视角对疾病进行解读认知。基于这个思考，研究者开展了一项混合研究，旨在将患者还原到生活情境中，从真实世界广泛收集患者数据，并深入探索患者的自我管理需求与偏好，以及其内在逻辑。

在这项解释性混合研究中，首先，由于糖尿病患者的需求个体差异性大，且患者在日常生活中的需求非常具体，为了获取更准确和真实的资料，研究者采用了网络爬虫的方法，选取了4个面向公众的在线健康平台，爬取糖尿病患者于在线健康平台向医生进行糖尿病健康咨询的文本，经过初筛后确定有效数据为2043条文本。由于爬取的内容为大量的文本和碎片化信息，因此选用了扎根理论指导文本编码，最终的文本编码共计1605条，研究者总结出糖尿病患者具有六种自我管理需求：药物管理需求、解决疾病与日常生活冲突的需求、饮食管理需求、糖尿病知识需求、血糖监测需求和运动管理需求。然后，对1605条编码分类进行频数统计，以对患者在生活情境中关心的事项进行排序，得出患者自我管理的偏好：药物管理需求（41.05%）、解决疾病与日常生活冲突的需求（32.89%）、饮食管理需求（11.65%）、糖尿病知识需求（11.58%）、血糖监测需求（1.55%）和运动管理需求（1.24%）。

对于网络爬虫的分类及排序结果，从医学角度来看是综合治疗手段——"五驾马车"，彼时难以判断重要与否。但从患者视角来看，这个判断发生了巨大变化，药物管理需求和解决疾病与日常生活冲突的需求占比近74%，而在疾病管理中同样重要的饮食、运动、知识和血糖监测占比非常之小。因此，网络爬虫的研究结果带来新的思考：第一，为何于患者而言药物管理需求居于首位？第二，为何其他四驾马车处于一种集体失语的状态？第三，凌驾于"五驾马车"之上，又与"五驾马车"息息相关的需求——解决疾病与日常生活冲突的需求——为何如此重要？

基于此，研究者开始了第二部分研究——质性研究。通过对三甲医院和社区医院的22名2型糖尿病患者进行半结构式访谈，研究者重点解释了为什么会呈现出爬虫数据的排序结果、其内在逻辑是什么。患者在疾病管理过程中最为关注的是药物管理，在用药治疗的过程中，药物效果直接可见，能快速控制血糖或者缓解身体的不适症状，更加重要的是，用药能够帮助患者短暂地脱离生活方式改变带来的艰辛，这使得患者对用药的需求大大增加。此外，长期复杂的自我管理和疾病发展的不确定性，会使得患者的生活长期处于疾病阴霾的笼罩之下。同时，医学理性要求患者彻底改变原有的生活方式，但患者是生活在一个真实世界之中，而不是医学理性之下，长此以往，患者就会感到自己生活的方方面面都受到疾病的限制。由此，大部分患者就会产生处理疾病对日常生活冲突和限制的需求。而患者对饮食、血糖监测、运动、糖尿病知识四个方面需求很低的原因主要为"知而不行"，表现为错误的认知、过于复杂以及加重生活负担等。

由此可见，患者之所以对药物管理的需求最为旺盛，原因在于患者生活逻辑和医学理性之间的碰撞，药物是最简单且方便地帮助患者保持原有生活习惯和生活秩序的一种方式，自然而然会忽略掉打破了他们生活方式的生活行为改变手段——饮食管理、身体锻炼、自我血糖监测等。而解决疾病与日常生活冲突的重要性在于患者对于自我病人身份的否定。在医学理性之下，他们把患者从日常生活情境中剥离出来，要求患者必须基于科学的综合管理手段将病情控制到理想状态。但当患者带着疾病回归到日常生活中之后，生活中的种种都是患者作为一个人的整体性需求的浮现，患者便会产生解决疾病与日常生活冲突的需求，以及维持原有生活状态的渴望。生活逻辑与医学理性的碰撞是，在医学理性中身体和健康永远居于首位，但在患者的生活情境中似乎永远有比健康更为重要的事项。所以，如何合理地将疾病嵌入患者的日常生活，或许是破局的关键。

从这项研究结果可以看出，医学理性将患者视为一个"理性的完美病人"，试图将患者的日常生活医学化，却忽视了患者的社会属性。而患者会根据个体感受把握自主权，他们的生活逻辑是恢复并保持长期以来形成的生活方式。对于习惯于原本生活方式的患者来说，能维持原有的生活方式就是保持相对健康状态的象征。患者被迫将医学理性的要求融入他们具有固有型态的日常生活，这其中的冲突、错位造成了患者自我管理水平低下，更无法成功地将疾病及其管理融入日常生活和情境互动中。

在疾病和自我管理的重重压力之下，患者长时间生活在处处受限的生活方式中，徘徊于生活与疾病之间，此时他们对于回归原有生活的渴望愈演愈烈。医学理性的长期压制导致他们产生对生活失去了控制的宿命感。无论是表现出对药物的依赖，还是对其他自我管理实践的忽视，最终的目的都是找回对身体及生活的掌控权，回归他们所熟悉的生活方式，那是看上去脱离了疾病困扰，让他们感到舒适、安全的生活状态。而药物的使用搭建起医学理性与生活逻辑间的桥梁，拉近了他们与所希望的生活方式之间的距离，也使他们在相对满意的情况下适应疾病并与之共存。

第三章

照护人类学研究方法

本章将介绍人类学中最重要也最具有代表性的研究方法——生活志研究方法，这一概念来源于民族志（ethnography），本书将其称为生活志，这既考虑了民族志本身的发展轨迹，也将契合护理实践的相关特点。由于民族志有着复杂的发展历史和广泛的应用领域，学界并未对民族志形成一个统一且严格的定义，在不同的情况下都可以对民族志概念进行合适的解读。从词源上来理解，民族志指的是"对他人的书写"，或是"以一种特定的方式描述某一群体的生活"（Hammersley，2007）。具体来说，民族志指的是利用一系列的方法对自然场景中的群体进行研究，以此来捕捉他们的日常生活和社会意义，这些都建立在研究人员的直接参与之上（Brewer，2000）。换言之，民族志是通过长时间与当地人共处，参与所有的日常活动与社会活动，在作为旁观者记录基础上，进行转述、分析和理解，最终转述给读者（庄孔韶，2015）。因此，民族志具备以下几个重要特征（Hammersley，2007）。

- 在日常语境下对人们的行为和叙述进行研究，而不是在研究者创造的条件下进行，例如实验环境或者是高度结构化的访谈环境。换言之，研究是在"实地"（in the field）中进行的。
- 研究数据的来源是多样的，包括文件资料，但是参与观察和（或）深度访谈是其中最为核心的方法。
- 数据收集的过程是非结构化的，也就是说，它不会一开始就遵循一个严格且详细的研究计划进行。数据分类不会用于分析人们的言谈举止，而是通过预先设计观察、访谈或文件分析而纳入数据收集过程本身。分类方式是在随后的分析中产生的。
- 研究的重点通常聚焦在少数案例上，或许是一个单一的环境，又或许是一群人，通常都是小规模的，以便进行深度研究。
- 对数据的分析涉及对人类行为的意义和功能的解释，以及这些是如何受到当地及更广泛的环境影响的。所产生的结果往往是口头的描述、解释和理论，量化和数据分析在大多数情况下只是起到次要作用。

可见，民族志追求的是当地人的视角、自然态的环境、整体性的研究以及文化上的解释。需要强调的是，民族志、质性研究（qualitative research）、个案研究（case study）以及田野工作（field work）几个概念之间存在一定的区别。质性研究通常与量性研究相对，也是社会调查的一种方法，关注人们对于自我经验和生活世界的理解，旨在对社会现象和生命经验进行理解和描述。质性研究包括很多具体的方法，例如扎根理论、现象学研究等。民族志只是质性研究方法中的一种，而且民族志研究中也可以使用定量方法。个案研究强调的是研究的对象或者手段，其中的个案具有明显的边界，可能是一个社区或是一个组织，亦或是某一种社会现象，个案研究往往会为之后更大规模的研究做基础性的准备，也涉及定量和定性两种方法。民族志通常以个案研究的形式呈现出来，民族志方法也常应用于个案研究之中。田野工作是数据收集的一种手段，也是民族志研究中的常用方法。通常情况下，民族志具有两层含义，既指的是研究的过程，也可以强调研究的成果，即将民族志看作一个写作文本。本书倾向于将民族志看作一种方法论（methodology），亦或是一种研究范式，指的是借助于多种方法系统地收集资料，在此基础上进行缜密的分析后所完成的研究。

下文将梳理民族志发展的历史，进一步阐述生活志概念的由来，以及生活志在护理中的应用历史。随后将详细讲述生活志研究中的具体方法，包括资料收集方法和资料分析方法。最后列举了部分生活志研究的具体案例。

 ## 第一节　从民族志到生活志

民族志诞生于有关异文化的研究。19世纪中末期，伴随着航海技术等的发展，身处世界各个地区的人们开始意识到彼此的存在，尤其是对于西方殖民国家来说，自身的利益获取与对殖民地的了解程度息息相关，由此产生了一批纷纷前往非西方世界调查原始文化的探险家。在人类学的初期阶段，资料收集和理论分析往往是脱节的，诸如泰勒、弗雷泽这样的"摇椅上的人类学家"都只是在有选择地利用其他人的二手资料进行分析。尽管已经出现了类似于摩尔根这样的人类学家对易洛魁人进行实地调查，并总结出了当地亲属制度的特点，但是民族志研究方法和相关理论仍未成体系。

直到马林诺夫斯基于1914—1918年期间在梅鲁岛和特罗布里恩德群岛度过了两年多的田野生活，并于1922年出版了《西太平洋的航海者》，民族志研究方法在人类学界的地位才真正确立，科学的田野调查方法和写作方式也基本形成。其中的主要要求包括至少在当地生活一年的时间，经历生产生活的完整周期，学习当地语言，使用本土语言进行访谈和调查，对文化的全貌进行描写，包括社会构成、宗教信仰、亲属制度等，并阐述各个部分之间的联系及其之于当地人社会生活的意义（张丽梅 等，2012）。科学民族志范式的出现明确了民族志研究的基本要求和步骤，提高了田野资料的质量和科学性。随后也有许多人类学家承袭了这种民族志方法，对非西方社会进行田野调查，包括埃利斯·普里查德、利奇等，中国著名的人类学家费孝通也受到了这种范式的深刻影响。

与此同时，在20世纪20—30年代，美国芝加哥大学社会学系的一群学者开始对他们生活的城市进行研究，也就是西方世界的工业城市，由此也产生了在社会学界影响深远的芝加哥社会学派。他们关注的是城市社会中的不同生活形态，探讨它们是如何与城市生态以及周围群体进行互动的。主要的研究对象是城市的边缘群体或者亚文化人群，比如吸毒者、街头帮派和贫民窟人群等。这类研究的关键在于利用参与观察的方式，融入被研究者的世界，从而沉浸在对方的日常场景中，以此来获取第一手的研究资料。尽管他们聚焦的是西方世界，但是在某种程度上也是一种"异文化研究"，因为这些人群的生活世界和文化解释也是研究者和主流文化所不了解甚至是不认同的。上述研究极大地扩展了民族志的应用范围，使其延伸到了教育、健康、社会工作等领域，研究范围也得到了扩张，人们开始关注自身，关注周围，关注工业社会（Brewer，2000）。

对民族志方法的批判一直都存在，自然科学认为民族志研究者对研究过程产生了过度的干预，由此得出来的结果并不具备可靠性和客观性，包括具体的研究方法和资料分析过程也是非结构化的，带有可操纵性，故而他们所揭示的世界并非是真实的。然而民族志研究方法同样也是在描述和测量社会现象，只不过采取的是对社会现象赋予意义的手段，借助的是提取社会语言并探究其背后价值意义的方法，代表的是另一条路径。同时，民族志方法拥有自然科学无法代替的优越性，包括对于个体的关注和文化意义的解读。另一大批判来源于后现代主义，其兴盛于 20 世纪 60—70 年代，热衷于解构一切，他们对于民族志的批判包括田野的代表性问题、"深描"的地位问题、数据的可靠性和有效性问题以及文本的建构性问题。后现代主义者认为民族志所描述的不过是研究者所"想象"的，研究对象的主体性在此并未得到呈现（Brewer，2000）。基于上述批判，也为了应对各具特色的研究模式，不同的学者对民族志方法进行了不断的调整，发展出了各种各样的民族志形式，包括批判民族志（critical ethnography）、焦点民族志（focus ethnography）、虚拟民族志（virtual ethnography）和自我民族志（auto-ethnography）等，这些形式都仍未偏离民族志的主体内容和基本要求。在护理研究中也常见上述民族志方法的使用，例如病友微信群的虚拟民族志研究，或是利用焦点民族志的方法，在阿尔茨海默病患者住院病房这个特定的文化单位中探讨老年人的喊叫行为（陈妮，2013）。

全球化时代的到来加速了人和物的流动，世界的异质性不断增强，传统的封闭式社区研究既不现实，也丧失了原有的社会价值，研究者开始将视野转向人们的日常生活，探究平凡小事背后深厚的社会意义。加之民族志中的"民族"一词常带有政治意涵，在使用过程中难免产生限制和诸多误解，因此本文倾向于采用"生活志"一词。生活志的基本意涵与民族志无异，既是为了贴合时代的要求，也能够更好地适用于照护研究，因为照护除了对人的生物身体进行照护之外，患者的生活世界以及文化意义也是需要关心的重要内容，这不仅影响到照护的质量，也作用于彼此的互动关系，更是照护人类学的理念所在。

早在人类学发展的早期，这一学科就已经对人们的医药健康领域进行过研究，例如普里查德对阿赞德人的研究就分析了当地人如何使用巫术、魔法和神谕来对自身的疾病进行解释和治疗，这揭示了他们所拥有的文化体系（普理查德，2006）。当时的研究多是从民族医药的视角展开的，并且将其作为整体文化的一部分，与政治、经济生活联系起来讨论。第二次世界大战后，随着非西方国家的崛起以及跨文化护理必要性的凸显，生活志研究方法的独特性和重要性逐渐被护理人员所关注。20 世纪 70—80 年代，已有不少学者开始将生活志研究方法引入护理研究之中，例如，Aamodt（1982）通过解答问题的方式讲述了生活志研究方法的特征与要求，总结了护理研究者在使用生活志研究方法的时候希望关注的以及需要关注的问题，认为生活志研究对于护理研究有着诸多贡献，包括详细地描述了人类行为的背景性知识，提炼了可通用的护理概念，当地人视角也为护理研究发现了许多前沿性的知识，以及生活志中一系列的认识论和方法论都有助于患者的照护行为。Ragucci（1973）结合自己对于意裔美国人的健康理念和实践的研究，详细介绍了生活志的自然主义路径和参与观察的方法，认为生活志是一个可以用于研究不同城市中亚文化人群的认知和情感取向的有效路径，同时也可以揭示他们之于健康医疗系统的文化适应过程，并且强调生活志学者的根本目的在于捕捉患者的观点、他们与日常生活的联系，以及他们对于疾病和健康现象的视角。Robertson（1984）以及 Rosenthal（1989）等都介绍过民族志研究方法，包括后文将会详细介绍的莱宁格（Leininger，1997）也系统性地阐释了生活志研究方法之于护理研究和护理实践的意义。

第二节　生活志研究方法

基于生活志研究方法对于护理相关研究的重要意义，本节将详细介绍如何开展生活志研究，重点关注生活志资料的收集和分析过程。其中，资料收集的方法包括参与观察、深度访谈以及其他常见的研究方法，资料分析的方法则主要介绍扎根理论。

一、参与观察

参与观察（participant observation）是生活志研究中一个非常重要的方法，也是生活志研究的特色所在。一般来说，在进行生活志研究之前，研究者通常都会采取参与观察先行的方式，在对研究问题和研究地点有了一定程度的了解之后，再配合其他的研究方法开展生活志研究。从字面上看，参与和观察是相互矛盾的，参与指的是以内部成员的身份进入某一自然场景之中，通过长时间的沉浸（immerse），尽量减少因为自身的加入而产生的干扰，从而获取第一手的资料。观察则要求对社会情境中的人员、活动以及物理设施进行细致而全面的记录，并结合外部视角进行分析，最终实现研究问题的提炼和理论上的概括。但这正是参与观察的目的所在，即结合内部和外部的视角产生对研究问题的独特理解，由此拓展生活志研究的广度和深度。参与观察的应用范围非常广，既可以在一个独立的社区中进行长时间的生活，也可以参与到某一群体的日常活动中去（O'Reilly，2009）。参与观察同样适用于护理实践，Savage（2000）总结认为，参与观察和临床实践之间存在许多共通之处，两者都强调设身处地地参与，也重视经验上的知识，同时有着共享的理论假设，并且都有互惠的视角，专业人士需要同情理解患者，观察者也需要进入患者的生活世界。这意味着护理人员能够且有必要学习参与观察的方法，尽管参与观察极易被护理人员所忽视。

因此，本部分将把参与观察方法看作生活志资料收集的重要手段，并在下面的内容中详细介绍参与观察的具体操作过程、主要的类型，以及可能会面对的问题，同时也强调如何对参与观察获取的资料进行记录，即田野笔记（field notes）的撰写。

（一）参与观察的步骤

参与观察看上去是一个非常简单自然的过程，但是实际操作起来却并不容易，尤其是对于刚接触的人来说。因为参与观察需要开展广泛的观察，并对周遭环境抱有极强的敏感性，这会耗费大量的时间。在整个过程中，必须保持高度的专注，将观察到的客观事物和主观经验都及时记录下来，并时刻内省反思，不断地总结经验，以逐步地细化研究问题（Spradley，1980）。在参与观察的过程中，可以通过不断提问题的方式来指引我们进行生活志资料的收集（LeCompte et al.，1997），即常见的"5W"原则，下文将以乳腺癌患者的保乳决策为例进行具体的阐述。

- Who（谁）：有哪些人参与了决策？他们有着怎样的角色和身份？与患者是什么样的关系？该部分主要关注的是不同参与者的表现以及他们的互动。
- What（是什么）：在决策的过程中发生了哪些事情？这些事情有没有什么规律或者冲突点？前后是否发生了某些变化？该部分主要关注的是参与者的活动和行为举止。
- Where（在哪里）：决策一般会在哪里进行？周遭物理环境会有什么特点？这意味着研究人员需要密切关注医生办公室、示教室、病区走廊等空间，病房内的随意交流也很重要。
- when（什么时候）：决策一般在何时进行？这些时间段有何特点？不同时间段之间有何关联？这部分要求关注的是不同的时间段对于手术决策的意义何在。

- why（为什么）：为什么他们最终会做出这样的决策？为什么每个人的态度都不一样？他们各自的理由是什么？这部分的重点在于关注行为、活动和重大事件的原因，并且常常需要配合访谈的方法（见本节"二、深度访谈"）。

上述问题可以贯穿整个参与观察过程的始终，然而不能仅仅停留在指导性问题的层面，随着参与观察的进行，这些问题还需要不断细化、逐步聚焦。Spradley（1980）认为参与观察是渐进式的，具体可以分为三个阶段进行，分别是描述性的观察（descriptive observation）、聚焦性的观察（focused observation）和选择性的观察（selective observation）。接下来的内容将继续以乳腺癌患者的保乳决策为例，参考 Spradley 的分类方式，进一步阐述参与观察的核心步骤。

1．选择观察对象　观察对象的选择不是随机的，也不是一蹴而就的，需要根据个人的兴趣、研究对象的建议以及理论取向而决定（Spradley，1980），并且很有可能随着观察的进行而发生变化。观察对象的选择需要纳入以下原则，首先，研究问题比较简单，最好只有一个明确的问题，这样才能较好地把握观察对象，并且没有干扰性的因素；其次，要有能够进入的机会，包括官方机构的许可、研究对象的接纳等；再次，研究者要保证在观察的过程中不那么引人注目，不会对研究对象的原本生活产生较大的影响；最后，要有经常性的活动发生以供观察，保证有足够的资料可以收集（Spradley，1980）。这一环节发生在决定观察保乳决策之前，具体的观察对象可以是某一病房，例如肿瘤病房，也可以是某一问题，如慢性病患者的低依从性问题，亦或是某一现象，比如急诊室的护患冲突。

2．广泛观察　在确定了观察对象之后，需要对所有的观察内容进行全面的观察，以求对研究对象进行全方位的了解，这一步骤是最基本的也是最花时间的。Spradley 总结了这一步骤中需要观察的 9 个维度，包括每一情境下的物理空间（space）、参与人员（actor）、主要活动（activity）、相关物件（object）、每个人的行为（act）、所产生的事件（event）、发生的时间（time）、主要想实现的目的（goal）以及不同人的情绪反应（feeling），这几个维度交织在一起，诞生了许多具体的问题（Spradley，1980）。比如在乳腺癌患者的保乳决策问题中，我们需要了解的有，在患者的患病过程中，有哪些人在照顾她，其中哪些人参与了主要决策过程，这些人和患者的关系是怎样的，彼此之间的关系又是如何，这些人以及患者自身的基本情况如何，包括他们的家庭成员、经济状况和教育水平等，以及他们对于疾病的认知和理解是怎么样的，对于医生的建议持有什么样的态度等。

3．焦点观察　在经过广泛的观察之后，我们已经收集到大量的资料，接下来我们需要对已有的资料进行系统性的整理，尽可能地列出所有相关领域，然后提取出主要的领域进行下一步的分析（domain analysis），最终选择某一具体的领域进行重点观察，这一领域的选择标准和研究问题的选择有许多共通之处。在这一环节中，我们会集中关注某一特定问题，同时也仍要保持全局的视角，此时提出的问题会更加地结构化。在对保乳决策的问题进行分析之后，我们可能发现经济水平、地域风俗、疾病认知等几个主要因素都会影响决策的做出，如果我们选择研究疾病认知对于保乳决策的影响，就可以进一步观察这些疾病认知具体是以什么形式呈现出来的，是如何形成的，对决策的做出是起到了阻碍还是促进作用，疾病认知与经济水平、地域风俗之间是否也存在内在的联系，家庭中的其他人持何种态度等。

4．选择性观察　这一步骤是在观察已经达到了足够的程度之后才进行的，往往需要配合其他方法进行，尤其是访谈。在焦点观察之后，我们需要对领域内的主要内容进一步分类，提炼出它们之间的关系，发现其中的相似性和差异性，由此再上升为理论层面的总结。

选择性观察通常由对比性的原则引导（principle of contrast），在上一环节中已经可以总结出具体有哪些认知会对保乳决策产生影响，包括哪些是在促进保乳决策、哪些是在阻碍保乳决策，进一步的观察重点可以是为什么这一认知起到促进作用而另一认知却起到阻碍作用，为什么这两种认知都在促进保乳决策，但是这一阻碍因素却占据了上风，也可以将各类认知进行排列，从促进因素这一端到阻碍因素这一端进行合理的排序。这一环节的要求比较高，需要详细的计划，也受制于之前环节中所收集到的资料。

上述环节所需要的时间差异很大，广泛观察所花费的时间肯定较长，而且也不是按照严格的序列进行的，广泛观察可以持续整个过程，而焦点观察和选择性观察则在一定阶段之后再开始，甚至可能因为时间的限制以及研究问题的定位，后面两个环节都不会发生，尤其是选择性观察。但是参与观察的基本要点都能够在这些环节中提炼出来，并与其他研究方法相配合，从而完成生活志的研究。

（二）参与观察的类型

基于观察对象的特点以及观察者身份等相关问题，参与观察也可以通过不同的方式呈现出来，上述三个参与观察的主要环节也可以看作参与观察的三种类型。下面将参照 Gold 的分类，根据参与的程度将参与观察划分为四种类型，分别是完全的参与者（complete participant）、观察式的参与者（participant as observer）、参与式的观察者（observer as participant）以及完全的观察者（complete observer）（Gold，1958），研究人员可以根据自身的条件选取合适的方式进行参与观察，并且妥善处理伦理等相关问题。

1. 完全的参与者　完全的参与者意味着观察者已经成为被观察对象的一部分，成为了其中的一员，完全地隐藏了自己的观察者身份。这适用于护理人员在不告知的情况下去研究自己同事，或是当自己生病的时候深入患者内部，以完全的参与者身份进行研究。这种方式适用于一些敏感性话题的研究，但也存在一定的问题，首先就是伦理上的考量，因为隐藏的深度是难以把握的，而且也没有获得观察对象的知情同意。其次就是难以协调好两种身份，一方面要关注自己的日常工作，另一方面又要完全沉浸在被观察者的世界中，这使得资料收集的难度大大增加，而且还会影响资料的质量。

2. 观察式的参与者　指的是研究人员经过被观察者的许可之后才开展研究工作，而且观察者本身也是研究环境中的一部分。这种方法适用于护理人员想直接在自己的病房或者科室开展某项研究的时候，只需要征求某个关键人物或是"守门人"的许可即可进行，例如科室主任的同意。观察式的参与者可以很快地建立起研究者与被研究者之间的信任关系，而且拥有极大的自由，可以保证观察到更多的细节。但是伦理和身份调配上的问题依然存在。

3. 参与式的观察者　这意味着研究人员只是在一定程度上参与了研究环境，他们会在现场进行观察，但是没有在那里工作，也没有成为研究环境中的一部分。这是人类学学者在进行照护人类学研究时常常采取的方法，我们通常会以志愿者或者实习生的身份进入研究现场，说明自己的来意和研究目的，在获取患者等研究对象的同意之后才正式开展自己的研究。当护理人员到其他环境中进行研究时也可以采取这种方法。这种方法的好处在于可以毫不顾忌地提出自己的问题，毕竟自己就是一个显而易见的外来研究人员。问题在于要花费一定的时间，而且必须保证自己不会对研究对象的原有生活带来过分的打扰。

4. 完全的观察者　采取这种方法的研究人员完全不会参与到研究情境中去，只是做一个"墙壁上的苍蝇"（flying on the wall），通过窗户、摄像机等途径对研究对象进行观察，比如护理人员可以通过监视器对患者进行观察。在这种情况下，研究是完全被动的，研究者没有和研究对象互动的机会，也没有向研究对象进一步澄清的可能，所以对观察技巧的要求更高。

上述四种参与观察的类型之间并没有明显的区别，它们有的时候是重叠的，在同一研究中也可以采取多种参与观察的方式，但是考虑到各个方法的优缺点以及可操作性，第二种和第三种是较为常见的方法，第四种方法最为少见。

（三）参与观察的问题

结合上文的分析可以发现，开展参与观察对于研究者的技巧和时间的要求都比较高，传统的人类学研究要求田野调查至少要持续一年，并且学会当地的语言，这对于现在的研究者来说很难做到，尤其是护理人员。护理人员在使用参与观察的方法时，有自身的一些优势，比如与研究对象较为熟悉，能较为容易地获取研究对象的信任，也可以将参与观察和自己的工作相互配合起来进行。但正是由于护理工作的特殊性，使得参与观察的进行不可避免地遭遇许多问题，一般来说包括以下三个方面。

1. 过分熟悉而丧失文化敏感性　护理人员常将自己的工作空间或者十分熟悉的环境作为自己的研究地点，这一选择有先天的优势，却又恰好因为研究人员已经非常熟悉内部的人员和习惯，使得他们常常忽视一些重要的事件，或是对许多现象带有潜在的偏见，从而曲解已经获取的资料（Holloway et al.，2010）。这首先要求护理人员保持极强的好奇心，多问为什么，多尝试去进一步思考问题；其次要重点关注不同寻常的事情和重大事件，可以先从矛盾冲突点的寻找开始；最后要尽量抛却自己的设想和期待，多多听取研究对象的意见，多多站在被观察者的立场思考问题。

2. 伦理原则的忽视　这一点和上一问题是紧密相关的，正是由于研究人员过分熟悉自己的研究环境，所以经常会忽视掉研究对象的许可问题，因为参与观察是在自然环境下进行的，没有特定的界限，研究对象本身也很难意识到自己正在被"观察"着。为了避免不必要的麻烦，研究人员应尽量在获取许可权之后再开展研究，尤其是要获得关键人员和"守门人"（gatekeeper）的同意。正如 Holloway 和 Wheeler 所强调的，研究人员必须清楚地表明他们不是管理者的"间谍"（spies）（Holloway et al.，2010）。

3. 时间安排上的冲突　这一方面来源于护理人员的多重身份问题，因为他们既要完成自己的日常工作，又要开展可能与自己的工作内容毫不相关的研究；另一方面则在于参与观察本身就会花费较多的时间，包括参与观察过程中的不断总结反思也将耗费大量精力。因此建议护理人员在选择研究问题时就应该考虑到这一点，尤其是那些刚学习参与观察的人，可以适当地降低参与观察的难度，也可以在参与观察的几个主要步骤之中进行一定的选择。当然，最重要的还是需要多多积累参与观察的经验和技巧，提升参与观察的质量和效率。

（四）参与观察的记录

本部分的重点在于田野笔记的内容以及如何记田野笔记。需要强调的是，田野笔记包括参与观察收集的资料、访谈录音、图像资料、基本数据以及研究者的注释和日记等，范围很广且内容很杂，并不只是来源于参与观察。但是相比较而言，参与观察对于田野笔记的要求较高，而且非常重视田野笔记的记录，因此本文也将田野笔记的内容放在参与观察的部分一起讨论。

1．田野笔记的记录过程 田野笔记的记录大致可以分为两个环节，一是在研究现场的记录，这对于记忆力以及记录速度的要求比较高，所以尽量要把观察到的东西简短地记录下来，可以只写下几个关键词，形成概要性的笔记。有时候现场并不方便直接记录，这时候可以找一个空闲的时间和安静的地方，尽可能把脑海中的东西写下来。为了不引起注意且携带方便，可以准备一个手掌大小的笔记本进行记录，而在访谈的过程中，如果条件许可，可以利用录音笔进行记录。二是在当天所有的研究都结束之后，对一整天的笔记进行全面的整理，这个时候的记录要求详细全面，而且要在当天就整理完所有的笔记，以确保记忆的清晰，否则极有可能导致未经整理的田野笔记日益堆积，最后完全无法下手的局面。

2．田野笔记的记录内容 田野笔记可以通过三种形式呈现出来。一是最原始的记录，要将观察到的现象以及访谈的谈话原原本本、逐字逐句地记录下来，比如患者在发出感叹的时候，就应该将患者的原话直接记录下来——"真是吓死我了"，而不是写成"患者看上去很是慌张"。二是研究者的个人注释，这通常在原始的记录完成之后进行，也要求当天完成。个人注释指的是研究者对田野中的某一现象产生的个人理解，具体包括相关的理论、自己的困惑、研究的亮点、待挖掘的问题等。回到上文中患者的感叹，我们可以在旁边备注"为什么会产生这样的反应？护理人员应该如何应对？"之类的想法。三是研究者的个人日记，这是私密的内容，一般不会直接呈现在研究结果之中，但是对于研究过程也十分有帮助，毕竟研究者本身也是社会中活生生的个体，有着丰富的自我感受。在个人的日记里，我们或许会表达对患者发出感叹这一事件的态度，比如认为这个"很棘手"。

3．田野笔记的记录要求 田野笔记的记录并不容易，如何尽可能地记录更多细节，如何尽快地将田野笔记整理出来，都会影响研究结果和研究者的个人状态。Morse 和 Field 认为，为了尽量减少田野笔记的缺失，应当遵循以下原则：合理分配自己的任务，在记录之前不要对观察进行任何评价，找一个安静的地方记录田野笔记，并且留出足够多的时间，以及按照事件的发展顺序进行记录，让事件和对话自然而然地从脑海中流到纸上（Morse et al.，1996）。一般来说，田野笔记要遵循以下三个原则：一是全面性，对于研究过程中的重要事件，研究者要将事件发生的日期、具体时间、参与人员都记录下来，访谈更是要逐字逐句地转录，必要时记录下说话人的神态，比如突然停顿、大哭等；二是及时性，田野笔记一定要在当天整理出来，并且反复地审查，这一点尽管看上去很容易，但很多研究者却经常做不到；三是自反性（reflexivity），研究人员应经常回顾自己的田野笔记，将个人感受记录下来，由此指导之后的研究，对于田野笔记的自反也是参与观察的一部分。此外还要很好地将原始田野笔记和带有个人自反性的笔记分开保存，保证原始笔记不被"污染"，这也有助于产生新的想法。

与参与观察的步骤相似，田野笔记的记录也会越来越集中。在研究的后期，田野笔记会更关注自己所感兴趣的内容，将不重要的部分模糊处理，这些都取决于具体的研究过程。

二、深度访谈

深度访谈（in-depth interview）是生活志研究中使用最为广泛的方法，意义在于给予了研究者和研究对象足够的时间去深入地探讨研究问题，用于表达他们的感受，从事件和信念上进行反思，甚至是披露彼此存在的矛盾，同时，深度访谈还提供了专注于亲密细节的空间以回顾历史性的事件，并且讨论一般情况下不会讨论的事情（O'Reilly，2009）。对于护理人员来说，访谈的优点在于它是获取研究对象内部观点最为直接的方式，而且护理人员平时就会花很多时间和患者打交道，相较于参与观察而言，访谈可以节省很多时间。

但是访谈实施起来也并不容易。首先，尽管访谈可以直接获取研究对象的经历和情感，但是研究对象不一定愿意表达，即使表达出来也并非是研究者希望得到的内容，这要求访谈建立在一定的社会关系基础之上，双方对研究问题都有足够的了解之后才能保证访谈的效果。其次，访谈并不是简单的聊天，它有着一定的结构和目的，研究者也需要掌握大量的访谈技巧，在访谈过程中不断回应、不断引导。最后，访谈所花费的时间不仅表现在访谈过程之中，准备一次访谈也不容易，因为每次访谈前都需要设计和调整访谈提纲，还要花心思去选择合适的访谈时间和访谈对象，有些访谈还得分好几次进行。生活志研究中的访谈方法也有特殊之处，相较于一般的访谈，其要求与研究对象建立起足够的信任关系，所以访谈常常会和其他方法配合使用，尤其是参与观察。我们既要通过参与观察获取研究对象的信任以保证访谈顺利开展，同时访谈的进行也是确定进一步参与观察重点的主要依据（O'Reilly，2009）。基于深度访谈方法的以上特点，下文将详细介绍深度访谈的主要类型、核心技巧，以及该如何应对访谈过程中可能面临的问题。

（一）深度访谈的类型

同样地，出于不同的研究目的和研究的不同阶段，访谈也可以有不同的表现形式。类似于参与观察，访谈的问题也是逐步聚焦的，之前在参与观察中提出的问题也适用于访谈。通常情况下的访谈包括以下三种类型：无结构访谈（unstructured interview）、半结构访谈（semi-structured interview）和结构性访谈（structured interview）。

1. 无结构访谈 无结构访谈一般适用于研究刚开始的阶段，这时候研究者对研究问题了解得比较少，需要访谈对象提供尽可能多的信息，或者在参与观察的过程中研究者也可以随机就某个问题进行提问。无结构访谈通常只会准备几个主题性的问题来引导访谈对象，比如在对患者进行访谈的时候，可以直接让患者讲述自己的患病经历，或者是对于疾病的个人理解。无结构访谈要求尽可能根据访谈对象的兴趣和想法进行，研究人员主要负责耐心且认真地听访谈对象的讲述，这种方式可以获取大量的信息，但是也会产生很多无法利用的信息。

2. 半结构访谈 半结构访谈是适用范围最广的访谈形式。在半结构访谈中，研究人员会准备可以涵盖研究主要方面的若干问题，在访谈的过程中，这些研究问题的数量和顺序都不会受到限制，并且可以根据访谈对象的回答提出新的问题。此外，每个问题的具体提问方式也会在不同的场合中发生变化，这些主要的问题会随着访谈的进行不断地调整、修改。譬如在关于儿童肺炎的研究中，半结构访谈的问题可以包括：你认为肺炎是由什么引起的/你觉得什么样的小孩更容易得肺炎？肺炎会带来什么样的后果/如果不及时处理的话会怎么样？你家小孩上次患肺炎是什么时候/小孩肺炎印象最深刻的一次是什么时候？怎么解决的/最后怎么治好的？

3. 结构性访谈 生活志研究极少使用结构性访谈，结构性访谈的提问方式与问卷调查相类似，只是以口语的形式表达出来。结构性访谈的问题都是提前设置好的，包括顺序和内容，每次访谈都按照同样的程序和标准进行，是十分确定的。一般来说，当访谈中涉及人口学问题时，会采取结构性访谈的方法，包括访谈对象的年龄、职业、家庭成员等。

（二）深度访谈的技巧

一个好的访谈者应当具备足够的访谈技巧，这既有助于快速准确地获取研究资料，也能让访谈者和被访谈者都享受整个访谈的过程。具体来说，访谈的技巧包括访谈前的准备和访谈时的应对。

1. 确定合适的地点时间 在访谈之前，研究人员应尽量挑选一个安静的地方，以减少外界的干扰，也能保证录音的质量。因此，人多嘈杂的病房通常不适合进行访谈，最好选择在会议室之类较为安静的地方进行。同时也要协调好访谈的时间，包括什么时候开始和什么时候结束，总之，时间和空间的选择要尽可能地考虑到被访谈者的需求。访谈对象的选择也需要仔细斟酌，要确定好纳入标准，这一方面取决于研究问题，如果研究对象是老年人，那么访谈对象的年龄就会控制在 60 岁或者 65 岁以上；另一方面也取决于访谈对象的状态以及他们和研究者的关系。如果在和患者访谈的过程中，部分患者因为身体不适不方便进行长时间的访谈，就可以等之后再访谈。如果和医护人员进行访谈，就要避免被之前的假设和预想所限制，也要区分研究对象和工作伙伴之间的关系。更重要的是，在访谈之前一定要获得访谈对象的许可，尤其是需要录音的时候。

2. 提前设计访谈提纲 提前准备访谈提纲是很有必要的，特别是在半结构访谈中。设计一份访谈提纲，不仅可以帮助研究人员在访谈之前梳理自己的思路、确定访谈时的重点，也可以控制访谈的节奏，保证访谈的效果。Patton 认为访谈的问题包括三类，分别是经历（experience）、感受（feeling）和知识（knowledge）（Patton，1990）。在医患沟通的访谈过程中，经历型的问题类似于"你有没有非常不愉快的看病经历？"，涉及感受的问题则可以是"你对于医生平时的沟通态度有没有什么想法？"，关于知识的问题如"你觉得什么样的医生沟通起来最顺利？""你认为作为一个医生最重要的品质是什么？"。

访谈提纲的设计不是一蹴而就的，而是需要反复地修改。可以让自己的同事帮忙修改，也可以在预访谈之后进行调整，事实上，之后进行的每一次访谈都可以帮助自己修改访谈提纲。访谈提纲中的问题不宜太多，最好不要超过 10 个，按照逻辑顺序排序，沿着被访谈者的思路进行。一般来说，最开始的问题都是人口学问题，最后可能会提出"还有没有什么想说的？""有没有什么建议？"之类的问题。访谈的问题不能带有明显的指向性，如"你现在感到非常不满意吗？"。问题的表述也要非常清楚，一些专业性的名词尽量不要出现，或者换成被访谈者能够听懂的话，例如把"病耻感"改成"歧视"。此外还要保证一次只问一个问题，"你家里面还有哪些人？他们分别是做什么的？"这样的问题不仅会让被访谈者不知从何说起，有时还会偏离重点。

3. 善用提示性的问题 提出提示性的问题（probing/prompting/exploring questions）指的是在访谈的过程中，如果研究人员发现某个问题很有新意，从未在别的访谈中出现过，或是感觉到访谈对象自己很看重某件事情，就可以利用提示性的问题进一步总结追问。具体的提示性问题可能是："你刚刚说觉得中药更有用，为什么会觉得中药比较好？""你提到过是一个亲戚建议你那么做的，那你为什么会这么信任他呢？"，这些问题一般基于访谈对象的某些观点或者某些词句而提出。提示性问题的运用非常考验研究人员对于访谈的专注程度和敏感度，这既让不同的访谈各具特色，又丰富了所获取的材料，而且这类问题的提出也意味着研究人员给予受访者鼓励，可以帮助访谈对象缓解焦虑，使其更为积极也更为流畅地说出自己的想法和理由（Holloway et al.，2010）。

4．重视非语言的交流　在访谈的过程中，除了必要时候的提问之外，研究者还应该给予访谈对象足够的时间和空间去谈论自己的观点，此时研究者所传递出来的非语言信息变得十分重要。在访谈的过程中，研究者应该耐心地听被访谈者说话，不要着急，可以通过微笑、眼神的交流或者是轻微的点头表达对被访谈者的肯定，哪怕访谈对象说的话是自己不认同的。与访谈主要内容无关的互动是很重要的，不要将自己看作一个单纯的资料获取者，要尝试着和访谈对象相互地交流和分享（Morse et al.，1996）。在访谈对象有些许慌乱时，研究者可以帮忙整理思路，包括在访谈对象出现情绪波动的情况下，研究者也应该共同承担情绪，提供发泄情绪的机会。况且访谈本身就具有治疗的效果（Holloway et al.，2010；Morse et al.，1996），倾听就是一种肯定，这意味着被访谈者也会从访谈之中受益。换句话说，尽管访谈是靠语言进行的，但无论是访谈的内容还是其本身的意义都超过了语言本身，语言之外的东西对于访谈来说也很重要。

（三）深度访谈面临的问题

在访谈的过程中，由于访谈对象的多样性以及具体情境的差异性，访谈会遭遇诸多不确定性，产生各式各样的问题，这直接影响到访谈的质量。因此，学会如何去应对这些问题也是研究人员必不可少的一项技能。

1．访谈被打断　访谈被打断是经常会发生的事情，可能是因为一个突如其来的电话，或者是有不清楚情况的人闯了进来，这很有可能会打乱被访谈者的思路，遗漏掉十分重要的信息。为了减少此类情况的发生，在访谈开始前应尽量找个不容易被打扰的地方，可以提醒周围的人不要随便进出，或是直接在门外写个小纸条，还要将手机等电子设备调至静音。此外，研究者应该保证自己全程都在认真听被访谈者的讲述，也可以做一些笔记，万一发生了不可控的事情打断了本次访谈，还能够适当地提醒，保证访谈可以顺利地接续。

2．访谈对象说得太少　访谈的直接目的在于获取研究对象的感受、经验和观点，如果研究对象说得太少，就意味着这次访谈极有可能是失败的。为了防止这种情况出现，首先，在访谈之前研究者就应该与研究对象建立一定的信任关系，保证彼此之间足够熟悉。具体到访谈的过程中，被访谈者不愿意说太多的原因有很多，有可能是顾忌录音笔的存在，这时候可以尽量挑选体积小的录音笔，并把录音笔放在看不见的地方。有的是因为话题过于敏感，在设计此类问题时应该选择一些恰当的措辞，比如问到收入的问题时，研究者可以提供几个区间方便被访谈者选择，或者将这类问题留到后面再问（Morse et al.，1996）。还有一个方法是"装傻"（play dumb），表现出自己虽然不知道但是又很想知道的样子（Morse et al.，1996），这也会激起被访谈者的兴趣。最后，如果真的碰上无法顺利访谈的对象，可以在认真地评估之后放弃，或是下次再访谈，毕竟也没有硬性的规定要求每次的访谈都得成功。

3．访谈对象说得太多　访谈对象过于健谈似乎是研究者非常喜闻乐见的一种情形，但是对方也有可能越说越多、越说越偏，最后整理时发现辛苦获取的大量材料，能用上的却几乎没有，可见说得太多也并非是一件好事情。为了不让被访谈者说得太多，研究者需要集中注意力，在发觉不对劲时及时将话题带回到研究问题上来。此外，还可以准备几个开放性的问题，比如"从你发现自己患有乳腺癌以来都有哪些看病的经历？"，这种问题既给了被访谈者说话的机会，也不至于偏离主题。当发现访谈对象说的话题与研究问题不太相关的时候，研究者还可以多问几个具体的问题，以获得被访谈者的确切回答，从而保证访谈内容与研究问题的相关性。

上面所谈及的访谈多是正式访谈（formal interview），在生活志研究中还会使用到非正式访谈（informal interview），这往往会与参与观察配合进行，提出的问题可能出于当下的某个疑惑，或是为了缓和当时的气氛，拉近彼此之间的距离。非正式访谈在生活志研究中使用得也比较多，同样要求研究人员灵活应对，并且及时地记录下来。

三、其他方法

参与观察和深度访谈是生活志研究中最为常见也是最有效的两种资料收集手段，一般来说，使用这两种方法就基本可以满足生活志研究的要求了。然而伴随着如今研究手段的不断进步，加上具体研究问题的需要，学界也出现了更多的研究方法可供研究者选择，来帮助拓展研究资料的深度和广度。下文将介绍其中几种常见的研究方法。

（一）焦点小组访谈

焦点小组访谈（focus group interview）指的是将一群具有共同特点和经验的人聚集起来所进行的访谈，通常会由 1 ～ 2 名研究人员主持，目的是针对某一特定主题或是某一感兴趣的领域提出想法和意见（Holloway et al., 2010）。相较于个人访谈，焦点小组访谈可以一次性收集到更多人的观点，并且访谈过程中的互动会带来很多新的想法。因此，焦点小组访谈也是生活志研究中常见的方法，多和其他方法配合使用，尤其是个人访谈。在护理研究中，焦点小组访谈可以运用于探讨患者的病情、治疗以及和医护人员的互动，评估治疗方案，了解医护人员的角色和身份，探讨专业教育的认知和作用，以及了解公共卫生等（Holloway et al., 2010）。

焦点小组访谈通常需要更加精心的准备。参与焦点小组的人数通常在 6 ～ 12 人，时间在 1 小时以上。小组成员的选择根据研究问题的需要而定，他们可以是某一团体的原有成员，也可以是精心搭配组合后的人员。一般要求访谈对象具备一定的共同点，比如共同的患病经历或是共同的来源背景。在访谈开始前，研究者需要明确本次小组访谈的具体流程，确定几个关键的主题，并在时间上做好规划。还可以安排一个专门做笔记的人，记录大家的座次以及关键性的字句，这对后面的录音转写会非常有帮助，因为在小组访谈中很有可能会由于说话的人太多而出现听不清的情况。访谈开始时，主持人会先简单介绍访谈的目的和参与成员的情况，然后可以选择一些活动来热身，活跃气氛，比如用照片、视频或是大家熟悉的案例来引发讨论。在焦点小组访谈中，主持人的作用非常重要，他需要适当地引导大家的谈话，但是又不能过度干预，而且不能表现出任何的偏见。主持人既要防止有些人说得太多而带偏整场访谈，又要避免有些人说得太少，对访谈没有任何帮助，有时甚至还要化解成员之间的冲突。总的来说，主持人需要具备灵活且开放的思维，以及获取信息的技巧（Holloway et al., 2010），要保证参与成员感到舒服自在，从而可以产生良好的互动。

上文已经可以看出焦点小组访谈的部分优缺点。焦点小组访谈的核心优点在于小组成员之间的互动，因为互动可以产生很多个人访谈中所没有的东西，成员自身也可以在小组访谈中进行比较，而不是在进行完单独的访谈之后再把所有的资料收集起来由研究人员进行比较（Morgan, 1996）。另外，研究人员也可以在小组访谈的时候直接提出问题，这时的回答会比个人访谈更加丰富（Holloway et al., 2010）。焦点小组访谈的缺点则在于对主持人的要求很高，因为小组访谈很难控制，尤其是对于护理的相关研究来说，不仅小组成员的时间协调是一个很大的问题，而且部分话题比较敏感，不适合公开谈论，此时如果主持人没有一定功底的话，极有可能导致小组访谈的优点被淹没，甚至效果还比不上单独访谈。

因此有的研究者倾向于将这种多人参与的访谈称作小组讨论（group discussion）。这样的小组讨论其实经常发生在我们的生活中，比如病房中的闲聊、走廊上的谈话等，也常和参与观察配合使用。此时，研究者可以在不经意间提出自己感兴趣的问题，引发新的话题，这也能产生比较好的效果，甚至比焦点小组访谈获取的信息更多，因为这样的谈话更为日常，也更加自然（O'Reilly，2009）。

（二）混合方法研究

考虑到近些年来的生活志研究中，有不少人都会使用定量研究方法，而且相较而言，护理人员也会更加熟悉定量研究方法，所以本文也将简单介绍混合方法研究（mixed methods research）。混合方法研究指的是在一项研究中既使用定量研究方法，也使用定性研究方法。混合方法研究兴盛于 20 世纪 80—90 年代，其目的在于解释人类世界的复杂性。该方法通过将定量研究方法和定性研究方法的优势结合起来，从而收集到不同的信息，由此可以更好地解释一个现象的不同方面，或是从不同的角度进行解释。混合方法研究可以关注到社会的不同层面，将宏观视角和微观视角结合起来，既能体现对个体的关注，又能保证其适用性。对于护理的相关研究而言，混合方法研究一方面可以通过定量研究方法检验干预措施的有效性，另一方面也能借助于定性研究方法获取患者的感知和经验，这些都将有助于其在临床实践中的应用（Flemming，2007）。

一个混合方法研究的实现需要经过缜密的设计，使用混合方法不是因为这使研究看上去很有说服力，而是在于混合方法对于这项研究的意义。混合方法的使用要确保可以产生丰富的成果，并且在研究中充分体现两者的相关性（Morgan，1998）。Wilkins 和 Woodgate（2008）总结了混合方法研究的 9 个步骤。第一步就是要基于文献的分析，明确自己的研究问题和研究目标，确认混合方法研究是否合适。第二步，研究者要想清楚为什么要使用混合方法研究，可能是为了让数据互补，或者是互相验证，亦或是进一步发展（Sandelowski，2000）。第三步则在于设计具体的混合方法研究的类型，即先使用哪个方法、后使用哪个方法（sequence decision），以及哪个方法占主导（priority decision）（Morgan，1998）。具体来说，常见的混合方法研究包括以下 6 种类型（Creswell，2009）。

- 相继解释策略（sequential explanatory strategy）。这种类型先利用定量的方法收集数据，然后在已有数据的基础上设计定性研究的方案，比如运用定量数据分析出来的相关性因素来设计下一阶段定性研究的访谈提纲。此时进行定性研究的目的在于深入解释定量研究中的发现，尤其是那些难以解释的新现象。这一类型的缺陷在于研究过程比较长，需要花费较多的时间。
- 相继探索策略（sequential exploratory strategy）。相继探索型与相继解释型刚好相反，指的是先用定性研究的方法收集数据，然后再采用定量的方法去验证前期发现的社会现象，从而得出一般性的结论。这一方法尤其适用于某一特定人群的研究，旨在通过定性方法发现部分人群的特点，再利用定量方法确定这些特点是否适用于整个人群，这可以让相关政策的制定更有说服力。具体的操作可以表现为利用访谈所总结出来的主题来设计调查问卷。但是其问题也在于花费的时间比较长，而且要用定量方法来研究具体哪种社会现象也是难以确定的。

- 相继转换策略（sequential transformative strategy）。相比较前两种类型而言，这一类型的最大特点在于存在理论透镜（theoretical lens），可以用于指导研究的方向。其中，先使用定性方法还是定量方法并没有严格的规定，两者的重要性也可以视情况决定。相比较前两种方法而言，这一方法可以更好地了解某种现象，但是问题在于这种方法的运用很少见，也没有可以借鉴的案例。

- 并发三角（测量）策略（concurrent triangulation strategy）。这一类型的最大特点在于同时收集定性和定量数据，两种方法互相补充，克服彼此的弱点。通过比较两种方法收集而来的数据，研究者能够发现两者之间的重合之处、不同点以及可以互相组合的地方。比如在定量数据的后面紧跟着定性的引用（quotes）来证明或者反对这一观点。这一类型的优点在于可以节省大量的时间，问题则在于对研究者的能力要求较高，需要研究者对两种方法都足够熟悉，尤其是要灵活应对两种数据不一致（discrepancies）的情况。

- 并发嵌套策略（concurrent embedded strategy）。这也是一种同时收集两种数据的类型，尽管定性和定量这两种方法之间并不存在严格的先后顺序，但是其中一种研究方法将起主导作用，另一种方法极有可能关注的是别的问题，其运用只是为了和主要的研究问题进行对比或者补充，从而丰富研究视角。如在医院的研究中，可以对医院的医护人员使用问卷调查，但是对患者使用访谈。这一类型的优缺点和并发三角（测量）策略类似，但是两种方法的不平衡也会带来新的问题。

- 并发转换策略（concurrent transformative strategy）。在这一类型中，研究人员在理论视角的指导下同时收集定量和定性数据，既可以使用三角测量的方法，也可以使用嵌套的模式。其主要的优势和缺陷都与前两者相似，附加的优点则在于有一个转换性的框架（transformative framework），不过这种方法也很少见。

为了更好地确定使用哪一种研究类型，研究者可以先画一个直观的模型图，并且充分考虑到时间的因素，在时间不充足的情况下尽量避免使用前三种类型，另外也可以多借鉴已有的案例，获取一定的灵感。一般来说，前两种方法以及第四种和第五种方法是比较常见的，而对于熟悉定量方法的护理人员来说，第一种方法是比较简单清晰的。

混合方法研究的第四步就是确定样本，通常采取目的性抽样和随机抽样的方法，这两种方法是同时进行还是分开进行也取决于研究策略的选择。第五步则是数据收集，也和方案的设计息息相关。第六步需要对数据进行分析，这依然受到具体研究策略的影响，比如在相继解释策略中，定量数据的分析会成为定性研究中的样本框架以及后续编码的主题。第七步是将数据进行转译，把来自不同收集途径的数据进行整合比较。第八步则是对数据进行进一步验证，对于定量数据可以采用对照试验的方法，定性数据则可以利用文献，或是再收集其他的数据进行验证。最后一步则是撰写研究报告，研究报告应该分别详细地描述定性和定量方法，包括每种方法的研究问题和研究数据，证明这些材料都是通过严格的数据收集方法而获得的，使用了复杂的程序进行分析，产生了有意义的推断。研究结果应当结合两种数据，并在方法论上存在一定的价值。

需要注意的是，混合方法研究并不容易，因为定性研究和定量研究既存在范式上的冲突，在技术上的操作也比较困难。有学者指出，混合方法研究目前仍停留在方法（method）层面，还未上升到方法论（methodology）的层次（Morgan，1998）。所以使用混合方法研究要求研究人员具备强大的分析和管理复杂数据的能力，如果缺乏一定的技能，进行混合方法研究的效果可能比单一方法研究还要差。这也导致混合方法研究通常是在跨学科团队中进行，不同学科背景的团队成员可以发挥各自的优势，使用擅长的方法进行交流合作，赋予研究以新的价值，但是跨学科团队也同样存在着成员之间时间和资源协调分配上的问题。

（三）其他资料收集方法

除此之外，生活志研究中还有许多资料收集方法（Morse et al.，1996）。比如图像资料的获取，图像资料包括视频和照片，其优点在于可以提供一个视觉图像，记录下当时的社会场景，帮助研究人员回忆所参与的实践，从而进一步反思和理解，以获取更为丰富的资料。有时图像资料甚至可以拉近研究对象和研究者之间的关系。此外，研究对象的私人物品，比如其病历、日记等，可以提供了解研究对象的独特视角，这是凭借访谈和参与观察所无法得知的。除此之外，官方的文件和数据也是生活志研究中需要注意的信息，比如患者的来源统计、医院的基本数据等，包括一些公开的出版物和史料，这些经过检验的数据具有一定的代表性和科学性，可以帮助验证研究人员的部分想法，也可以刺激问题的提出。在获取上述资料时，获得研究对象的许可是非常重要的。

四、资料分析

以上讲述的都是如何在生活志研究中收集数据，本部分关注的则是如何在数据收集的基础上进行分析。以下将重点介绍扎根理论（grounded theory）的方法。扎根理论于 1967 年由 Glaser 和 Strauss 两位社会学家提出（Glaser et al.，1967），这两位学者既具备定量方法的基础，又熟悉定性方法的技巧，因此他们致力于研究一套基于定量范式的方法，以此弥补定性方法中的某些弱点。扎根理论认为人类行为是在不同社会角色的互动中产生的，在不断的社会互动过程中，个体都是积极主动的，因此我们可以解释所生活的世界。扎根理论扎根于真实的数据，其最终目的在于生成理论。因此，扎根理论既是资料分析的过程，也是资料分析后所能得出的结果。部分学者习惯将扎根理论和生活志都看作质性研究方法中的一种，本文则将扎根理论看作一种资料分析的实用工具，可以和生活志资料收集方法配合使用，这是因为两者都是从研究对象的角度看待问题，并且关注于具体案例。近些年来，扎根理论也越来越受到护理研究的青睐，因为扎根理论具备一定的系统性和组织性，而且注重社会互动的过程，这些都十分契合护理实践的要求（Holloway et al.，2010）。

扎根理论的重点在于解释人类行为，而不仅仅是简单地描述。它是过程导向的，在资料分析之前，不存在预设性的观念或者理论，整个过程也是非线性的，会随着数据的收集不断地变化和调整，因此具备足够的灵活性和开放性。Charmaz 认为扎根理论具有以下几个特点（Charmaz，2006）。

- 数据分析和收集是同步进行的，并且相互影响；
- 编码（codes）、概念以及分类都是从数据中得出的，而不是假设；
- 在研究的不同阶段，研究者的思路都将与研究数据不断地进行比较；
- 理论是在不同的阶段中逐步发展出来的；
- 备忘录（memos）是为了详细说明编码，其具体作用包括讨论、比较、限制和链接；
- 理论抽样（sampling）是为了具体的建构，而不追求代表性；
- 文献回顾会在独立分析之后再进行。

基于以上特点，本文将从理论抽样、编码分类、文献与备忘录的使用以及理论整合与写作几个关键环节出发阐述扎根理论的运作过程。

1. 理论抽样 理论抽样是用于指导整个研究的，它引领着下一步的数据收集、编码以及分析。理论抽样不是在研究之前就确定的，同样会随着数据收集的进行不断调整，并具有连续性。理论抽样开始时会在一个确定的范围内进行目的抽样，例如性别、收入等，随后再利用数据进行不断比较和检查，直到出现饱和（saturation）的状态，理论抽样才算完成。饱和的状态意味着没有新的数据可以用来扩展理论，也就是说，现有的类别都可以解释已有数据的丰富性和多样性，这就代表着抽样可以结束。在理论抽样的过程中，需要具有一定的理论敏感性（theoretical sensitivity），这可以帮助研究者识别出哪些数据是有用的，哪些又是没用的，这要求研究者有一定时间和经验上的积累，此时查阅文献也是有帮助的。

2. 编码分类 编码是资料分析中最为关键的一个环节，编码的目的在于对数据进行分析，识别其中的特点以及重要事件，从而将数据转化为一组相互联结的概念（McCann，2004）。编码是逐步进行的，通常情况下会分为三级，包括开放性编码（open coding）、轴向编码（axial coding）和选择性编码（selective coding）（McCann，2004）。

- 开放性编码。开放性编码又称为一级编码或是实质性编码（substantive coding），通常是描述性的。开放性的编码会将数据分解开来，形成一个个的短语、句子或者句子组，之后再进行概念化和分类。开放性的编码是直接基于数据的，并且极富创造力，要求研究者逐行进行分析，直到将所有的数据都编码完毕。

- 轴向编码。轴向编码又称二级编码或理论性编码（theoretical coding），在这一环节中，所有的数据会进行重新的组合，以另一种分类的形式展现出来，各类数据会更加集中，也会更加抽象。此时的重点在于建立编码与编码之间的联系，研究者需要建构出不同的模型，包括因果模型（causes）、条件模型（condition）等，这一目的的实现涵盖了研究者的专业性知识，并且会展现一定的理论观点。在编码的过程中，如果发现偏离性的案例，要及时进行调整。

- 选择性编码。即三级编码，这一环节的重点在于发现一个核心类别（core category）。借助于这一核心类别，研究者可以将数据中的其他主题都连接起来，这也意味着研究的本质会在此过程中得以浮现。核心类别的特点包括它会经常在数据中出现，可以解释数据的多样性，并且很容易就和其他类别联系起来。此外，它还对一般的理论具有意义，也可以推进理论，同时能够经受住数据中的最大调整（Strauss，1987）。因此核心类别的出现是非常不容易的，需要对研究数据进行不断地比较、持续地质疑以及刻苦地分析（McCann，2004）。

在编码的过程中，研究者必须进行不断地比较（constant comparison）。比较的范围是很广泛的，既可以将一个研究对象的多次访谈进行比较，也可以将不同研究对象的访谈进行比较，抑或是其他内容的比较。比较需要具备极强的批判性，旨在发现数据之间的共同点和不同点，从而发现不同类别数据的属性以及维度。

3. 文献与备忘录的使用 扎根理论中的文献使用存在一定的争议，有的学者认为文献会带有一定的倾向性，将会对数据造成污染，文献的使用违背了扎根理论的初衷（Holloway et al.，2010）。也有的学者认为文献可以带来诸多优点，比如文献的初步阅读提高了理论的敏感度，也是有用的二次资料来源，同时可以为数据提出许多问题，还可以助力理论抽样，帮助对理论进行验证（Strauss et al.，1998）。本书也认为文献的使用是有必要的。备忘录有点类似于上文中的田野笔记，同样地，扎根理论中的备忘录也可以作为研究者记忆的触发点（trigger），帮助研究者进行内部对话。在备忘录中，研究者可以讨论自己实验性的想法，作出临时性的分类，搭建出比较的框架，从而提高研究的密度（density），并且指导最终研究概念的生成（Holloway et al.，2010）。

4．理论整合与写作　理论的整合要求理论具备解释力（explanatory power）（Holloway & Wheeler，2010：185）。一般来说，理论会以两种形式呈现出来（Glaser et al.，1967），一种是实质性理论（substantive theory），它从特定的情境或者场景中提炼得出的；另一种是形式性理论（formal theory），它适用于不同的情形，并且极富概念性。对于护理人员来说，运用实质性理论是比较可行的，而实质性理论最终的写作要求也适用于生活志写作，写作应该要成为研究者与他人分享思想的途径，研究者要提供足够的数据和语境来阐释发展自己的理论，同时还要能够联系其他的理论，并且可以批判地审视扎根理论（O'Reilly，2009）。

最后想强调的是，我们在使用扎根理论进行资料分析的过程中，必须注意概念化（conceptualisation）和描述（description）之间的区别（Holloway et al.，2010）。正如 Benoliel 所说，许多使用扎根理论的护理研究，都只是描述了这一现象的过程，并没有发现它的本质，更没有与更大的社会进程联系起来（Benoliel，1996），这些都是使用扎根理论过程中的常见误区，已经脱离了扎根理论的实质性目的。因此在使用扎根理论的过程中，研究人员需要关注个体在变化过程中的复杂性、社会互动后果所带来的影响、决定社会变迁的关键时刻以及社会环境影响人类生活经验的方式（Benoliel，1996）。这也意味着要真正完成扎根理论并不容易。

 # 第三节　生活志在护理中的实践

如今，生活志方法已广泛应用于护理实践之中，产生了大量的个案，也极大地提升了护理实践的效果。本节将重点介绍护理实践中运用生活志研究方法的个案，这一方面可以将上一节中的生活志研究方法具体化，另一方面也能够为护理人员提供可堪借鉴的案例。总的来说，护理有关的生活志研究大致包括以下五个方面。

一、跨文化护理的生活志研究

这是最为常见的类型，可追溯的历史也最远。跨文化指的是提供护理的人员和接受护理的人员处于不同的社会环境之中，他们有着不同的健康理念和文化习惯，这可能会为护理实践带来障碍，影响实际的效果。因此照护者有必要通过生活志研究进入被照护者的生活世界中，设身处地地思考，以减少不必要的麻烦，从而化解某些问题。跨文化护理的生活志研究应用范围特别广，本章第一节所提及的几位护理学者都做过类似的研究，比如 Ragucci 对意裔美国人的研究（Ragucci，1972）。国外的跨文化研究集中于种族之间的问题，而我国则更多地存在于不同的民族之间。我国作为一个多民族共同生活的国家，不同的民族都有其自身独特的习俗和信仰，这些都会影响他们的健康观和疾病观。尤其是在全球化时代之中，人与物的流动加快，不同文化之间的碰撞交流变得更加容易，跨文化护理的重要性与必要性更为凸显（程瑜 等，2019）。此外，护理人员的专业医学知识与患者琐碎的日常生活之间也有着较大的差异，因此护患之间同样存在着广泛的跨文化问题（程瑜 等，2010），这些问题都能利用生活志研究方法得到有效的改善。下文也将有专门的章节讲述跨文化比较视角下的照护行为。

二、护理机构的生活志研究

此类生活志重点关注的是一个相对独立空间内的人群互动和重要事件，甚至是机构独立诞生出的独有文化，旨在展现机构内部人群的日常生活和组织运作。在护理机构的生活志研究之中，患者成为了一个积极的主体，他们不仅要在其中进行自己的医疗生活，更要进行自己的社会生活，两者相互交织（Charmaz et al.，1997），还会和其他人产生交集，护理人员就是他们打交道的人群之一。同时，护理人员作为医疗机构中的有机组成部分，其自身的体验也将纳入机构的相关研究之中。常见的机构研究主要发生在医院、护理院、某一病房等。

周俊鑫就对台湾的一所护理之家进行了生活志研究，他访谈了机构的运营者、护理员、社工员、被照护者及他们的家属，旨在了解护理之家的运作、照护者与被照护者自我角色的交互关系，并提出了发展与改善护理之家运作方式的建议。他认为护理之家的意义在于它可以凝聚社会人力，整合社会资源，构建出新的社会结构关系，以此作为医护功能的重要补充，从而发挥了织密社会防护网线、共建社会安全网络的作用，因此护理之家是一个比较积极的角色（周俊鑫，2011）。与前一研究不同的是，Diamond 对于某护理院（nursing home）的研究更具批判性。Diamond 以助理护士（nursing assistant）的身份在美国的一家护理院工作了 3 年，他采用了批判生活志（critical ethnography）的方法，重点关注了社会政策和人们日常生活之间的张力。通过他的研究可以发现，当时美国的照护政策反而让被照护者处于非常被动的状态，医疗保险让他们的生活更不稳定，而照护工作的重要性也并不突出，整个护理院的工作都在朝着产业化的方向发展，这并不符合它的原本目的，也反映出社会政策的制定与日常生活的严重脱节。通过这项生活志的研究，Diamond 还提出了长期照护（long-term care）政策的必要性，这在当下看来是非常有先见性的（Diamond，1986）。

同时还有对于某一特殊病房或科室的研究，Tranter 等基于对血液透析病房的生活志研究，旨在发现有哪些因素在推动或阻碍以患者为中心的护理模式（patient centred care）的应用，这些因素包括结构性的和文化性的。该研究团队进行了 9 个月的田野调查，总时长超过 280 小时，研究人员参与观察了病房 1 周中的不同时间段和不同轮班期，并对 12 个患者和 10 个护士进行了访谈。研究发现，护士工作量增加、不愿意接管自己原有角色之外的任务以及对于机器和技术的过多关注使得她们只是在与机器打交道，而不是在照护患者。因此护士们必须要意识到这一问题，因为如果患者无法在血液透析病房获得整体性照护（holistic care），那么他们在病房透析和在家中透析并没有什么区别，这会给护士们带来被技术替代的风险，也会威胁到年资更低的护士的职业发展（Tranter et al.，2009）。此外，从广义上来说，机构研究并不一定要在实体建筑中进行，譬如社区的生活志研究，它会更注重于日常生活中的照护行为，因为社区本身就是一个文化集合体，再加上当前疾病谱的转变，慢性病的重点防治使得社区中的照护行为变得愈发重要。另外还有一系列的社会组织群体，譬如病友互助组织，在这类群体中，不同主体之间的关系更为平等，大家都拥有极强的主动性，也发展出了各具特色的组织活动，逐渐成为了社会照护中的一部分，生活志研究方法对于了解此类组织的运作和意义同样具有极强的适用性。

三、患者健康／疾病行为的生活志研究

前文已经提到，正如克莱曼所提出的医患解释模式（explanatory model）的差异一样，患者的疾痛（illness）来源于个人生活经历，是琐碎的、不成体系的，医护专业人士眼中的疾病（disease）则形成于系统的医学教育和长时间的医疗实践之中，是规范的、讲究程序的（克莱曼，2010）。因此与患者健康相关的行为总是带有个体经验和社会互动的烙印，在传统的医学经验中常常被忽略，这种护患观念的差异将直接影响护理的效果，加之许多护理模式也依赖于患者本身，因此从患者的视角来看问题就变得十分地必要，而生活志方法也将能发挥自己特有的作用。与此相关的生活志研究通常包括以下几类。

（一）老年护理生活志研究

伴随着老龄化进程的极速加快，老年照护的依赖率也经历了极大的提升，这引发了生理、心理以及家庭中的许多问题。由于老年人多被看作丧失了主动性、已经社会性死亡（socially dead）的人群（Charmaz et al.，1997），再加上经济发展水平和地域差异等问题，老年护理面临着严峻的挑战，亟待深入挖掘。谭继平就利用生活志研究方法在鄂西南的民族地区进行了调查，重点关注了当地农村留守老人的健康照护问题。他参与观察了当地的卫生室、诊所和老年人的家，也访谈了老年人和卫生机构相关人员，并利用体检报告、照片等实物进行分析。研究发现当地的老年人仍不愿意进入养老院，大多崇尚传统的居家养老方式，但是年轻人的大量外出使得这种传统的养老方式难以维系。他们的健康状况并不好，却总是拖着不就医或是想些别的办法治疗，而且当地的医疗护理服务供需极度不平衡，这些都是农村留守老人的健康照护难题。基于以上发现，作者认为应出台相应的政策解决上述问题，例如完善养老保障制度、开展社区养老模式等（谭继平，2016）。

（二）慢性病护理生活志研究

疾病谱的转变使得慢性病已经成为影响人们健康的主要因素，长期与病共存的状态为慢性病患者的身体带来了诸多限制，既包括饮食上的，也有社交上的，相应地也提高了对护理的要求。其中慢性病的依从性问题一直是护理人员比较头疼的，生活志的研究可以深入探索慢性病患者依从性低下的原因，从而帮助相关问题的改善。在研究糖尿病患者的依从性问题时，余成普等发现，患者往往会在医院中表现出较高的依从性，但是在家里的依从性却比较低，因此他试图从两个空间同时去探讨这个问题。研究人员分别在两个医院进行了调查，访谈了医院的医生、护士、患者及其家属，同时还在医院的门诊和病房中参与观察了医患、患者与家属之间的互动过程。研究发现，在医院环境中，空间的封闭性、医生的权威、患者的信任和自身的道德约束带来了较高的依从性，而在家庭之中，个人的主观经验、周围的繁杂信息以及家庭伦理的加入使得糖尿病的管理变得十分艰难。由此，研究者也提出慢性病的管理应关注来自社会文化环境以及家庭环境的影响（余成普　等，2016）。

（三）女性护理生活志研究

女性的身体体验常常会遭受过多的评判，抑或是直接被忽视，这来源于女性特殊的生理特征以及女性在整个社会结构中所处的地位，由此引发了研究者对于女性护理的关注。在研究女性创伤性生产（traumatic birth）的问题时，Elmir 等使用了元民族志（meta-ethnography）的方法，通过层层的质量测评，最终选取了 10 篇文章进行分析，从中提炼出了 5 个研究主题。研究发现，经历过创伤性生产的女性常常会有失控的感觉，她们认为专业人员总是忽视自己的感受，导致自己受到了非人的待遇，而且这些经历总是会在之后的日子里面被回想起来，甚至影响到了她们和自己孩子以及家人的关系，同时她们也会通过母乳喂养的方式去重建这种亲密关系。由此，Elmir 等建议应当开展相关教育，帮助医疗健康专业人士去关注女性分娩时以及分娩后的需求，此外，助产士主导的护理模式或许会是一个很好的方式（Elmir et al.，2010）。可见，通过生活志的研究，研究人员能够获取患者视角下的健康和疾病问题，发现被专业知识遮蔽的经验，从而全面地看待和应对社会照护问题。

四、护理人员理念／实践的生活志研究

护理人员本身也是社会文化中的一部分，他们的身份是多重的，日常生活经验和专业知识常常交织在一起，形成了独特的护理文化。而在医疗机构内部，护理人员发挥着不可替代的作用，他们在和医生、社工以及管理层等不同人员的沟通过程中产生了一套自身的价值体系，由此引发了一系列的相关研究，具体包括护理理念和护理实践两个方面。

（一）护理理念

护理理念即探索护理人员独特理念的形成过程，这是护理文化中的重要部分。Field 重点描述了 4 名公卫护士对于护理的看法，包括她们对于不同情况的定义、判断以及之后所采取的行动。通过 5 个月的研究，研究人员发现她们的认知直接来源于个人的生活经验，同时也形成于与外界的接触过程中，当不同的观念之间产生矛盾时，面对面的接触会舒缓这些冲突。Field 主要是想通过这个研究来系统性地介绍生活志研究方法（Field，1983）。Fry 则更为具体地介绍了急诊护士的信念实践系统（practice belief systems），即急诊系统中的及时（timeliness）、适宜（appropriateness）、效率（efficiency）的文化是如何形成的。这项生活志研究进行了 1 年，研究地点包括了 4 个城市中的三级转诊医院，因为它们共享着同一个急诊信息系统，且每家医院都有一个专门的分诊护士（triage nurse）。研究一共访谈了 10 名分诊护士。具体来说，她们所共享的信念包括要尊重患者的空间和隐私，认为患者需要自我控制的能力，并且不能提太多的要求，护士也会更重视自己的判断，不浪费任何的时间（Fry，2012）。了解护理理念的核心内容可以帮助教育者和管理者改善医疗环境和实践，护理人员本身也可以自我反省，而让患者了解这些内容也是健康宣教的一部分，这些有助于护患沟通和护理实践的顺利进行。

（二）护理实践

这一类研究的重点在于发现影响护理实践的相关因素，旨在提高某一护理实践的效果或者护理技术的水平。譬如在残疾青少年的性教育问题研究中，McCabe 和 Holmes 发现，尽管护士在性教育健康宣教中应当发挥主要作用，但是临床空间、医疗机构以及社会环境都限制了残疾青少年性教育的开展。通过 4 个月的田野调查，研究人员一共访谈了 9 名护士、社工和医生，他们发现，时间空间的限制、医疗程序和分工上的问题以及性行为的污名化都阻碍了性教育的实施。同时，护士们也会通过将性教育医学化（medicalization）的方式使其变得不再那么难以接受，但是医学化对于技术的过多关注却又有可能影响到亲密关系。因此，必须采取有针对性的措施解决上述问题，比如提供足够的时间、空间，对整个家庭进行支持等（McCabe et al.，2014）。还有护理技术的问题，Sørensen 等研究了围术期护理技术（perioperative nursing），因为这项技术的引入给护理人员带来了新的挑战和机遇。研究团队在丹麦的两所大学医院进行了 9 个月的生活志研究，他们访谈了 9 个不同科室的 24 名护士，并且根据技术技能以及与患者实际评价的互动效果将他们区分成三个等级，即较好的互动效果（interaction）、下降的互动效果（declining interaction）和失败的互动效果（failed interaction）。由此，研究提出后两个等级的护理人员在护理实践中面临着缺乏灵活性（inflexibility）、僵化（rigidity）和隔离（isolation）的风险，所以他们应该提升自己的能力，以达到灵活且优秀的互动水平，护士长在其中更是要发挥关键作用（Sørensen et al.，2014）。可见，对于护理人员而言，生活志研究可以提供很好的反观自我的机会。

五、护理教育的生活志研究

护理教育与医学教育密不可分。医学教育的生活志研究在很早之前就开始了，20 世纪 50 年代末已经出版了两部经典的生活志研究成果，这些研究主要讨论的是医学生在医学院校专业学习过程中的社会化（socialization）问题，即他们是如何被一套共享的价值系统所影响的，又如何学会在繁杂的信息中有选择地忽视（selective negligence），从而使自己变得专业化，这些问题的答案可以用于解释医学实践中的诸多问题。相关的生活志研究通过工作人员与医学生的长时间接触，可以揭示医学生的日常学习生活，了解医学生文化中的隐性内容，以及教育改革的未预期结局（Atkinson et al.，2005）。这其中就包括医学生的情感控制问题。尽管许多医学生都表示，他们在刚刚接触到人体时会产生诸多不适，但是学校却没有正式的课程去教他们该如何应对这些情感体验。Smith 和 Kleinman 就开展了为期一年半的田野调查，在解剖室、诊断课堂、临床见习中进行参与观察，了解医学生在学习人体解剖和身体检查时的表现，主要的研究对象是那些进入临床前三年的医学生，也对他们进行了深度访谈。研究发现医学生会自己培养出一套用于控制自身情绪的策略，包括将患者转化成可以分析的对象或者事件，用自己获取科学知识的快感来掩盖这些不适，通过同情、责备或是开玩笑的方式转移自己的注意力，或者尽量避免敏感性的接触等。这些正是学校和老师在有意无意间教会他们的，等他们进入临床的时候就已经具备了控制自身情绪的能力。但是这种控制感却带来了许多问题，比如某些人所担心的"脱敏"（desensitization），也就是说，这种控制能力可能会延伸到他们的工作场所之外，导致情感的获取能力下降（Smith et al.，1989），更不用说该如何面对那些临床场域中情感丰富的患者。

生活志方法除了直接研究护理教育本身之外，还可以夹杂在护理教育的过程中，教会护理人员如何使用生活志的方法。正如 Chrisman 所说，生活志关注的是个人，在进行生活志的研究时，我们会与研究人员进行个人的接触，这恰好契合了护理中对于个人即时性（immediacy）的要求（Chrisman，1988）。护理生活志方法可以应用于护理人员与患者的日常接触之中，用以探寻患者细微的护理需求，同时提高护理人员自身的文化敏感性，培养各种情形下的应对能力。

　　总的来说，上述护理相关的生活志研究都具有较强的应用性，均可用于指导护理实践，改善护理效果，从而服务于社会整体的生命和健康。在接下来的章节中，我们将会详细介绍照护人类学的具体研究视角，研究人员可以在相关视角的指导下，配合本章节所提供的生活志研究方法，开展实际的照护人类学研究。

第四章　社会生物视角下的人类照护

本章首先简单回顾了生物医学的发展历史：基于科学性的指导原则，生物医学在医学实践中不断"据果寻因"，大大提高了人类对于疾病知识体系的认知，改善了早期经验医学实践的不足，提出了针对各类疾病的切实可行的治疗手段，为医学的发展做出了巨大的贡献。但仅仅强调科学性与追求循证使得生物医学越来越"向内"发展，即从肉眼可观的物质器官到需要借助机械器材才能观察到的细胞、原子等，并且生物医学为患者提出的诊治手段也变得越来越针对"病"而非"人"。但疾病本身和患病的人都是生理属性、社会属性和文化属性的集合体，医学所要解决的也不仅仅是疾病（disease），还应该要解决患者的疾痛（illness），而疾痛则更需要被嵌入文化、社会中加以考察。这是生物医学仅关注生物层面的发展所无法实现的，所以对于人类健康的把握需要一种超越生物医学的思维。

本章随后透过一些经典案例关注社会学与人类学中关于生物、社会的讨论，如玛格丽特·洛克（Margaret Lock）对北美和日本女性更年期的比较研究，发现更年期是生物学和社会文化持续互动的产物，不应该被概念化为一种普适的、不变的生物学转变。除此之外的其他研究也均表明生物与社会在现实生活中是纠缠在一起的，尤其是在医护领域。因此我们需要打破生物与社会之间根深蒂固的分裂，采用一种更为整体综合性的视角，也就是社会生物视角来看待健康和疾病。这种视角迫使我们重新审视我们在工作中面对的疾病和患者，对临床医学、护理、疾病防控等进行根本性的修正。这种由"生物"到"社会生物"视角的转变，目的是打破我们对于人类孤立片面的认识，帮助人类走向更为健康的未来。

在梳理完社会生物视角这一概念之后，本章的余下内容则是对社会生物视角的特征进行归纳总结，并以具体的案例来说明社会生物视角在医学照护实践中的应用。简单来说，社会生物视角提供了一种统筹、综合的价值取向，强调认识和了解疾病及健康需要从疾病、病患和环境以及医疗卫生服务机构乃至制度层面进行综合考虑，只有生理、心理、生命周期、社会、文化的有机结合方有可能为患者提供更好的医疗保障，因此在护理领域中引入这一视角能够促进护理自身的发展，也有助于为全人类的健康形成一种整体的照护。在本章的最后，笔者列举了"广西柳州侗寨妇女的妇科病就医选择"和"口腔健康差异对墨西哥裔美国农场工人儿童的积累影响"两例研究案例，以实际案例和研究发现来帮助读者进一步理解社会生物视角以及如何将这一视角运用到我们的日常医护实践之中。

第一节　社会生物视角的起源与特征

一、生物医学的发展

医学可以简要地划分为两个阶段，即"巫"与"医"（刘静 等，2004）。"巫术"医疗似乎离我们的日常生活非常遥远，仅仅是发生在异国他乡的故事，或存在于时代久远的游记里。"医学"医疗则成为我们当今治疗疾病的主流手段，是我们健康的守护者。医学由"巫"到"医"的发展，是人类对自身认识和健康追求的巨大进步。

医学，尤其是目前在全球范围内普遍传播的现代西方医学，一直被视为以科学为基础的实践学科。而科学最讲究的便是可论证性，简单来说就是有果必有因。西方医学的目的在于诊治疾病，诊治的方法便是寻获疾病的"根源"，从而对症下药，取得康愈的"结果"。在现代生理学、微生物学等基础科学尚未问世之前，全球各地都有自己的经验医学流派，比如中国的中医、印度的阿育吠陀等，也就是狭义上的民族医学。这类经验医学的特点是医师凭借个人的经验、直觉、病理生理机制、教科书上提供的知识与信息等来处理患者的病情。由于人们生活的外部环境不是一成不变的，每一种病情，甚至每一种病情发展的每一个阶段都有其不同的变化，因此在医学的历史上暴露出经验医学局限性的案例数不胜数。

为了克服经验医学在实践过程中出现的各种弊端，医学的诊断方法开始越来越强调科学性，强调有证可循。经过 400 多年的发展，生物医学（西方医学）模式最终占据了医学领域的统治地位，不仅在全球各个国家成为占主导地位的医学行为，而且成为很多医护人员的思维定势。19 世纪以来，近代的西方医学在生理学、病理学、诊断学、临床医学、公共卫生等方面都取得了突破性的进步（拜纳姆，1977）。医学领域也逐渐出现了各种清晰明确的证据评判标准，用来保证医学实践的"科学性"，这使得医学证据进一步朝数字化数据转向，数据也就成为了绝对的客观标准。随着基因学的发展，西医的"科学性"更是被推向了技术发展的最前沿。人类也进入了规则性医疗的时代——患者根据自身疾病的分类前往不同科室就诊，严格按照医生规定的流程进行药物或是外科治疗，直到身体恢复到规定的某一水准后即可被判定为康复。

按照此路径，西方医学将是一个"向内"发展的科学：从肉眼可观的物质器官到需要借助机械器材才能观察到的细胞、原子，医护人员只需要针对性地处理即可。然而越来越多的研究表明，医学仅仅向内发展是行不通的。20 世纪的生物学借用"遗传密码"和"细胞"概念步入一个持久的发展高峰，这两个概念都把对生命的研究朝个体内部推进，因为人们声称在细胞内发现了一个新的宇宙。20 世纪 50—60 年代的新遗传学以及基因图谱研究的发展进一步推迟了人们对于个体之外的环境因素的关注。20 世纪中叶发展的基因学声称发现了生命的秘密，无论是物种的形成、个体的发育、健康的风险还是个性的差异，几乎一切与生命有关的特质都可以从中找到答案，基因学因此在生物研究中一直占据着主导地位。然而，众所周知，尽管有无数的科学家在实验室里对基因进行分析观察，基因能告诉我们的信息依然有限。除了一些孟德尔疾病（单基因遗传病）外，目前还鲜有通过单个基因便能做出的重大医学预测。这意味着对于基因的研究需要从多基因组、内外因素相互影响的角度入手。除此之外，基因组的稳定性也受到大家的广泛质疑，人类基因已经发生了越来越多的变异和突变。在基因学界，处于高压下的细胞会打开和关闭基因来重塑 DNA 系统的这一观点已经被大部分学者所认可（Jablonka et al.，2005）。Ingold 发现许多基因组会从其他不相关的生物中"借"用基因，这直接对基因决定论的假设提出了挑战。更值得注意的是，外部环境的作用会在基因组上留下印记并且代代相传，这种表观遗传的方式在人类基因组中已经相当普遍。也就是说，我们祖辈的生活方式和生活环境都会在基因之中留下印记，并且开启一些基因，影响其他基因。以基因为中心的生物医学认为外部的环境只是有机体在进化或者突变过程中不可避免的背景（Simpson，1953），然而即使是最简单的生命形式也是根据其所在的外部环境和自身结构相互塑造且持续遗传的（Maturana et al.，1992）。这些研究都说明我们不仅是生物的继承者，同时也是社会遗产的继承者。打开生命密码的钥匙不能仅仅依靠生物医学中的单向思维，更应该关注医学主体中人的状态或者说人的动态过程，将生物与社会交织在一起，进行整体的关于人的研究。

总的来说，西方医学是一门以科学为基础并且追求科学性的学科，它的发展不仅是人类技术手段的进步，更是思想上的进步。但如果过分地追求"科学"、将医学实践全部转化为数据储存，那么作为医学主体之一的"人"将逐渐消失，只剩下"病"以及解决"病"的普适性方法，这反而显得不那么科学了，并且会演生出新的医学困境，需要去重视并解决。

首先，"人"不是纯粹的物质器官，每一个人都有其个性与特殊性，绝对不能以共性来取代个性，不能将统一的标准安适到每一个个体身上。医学所要解决的不仅仅是疾病，还要解决患者的疾痛，而疾痛则更应该嵌入到文化、社会中加以考察，这是生物医学仅仅依靠数据所无法解决的问题。其次，生物医学知识中关于实践的几个假定——身体由物质构成、遵循自然的法则、客观性、原子化和机械论、超越时空的标准化和普适性——表明生物医学一开始似乎就是内向发展、排斥文化研究的，因为它宣称身体具有超越时空的标准性，并且与文化、社会和道德相分离。然而，应将身体、健康、疾病等概念置于生物医学、个体心理以及社会文化等多重角度来理解。疾病不仅仅具有生物属性，其与人一样都是生理属性、社会属性和文化属性的集合体。

因此，我们在享受生物医学技术发展给我们带来的便利与成效之时，也要及时填补和解决其产生的缺口与各种问题。著名的哲学思想家福柯曾经就对临床医学进行了一个考古式的医学史研究（福柯，2001）。从分类医学到症状医学再到临床医学，我们可以看到"病"与"人"的"分离与结合"，乃至"超越"（作者认为疾病的分类导致个体被忽视，而对症状的关注则使得"病"与"人"重新结合，最后，解剖学的发展让医生的目光已经不再仅仅关注患者的表征，而是透过死亡来把握生命和疾病）。同时，医学也凭借其技术和术语的专业化，使得患者的自述逐渐显得无关紧要。而医学高端设备的进一步介入，使得病理学检查或病理解剖即可识别病变并做出相应的医学处置，这样的后果就是医患地位的不平等进一步加深，医学的权力进一步扩大，患者不仅是接受治疗，同时也将受到医学权力的监控。试想，在这样一个权力倾斜的场域，患者又怎么能快乐地身心康愈呢？福柯让我们看到的医学发展的三阶段图景实则是告诉我们：医学问题绝对不仅仅只是器官病症问题，医学的语言、空间无不影响着医学知识的发展变化与对待疾病的处理方式。如同文明一样，医学其实是一个融合了政治、权力的复杂产物，不能仅仅把临床医学视作对患者个体的检查与治愈。医学史研究警示我们医学发展不能仅沉迷于方法和技术之中，而是应该将注意力更多地放到患者本身，即一种整体地融合了生物与社会的视角。

对医学发展的回顾是为了更好地进步。回顾人类历史上的几次传染病大流行，以及结合近年来席卷全球的新型冠状病毒感染危机，我们可以更为深刻地发现医学问题的处理亟需一种整体性的视角。一是我们不能仅仅依赖技术的发展，无论是 14 世纪的欧洲鼠疫、1918 年的西班牙流感，还是当今的新冠病毒感染，控制疫情发展的最佳良药依然是隔离、洗手、消毒、戴口罩等一些常识性的卫生措施。如果将抗疫希望全寄托于科学技术，即使全然有效的疫苗研发出来，也将存在一定的滞后性，并且难保下一次未知传染病大流行时当今的局面不会重演。二是我们要能够看到医学领域之外的东西，比如价值。当今各国面对的是同样的新冠病毒，采用同样的科技与生物医学技术，但是实际采取的策略大相径庭，防疫成效也不尽相同（唐金陵，2020）。这涉及的是一个国家、一个地区的社会文化价值以及群众对于生命健康的认知，如果我们仅盯着病毒的结构与灭毒的技术，各技术之间又独立地细分发展下去，只会使得我们"只见树木，不见森林"，能救活一棵树，却不能防范整片森林被侵蚀。科学技术可以帮助我们认识到关于疾病的事实知识，但是这并不代表科学技术能够帮助我们解决事实问题，而要解决问题，就必须要考虑到与疾病相关联的人、与人相关联的社会等一系列背景知识。所以说，对于人类健康的把握需要一种超越生物医学的思维。

二、社会生物视角的提出

社会科学与生物学的结合有其历史必然性。19 世纪末，社会学在借鉴了生物学提出的进化论、有机主义等概念后（Spencer，Espinas，Worms，von Lilienfeld，Schaeffle，Novicow，Ward），开始对社会事实进行更为复杂的非生物学解释。法国的涂尔干（Émile Durkheim）、德国的韦伯（Max Weber）以及英国的霍布豪斯（Hobhouse，Leonard Trelawney）均将社会与生物学进行类比，构建模型来解释社会事实，推动了社会科学的独立发展。但是从"生物学中解放"的社会科学始终无法完全脱离生物的解释，几乎所有的社会文化都依赖于并利用了某些生物学的观点。因此社会科学中便陆续有学者放弃"纯社会科学"的研究视角，尝试将生物社会和生物文化概念相结合，如唐娜·赫拉维（Donna Haraway）将自然与文化结合研究，以及拉图尔（Bruno Latour）提出了行动网络理论。到了 20 世纪 90 年代，这一结合在医学人类学领域更为突出，医学人类学学者玛格丽特·洛克（Margaret Lock）通过对北美和日本女性更年期进行比较研究发现，北美倾向于将更年期视作病理学状态，加以医学化的管理。而在日本，19 世纪 80 年代之前都没有医生或者妇女会把绝经视作更年期的标志，更年期只是正常的生理过程而非病变，这说明更年期是生物学和社会文化持续互动的产物，不应该被概念化为一种普适的、不变的生物学转变（余成普，2016）。洛克在其研究的基础上提出了"地方生物学"（local biologies）这一概念，表明生物和社会在时间流逝中会相互纠缠在一起（Lock et al.，2010），这一概念对于生物社会视角的发展来说至关重要。之后洛克也发表了一篇关于表观基因的文章，其中提到了自然与养育不应再被理解为二分要素（Lock，2015）。洛克声称，"嵌入式身体"（embedded bodies）和"地方生物学"等概念意图强调过去和现在的物质环境之间是复杂交错、不容割裂的。放到医学领域中来看，就是我们对于身体（器官）的关注，不可以只盯着物质性器官，还应该考察其生活的地方性环境、文化对身体造成的影响。这些概念的提出进一步指明了对于个体生命的研究方向。

在早期，社会生物视角的代表理论之一就是社会建构论，由于社会建构主义倾向于将身体简化为仅由语言或者权力结构所产生，所以当学者们将其研究对象从社会转向"身体"时，可以说是将生物学重新纳入社会学的首批尝试（Turner，1984）。英格尔德（Tim Ingold）由此认为社会生物的结合挑战了生物学的还原主义，也挑战了文化建构主义。社会科学的研究应该将社会与生物学、本体论与植物学、有机体与背景结合起来（Ingold et al.，2013）。前人的影响直至今日，研究者们收集的数据越来越丰富全面，不仅包括传统的社会和行为测量，也关注生物性质的标志物。可以说，如今的人类学家正在研究的生物学是一种"与意义交织在一起"（Goodman，2013）、"受到社会观念影响"（Gravlee et al.，2005）的生物学，比如对社会文化类别（如种族不平等）的关注会带来强有力的生物学效应，即直接影响到人类的健康定义以及照护康复的标准。因此，可以看到社会学与生物学的联系愈发紧密起来。

另外，19 世纪末期生物遗传学的新发展也对传统的生物学造成了冲击，迫使人们将视角拓展到"外部"。而 20 世纪 50 年代发展迅猛的基因学也越来越强调环境在遗传性及其表达中的关键性，这使得社会与生物两条路径在新兴的表观遗传学领域汇集在一起。与优生学强调简单的基因遗传和独立于环境的自主表达相反，表观遗传学侧重于基因与影响遗传表达的环境之间的相互作用（Allis et al.，2007）。由于人类生活在充满秩序和文化多样性的社会之中，不能简单地将与人类遗传和基因表达相关的环境理解为我们身处的物质世界，而更应该理解为社会世界。生物与社会的结合帮助我们理解社会环境如何影响疾病，并在临床疾病出现之前提供干预机会。举例来说，布罗迪等（Brody et al.，2013）的研究发现，相对于部分抑郁症患者或者用药的中产阶级，来自低社会经济地位背景的非洲裔美国人的身体状况依然更差，尽管他们拥有更好的自我管控。对于这一类人群的照护可能要结合政治经济等社会背景，而非单一的生物医药治疗。虽然社会因素会影响生物过程和健康的发展，但反之亦然：我们可以想象，如果一代人从出生起就拥有较低的体重，缺乏营养锻炼，这必然会影响到整个社会的繁荣发展。因此，生物过程影响个体生活轨迹，塑造社会环境，并反馈到生物体上进行继承传递。无论是学者还是医护人员，如果不考虑生物机制与社会环境之间的相互作用，那么为解决人类健康而设计的模型将会是不完整，甚至是有问题的。

尽管起点各不相同，但无论是自然科学还是社会科学领域的工作都趋向一种综合性的过程、一种社会生物的视角。这一转变的目的是打破我们对于人类孤立片面的认识，帮助人类走向更为健康的未来。这种视角的工作迫使我们对临床医学、护理、疾病防控等进行根本性的修改，重新审视我们在工作中面对的疾病和患者。虽然说生物社会一词已经广泛出现在各类研究之中，但目前依然鲜有公认的定义。在这里，我们可以将其理解为一个广泛的概念，指的是生物现象与社会关系以及背景之间的动态关系，是一种双向的相互作用，而这些相互作用构成了人类生命发展的过程。社会生物这一视角借鉴了生物、医学、行为学和社会科学的模型和方法，将生物和社会视为相互构成的一种力量，从而模糊了身体内部和身体外部之间的界限，打破了传统的生物社会之间的割裂。可以看到的是，社会与生物之间根深蒂固的对抗已经悄然转向开放的合作，社会生物视角将会在更多的领域彰显其应用价值。

三、社会生物视角的特征

为了更为全面地理解社会生物视角并且将其运用在照护实践之中，我们通过对应用该视角所做过的研究进行简单回顾，总结出这一视角的以下几个特征。

（一）综合生物因素与社会因素来解决问题

社会生物视角强调生物因素和社会因素的综合性考虑。因此无论是在理论研究还是照护实践中，运用该视角都要求我们处理问题时要将两方面因素综合起来考虑。在理论研究中，对于医护人员，尤其是生物学者，我们一直在反思只看得到"病"，却见不着"人"这种单一思维，一直在强调社会因素对于理解、关怀生命的重要性。但强调社会视角并不意味着二者孰轻孰重。相反，二者应具有同等的重要性，我们在考虑社会因素的同时不能放弃对生物因素的探讨。比如说在观察人们的社会行为时，我们可以优先从其所处的环境压力、人员互动以及生活经历这一类社会因素入手。但事实上如果我们体内的某一基因与传递多巴胺的神经元相关联，那么我们在情绪、行为上的差异也能够获得非社会因素的解释，这种既考虑社会视角又结合了生物视角的解释，有助于我们更为全面准确地理解人们的社会行为。举例来说，已有多项研究证据表明，个体早期遭受身体虐待的经历会在成长过程中与体内的单胺氧化酶相互作用，从而影响自己后代的暴力行为风险（Kim-Cohen et al.，2006）。这一发现增加了解释和纠正暴力行为的路径。

在医护实践中，社会生物视角则要求医护人员将作为生理性的疾病和社会性的患者同等对待，帮助患者身心康复，回归社会。解决"病"需要生物医学的知识，处理"患"则需要患者的参与，关注社会层面。不然就有可能出现患者在生理上撕去疾病的标签，心理上却始终带着"有病"这顶帽子的情况。患者健康问题的解决，需要医护人员与患者形成共同的医疗主体参与到诊治的整个过程之中。比如张惠婷对乳腺癌幸存者重返工作的现状研究发现，虽然她们的身体癌症通过医疗技术已经处理妥当，但是这段患病经历给她们带来了持久的影响，使她们在身体康复后仍然一直生活在高压状态之下[1]。如果缺乏社会的支持、面对疾病的心理疏导以及正确的心态，她们很有可能一直生活在患病的阴影之下，无法回归社会、恢复健康。肿瘤的切除只是解决了生物的问题，患者也只是恢复了一半的健康，另一半的健康则需要护理工作者关注患者的世界，从社会因素寻求对症下药。除此之外，艾滋病的防控也体现了对病患本身关注的重要性。我们艾滋病控制中关于生物医学领域的问题已经得到了部分解决，但无论是大规模药物的发放、隔离体液接触技术的推广还是对垂直传染的预防控制，艾滋病的防控形势依然严峻。不少学者已经认识到艾滋病防控中社会引导与生物治疗结合的重要性，考虑到病患群体的地方性文化，不再仅仅采取一种自上而下的管控方式，而是通过教育和吸引病患参与的方式，从主观意愿上阻断病毒的传播。

（二）结合患者的生命历程来把握病理发展与治愈

在社会生物视角中，时间是一个非常重要的因素。医护人员面对的病患是"生物时间"和"社会时间"的结合体。生物时间即为我们共同遵守的、由社会建构的统一性"时钟时间"，这种时间具有普适性与阶段性，不会因个体差异而有所不同。在医护活动中，我们的注意力往往仅局限于疾病管理的生物时间，即当下患者病情的发展情况、什么时间点该做什么样的护理工作，以及患者什么时候被判断为康复等。久而久之，什么样的疾病在什么阶段该得到怎样的处理，就都变得非常具体且固化了。关注疾病管理的生物时间有助于提高治疗的效率，但这也容易忽略掉那些不可用生物时间来管控的东西，比如患者的情感、意愿以及疼痛体验造成的长期影响等。事实上，每一位个体不仅在生物时间中生存，同时也受到"社会时间"的塑造。"社会时间"强调个人身体经验与外部环境之间的互动，包括生长、变化、青春期、社会互动以及社会医疗实践对一个人造成的长久、持续性的身体感受，由于每一个人在这一过程中产生的身体经验不同，所以社会时间具有个体差异性，这种差异性决定了每个人在患有相同的疾病时对康复可能有着不同的诉求和理解，并且使其"康复之后"的生活存在着差异性的体验。所以在医护实践过程中，医护人员不能仅仅关注疾病治疗这一生物时间，还要将其视作患者生命历程中的一部分，看到其对患者疾病治愈之外的意义，以及社会时间对患者的多因素影响，从患者的角度出发，从而给予其最为精准的照护。除此之外，也要了解不同患者因为生命历程的不同，把握其寻求医疗帮助的真正目的与需求是什么，从而真正做到对症下药和药到病除。

---

[1] 张惠婷．泰和结项报告《乳腺癌患者重返工作的真实体验与应对研究》，2019．

以"双性人"为例，在历史上，双性人不属于社会定义的男性群体、女性群体中的任意一方，因此被视为一种病态，需要借助医疗系统这杆道德调控器进行诊治。当时的医学专业人士认为，越早进行医学干预，越早通过生殖器手术将身体的性别清晰化，就越能够有效防止他们遭遇社会疏离、痛苦以及心理疾病（Hughes et al.，2007；Mouriquand et al.，2014），因此诊治时间至关重要，越早干预越有利，甚至早至孕期。然而研究表明，这种早期的、不可逆转的医疗干预并没有达到其所预期的效果，反而自相矛盾地创造了社会疏离、痛苦以及心理创伤等经历（Meoded et al.，2016）。目前对于双性人这一特殊群体的医疗干预都旨在使其在生命早期恢复身体的正常化，但似乎有证据显示生物医学对于身体的修改虽早已结束，但这种修改仍会作为身体记忆的一部分穿越时间，对数年后的康复者造成影响。所以我们可以发现，作为疾病治疗的生物时间虽然一早就结束了，但是这些医疗干预却成为他们生命历程中的一部分，持久地产生着影响，当然这些影响可能还有来自于家庭、社会等其他因素，但是我们也不可忽略早期的患病经验与之后的疾病体验并不是完全割裂这一事实，对于双性人成长照护尤其要考虑到其经历的每一个生物时间片段，也就是其生命历程的影响（尤其是有的双性人因为身体的排斥需要长时段地经历多次手术，或者双性人的心理情感与身体性别产生对立情况等）。该研究也显示部分经历切割手术的康复者在成长的过程中总会觉得自己失去了什么东西，一直处于一种失落感之中，但当他们寻求医生帮助的时候，医生们却都因为其完好无损的身体而束手无策，找不到症状在哪。直到后来这些患者发现原来自己曾经是一个带着睾丸的婴儿，医生了解到了他们的生命历程，才有了帮助他们解决自己失落感的途径。我国学者王建新在医患冲突的研究中也发现了医疗活动中充分关注患者生命历程的重要性，他举了一个母亲带着正在上大学的孩子看性器官感染性疾病的案例，这位患者在进行医学检查后很快就被医生下了性病的结论，但是患者母亲多次希望医生不要随便下这一结论，并要求给出其他比较体面的诊断。这位母亲对于前期的检查等都十分配合，但是到了性病治疗阶段却开始情绪波动并不断质疑医生的诊断，导致双方的不满与潜在冲突。这是因为医生在诊断过程中只是关注了疾病的治疗这一生物时间进程，而忽略了患者作为军官院校的学生，需要适当考虑其社会处境与困难，也即社会时间对其的一系列影响（王建新　等，2016）。因此治病是一方面，还有比治病更重要的因素，需要结合患者的生命历程去制订诊断方案，共同解决。

（三）注重地方性的知识文化作用

传统生物医学习惯把身体理解为物质构成，并遵循自然规律，因此出现在人身体上的疾病也具有普适性和超越时空的标准治疗方法。对于每一处病痛、每一种疾病，医护人员几乎都有相应的诊治指南指导操作。所以无论你身处何方，只要你告诉医护人员你的具体病情，你都能获得大同小异的药物或者治疗方式。对于大部分病情来说，这种方式能够节约时间并且十分见效。但值得警惕的是，这套理论并不是万能的。同一种疾病的某种治疗方式在某一地区效果显著，却很有可能在另一地区成效甚微，甚至产生负面效果。正如前文所述，疾病和患者都是多种属性的结合体，普适性的医护方式仅仅关注病患的生理属性，对于社会属性的忽略便会造成治疗的失效。社会生物视角要求综合地看待每一位病患，不仅要看到其生物属性，也要看到他们的社会属性，而社会属性就需要回到病患所处的地方社会、所具有的地方经验之中进行理解。以糖尿病患者为例，印度拥有6600万2型糖尿病患者，是世界上第二大糖尿病患者国（国际糖尿病联合会，2014）。本来2型糖尿病的日常管理就非常困难，由于医疗保健问题和社会文化限制，北印度的女性2型糖尿病患者的日常管理相对而言挑战更大（Weaver，2014）。因为在印度北部，女性的行为被牢牢地束缚在"为他人服务"这种社会文化规范之中（Donner，2008），比如要优先考虑他人的饮食口味等。因此如果糖尿病的日常护理与社会要求的行为相冲突，她们会优先让步于社会要求的行为，从而导致日常护理的失效。所以对于这一类群体而言，普适推广的糖尿病日常护理方式并不适用，不仅依从性低，甚至还会受到患者的抵制。充分认识当地的文化背景，了解妇女日常生活和行为，避免治疗中可能会与其文化行为相冲突的地方，将生物手段与文化手段紧紧结合在一起，才是解决印度糖尿病日常护理问题的有效途径。

回归地方社会的社会生物视角有时也会带来意外的收获。一般来说，当一个人不幸患上糖尿病，他不仅要忍受生理的病变，可能还会面临心理困扰、社会角色履行矛盾等一系列衍生问题，糖尿病甚至与抑郁症具有相关性（Anderson et al.，2001）。目前已有研究显示，接受治疗的糖尿病患者的抑郁症发病率更高，说明糖尿病治疗方案本身可能会产生抑郁的影响（Golden et al.，2008），这其中有很大一部分原因在于对糖尿病的诊治和对患者的护理方式仅考虑生理层面，忽略社会生活中可能会造成的矛盾与文化冲突，致使患者处于两难的境地，备受折磨。但是对于北印度的女性糖尿病患者而言，她们经历的抑郁症状远远低于其他国家地区（印度糖尿病患者具有非常大的基数），这是因为她们通常不严格遵循糖尿病的管理方案。据统计，大部分糖尿病女性患者会擅自改变用药的剂量和时间，或者只是吃药而不顾饮食规定。更为普遍的是，由于在当地妇女被要求照顾家人，需要根据家庭成员的口味烹饪食物，所以她们不可能因为自己的病情需要而制作单独的食物。当地女性经常拒绝自我照顾，并觉得不应该这样做，因为她们的文化里要求女性应始终把家庭放在首位。所以妇女们对自身的关注非常有限，即便存在自我照顾也仅是托付给当地的神灵（Weaver et al.，2011）。在这样的社会文化背景下，女性们为了照顾家庭而自行调整治疗方式，避开了生物治疗与现实生活中的矛盾。她们以这种符合社会期望的行事方式实现了自我认同，缓冲了因为患病而造成的心理问题，这种缓冲作用甚至可能减弱了因为长期高血糖而造成的生理负荷。对于这种文化背景下的女性糖尿病患者来说，她们似乎经历了一方面有益、另一方面却有害的患病经验：她们的自我护理可能会受到影响而导致血糖升高，但作为家庭照顾者，她们履行社会角色职责能够获得赞扬，增强自身的心理健康，因此不容易患上严重的心理疾病。所以充分了解地方文化知识并加以利用，能够打破医护行为的机械化，发挥更好的治疗效果。

生物医学能够帮助我们认识和理解疾病，但是想要彻底地治愈疾病和病患，还需要借用社会生物视角，让疾病和病患回到地方社会。如上文所述，在任何一个要求妇女优先照顾他人而不是自我照顾，或者具有类似的强烈文化激励环境下，慢性病患者的照护措施都需要因地制宜地做出适当的调整。社会关系会嵌入病患对自己疾病的认识和处置方式之中，因此医护人员和病患应是一种合作关系，共同从生物和社会双重角度寻得治疗疾病的有效方式。

 ## 第二节　社会生物视角与护理照护

一、为什么照护需要社会生物视角

在上文中，我们更多是从生物医学角度去理解什么是社会生物视角以及该视角的重要性。护理学作为医学科学的重要组成部分，其发展自然会受到医学模式的影响。在某种程度上来说，医学模式的发展变化势必催生出相应的护理模式（李丽娜，2018）。所以当生物医学的发展越来越需要社会生物视角的时候，照护领域亦当如此。

纵览医学发展史，历代研究者们通过不断总结人类健康和疾病问题的经验，形成了5种不同阶段的医学模式，分别是：神灵主义医学模式、自然哲学医学模式、机械论医学模式、生物医学模式，以及当下的生物 - 心理 - 社会医学模式，亦即整体医学模式（王素珍，2017）。生物 - 心理 - 社会医学模式最早是由美国罗彻斯特大学医学院精神病学教授，同时也是著名的社会医学专家恩格尔（Engel）于 1977 年提出的。恩格尔认为医学不应当机械地分割人，而是要把人看作一个整体，充分考虑到在疾病和健康的问题中人的心理因素和社会因素的特点，综合考虑各方面的交互作用。

护理学与医学唇齿相依，二者理念的发展往往是并驾齐驱的。事实上，护理学研究者对社会生物视角下整体论的关注要早于医学研究者。早在南丁格尔时代，整体论的思想已经萌芽于现代护理学的理念之中。20 世纪 60 年代，美国护理理论家玛莎·罗杰斯（Matha Rogers）提出了"整体人理论"，指出护理应重视认识一个整体，人的健康和康复程度除受到生理因素影响外，还受到心理、社会、经济等因素共同的影响（朱丽 等，2009）。随着恩格尔"生物 - 心理 - 社会医学模式"的提出，"生物 - 心理 - 社会护理模式"（"整体护理模式"）也开始被护理学研究者普遍接受，"人是具有生物心理社会属性的整体人"的整体护理观逐渐成为护理专业实践的指导思想（尤黎明，2004；王斌全 等，2008）。在"医"的时代，医生主要解决患者的生理疾病，护理领域也因此"以疾病为中心"分工操作，各司其职，形成一种功能制护理模式。在这种模式下，护理人员的工作内容主要是处理医嘱、打针发药、巡视观察、症状监护等，不同的护理功能分配给不同的护理人员负责，互不干扰（李丽娜，2018）。这种护理模式提高了工作效率，能够针对性地帮助患者克服生理疾病，但是其弊端也是显而易见的，用一句话来讲就是护理工作容易变成"对事不对人"，割裂了病患的社会生物整体性。而社会生物的视角协调兼顾了人的生理、心理、社会、环境、文化等多方面因素，为从整体上把握患者的健康和疾病问题，供给全方位的、整体的、促进健康的服务提供了可能。

同时，社会生物视角的引入也促进了护理学界内部对于护理定义的反思。将护理的对象由已患病的人转为有"现存的或潜在的健康问题"的人。1994 年，美国国家护理委员会将护理定义为："'护理实践'指协助个体或群体保持或达到最佳健康状况，实施照护策略以实现既定的目标，并评价照护和处理的反应。"护理实践的服务对象由个体扩大到群体，护理的任务则变成了对健康状况的关注（尤黎明，2004）。世界卫生组织（World Health Organization，WHO）关于健康的定义强调医护人员给予服务对象心理精神的关怀与支持（郭瑜洁，2011），认为医疗保健对于人们健康改善的作用只占 20%，剩下的 80% 则是出于社会环境、健康行为等因素（Taira et al.，2019）。试想一下，如果医护人员仅关注患者的生理病痛，工作内容全放在改善这"20% 的健康"上面，怎么可能实现全面治愈病患这一医学目标呢？相对于医生关注病患的"病"，护理人员则更多地与患有疾病的"人"打交道，因此更需要花时间和心思去了解病患的生物社会整体性，才能帮助病患走向康复。以阿拉伯裔穆斯林患者的护理为例，如果护理人员仅根据医嘱对病患进行护理，可能会发现他们对很多行为都不会配合：不吃医院提供的食物、不愿意用左手进行治疗等。因为在这一类患者的社会文化背景里，猪肉是他们的食物禁忌，为了避免医院提供的饮食里可能含有猪肉成分，他们会选择不予食用；使用左手也是一种冒犯的行为，所以主观意愿上他们都拒绝用左手治疗

（程瑜 等，2020）。因此面对这一类患者，护理人员所提供的照护必须考虑到疾病本身之外的社会环境因素，提供针对性的护理才能避免照护过程中可能出现的各种冲突矛盾。

在我国，护理学不再是简单的医学辅助学科，从改革开放发展到今天，其逐渐成为了健康科学的独立学科（潘孟晗，1999）。但无论是护理研究还是实践，依然存在一系列的问题需要引起重视并且得到解决。首先是护理领域主要运用量性研究来探讨护理对象，护理实践行为也主要依赖于量化的数据和指标，由于病患是生物社会属性的综合体，单纯的量化研究不足以照顾到每个病患的个性需求，因此普适性的数据指标可能会在护理过程中造成冲突矛盾。有研究表示，在医患纠纷中，由于医疗技术引发的冲突还不足 20%，其余 80% 的冲突均源于服务态度、语言沟通和医德医风问题（张瑞平，2008）。照护者作为医生与病患之间的桥梁，与病患日常接触频繁，因此更需要在护理技术达标的前提下，关注患者的个体性需求，照护病患非生理上的病痛。

随着经济技术的发展，自动化等先进机器设备陆续引进医院，如果医护人员形成机器依赖，高科技反而会不利于病患的康复。医院本来就是一个充满悲伤的地方，越来越多的机器取代医护人员，医院将变得更加冰冷，这种"工厂化"的环境不仅不利于病患的康复，反而会引发更多的问题。重症监护病房（intensive care unit，ICU）被称为医院中"生命的最后一道防线"，这里是对重症患者实施抢救的阵地，同时也是医学上最高精尖设备的用武之地。虽然很多重症患者在 ICU 重获新生，但同时也有很多患者在 ICU 治疗过程中遭遇了巨大的痛苦，甚至出现"ICU 综合征"或者"后 ICU 综合征"，严重影响预后（崔崇 等，2020）。这种心理创伤并不是完全不可避免的，重症病患在遭遇环境和疾病的痛苦之际，尤其需要护理人员对其心理的安抚和帮助。不仅是在 ICU 病房，无论是在医院的何处何地，病患在因疾病而脱离正常生活的阈限期里，都不希望身边只有冰冷的机器陪伴，都不希望自己经历的是一段"炼狱"时光。虽然高新技术确实能够提高效率、缓解医疗资源匮乏紧张的局面，但任何时候，技术都取代不了人性的关怀，护理人员在提升自己技术能力的同时，也需要将视野由"病"转向"人"，提供更多的人文关怀。

最后是人文教育尚得不到足够的重视。护理学是自然科学和人文科学的交叉学科（郭洪花 等，2009），用这两条腿走路缺一不可。但根据国内目前的情况来看，无论是护理教育领域课程的设置，还是临床教学中的实践操作，似乎都是以专业知识为主导，缺乏对人文社会知识的系统教学。如果一味地强调专业技术而忽略人文知识，即便医护人员的护理技艺达到炉火纯青的地步，依然无法提供让病患身心均受到关怀的照护，更不用说传递这种精神，甚至对社会的照护了。患者和医护人员都会对疾病产生主观反应，并且根据自己的知识经验对疾病的病因及意义进行解释。当医护人员基于疾病的护理行为与病患的主观意愿相一致时，护理就能够融洽地进行，结果也会双方满意；当二者出现矛盾时，患者的依从性就会降低，护理人员也会因非技术原因造成的工作不顺而备感苦恼。在这种情况下，改变以任务为导向的基础工作模式，掌握必要的人文知识，避免对非语言等信息的忽视，从人的心理、社会、精神等方面对病患进行整体性护理，关注患者的经历和感受等非生物层面的东西，使得双方达到理解一致的状态，势必会减少医护人员与病患之间的认知错位和对立矛盾。

二、护理照护与社会生物视角的融合

早在 1984 年，美国护理学家莱宁格（Leininger）就从人类文化学的角度提出了跨文化关怀理论，认为护理是改善人类健康而协助、支持及促进个人或团体的行为，并且会因为文化差异而有不同的表现形式。华生（Waston）的"人类科学与人类照护理论"（human science and human care）也阐述了护理要展现科学和艺术。该理论由着重从人际关系进展到对人类生命、信念与价值的整合，不断地强调人类关怀是一种人与人用心交流的过程（徐丽华，2006）。他们把关怀（caring）视作护理的本质与核心，关注护理人员如何调和各种关系，侧重于从整体关怀一个人的生命健康，这些理论和观点逐渐打破了医学的单一生物视角，引发了众多医护人员对于护理实践中引入人文关怀的呼声。此外，随着经济社会的不断发展，如今人类的病因谱系、疾病谱系也发生了很大的变化（杨亚明 等，2013）。19 世纪末 20 世纪初，发达国家的主要健康问题是急性疾病，这一类疾病由环境中的致病因素引起，起病快、发展快，并且无视性别、年龄、种族或社会地位对人类所有个体进行攻击，全人类本质上都面临同等的风险。到了现代工业社会，这一类疾病虽然在一些欠发达国家构成了主要的健康威胁，但是在大部分国家已经明显减少了，而慢性病和功能退化逐渐上升为这些国家的主要健康问题，再加上环境改善、生活水平提高、人口老龄化的必然趋势，使得慢性病的照护在不久的将来比重更大（陈琳 等，2015）。在"慢性病时代"，健康与疾病之间、身体完好与生病之间的界限更为模糊了，护理照护的内容也变得更为整体宽广，并且需要突破病患当下的时空限制。

综合来看，在照护行为中引入社会生物视角，与护理的发展是高度契合的。从理论研究的角度来说，社会生物视角在重视生物学理论发展的同时融入社会因素，结合定性和定量的方法以及包括但不限于人类学、社会学、经济学、公共卫生和医学护理学等在内的不同学科的观点，将有助于明确疾病与社会条件之间的因果途径和协同作用，帮助护理人员对不同病患的个体特征制订针对性的护理服务计划。一旦患者得到了相应的尊重，感受到了人性的温暖，便会与医护人员形成统一战线击溃疾病，从而避免出现"伤敌不成，自损八百"的局面。在实践操作层面上，社会生物视角要求护理人员尊重病患主体，重视患者需求。病患不只是遭受生理疾病带来的疼痛，也可能因为生活环境、文化行为等社会因素而遭受着巨大的痛苦，这一份痛苦也是护理人员需要帮助患者解决的工作内容之一。护理人员只有把生理因素带来的病痛、社会因素带来的苦难综合起来理解，才能为病患提供整体照护。

此外，社会生物视角还要求护理人员关注患者的生命周期，了解患者的遭遇，在护理安排中考虑到未来长久的影响。某些疾病在患者住院的有限时间内可以得到较好的诊治与护理，但是出院后这段患病经历可能会在患者的日常生活中造成其他困扰，使患者并未感觉获得康复、回归社会。如龚霓对造口患者的术后研究发现，虽然造口手术治愈了疾病，患者也因为受到了非常好的术后护理而康复迅速，但是他们依然无法回归正常社会，出院后一直遭遇着自我认同等问题（龚霓 等，2016）。因此护理人员在进行照护工作的时候，视野不能局限于医院康复治疗这一短暂时期，而是要把握病患的生命周期，在护理的方方面面都要考虑到可能带来的长久影响。

社会生物视角要求护理人员理解患者的文化背景，不仅要看到疾病的生物属性，也要看到其地方社会属性。疾病的生物属性由医学界定，与患者的生理属性相关，是疾病在患者身体上的生理表现。疾病的社会属性在特有的地方文化中形成，与患者的社会属性和文化属性相关。患者的社会与文化属性表现在患者对疾病的主观反应、患者本人以及周围人如何看待疾病的起因及意义、疾病又如何影响了患者的行为以及与他人的关系等。社会生物路径有助于我们理解疾病和患者的多重属性、改善护患关系、提高患者的依从性，从而使患者得到更全面、更适宜的护理。再以中国当前癌症筛查在社区之中推进受阻为例,我国目前防癌、抗癌形势严峻,每天约 1 万人确诊癌症,每分钟便有 7 人确诊,并呈现不断年轻化的趋势。针对高危人群的癌症筛查可极大地提高患者的早诊率,从而提高治疗效果、降低死亡率,甚至治愈癌症,也能节约治疗费用及卫生资源。而遗憾的是,我国大部分患者在发现之时已为中晚期,错过了最佳治疗时机(李道娟 等,2015)。对高危人群进行早期筛查是目前国际所公认的防控癌症的最有效手段。国家卫计委联合 12 个部门制定的《健康中国行动——癌症防治行动实施方案(2023—2030 年)》明确提出,要深入推进重点癌症筛查和早诊早治覆盖面。李克强总理在 2020 年政府工作报告中亦明确提出,要将癌症等重大疾病的筛查列入未来疾病防控的重点之中。但有研究指出,开展针对高危人群的癌症筛查举步维艰,以基本免费的大肠癌筛查为例,筛查应答检查率仅为 23.5%(曹旸,2021),这与欧美国家 60% ~ 70% 的高筛查率形成了鲜明的对比(Siegel,2017)。该现象折射出了以下核心问题:为何患癌高危人群不愿接受免费或低价的筛查检测?为何一项有益于民众健康的工程,在实践中却遇到了阻碍?拒绝筛查背后所折射出的是怎样的社会、文化、认知逻辑?在医疗资源配置、筛查政策宣传上是否存在不妥,致使癌症高危人群对筛查不知情、不理解?

研究团队发现,对于癌症的污名、恐惧认知构成了民众逃避癌症筛查的核心要素,许多老年人在听到"癌症筛查"四字之后便不愿意进一步了解具体的筛查流程,更别提深入的检查了。而一部分明确拒绝的老年人表示:"自己年纪大了,重要的是让接下来的日子过好,不愿意在医院里面遭罪。"

从以上个案中,我们都可以看到,对于很大一部分的普通民众而言,生理上的疾病或是康复只是一个参考的指标,更加重要的是能否生活在自己所理想的状态下,或者说自己能否生活在一个不受疾病症状困扰的状态之下。诚如著名社会医学家恩格尔所言:"为理解疾病的决定因素,以及达到合理的治疗和卫生保健模式,医学模式必须考虑到患者、患者生活在其中的环境以及由社会设计来对付疾病的破坏作用的补充系统。"可以毫不夸张地说,很多病患对护理行为和要求的不配合都是受到了地方文化的影响,当人类面对疾病可能的威胁时,往往会因为自己的习惯、认知和传统而做出一些看似"非理性"的行为,这些行为仅凭生物医学的单一视角是无法解决的。社会生物视角则提供了一种统筹、综合的价值取向,强调认识和了解疾病及健康需要从疾病、患者和环境以及医疗卫生服务机构乃至制度层面进行综合考虑,生理、心理、生命周期、社会、文化的有机结合方才有可能为患者提供更好的医疗保障,为人类健康提供整体的照护。

三、社会生物视角下的具体照护案例

个案一   广西柳州侗寨妇女的妇科病就医选择研究[1]

笔者程瑜及团队在广西柳州侗寨高村进行了一项有关当地妇女对生殖健康的认知、需求及就医选择的研究。

通过初步的有关"高村女性生殖健康现状"的流行病学问卷调查,笔者团队发现,超

---

[1] 程瑜,黄韵诗. 被遮蔽的妇科病:广西柳州侗寨妇女的就医选择 [J]. 民族研究,2014 (6):69-75,125.

过 80% 的高村妇女患有程度不同的妇科疾病，如外阴瘙痒、疼痛、白带异常等。这一实地调查结果与高村公共卫生数据明显相悖。高村所在卫生院妇科病统计资料显示，2011年，当地育龄妇女主要妇科疾病发病率均不超过 2%，分别为阴道炎 1.8%，尿路感染 0.6%，下腹胀痛及白带多 0.6%，痛经 0.3%。导致两种数据出入的直接原因是高村妇女讳疾忌医的情况，2009—2011 年，高村 352 名育龄妇女中，只有 14 人到乡村两级卫生院接受过妇科病诊疗。

基于此背景，研究团队通过人类学田野调查的方法进一步探究了影响高村妇女就医选择的因素。研究发现，当地侗族的传统文化因素在很大程度上制约了女性前往本地卫生部门就医的选择。具体来说，可分为以下几个因素。

（一）社会组织和亲属关系

高村是一个典型的侗族村寨，三大房族支撑村落，村民聚族而居，家族组织得到较好的维持与延续。在这种社会环境下，高村构成一个相对封闭的熟人或者亲人社会，产生了一系列的习俗禁忌，如性禁忌、乱伦禁忌和近亲回避等，约束着亲属之间与性有关的行为。

受这些禁忌或习俗规范的影响，当地女性无法面对村卫生室里的男性亲属医生，并且害怕自己的就诊经历被亲戚们知晓。同时，男性医生也对问诊女性采取模糊态度，遮掩其就诊信息，隐去问诊者的真实姓名。

（二）对女性妇科病的"污名化"

侗族文化中，对女性的污名化以及对性和与性有关的疾病的污名化是具有内在关联的。传统侗族文化存在着原始朴素的"阴阳观"。在这一套分类系统中，男性是"阳性之物"，担任重要仪式的主持；女性则是"阴性之物"，性质与鬼神相近。另外，为维护侗族文化体系中男女不平等的性别体系，男性也借助传统文化与习俗等方式，确立一系列限制女性权利的禁忌模式。女性被视为与不洁和危险的象征有关，并被禁止在一些特殊条件下从事特定的活动。在这些禁忌中，尤以月经期间的规条最为严苛，如果女性违背，很可能会给他人或者家族带来厄运。

在当地的文化逻辑中，"疾病"意味着"死亡"和"灾难"，不能轻易说出。因此，当地人并不将那些有症状但不影响生活的妇科疾病看作"病"，只是视为一些无需就诊的小毛病。另外，当地侗民认为女性的生殖道总是与性以及不洁相关，他们将月经期、妊娠期和下体出现疾病的妇女看作充满危险的人。尤其是对于罹患疾病的女性，当地侗民认为她们是不洁的，并坚信她们会对男人或者整个群体造成破坏。

在这样的文化环境下，女性对于自己患妇科病的经历总是难以启齿，主动就诊也就更为困难。研究者分析了高村妇女的就医逻辑：首先，无论是自我心理暗示还是对外人讲，她们都不承认这是"病"，而仅仅是某种程度的身体"不适"；其次，为了避免"污名"传出，她们往往竭尽全力隐瞒自己的疾病信息，具体来说就是能忍受的时候坚决不就医，这往往导致病情进一步恶化；最后，一旦不幸患上急性生殖道疾病，也尽量选择远离熟人社区的医院就诊，以避免"污名"在当地流传而导致她们及家人受到歧视。

（三）民族医疗的补充治疗

尽管制度性医疗已经成为高村村民就医的主要选择，但女性通常很少到正规医院就诊，而是选择当地的民族医疗方式，如草药医生、巫医来补救治疗。这些治疗方式与侗族传统文化体系相契合。对于妇科病，草药医生遵循着一套"阴阳调和"的治疗逻辑。并且，草药医生在当地一般享有较高的道德声望，加之草药治疗的便利和有效，都使得当地罹患妇科病的妇女更青睐寻求草医治疗。

巫医一体的治疗方式同样来源于侗族的传统文化。当地人有"因鬼起病"的说法，认为疾病大都与鬼神相关。高村妇女一旦得了妇科疾病，大多会先请巫师卜算病因。若与"鬼"相关，则先请巫师驱鬼，再考虑到医院就诊或接受治疗。在巫医治疗过程中，巫医并不被视作房族中的男性个体，同时巫医和患者都使用"撞邪"或"身体虚弱"这样的说法来指代妇科疾病，这些做法都避免了触及房族网络下的禁忌与污名。巫医的信仰治疗方式主要是从心理层面上减轻患者的压力，也有助于患者的身心康复。

社会生物视角为我们提供了看待妇科疾病的新角度。人们的健康观念和就医行为不仅是由疾病的生物认知决定的，也受到深层次的文化机制及蕴含在"地方性知识"体系之中的生命认知和价值判断等因素的影响。这一案例中所展现的侗族妇女的疾病和健康观念、就医选择和逻辑，都体现了侗族当地的"地方性知识"对当地人造成的影响。受当地社会性禁忌及近亲回避、与性有关疾病的污名等文化因素的影响，患者不愿到本地卫生部门就医。以"阴阳调和""巫医一体"为理念的传统侗族草医、巫医的治疗方式成为替代现代医疗的就医选择。

对高村妇女的疾病认知和就医行为影响因素的分析，揭示了现代护理行为当中加入社会、心理、文化维度的必要性。人们生活在丰富多彩的社会环境和文化背景中，地方社会的文化体系、道德规范对于疾病观念的塑造具有深刻影响。试想，如果面对病房中以机器操作为核心的护理，讳疾忌医的患者能否消除心中对于现代医学的陌生和恐惧？如果接受的仅是冷冰冰的对身体的照护，如高村妇女这样"对洁净心理的追求比身体治愈的要求更高"的患者能否真正重获身心的健康？因此，护理人员需要在护理理念、内容和方式中加入社会生物视角，关注疾病的地方社会属性以及患者的生命历程，帮助患者正视诊疗过程、积极配合护理，以获得全面和完整的康复。

个案二　忽视中青年心肌梗死患者前驱症状的社会成因分析 [1]

作为一种致命的心血管疾病，急性心肌梗死（心梗）的发病呈现出越发年轻化的趋势。在美国，400万心肌梗死幸存者中，中青年人达127万 [2]。在我国以北京、上海、深圳为首的大城市中，心肌梗死患者中，中青年人占27.1%～46.7% [3]。由此造成了个人、家庭、社会层面的诸多负担。

[1] Yu H Y, Liu A K, Qiu W Y, et al. "I'm still young... it doesn't matter"-a qualitative study on the neglect of prodromal myocardial infarction symptoms among young-and middle-aged adults [J]. J Adv Nurs, 2023, 79（1）: 332-342.

[2] Arora S, Stouffer G A, Kucharska-Newton A M, et al. Twenty year trends and sex differences in young adults hospitalized with acute myocardial infarction [J]. Circulation, 2019, 139（8）: 1047-1056.

[3] 张艳丽，张培，徐承中，等. 大数据环境下分析2015—2019年宜昌市城区居民急性心肌梗死发生的流行趋势 [J]. 公共卫生与预防医学，2021, 32（2）: 39-42.

尽管如此，心梗的发作并不是完全无迹可寻。相反，近72%的中青年男性和85%的中青年女性在心梗发作前都有过前驱症状。也就是说，很大一部分中青年人都曾经收到过来自自己身体的警示信号，然而就医者却不足50%[1]。由此引发的后果是什么呢？就像我们经常在新闻中看到心梗猝死的案例，甚至这样的悲剧在每3例心梗患者中就会发生1次。这一社会现象也引发出本研究的研究问题，为什么明明有那么多的中青年人在心梗发作前经历了前驱症状，却不去就诊？

在过去的研究中，对于这一现象的解释高度依赖于生物医学视角。因为研究者们发现，在高体脂、吸烟、有冠心病史和小于50岁的黑人女性中，前驱症状发作得并不那么典型[2]，患者难以将其归因于心脏疾病[3]，其他因素如媒体对前驱症状宣传不足，或是与医疗保健工作者相关的原因也导致患者无法及时识别前驱症状并获得预防性的干预[4]。因此，相关研究者和机构一直在呼吁加强有关前驱症状的教育和宣传，希望可以改善高危人群的就诊现况，然而也收效甚微。当我们反观既往研究，不难发现，这些解释并没有结合中青年人的社会生活情境去理解他们为什么忽视了前驱症状。因此，本研究设计并实施了一项质性研究，旨在将中青年人重新置于他们的社会生活情境中，并基于此，去理解他们的见解和行为。

通过对24名被诊断患有急性心肌梗死的中青年人进行半结构式访谈，本研究梳理出了患者的生病历程和社会文化背景对忽视心肌梗死前驱症状的影响。研究结果表明，与年龄相关的"过度自信"、对实现自我价值的渴望以及来自社会角色的压力在中青年心梗患者的身上交织在一起，导致他们忽视了前驱症状。

患者普遍自信地认为"我还年轻，不会是我"。由于正处于中青年期，受访者们坚信自己非常健康。罹患心肌梗死似乎离他们很遥远。他们很难想象身体发出的信号与心肌梗死这种致命性疾病有关，因此不会对身体发出的警示信号给予过多的关注，他们甚至会认为心肌梗死好像是上了岁数，到了60岁以后才会得的老年病，即使自己出现了不舒服，通过休息就能恢复。

随着访谈的进一步深入，除了盲目自信的自我认知外，社会期待也作为一种更深层次的原因补充进来。除了成长过程中将重视个人价值内化于心，工作环境也会要求他们做一个有用的人。除此以外，中青年人非常知道世俗意义上的成功。在自己所处的社会文化情景下，身体健康从来不能成为成功者的象征。相反，让亲近和重要之人满意，或让自己被别人认可才意味着成功。因此，在成为这种所谓的出人头地之人的道路上，他们没有对前驱症状给予足够的关注。因此，"成为有用之人"以及"成为出人头地之人"成了这些中青年人更重要的追求。

[1] Khan N A, Daskalopoulou S S, Karp I, et al. Sex differences in prodromal symptoms in acute coronary syndrome in patients aged 55 years or younger [J]. Heart, 2017, 103 (11): 863-869.

[2] Mcsweeney J C, Cody M, O'Sullivan P, et al. Women's early warning symptoms of acute myocardial infarction [J]. Circulation, 2003, 108 (21): 2619-2623.

[3] Blakeman J R, Woith W M, Astroth K S, et al. A qualitative exploration of prodromal myocardial infarction fatigue experienced by women [J]. J Clin Nurs, 2020, 29 (19-20): 3882-3895.

[4] Lichtman J H, Leifheit E C, Safdar B, et al. Sex differences in the presentation and perception of symptoms among young patients with myocardial infarction: evidence from the VIRGO study (variation in recovery: role of gender on outcomes of young AMI patients) [J]. Circulation, 2018, 137 (8): 781-790.

　　此外，患者本身扮演着不同的社会角色，也导致参与者忽视了自己的前驱症状。这是因为参与者在扮演这些角色时，必须承担相应的责任和压力，从而失去了关注前驱症状并妥善处理前驱症状的机会。由此可见，患者"扮演不同角色，承担多重压力"。首先，身为一个好的家庭成员。在家庭里，中青年人不能不做一个好爸爸、好妈妈、好丈夫、好儿女，他们努力地挣钱补贴家用，他们牺牲自己的休息时间去照顾、去陪伴，以至于留给自己的时间少之又少，用在关注自身健康上的精力十分不足。其次，身为一个好员工。正如受访者所言，公司就像是一个偌大的高速运转的机器，他们就像是其中一个零件，只要公司在运转，自己也不得不随之转动，一刻也不能停歇。因此根本没有办法把自己从中抽离出来，去医院做检查。甚至有其他受访者就直接说自己根本就不敢去医院看，怕万一被单位领导知道了，觉得自己的身体不适合干这份工作。最后，身为一个好朋友。在社交圈中的角色也给他们的就医带来了阻碍。因为不想让自己的朋友扫兴或者不想麻烦自己的朋友，中青年人们在社交时就独自忍下了身体发生的不适，想要在朋友们面前保持一种周全的不给别人添麻烦的形象，以此来维持良好的社交关系。

　　中青年人首先对自己有着"我还年轻，不会发作心肌梗死"的自我认知，其次又被社会期待"要成为有用之人，要出人头地"所裹挟，不得不努力奋斗，向前向上。再次，"我还要兼顾家庭、工作、社交"要求他们面面俱到，没有喘息机会，这些原因叠加在一起，迫使中青年人忽视了心肌梗死的前驱症状。由此我们就可以理解，为什么在医学视角明明是那么简单的两件事——一是识别症状，二是前去求治，却如此难以达成。这是因为他们在意识层面健康观比较薄弱，再加上他们认为有其他更多事情比去医院看医生要重要得多，甚至他们手头上要完成的那些事情似乎很快就要成功，不能因为就诊而耽误，以至于他们会在身体给出了危险信号的情况下，一次次地视若无睹，无限期地搁置就诊，最后被送到急诊室。

　　理解该社会现象的核心在于——从社会生物学视角去理解中青年心梗患者为何会忽视可能危及生命的前驱症状。如果简单地从生物医学视角审视这个现象，患者忽视前驱症状或许会被视作不理性，令人难以理解。但通过研究，我们需要尝试去理解或认同患者处于特定的社会环境中所做出的医疗决策。他们所做出的医疗决策也并非完全是基于理性决策，而是感性决策占据更多的主导地位，正如本研究中青年心梗患者主观上将年轻与健康划上等号，为了获得身边亲朋及社会的认可而忽视身体健康地奋斗事业，以及承担中青年人在生活中的各种角色压力，如此种种都可以成为他们主观或被动忽视前驱症状的理由。由此可见，患者并非生活在绝对理性的医学空间之下，他们的医疗决策行为深刻地受到所处的社会、文化空间以及社会规则的影响。所以，将患者回归到日常生活情境，从社会生物视角出发去体验患者的生病历程，理解患者的医疗决策，能帮助医务人员、家属以及周围研究人员准确地理解患者的心理诉求，减少对世俗价值判断的执着，及时纠正患者的健康观，及时准确地在疾病发展的关键节点识别危险信号，避免错误认知和社会角色冲突带来的负面影响。

　　人类学所具有的整体健康方法意味着同时关注社会和生物学因素，在讨论疾病、社会不平等和卫生政策之间的关系上具有重要意义。本研究提供了一个有关中青年心肌梗死患者就医逻辑的案例，展现了生物文化、社会和政治因素相互重叠，并在塑造不同人群之间差异方面起到的作用。通过这一案例，我们可以看到，疾病的产生有其生物和文化背景。同时，社会经济环境、公共政策等因素对于疾病的长期延续和患者所遭受的社会污名具有重要而深刻的影响。社会生物视角不仅对于疾病和治疗的讨论是有益的，对于护理工作所追求的"整体健康"也是必要的。在这一案例中，我们也能够看到护理领域运用社会生物视角对患者的治愈能够起到的巨大潜力作用，不仅是生理疾病的治愈，而且是生理社会问题整体性的治愈。在对患者的护理过程中，应当要考虑到疾病可能造成的长期影响，以及社会文化意义上的副作用，从而实现有针对性的和有效的照护，真正有益于患者的未来生活前景。

第五章　跨文化视角下的人类照护

文化被定义为个人作为一个特定社会的成员所继承的一套准则（包括显性和隐性），并告诉他们如何看待世界，如何感受世界，以及如何在与其他人、与超自然的力量或神、与自然环境相处时的表现（Helman，1984）。随着全球化的发展，多元文化构成了当今世界的文化格局，也形塑着世界的未来。多元文化的交融使得"跨文化"走向人们的日常，成为生活中不得不面对的事。为此，本章将介绍跨文化背景下人们的照护视角、逻辑以及具体的照护实践。

 第一节　跨文化视角

一、跨文化视角概述

在地球家园，不同肤色、不同民族的人群共同生活在这里，形成了多姿多彩的文化习俗、世界观和文化解释模式，文化以多样性而存在，因多样性而美丽。文化是人类某一特定群体所共有的信念和行为，包括知识、信仰、艺术、道德观念、风俗习惯等各个方面（王斌，2011）。文化是复杂的综合体，反映出共享该文化群体的世界观和价值观。多元文化即多种民族各自具有的不同文化（Xu，2001）。从历史上看，任何一个国家和民族的文化都具有多元化特征（计惠民 等，2012）。如今，在全球化的进程中，跨文化的冲突和交流成为世界文化演进中绚丽的一抹色彩。跨文化（intercultural）是指两种及以上不同文化背景的群体之间的交互作用，有广义与狭义之分，狭义的跨文化指不同族群、不同地域、不同阶层等的文化差异；而广义的跨文化则可以帮助理解不同群体对同一问题所产生的不同认知。跨文化并非是新生事物，历史上的丝绸之路、郑和下西洋、鉴真东渡、马可波罗游历中国等都是跨文化交流的典范。随着历次产业革命的推进和全球市场的联通，不同文化背景人员的交往日益密切，跨文化研究也备受国际学术界的关注。

跨文化视角是指文化主体通过对于和本民族文化有差异或冲突的文化现象、风俗习惯的充分正确的认识，对其以包容的态度予以接受与适应，以横断式比较去观察和分析，发现不同文化间的共通点和不同点。跨文化视角有助于我们理解异文化，减少不必要的冲突与误会。在照护领域，跨文化视角可以从以下几个方面进行呈现。

1. 照护理论体系的跨文化视角　照护理论涵盖自然科学与社科科学领域知识，具有多元文化特征。照护不再限于护理领域，也不再只属于护理学科的范畴，更包含了以日常生活为基础的广义照护。因而，照护不再仅仅是医学理论下的照护，更是多学科整合下的照护，如护理学、社会学、人类学、心理学等相互交流、相互促进。照护理论体系涉及面广，也不是统一恒定的，根据不同群体、不同地域等的差异，会相应地显现出不同。同时，也会随着人群、时间、地域等的改变，而呈现动态变化。跨文化视角有助于我们从不同方面，动态地理解照护。因此，照护理论体系的建构离不开跨文化的视角。

2．照护对象的跨文化视角　当今世界正处于全球经济一体化的时代，各国间的交往日益频繁（陈丽萍 等，2011）。照护对象和被照护对象都可能是来自不同地区的人；照护不仅存在于给予患者的照护，也存在于给予健康人的照护；照护可以存在于生命中的不同阶段。正是由于这些差异的存在，会导致各群体对生命和健康的不同认知、对疾病与死亡的不同理解、对疾病症状的不同描述、对情感与悲伤的不同表现形式等（曹春玲，2012）。因而，决定了他们对照护有着不同的需求。为此，跨文化视角有助于更好地实践照护，为不同的照护对象提供更加适宜的照护。

3．照护服务的跨文化视角　随着医学模式的转变以及"大健康观"的出现，对照护提出了更高的要求。照护逐渐从过往单纯的疾病护理转向更加全面的身心社灵的整体照护。以往囿于医疗机构的单一护理服务也走向医院、社区、家庭等多区域的照护服务。相应地，以往只关注医疗机构中护士的护理角色，而当下必须关注家庭、社区、医院等多领域综合性的照护角色。照护服务的范畴也不仅仅是疾病护理，更是包含治疗、康复、保健、心理，甚至人际关系等多层面服务。即使是在医院场域内，主要从事照护服务的护士角色也发生了变化，由以往单纯的疾病护理转变为适应和满足服务对象各方面需求的多重角色（计惠民 等，2012）。跨文化视角则有助于我们认识到照护服务的多层性，从而关注到涵盖不同类型的整体照护。

跨文化视角帮助我们认识到，在不同文化背景下，人们对于疾病起因的解释各异，据此所采取的治疗手段也不同，这导致人们对于疾病的反应也大不相同，甚至一种文化中行之有效的治疗实践在另一种文化中可能毫无意义（徐义强，2012）。因而，跨文化视角有助于我们理解不同群体的文化照护需求，从而提供更加行之有效的照护实践。

二、跨文化与医疗实践

早在南丁格尔对澳大利亚原住民实施护理时，就已经有了跨文化护理（Morse，2012）。自那时开始，护理人员就不断对跨文化护理工作做出贡献，以美国为例，20世纪初，从事公共卫生的护理人员就在对意大利裔、俄罗斯裔等移民族群的照护中面临着如何应对在文化多样性背景下由于健康观、疾病观和生死观不同所带来的问题，也发现了文化视角的重要性（程瑜 等，2020）。护理与人类学合作的第一次高峰源于第二次世界大战，由于多国部队联合作战，来自不同国家、地区、文化、宗教、种族背景的士兵因为战争的缘故而集结在一起（Dougherty，1985）。大量的不同文化背景的伤员被集中在了战地医院中，给护理工作带来了极大的挑战。在战争时期积累下的跨文化护理个案被集结成册出版，当作美国护理学的教材使用，教授学生如何满足不同文化背景患者的护理需求（彭幼清，2015）。跨文化护理帮助护理人员提供具有文化共同性与差异性的护理实践，从而满足不同文化背景患者的基本需要（马少华，2014），避免忽视文化差异导致的文化冲突。我国是多民族国家，各民族文化历史悠久，跨文化护理可理解和尊重各民族文化，满足其文化需要，在多元的社会背景中实现对人的整体护理（程瑜 等，2019）。

一个地区的某种疾病与其他地区疾病的表现和成因可能不同，如西班牙妇女摄入大量黏土会导致特殊肠病。这是因为不同文化背景下的人们可能有不同的社会行为，导致不同的生理疾病。所以，应重视患者的文化背景，将患者的行为、观念置于多元文化背景中去理解与应对。莱宁格在 20 世纪 60 年代提出了跨文化护理理论，又称多元文化护理理论，认为关怀是护理的本质，认识患者的社会文化背景，提供与文化相适宜的关怀是护理的核心（范家莉，2015）。莱宁格关注西方和非西方关于在照护行为和实践方面的差异，并在此基础上发展出"日升模式"（sunrise model），提出了"护理学就是一种跨文化照护的专业和学科"，体现了超前的人文护理思想（程瑜 等，2019）。

跨文化护理是照护人类学中的一个重点研究内容。随着全球化逐渐深入，各国的交往与联系日益密切，跨文化研究的优势也日益突出。跨文化护理帮助护理人员通过比较不同民族及其文化的差异性，发现其照护概念之间所存在的差异和各自的特点，从而满足不同文化背景患者的需求，避免忽视文化差异导致的文化冲突。社会固有的理论与实践导致照护在各自概念之间出现差异。莱宁格博士将这种照护概念归纳为民族志护理（ethno-nursing）领域。以跨文化方法进行观察时，重要的是需要探索在人类社会普遍存在共同的"人文照护心理"下具体照护多样性的问题。比如，一些社会群体强调个人自护能力的提升，不需要他者护理而放弃对患者的照护；患者需要无时不有的照护至上主义在某些社会群体或文化传统里可能被视为过分的照护等。跨文化照护人类学将个别的照护实践作为个案研究，思考照护的普遍性或在某一个社会群体和历史时期的照护概念的相对性和特殊性。这种理论性探索是有必要的，但在另一方面，国际上出现照护的标准化现象。为了护理指南的国际化标准，护理学界也提倡国际护理实践分类（international classification for nursing practice，ICNP）。这种运动始于 1989 年，到了 21 世纪进入成熟期。然而，这个国际标准化构想的前提是，人与人之间相互照护对人类来说是共通的需求和要素，接受照护的权利是基本人权的一种。这一点与跨文化护理确信护理的普遍性是一致的。

正是因为世界任何一个区域的任何一位患者都需要对人类来说共同的不可或缺的照护实践，国际照护才应该从全球视角出发而实践在地方性照护区域里。在照护实践里，国际护理更加要求理解当地文化。提到国际护理，人们就理解它为要学习欧美护理实践，但更为重要的是理解照护全球化标准在本地的在地化和本土化实践。接下来将以四个案例呈现跨文化的医疗实践。

（一）健康与疾病理念的中西方差异

随着我国社会经济的发展和知名度的提升，越来越多的外国人选择来华旅行、工作和生活，我国的医疗护理工作人员接触外国人的场景和频次快速增加。同时，互联网的便捷互通让世界各国的医学研究成果得以共享。而在数年来的医疗实践和研究中不难发现，不同文化背景下形成的健康和疾病理念存在差异。"躯体化"（somatization）是跨文化医疗视角下的典型案例。躯体化指人们在有情绪或心理问题时，没有表现出焦虑、恐惧等心理症状，取而代之的是胸闷、心悸、头痛等躯体不适症状。由于患者的躯体症状与客观检查结果往往不符，难以对症治疗，治疗效果通常不尽如人意。长时间的求医过程不仅使得患者陷入心理与躯体问题的恶性循环，也无形中耗费了大量的医疗资源。在关于躯体化症状的数年研究过程中，研究者们发现西方地区以外的躯体化发生率远高于西方社会，这一现象引起跨文化研究者的高度重视。他们尝试着从社会文化角度来合理化解释这一差异：在中国，"精神疾病""心理疾病"往往被污名化，患者以及家属要面对他人的消极态度和歧视行为，这也会造成患者心理状态的进一步恶化。而躯体症状的呈现可以很大程度上避免这种负面影响。中国文化强调

"含蓄",期待人们抑制情绪表达,认为过多表达情绪是"不成熟"的体现。而躯体症状的表达则容易被他人接受和认可。另外,中西方国家不同的身体观和疾病观也可以解释这一现象:西方认可"身心二元论",而在中国强调身心合一,身体不仅是单纯的物质概念,也是心理、精神层面的具象化表现。

从上述案例不难看出,医疗实践现象的背后实际上蕴含了丰富的文化因素。了解中西方文化中的疾病和健康的内涵和成因,自然也有助于更好地进行跨文化交流。

(二)"口罩文化"的全球差异

新冠疫情席卷全球,各国采取积极的防控措施以控制疫情的进一步扩散。在疫情防控的诸多措施中,佩戴口罩的重要性一再被提及,以中日韩为代表的东方国家民众普遍接受佩戴口罩,而欧美等西方国家的民众中佩戴口罩者仍寥寥无几。随着欧美国家疫情加重,大量人群被感染,他们对"新冠病毒面前,即使健康的人在公共空间也应戴口罩"这一观点的态度才开始悄然改变,然而在一些固有文化影响较深远的西方国家,"是否戴口罩"甚至演变成了一个文化认同问题。相比之下,东亚人对于戴口罩则形成了普遍认同,这一差异形成的背后原因十分复杂。

欧美国家对于口罩的排斥可以追溯到1918年的西班牙流感(Spanish flu)时期,这场肆虐全球的流感导致约5亿人被感染,5000万人因此失去生命。在这期间,美国的一些城市把"公共场合必须佩戴口罩"写进了法律,但遭到了人们的抵制。西方人崇尚自由民主,他们认为被强制戴口罩意味着自己的公民自由被侵犯。另外,曾经的大型流感夺走很多人的性命,这段痛苦的历史使得不少西方人将戴口罩与病毒暴发等同起来,认为这会带来社会的恐慌和动荡。在欧美国家仅有少数新冠肺炎确诊病例的时期,当地一些为了个人防护而佩戴口罩的华裔则会遭到排斥与辱骂,甚至是暴力威胁,更有甚者,少数在公共场所佩戴口罩的西方人也会遭受歧视性对待。

同样是在西班牙流感时期,口罩在日本的接受程度则截然相反,日本公众认为佩戴口罩可以有效地预防流感。在流感疫情结束后,日本政府仍在大力宣传在公共场合佩戴口罩的重要性。同时,日本民间认为,外来的总是脏的,里面的总是干净的,口罩则是隔绝外来"脏东西"的有效工具。随后,自20世纪60年代起,花粉症(hay fever,又称过敏性鼻炎)的流行使得口罩在日本的重要性被再一次提及。据统计,每5个日本人中就有2个花粉症患者,2017年东京花粉症患者的比例甚至高达48%。花粉症导致的鼻塞、流涕等症状让患者苦不堪言,而口罩经济且方便获取,对于患者而言必不可少。因此可以说口罩已成为日本民众生活的一部分。

在我国,口罩也是一个熟悉的存在。2003年重症急性呼吸综合征(severe acute respiratory syndrome,SARS)、2004年禽流感等传染病的流行,使戴口罩成了人们普遍的自我保护方式。同时,在雾霾严重地区的便利店和超市,也常可以看到口罩的身影。新冠肺炎流行之初,不少人就拿出了家里的防细颗粒物(2.5-micrometer particulate matter,PM2.5)口罩,感叹这些口罩还另有一番用武之地。

除了对于口罩本身的认识不同外,东西方国家对于口罩持不同态度的另一原因则是关于——脸,更准确地说,是关于脸部表情和眼神交流。有研究表明,西方文化普遍认为,社交活动将整张脸露出能够完整地表达感情,是对别人的尊重,有些人甚至认为戴墨镜遮住眼睛也是不礼貌的行为,屏蔽了人与人之间的交流。口罩、耳机也是类似的道理。但是东亚国家强调"含蓄",直接看别人的眼睛有时被认为是不尊重人的表现。

不难看出,一层薄薄的口罩下蕴含着各个国家和地区在不同社会文化影响下产生的不同认知和行为。而只有通过跨文化视角,了解不同人群所处的特定文化背景,我们才能理解这些行为产生的逻辑与深层原因。

(三)传统医药的地方知识

我国是多民族的国家,除汉族外,还有55个少数民族,各民族拥有各自的文化历史,跨文化视角可以帮助人们更好地理解各民族的文化。各民族基于不同的文化背景、民间习俗和宗教信仰,在生产生活及与疾病的抗争实践中积累了独具特色的防病治病经验,形成了诸如藏医药、蒙医药、维医药、傣医药、苗医药、壮医药等民族医药体系,汇集成异彩纷呈的民族医药文化。各民族所处地域环境不同,常见病、多发病也不尽相同,形成的用药经验也因地制宜、各有所长,各民族根据当地的特色药材资源,发展出具有明显地域特点的医学经验。如壮医学中的自然疗法——角疗,采用兽角制成的工具配以壮药进行治疗,具有鲜明的民族特色;而傣医学对于亚热带常见病的治疗有突出的特色和优势。同时,民族医学与当地民众所处的自然环境、生活条件和生产方式密不可分,如傣族产妇为了促进分娩后集体恢复而采用熏蒸法等,都是人们生活经验的凝练和体现。

我国传统医药知识在全球化背景下,不仅仅呈现出差异,更多的是融合。也即,民族医药不只是民族的,也是世界的。例如,严暄暄研究了中医药在英国的传播。她认为,在英国,中医药是对主流的国民健康体系(national health service,NHS)的补充,与其他替代医学多元共存和竞争。英国中医形态以针灸、个体经营为主,无论在临床、教育还是商业运营中,都呈现出非常明显的本地化倾向。英国中医药表现出明显的"东方文化""异国情调""自然疗法"色彩,以"古老文明的医疗技艺"的面目大行其道,这凸显了西方的"后现代主义"和"东方主义"等社会文化的本地建构作用。英国中医现貌是中医及中国文化与"他者"社会文化在传通中双方互动、进行意义协商和文化调适的结果(严暄暄,2016)。

(四)不同照护群体的跨文化照护实践

本书强调跨文化不仅仅是不同地区、种族、阶层之间的文化差异,更是广义的跨文化,不同经历、背景、性别、年龄等因素都会形成文化差异。那么,这类看似微小的人群差异,如何产生出更大的文化差异?本文将通过李海燕[1]对机构养老照护的案例研究,说明不同人群之间的微小差异如何产生了照护冲突。

N医院是一家专门从事养老照护的医院,有12个病区、1200张病床。老人在院由医护人员、护工、家属共同照护。在照护过程中,每类照护群体都是为老人好,但却经常发生各种小摩擦。例如,对于老人的进食量,医护人员会按照一套严格的标准,精准计算出老人需要补充多少食物。而护工则根据每天喂食的经验,调整老人的食量。有些卧床老人,医生根据疾病和衰老的情况,得出少食多餐的建议。而护工在照护过程中,发现如果没有吃"饱",老人晚上就会闹。因此,护工会在医嘱的基础上,多给老人喂食,这样老人晚上就不闹腾了。护工觉得自己的经验很管用,而医生对此不以为然。医生认为老人闹腾是疾病的原因导致,需要开药治疗,老人晚上没闹是因为药效,卧床老人的胃肠功能减弱,吃多了不便于消化。而家属则认为只要老人的病情有所缓解,医护人员的照护就是有效的,只要老人身体干

---

1 李海燕. 科学、情感与经验:医疗机构养老的多重照护逻辑 [J]. 社会科学研究,2023(6):137-146.

净，长得白白胖胖的，护工就照护得很好。医护人员依据科学的照护逻辑，护工依据经验的照护逻辑，家属依据情感的照护逻辑，共同照护着老人，因照护逻辑不同而产生照护冲突。

可见，不同群体有着不同的照护逻辑。下一节将重点阐述跨文化的照护逻辑。

 ## 第二节　跨文化的照护逻辑

随着全球化程度的加深，多元文化交融成为一个趋势。在这种背景下，不管是医院、社区甚至家庭，都可能面对着不同文化的人群。例如在医院，更可能面对其他国家有着"他文化"的患者，这就要求医护人员不仅仅掌握疾病治疗知识，更需要有多文化背景知识。对"他文化"的理解是跨文化得以实现的基础，也是"好"的照护得以实现的保障。如前文对跨文化的区分，这里更强调广义的跨文化。也即，跨文化不仅是国家之间的差异，也可能是人群上的差异。人群、职业、地域的差别都有可能形成跨文化的比较。因此，本节希望从更多元的角度阐释跨文化照护逻辑。

一、医学逻辑

众所周知，世界的文化体系是多元的，医学也是多元的，中医、西医（生物医学）、民族医学等共同构成了疾病与治疗的多元体系。这也就意味着，有不同的医学照护逻辑。具体说来，生物医学遵循科学的逻辑，它的哲学基础源自于笛卡尔的身心二分法，追求理性至上，将身体当作被研究和治疗的客体。在生物医学模式下，疾病被"客体化"和"科学化"，疾病的意义在于功能的正常与否、生命的延续抑或终止。身体在医学领域的客体化至少体现在身体器官的对象化、身体的生化指标化和身体的影像化三个方面（张庆宁 等，2014）。生物医学认为身体是"可视"的，但这与我们中国传统文化观念是不符合的。不仅如此，生物医学有专门的诊疗场所——医院，患者在医院里得到治疗，这也与中国传统郎中进家庭里治疗不一样。因此，生物医学在刚刚传入我国时被抵制。杨念群在《再造病人》一书中，描绘了为了让村民了解和接受生物医学，医生给患者在树下做手术的场景（杨念群，2013）。而中国传统医学（中医）在海外的传播也面临着同样的问题。严暄暄用人类学观察揭示了中医药跨文化传通中复杂具体的社会文化互动和政治经济境遇，这些远远超出了纯粹医学的领域（严暄暄，2016）。中医强调"整体观"、个体化诊疗、阴阳平衡，因此中医的照护逻辑注重患者的个体化以及具体的时空、身体等。

其他的民族医学也因不同的文化与临床实践而有着自我的独特性。譬如，藏医学理论受古代哲学思想的深刻影响，认为宇宙由大小五行组成（申淼新 等，2021），其中小五行指金、木、水、火、土五种元素，对应人体为肺、肝、肾、心、脾五个系统；大五行则包括整个宇宙，大五行的运行支撑了整个宇宙的运行（宁玛云丹贡布，1983）。而蒙医学的理论基础是"三根学说"，即认为自然界包括"土、水、火、气、空"五种元素（曾商禹 等，2021）。由此可以看到，不同医学对于疾病的认知不同，其诊疗的方式也不同，相应地，照护逻辑亦不同，有的强调照护身体，有的则认为重点应为照护关系。在全球化的今天，虽然生物医学成为了主导方式，但也必将面临多种医学相互交融。医护人员在诊疗患者的时候，需要注意患者对疾病的自我认知。

很重要的是，人类对于疾病、身体、心理等的照护，与其说是依赖医学，不如说是依赖文化。因此，很多人面对疾病、困惑、风险等时，往往不是寻求医学的救治，而是在文化中得到救赎。患者一方面求助于医学，另一方面又求助于他所信仰的神明。例如，"斯觉都"是凉山彝族民间治疗顽固性皮肤病、风湿病和痨病的民俗医疗仪式，因其治疗效果显著，已成为具有地方性权威的本土医学实践共识。"斯觉都"仪式治疗有着深刻的文化寓意与实践价值，一方面通过民俗医疗的疾病解释模式与治疗仪式，患者在族群文化中找到疾病的治疗方法。另一方面，仪式治疗使用的仪式植物，是民众千百年来地方性植物药知识的实践，构成彝族民族药物学理论的重要组成部分（李小芳 等，2021）。可见，文化是疾病与治疗中很重要的一部分，而疾病治疗从某种意义上说也是一种文化。

二、市场逻辑

在世界范围内，照护曾经被认为是一种家庭内部的责任，并未进入市场体系。大多数的家庭照护由女性角色承担，女性通过婚姻关系获得家庭地位，也同时肩负起相应的照护责任（Leira，1992）。然而，随着 20 世纪 80 年代女权运动的兴起，一部分女性的自我意识开始觉醒，她们不再甘愿于从事无偿的家庭照护活动。女性希望所从事的"私领域"的劳动也被看见（蓝佩嘉，2009），照护劳动就逐渐从私领域走向了公领域。照护既可以发生在家庭，也可以发生在家庭以外的地方。即使是发生在家庭的照护劳动，也具备了"市场"的意味，人们开始用金钱衡量照护劳动。照护从家庭劳动成为了社会劳动，其成本不仅仅由家庭承担，还需要在家庭、国家、市场之间重新分配（Daly et al.，2000）。

相较而言，家庭中的照护双方在文化上较为接近。而照护走出家庭后，市场中的照护必然会出现跨文化的情境。换句话说，市场环境下的照护必将面对跨文化的问题。当人们开始为照护付费的时候，市场就需要提供更适宜的照护。而适宜的照护离不开照护提供者对患者群体或个体的文化认知。比如，医院在照护过程中就面对着不同种族、不同国家、不同地区、不同语言的人群。市场上"好"的照护产品是适宜照护双方的。但是，照护双方往往会因为知识结构、人生经历等差异导致对照护的认知、期待、评价不同。医生与患者有时对同一种疾病的理解存在差异，有时候甚至持有截然相反的观点，即从生物医学和社会文化角度作为各自的评判标准，双方叙事模式的互动与调适正努力在复杂社会变化中寻求最佳平衡点（赵璇，2017）。文化对疾病认知有着决定性的作用，并在医疗互动中扮演着重要的角色，因为个体如何感知、体验与应对疾病是基于其对疾病的解释（Villagran et al.，2012）。多元文化就导致了对疾病的多样感知。医生和患者群体对疾病的看法、价值观和信念不同，并且医患双方在专业知识、文化水平等方面也存在不同程度的差异，使跨文化沟通出现潜在的误解和困难（Kleinman et al.，1978），因此，如何与不同文化的患者进行沟通也成为照护者不得不面对的事情。也即，照护进入市场化阶段后，更需要面对跨文化问题。

第三节　跨文化护理实践

一、莱宁格与日升模式

20 世纪 60 年代，美国护理学家莱宁格（M. Leininger）提出的跨文化护理理论，成为现代护理学的重要理论之一。她在对来自不同文化群的患者进行研究后发现，要提供使患者满意的护理服务，护理人员就必须了解不同文化背景的患者对于疾病、健康的观念，以及信仰与行为的方式。作为第一个获得人类学博士学位的专业护士，莱宁格从人类学中和护理学中分别提取出"文化"和"照护"两个核心概念，并将其重新整合为"文化照护"（cultural care），这是跨文化护理理论的核心内容。随后，她提出"文化照护多样性和普遍性"理论，并在 1975 年将该理论进行了完善，重新定义为"日升模式"。1991 年，她出版的《文化照护的多样性和普适性：一个护理理论》（*Cultural Care Diversity and University：A Theory of Nursing*，1991）一书，详尽而系统地阐述了日升模式等护理理论的理论框架和主要观点。

日升模式（图 5-1）包含以下四个层次。第一层为世界观和文化与社会结构层：描述了文化背景、世界观、文化社会结构及其组成要素等，这一层次的因素不仅会影响护士提供护理的方式，也会影响患者接受跨文化护理的程度；第二层为文化关怀与健康层：显示了不同文化背景和环境下的文化关怀形态以及文化关怀表达方式，能够为个人、家庭、群体、社区或机构的健康、疾病及死亡的社会文化结构等提供解释，正是由于多种文化因素的影响，护

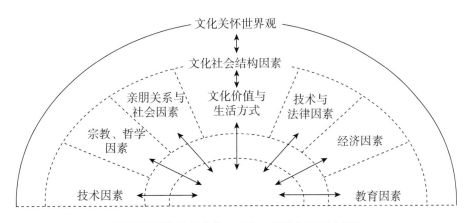

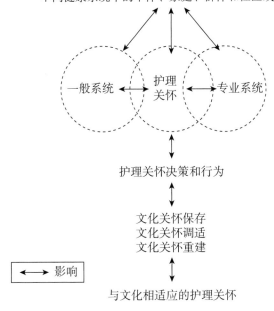

图 5-1　日升模式示意图

理对象（个人、家庭成员、群体和社区等）对关怀的内涵和表现方式才持不同观点；第三层为健康系统层：阐述了个体、家庭、群体、社区或机构等不同层次的健康系统及其相互影响，不同的健康系统有利于区分不同文化背景中的护理的异同；第四层为护理照顾决策和行为层：解释了护理关怀的决策和行为，其中包含了跨文化护理的三种措施，即文化关怀保存（culture care preservation or maintenance）、文化关怀调适（culture care accommodation or negotiation）和文化关怀重建（culture care re-patterning or restructuring）。"文化关怀保存"是指护理措施要根据患者的文化背景而制订；"文化关怀调适"是指协助特定文化背景下的患者适应护理措施，从而达到保持患者良好健康状态的目的；"文化关怀重建"则是指护士要根据患者的文化价值观，来协助他们改变不良生活方式或重塑有益于健康的新生活方式。

日升模式对跨文化护理进行了全面且系统的解释。根据日升模式，护理人员在提供护理时，要充分考虑护理对象的文化因素及其对健康行为的影响，并以此指导护理人员对不同文化背景的护理对象进行观察，提供合适的护理措施。护理人员应根据不同的文化准则、不同文化对疾病与诊疗的认知为患者提供个性化的服务。也只有这样，才能提供优质的护理服务。

二、跨文化护理实践的个案分析

不同文化背景下的人们可能存在不同的社会行为，由此导致不同的生理疾病。所以护理应该重视患者的文化背景，将患者的行为、观念置于多元文化背景中去理解与应对。在不同的文化语境之下，人们对于疾病的起因、治疗方式乃至康复方式的认知都存在巨大的差异。因此当人类学以文化多样性为切入点讨论人文护理之时，需要将疾病与照护行为置于具体的文化范畴内进行分析研究。不同文化背景下产生的迥然不同的病因学解释和疾病认知，也给照护行为提出多样性的要求。一种文化中的疾病在另一种文化中则可能被视为常态，在某些文化中甚至被视为一种神圣的状态。如巫师在服用具有致幻效果的草药之后所产生的癫狂行为，在现代社会之中往往被视为一种病态，但在笃信这一文化的群体看来却是一种天人合一的与天地神灵沟通的神圣行为。我国是多民族国家，各民族文化历史悠久，跨文化护理理解和尊重各民族文化，能够适应各民族文化的需要，在多元社会背景中实现对人的整体护理。

以下我们便用几个案例解释跨文化比较视角的解读与应用。

个案一　乳腺癌治疗决策——保乳还是不保乳? 来自护士与患者的不同观点[1]

乳腺癌手术中是否保乳一直是困扰患者的一个难题，在这一问题上，医疗工作者和患者具有两种截然不同的观点。如果假设不同人群拥有或共享某一相对统一的文化观点，我们可以将护理人员与患者在观念上的对比视为跨文化比较的一种形式。

护理人员 Y 已有 7 年的工作经验，在她看来，在允许的情况下尽可能地保持身体的完整性是应该放在首位的："我们就假设这个事情发生在我身上，能够保留的话，我肯定会尽量选择保乳，因为毕竟这个是性器官嘛。它会影响到性方面问题，其实夫妻生活和谐

---

[1] 张一恒. 泰和结项报告《羞——被遮蔽的乳腺科性健康教育》，2017.

的话，最主要的是性方面和谐。性方面不和谐的话，家庭生活各方面一般都不会和谐。我们也见过一些患者做手术的时候还有老公一起来，到后面化疗时就不见老公了，了解一下就知道很可能是离婚了。所以说我们在下面讨论的时候就会说如果发生在自己身上，肯定是能保就一定保。"

但对于许多患者而言，关于是否保乳的认知则更为复杂，我们将选择不保乳的部分患者的心路历程大致分为以下三个阶段。

阶段一：及时切除以绝后患是排在首位的。 A患者，贵州人，接受了乳腺癌全切术，住院期间由女儿陪护，丈夫自始至终没有出现，每次与丈夫通话都只是谈论花费的问题。当问到她对保乳与否以及治疗对性健康、夫妻关系影响的时候，她这样说："当时医生跟我说这个病，我就没有问我老公，直接说全部拿掉（切掉），我跟他打电话就说，我现在就拿掉了，你以后想怎么过是你的事，我以后就看着我的三个孩子过，我要保命，我要看着我的孩子毕业，给孩子有个交代。我要是不拿掉，以后再有问题，怎么办？干脆全部拿掉不留后患。"

阶段二：疾病与生活重压下的彷徨、迷茫。 术后康复阶段对于每一位乳腺癌患者都至关重要，家人的照顾、陪伴与自己的信念都起非常重要的作用。但随着患者离开医院这个单一的医疗空间，一些原本未经过充分考虑的问题便逐渐浮现出来，如术后可能的并发症、身体形态的巨大破坏、女性形象的改变等。C患者这样说道："我现在不太清楚如何面对自己、面对身边的人，以前觉得切了就一了百了，现在看来当初还是想得太简单了。身体没以前好，干一点事儿就特别累。心态也没以前好，不管别人有没有看我，我都觉得别人在盯着我，让我不舒服，我特不愿意出门。"

阶段三：随着治疗的深入与病情的稳定，出现无助与后悔的情绪，自我隔离。 在这个阶段，由于疾病的威胁逐渐远离，日常生活中的方方面面逐渐回归，患者不得不越来越多地面对生活之中的诸多琐事，夫妻生活、同事关系无不深刻影响着患者面对自己时的心态。乳腺癌手术可以被理解为是医学上的成功，但对个人而言则可能标志着个体的缺陷甚至失败。内外交织的病耻感在这一阶段猛烈发作，也正如一位患者所说："缺这么一个东西，说实话，一看就恶心，别说让人家恶心，自己都觉得恶心，我这一照镜子'哎呦'（伴随着厌恶的表情），而且这半个身体都塌了，怎么都挺不起来，有这个东西你不觉得它有用，没这个东西你觉得太可惜。""女性的最美没有了，还怎么做人啊！"

通过以上案例我们可以看出，对于护理人员而言，由于长期从事临床工作的经历，他们见证了无数患者的治疗决策与预后发展，疾病对于他们而言更多是这些工作片段的重组，因此在她的表述之中，我们更多感受到的是作为局外者的评论及一种客观和抽离的姿态。所以他们将保乳、夫妻生活排在了首位。但是对于患者而言，他们的感受则更加复杂多样，其中夹杂了对于生活的理解、期待、渴望，以及对于未来的打算。故而自己未来可能的经历、夫妻关系可能的改变，在决策过程之中并不会作为优先考量的指标，但也正是这种决策逻辑深刻影响着他们治疗后期的心态与信念。

跨文化视角可以从两个层面去理解：一是不同文化群体对同一事物的不同理解；二是在特定的文化背景之下对于某一事物的特殊理解。上述乳腺癌的保乳决策就很好地说明了医疗工作者与患者之间关于疾病的不同认知，以及受到疾病影响后所产生的不同状态，而以下的几个案例则反映出中国文化语境之下临床护理实践的特殊问题。

个案二　　与乳腺癌患者谈性——在何时、何地合适？ [1]

在中国的文化语境之下，性长期以来都被认为是一个私密的话题，不适合在公共场合进行讨论。而在医院这一治疗的特殊场所，尤其是对于乳腺癌患者而言，关于性的话题常常是无法避免的。

接受了乳腺癌全切术的患者 T，夫妻关系良好，在住院期间，由于丈夫在外地工作，所以工作日都是女儿在院陪伴，每日多次通过电话跟丈夫联系，讨论术后康复情况。当问到她对于性健康教育在病房开展的看法时，她说道："我才 40 多岁，之后肯定还是需要性生活的，护士说的话（性教育）很愿意听，但是我不会主动去问护士，因为在病房这样的环境里不是一个人，病房里有很多其他患者和家属，医生查房也是一群人，我也不好意思去问。"她提到有个护士在术后给她换瓶的时候随口说了一句"术后拆线伤口恢复得差不多，觉得没什么不舒服就可以恢复性生活了"，当时她的女儿在旁边，她就"嗯嗯"了两下，也没问那个护士。女儿（21 岁）在旁边，她不好意思问这个问题，她补充道："我女儿在旁边，怎么好意思进一步问呢？多羞啊！你说她要还小什么都不懂也就算了，但她现在那么大了，怎么可能对这些事情不知道呢？就算问也要等她不在的时候啊，在女儿面前说这些，还有没有点当妈的样子？"

在中国传统文化观念中，"性"向来只是隐藏于幕后的话题，在公开场合鲜少提及。在家庭之中，一般也只是夫妻之间才会谈起。人们普遍不会把性问题放到公开场合进行讨论。在病房这种开放的环境，有患者、家属和来来往往的探病者，实在不适合谈论性相关问题，因此在临床中，性相关的健康教育的开展受到了一定程度的限制。除了场合，谈论性话题时，在场的人也很重要。对于患者来说，当有某些人在场时是不适合谈论性相关问题的，比如自己的孩子、长辈，基本上除了自己丈夫之外的人在场都会让她们觉得不好意思，觉得害羞。也正因为"乳腺"疾病与"性"勾连的特殊性，使得谈论乳腺癌患者之后的性生活成为"禁忌"，也使她们鲜少主动地将疾病分享给子女，下面请看个案三。

个案三　　为什么乳腺癌患者很少主动把疾病状况告诉她的子女？ [2]

近年来，中国乳腺癌患者发病年龄呈年轻化趋势，40 岁以下的乳腺癌患者占 15% 以上，这意味着部分年轻患者在应对疾病康复压力的同时，还要面对养育未成年子女的压力。在此过程中，如何与未成年子女沟通自身病情更是成为了困扰无数家庭的难题。尽管

[1]　Gong N，Zhang Y，Suo R，et al. The role of space in obstructing clinical sexual health education：a qualitative study on breast cancer patients' perspectives on barriers to expressing sexual concerns [J]．Eur J Cancer Care（Engl），2021，30（4）：e13422.

[2]　Zhang X，Gong N，Li N，et al. Why breast cancer patients avoid communicating disease-related information to their dependent children：a qualitative study [J]．J Clin Nurs，2023，32（7-8）：1230-1239.

向子女告知病情可以帮助患者积极适应癌症带来的变化，也能促进亲子间的亲密关系，但仍有很多患者不愿将患癌事实告诉子女。

患者F是一个10岁男孩的妈妈，在确诊乳腺癌后，她始终不确定儿子能不能接受自己患癌的消息，也不知道该在什么时机、用什么方式告诉儿子。她说："我们正在面对这个问题，很纠结要不要告诉孩子，想要说，但是又不知道怎么说，所以只好暂时先不说。我也不清楚自己做得对不对。"也有一些妈妈认为，自己的孩子还小，不懂事，他们还没到能够理解"癌症"的年龄。就像一位妈妈所说："孩子的思想还很幼稚，我都不会告诉她，告诉她之后，她应该也不懂。"更重要的是，在母亲眼里，孩子应该是无忧无虑、快乐成长的，告诉他们母亲患病可能会给他们带来情绪变化、性格改变、学业下降的不良影响。作为母亲，隐瞒自己的病情意味着保护孩子，就像患者G所说："他们接受的信息量挺多的，会知道癌症是绝症啊，不想增加他的心理负担，毕竟这个问题是比较沉重的，他还没到要承担的时候。"

就中国整体社会环境而言，中国父母多为"权威型"，更强调满足孩子的物质需求，在沟通中以指令为主，要求孩子服从命令和安排，孩子的能力不被认可。因此父母往往认为"孩子只是孩子"，将病情告知子女是无用的。更何况整个社会更是秉持"知识改变命运"的观念，父母会最大程度地呵护和保护未成年子女，尽量为其创造没有后顾之忧的学习环境和氛围。

现在的乳腺癌患者多生于20世纪70—80年代，由于生育政策的影响，其儿女多为独生子女，在以核心家庭为主体的社会环境中，孩子是家庭的重心和未来，他们会得到父母和长辈更多的保护。在此情形下，乳腺癌母亲选择对子女隐瞒疾病和推迟沟通时机其实是整个家庭的选择。更重要的是，对于女性乳腺癌患者而言，她们除了承担"病人角色"外，更需在家庭中承担"母亲角色"。由于性别和社会角色原因，相较于父亲而言，母亲承担着更多的子女养育和照顾责任。母亲希望孩子快乐成长，并尽可能为其子女屏蔽掉负面的信息。因此，在中国传统文化中，乳腺癌患者作为母亲这一社会及家庭角色，往往很难在"说实话"和"保护孩子"之间建立适当的平衡，为了最大程度地保护子女，尽可能减轻对子女的负面影响，她们在与未成年子女沟通过程中存在较多顾虑。因此，在临床工作中，医务工作者应考虑乳腺癌患者除病人角色外的"母亲"角色，为其提供与子女进行病情沟通的建议。

个案四　癌症患者的治疗决策——为什么总是由家属做决定？[1]

自主决策权是患者的基本权益之一，但临床的实际情况中，当家属和患者在治疗决策上存在分歧时，最终拍板决定的常常是家属。

J家86岁的爷爷查出肺癌晚期。在查出肺癌后，儿孙们担心J爷爷承受不了患癌的事实，一致同意向他隐瞒患病事实。在如何治疗这一问题上，家庭内部形成了比较大的分

[1] Gong N，Du Q，Lou H，et al. Treatment decision-making for older adults with cancer：a qualitative study [J]．Nurs Ethics，2021，28（2）：242-252.

歧。孙辈觉得不应该继续治疗，治疗费用暂且不说，化疗对老爷子的伤害是有目共睹的——老爷子明显觉得自己的精神状况、胃口、睡眠大不如前。孙辈担心爷爷熬不过化疗期，主张维持原状，让爷爷回家颐养天年。但子辈却有相反的看法。J爷爷的大儿子说："在我们兄弟几个看来，坚持继续治疗是我们作为人子应尽的义务，即使只有万分之一的生存机会，也必须进行治疗，不治疗就是不孝顺。"在经过数月的讨论后，大儿子做出了最终的决定："一直拖下去总不是个事儿。我是家里的老大，有义务承担起这个责任。最后是我拍板，让我爸继续化疗，拼一拼。"而在整个过程中，J爷爷由于一直被隐瞒患癌事实，也无法提出自己对于治疗方式的看法。

在B家庭，治疗决策的确定同样也是漫长而充满博弈的过程。母亲B奶奶今年66岁，患结直肠癌中期。她为人强势，家中大小事务一直由她做主，但在自己患病治疗这一事情上却没能坚持自己的决定。B奶奶的病已经查出一年有余，在此期间，B奶奶一直以各种理由不去看病，坚持喝中药进行保守治疗，但身体情况并没有因此得到改善。后来两个女儿坚持将她带到广州看病治疗。在回忆B奶奶手术方案的制订过程时，她的大女儿说道："刚开始我妈不愿意来，后来我告诉她，要是不来看病我就辞职，小孩我也不管了，每天就守着她。因为这事我们僵持了很久，最后她终于听我们的来看病了。"而B奶奶在手术后和我们诉苦说："我打心底里是真的不想做这个手术。我这把年纪了，受不起这个罪，但我又有什么办法呢？我的两个闺女每天哭啊、闹啊，我也不安心啊。我要不做这个手术，我就对不起她们了，她们还会说我老了不听话。所以宁可我自己吃点苦，为了让她们放心，我还是同意做这个手术了。"在对B奶奶大女儿的3次访谈中，头两次（手术前2天、手术后3天）大女儿都表示了极大的担忧，她自己也在质疑这么代替母亲做决定是否合适，但在第3次（出院当天）访谈中，她却明确表示，自己的决定是对的，因为母亲的身体似乎在往好的方向发展。

"家庭"这一集体观念在中国文化中根深蒂固且影响深远。当老年人罹患癌症时，并不是他/她一个人生病，而是意味着整个家庭都将受到波及，全员都要参与到漫长的治疗决策中。对很多人而言，"癌症"与"死亡"是划等号的，家庭则有义务保护患者远离癌症带来恐惧和痛苦，所以有些家庭成员会向患者隐瞒实情，患者自然无法进行自我决策。同时，中国有句古话叫"好死不如赖活着"，让患者好好地活下去是家庭共同的期望。所以尽管有时一代人甚至是几代人之间的意见不合，家庭仍会代替患者选择有机会延长患者生命的治疗方案。尽管患者需要承受治疗带来的痛苦和负担，但由于家庭的建议在治疗决策中占据上风，患者最终选择妥协。

总之，从这4个案例中，我们可以看到不同地方文化对疾病有着不同的认知。我国有着深厚的传统文化，对疾病的认知、转归、预后以及与家人之间的关系都同世界上其他国家有着差异。因此，我们认识疾病及其带来的影响时，一定要从当时、当地出发。不仅如此，所谓的跨文化护理实践，不仅仅是不同地域上的差异，也同时体现在不同人群的差异上。不同人群由于知识水平、人生经历、职业等不同，会导致对疾病的认知出现较大差异。比如个案一中，护士与患者对保乳与否存在不同的认知。

第六章

批判视角下的人类照护

批判与反思是人类学的基本特征之一。不同于前两章所关注的社会生物视角与跨文化视角，本章试图将人类照护放置在更为宏观的视野中考察，从人类学政治经济学派的理论视角出发，对人类照护活动中的不公平、不平等现象进行深入的批判与反思。

 ## 第一节　批判人类学的视角

社会当中的不平等现象和各个阶级力量的不平衡对于人们的医疗健康、保健方式和医疗护理等方面都会产生重要的影响。对于人类不平等现象的研究，人类学的政治经济学派提供了最有力的批判理论视角与分析工具。本节首先梳理批判人类学的缘起，紧接着分析人类学的批判视角，最后从医学人类学的批判视角出发，梳理当前与照护人类学息息相关的一些批判视角和概念。从这一批判视角出发，我们一方面可以看到隐藏在人类照护活动中的政治经济不平等，以及凸显照护者的主体地位、让照护者发声，从而改变照护者的弱势地位和不平等待遇的必要性，进而提升照护的质量；另一方面还可以揭示出历史发展过程中照护被政治、文化和经济建构的过程，从而看到照护者和被照护者所卷入的复杂权力关系。最后，本文指出批判人类学对照护研究的理论与实践作用。具体来说，在理论上，人类学政治经济学派的理论视角有利于将人类照护问题放在宏观的政治经济背景下，展示人类照护活动的历时性变化，从而展现人类照护的完整图像；叙事医学则通过获知患者体验，理解疾病及其痛苦如何渗透到患者的日常生活中，以及患者的日常生活如何被疾病影响，医护叙事有助于达到医患共情；从情感道德上，注重照护的情感道德特性，将有利于人类在照护活动中的社会关系正常化；在结构性暴力方面，对照护者所遭受的结构性暴力及其所带来的社会不平等进行批判十分必要。

一、社会科学的批判缘起与发展

在解读照护人类学的批判视角之前，我们首先需要了解什么是批判，批判又是如何发展起来的。

（一）批判的哲学起源

可以说，批判在社会科学中的重要地位离不开哲学的贡献。通过梳理"哲学批判如何能够介入现实""批判的尺度如何确立"这样的基本问题，能够让我们明悉批判在哲学上的起源与发展。

在康德之前，"批判"（Kritik）还是一个非哲学的词汇。古希腊的日常语言中，"批判"意味着一种"评判的技艺"（Kunstder Beurteilung），它包含着一种理性分析、评判的能力，同时也是说服别人的能力，主要运用于政治实践和法律诉讼[1]。后来，批判的对象范围逐渐扩展，判断一个社会制度是否合理公正、一件作品是否具有艺术价值，甚至考证一个文献的真伪，都被称为批判。"批判性"被认为是努力从批判旧世界中发现新世界，努力介入现实。

在康德那里，批判尽管仍保持着其最古老的形式，即在法庭上对某事物的公开检查，但批判的对象已不再是通常的事件或作品，而是一个"非凡的对象"，即"被视为人类最高能力的纯粹理性"，批判是经受理性"自由而公开的检验"。因而，康德哲学的批判是理性的自我批判，到了康德时代，批判甚至已经成为启蒙运动的基本词汇之一，成为理性的代名词（谢永康，2013）[2]。可以说，康德哲学开创了一个"批判"的传统。康德宣称任何理性的知识都是需要批判的，然而在批判之前我们却必须先获得某种理性的知识，因此，其批判方式与它所包含的内容发生了矛盾，从而使理性的"自我批判"难以实现（谢永康，2013）。

黑格尔将辩证法引入批判哲学之中，从而改变了康德的批判方式，认为批判的尺度是"事情的永恒不变的原型"，是意识的自我批判和自我超越的历史性过程（谢永康，2013）。黑格尔的批判不像康德的批判那样是一个静观式的检查和划定界限，而是一个开放的过程。由于批判的对象和批判的行为属于同一个意识，因此批判具有了"改变对象"的功能，使得特定的意识形态扬弃其抽象和虚假的存在，因而具有"改变世界"的功能（谢永康，2013）。但黑格尔的批判在"扬弃"的过程中，以绝对精神作为辩证的支撑点明显让否定环节难以继续下去，最终却以"精神的内在性"作为终点，陷入形而上学的批判漩涡之中。

而马克思通过对黑格尔辩证法的改造，将其批判超出唯心主义的领域，直接指向当代社会现实，正式提出理论批判的实践功能，持以唯物主义立场。在物质与人的对象性关系的基础上，马克思在其历史唯物主义中进一步确立物质和人类生活的物质性方面的基础性地位，而经济领域就在现实中具有基础性地位，因此，社会的内在矛盾根本上就是生产力与生产关系之间的矛盾，从而导致社会的发展与变革[3]，并据此为社会历史找到客观的规律（谢永康，2013）。

在哲学领域，思想家以及不同的学派还发展出关于批判的新观点，并进行着激烈的辩论。但从德国古典哲学经马克思，再到法兰克福学派的批判传统，始终纠缠在理论方法的严格性与实践的有效性的矛盾之中（谢永康，2013）。但不管怎么说，哲学领域开展的关于批判的探讨，推动着社会科学的批判主义的发展。

（二）批判主义与政治经济学

从上文的论述中我们可以发现，马克思对于批判的贡献并不仅局限在哲学领域，还突出地表现在政治经济学中。在《政治经济学批判》一书中，马克思叙述了研究经济问题的目的，即是为了弄清楚经济问题，以正确批判"法兰西思潮"[4]。马克思通过对于资产阶级古典政治经济学家斯密和李嘉图的认识与批判，作为其政治经济学的批判性理论起点（王愈晓，2009）。一方面，马克思的历史唯物主义更为关注的是资本逻辑下的人类生存方式，关注的是资本逻辑批判，"异化劳动"也构成他将哲学、政治经济学与社会主义思潮融为一体的理论基础以及批判维度之一，推动了政治经济学的发展（仰海峰，2009，2010）。另一方

---

[1] 参阅 Duden, *Deutsches Universal Wurterbuch*, Dudenverlag, 1989, S. 902. "Kritik" 条。

[2] 参阅 Theodor W. Adorno, *Kritik*, in *Gesammelte Schriften*, Bd. 10.2, Suhrkamp Verlag, Frankfurt/M, 1997, S. 786.

[3] 马克思恩格斯选集：2 版：第 2 卷 [M]. 北京：人民出版社，1998：32-33，112.

[4] 马克思恩格斯全集：第 31 卷 [M]. 北京：人民出版社，1998：412-416.

面，马克思主义关于意识形态的批判也是政治经济学的重要内容之一。马克思、恩格斯对意识形态的批判主要是对"德意志意识形态"虚假性的批判，这也是意识形态思想史上的"经典"批判（朱红侠 等，2008）。马克思指出，意识形态的虚假性问题关涉科学向形而上渗透的问题，同时还割裂了解释世界与改造世界的关系（侯惠勤，2002）。马克思深入地揭示了产生这种虚假意识的土壤——社会存在，从而实现了从意识范围的"真假之辩"向政治实践领域的"利益之争"的转变（朱红侠 等，2008）。

可以说，马克思主义政治经济学在很长一段时间内都十分热门，受到学者们的大力追捧。创立于第一次世界大战的法兰克福学派在学术舞台上的影响力逐渐凸显。在西方社会科学界，法兰克福学派被视为"新马克思主义"的典型，并从理论上和方法论上以反实证主义而著称，其社会政治观点集中反映在霍克海默、阿多诺、马尔库塞、哈贝马斯等人的著作中。它继承了青年黑格尔派施蒂纳等人的传统，受叔本华、尼采和狄尔泰的非理性思想影响，并受新康德主义、韦伯的"文化批判"和社会学的启迪，借用马克思早期著作中的异化概念和卢卡奇的"物化"思想，提出和建构了一套独特的批判理论，旨在对资产阶级的意识形态进行"彻底批判"。这种批判，不再局限于对资本逻辑以及意识形态的批判，而是对文化工业进行全方位的系统分析与批判，从而对整个资本主义社会进行总体性的哲学批判和社会学批判（夏巍，2019）。

社会批判理论，一般被认为是一种关于国家和垄断资本主义新阶段的理论，它着眼于哲学、社会理论和文化批判之间的关系，并且对社会现实提供一种系统的分析和批判，其研究方法是一种立足于对社会制度和文化进行整体反思和观照的方法。法兰克福学派的代表人物霍克海默说："哲学的真正社会功能在于它对流行的东西进行批判。这种批判的主要目的在于，防止人类在现存社会组织慢慢灌输给它的成员的观点和行为中迷失方向。必须让人类看到他的行为与其结果间的联系，看到他的特殊的存在和一般社会生活间的联系，看到他的日常谋划和他所承认的伟大思想间的联系"（霍克海默，1989）。法兰克福学派侧重于开展文化、哲学批判，从而达到主体性自觉。阿尔都塞等人对意识形态的批判则从人的存在的角度展开，并将其延伸到了科学技术、文化、心理等领域（朱红侠 等，2008）。之后，从福柯的谱系学、后殖民理论、德里达的解构主义等多元化批判进路，可以看到法兰克福学派对批判发展的重要影响。

（三）后现代的批判

现代（modern）是相对于前现代而言，它特指西方社会历史进程中紧随中世纪而来的时代或时期。现代性（modernity）代表着中世纪以后的社会特征，是静态的描述，发展出了一些核心主体，如"主体""理性""知识""权力""文化""社会"等；而现代化（modernization）则代表着社会现代性的表现过程，是一种动态的分析，如埃米尔·涂尔干认为现代化是从"机械团结"到"有机团结"的转变过程，以及马克斯·韦伯认为西方现代化即理性化的过程，等等。这些批判是建立在已有文本叙事基础之上的，是用现代思维方式来阐释，并未涉及更宏大的殖民体系，因而是温和的批判。

随着社会运动的开展、战争的结束以及后殖民时代的到来，尤其是在全球化浪潮的影响下，学者们注意到现代社会主流文化的渗透，以及资本主义逻辑在非资本主义世界的混乱与矛盾。因而，学术界开启了对现代社会的深刻批判。这种意识实际上在马克思时代就已经产生。马克思关于"异化"的分析充满着对现代社会的批判，但他最初在用政治经济学的批判逻辑去分析东方国家的时候出现了很大的困难，其后又转向人类学的研究，从而开启了理解东方社会历史进程的秘密（何良安 等，2007）。这样的批判意识得到了政治经济学派等批判理论的发扬，开展对现代社会中的科学意识形态、单向度的人、物化等现代社会本质的揭露。

后殖民思潮促进了东方学的研究，从而带来更为尖锐的批判研究。后殖民主义20世纪70年代末期发端于西方国家，与冷战的结束以及社会运动的发展有着紧密的联系。后殖民主义以文化多元主义观点审视了西方国家殖民扩张以来的东西方关系及其演进轨迹，并通过揭示作为西方话语系统的东方学的东方主义实质，在根本上否定了西方控制东方的合理性，从而对西方的东方主义文化思维模式及其蕴涵的西方中心主义提出了挑战（王平，2005）。爱德华·赛义德的《东方学》被认为是后殖民主义的奠基之作。赛义德认为，东方主义是西方为了实现对东方的霸权而刻意构建的一种理论和实践体系，使得与东方有关的知识体系的东方学成为一种得到普遍接受的过滤框架，东方即通过此框架进入西方的意识之中，西方从而对东方施加管理和生产（赛义德，1999）。其批判思想与批判视角认为，尽管殖民体系崩溃了，但在世界范围内依然存在西方帝国主义的政治霸权、文化霸权和经济霸权，这些霸权使得殖民地国家从未能够真正地独立，并处于殖民阴影之中（Ashcroft，2006）。

后殖民主义的批判展开了后现代主义对现代社会的全面批判浪潮。后现代主义发展出的解构主义、去中心主义、去本质主义、反宏大叙事、多元主义等方法以及新视角，极具颠覆性（肖倩，2005）。这种颠覆不仅仅是全球政治经济上的观察，还包括现代知识话语体系的解构。后现代的批判研究往往能够揭示那些被现代社会理论忽视的或者被边缘化的现象，并且对那些被现代社会思维贬抑的差异、多元性与异质性进行价值重估。

至此，我们可以看到批判主义的发展脉络与批判视角。批判主义从孕育于哲学，并从理性的自我批判（内在批判）到黑格尔的辩证外在批判，再到马克思主义的资本逻辑批判，进而延伸出法兰克福学派的批判理论，以及将批判矛头和视角转向后殖民体系以及资本主义世界的方方面面，从哲学转向整个社会科学的广泛反思。人类学家莫瑞·辛格指出，批判式的方法对于阐明社会科学中经济体制、政治力量和社会意识形态之间的模糊关系是行之有效的（辛格，2000）。可以说，"批判是一种反思，是一种思维方式"（朱红侠 等，2008），批判依然成为我们认清这个社会、世界以及事物之间的联系的重要方式之一。

二、批判人类学

人类学批判与反思的取向由来已久，反思与批判是人类学学科的重要理念与特征，通过对异文化的研究，人类学学者研究他者来反观自己，因此，人类学是一门极具反思性的学科（周大鸣，2012）。将异文化认定为社会性事实，主要目的在于对背后的社会性建构和知识性生产进行批判、否定、反思及重构（李银兵，2019）。那么，谁来批判？批判什么？如何批判？对批判的主体、内容以及形式三个问题的反思将是批判人类学发展的重要转折点。

（一）政治经济结构变迁的宏观批判视角

随着世界的联系日趋紧密，人类学研究的异文化不再独立于世界之外，而是受到了外来的国家和资本主义制度的经济和文化渗透。兴起于20世纪70年代的沃勒斯坦（Immanuel Wallerstein）"世界体系"（world-systems）理论，深入地探讨了这些渗透的形成过程。沃勒斯坦认为，资本主义世界体系在 16 世纪的欧洲产生以后，通过地理扩张和经济掠夺，到 19 世纪末，西欧殖民体系已在全球建立，从而完成了近代世界体系向全球扩张的过程。在世界体系向全球扩展的过程中，资本主义世界体系和未进入世界体系的国家以及地区之间存在着一种"融入"和"边缘化"的关系。伴随着资本主义世界经济向全球扩展，西方文明成为一种具有主导性的文明或强势文明，而处于边缘地区的国家的文明则有可能被边缘化而处于弱势地位。同样成熟于 20 世纪六七十年代的依附理论（dependency theory）进一步从政治经济学的角度来分析这种不对等的关系。该理论认为广大发展中国家与发达国家之间是一种依附、被剥削与剥削的关系。在世界经济领域中，存在着中心—外围层次。发达资本主义国家构成世界经济的中心，发展中国家处于世界经济的外围，受着发达国家的剥削与控制。该理论是新马克思主义的重要理论学派之一，集中分析了发展中国家的低度发展问题及其根源。

这些批判的视角让人类学的政治经济学派（political economy）深受启发，其致力于对较大规模的政治经济体系展开分析，试图以此对资本主义的世界性渗透及其后果展开批评（王铭铭，2005）。政治经济学派认为，当代社会的形成与转型和 15 世纪以来资本主义世界体系的形成、西方逐步成为世界中心、非西方成为边缘有着密切的关系。全球化时代的到来，让政治经济学派注重将传统小型地方性共同体的描述与近代以来全球化的矛盾关系结合起来，倾向于全面反映时代的文化潮流和现实，对大的区域的国家化和全球化的政治经济力量展开探讨（王铭铭，2005）。在研究内容上，文化、象征内容、市场网络、阶级或阶层形成及文化再生产等过程的相互作用状态，则是政治经济学派的侧重点。它通过将社会文化视野与宏观、微观的经济行为和政治过程同时结合起来分析，把社会群体研究与更大的地域性、国家性和全球性的人类社会相联系，把它与促使人类行为、信仰、态度和情感模式形成的社会关系结构联系在一起（辛格，2000），从而达到批判的目的。20 世纪 70 年代以来，这个学派也吸收了文化理论中的"文化霸权"概念，注重阶级意识、文化变迁与资本主义关系的民族志与历史描写。

政治经济学不是一种"庸俗"的权力学说和简单的平等召唤，它的价值论立场和对劳动力、商品、土地以及资本的分析性关照，可以与民族志对"人"与"物"的深描结合，并且对各个区域中出现的民族政策实践、资本运作以及社会关系提出批判与反思（黄志辉，2018）。因而，新兴的政治经济民族志（political-economy ethnographies）着重描述的是在世界各处出现的资本主义的主宰过程，以及对民族志主体的文化施以特殊影响和塑造的过程（Kuper，1999）。

政治经济学派的研究给人类学的发展提供了新的思路。因而在对这些"边缘化"的非西方社会展开研究时，人类学者不再局限于对其传统文化模式的探讨，而是将视野扩大到这些模式被冲击、渗透、改造以至消灭的过程。

（二）文本叙事与话语体系的重新反思

人类学不仅从宏观的社会视角对"异文化"地区的政治经济变迁进行批判，还针对文本叙事和话语体系的形成进行反思性分析。人类学家马尔库斯（George E. Marcus）与费彻尔（Michael E. J. Fischer）在 1986 年提出批评人类学的概念。他们认为，批评的目的和方法成为文化人类学的基本理论，涉及它的实践风格、它的主题和它在学术生产环境中的政治。对文本与话语的批判包括两种形式：一种对人类学文本和知识加以评论，另一种则致力于发明新的文本和话语形式，以期修正现代人类学。

在文本知识评论上，通过对人类学与殖民主义和现代主义之间关系的重新思考，引起了学者们对民族志展开解剖和批评运动。在殖民主义上，随着 20 世纪 80 年代《一本严格意义上的日记》《写文化：民族志诗学与政治学》以及《作为文化批评的人类学》等作品的相继出版，人类学通过对东方学的深入剖析，对文本的真实性以及呈现形式进行深刻反思，对研究者与被研究者的关系进行重新审视。在对现代主义的批判上，话语体系的形成过程是学者们剖析的内容之一。马歇尔·福柯对精神病学和临床医学等知识进行考古，考察这些知识得以建立的条件，从而揭示出那些被认为代表了真理或理性的知识实际上是权力运作的结果，进而指出现代理性通过建构系统的知识和话语体系将一切个人经验和实践整合进社会秩序之中，以毛细血管式的微观权力监控着一切（肖倩，2005）。

在文本方法创新上，"实验民族志"在批判的背景下应运而生。"实验民族志"包括三种类型：第一，为了克服整体论，实验民族志主张突出文化中的个人与人观；第二，为了避免把文化当成"异族"和殖民对象，实验民族志主张在描写中给予全球化重要地位；第三，为了揭开民族志的"客观科学"的面具，实验民族志主张人类学者应主动把自己当成"意义的创造者"，展开对权力和霸权的批评（王铭铭，2005）。因此，批判人类学通过两种方法达到反思的目的：一种是力图尊重被研究者对人的看法的人观与情感研究，另一种是把人类学者置身于世界权力格局之中，兼及社区与大社会体系的描写。

人类学也开始反思自身的角色，不再努力声称自己观察与阐释的客观中立，而是把自己当成卷入所发生事情之中的一员，"他者"也不仅仅是被动的研究对象，而是参与到其中的平等的一员，当地人可以像田野工作者一样呈现他们的文化。一方面，从认识论意义上，反对把人类学知识当成脱离于社会和政治经济体系之外的"纯粹真理"，承认人类学学者在素材整理和意义解说上的主观创造性；另一方面，从研究和写作方法上，主张把知识获取过程中人类学者的角色作为描写对象，并给予被研究者自己解说的机会。同时，后殖民思潮也促使人类学者在新的全球化体系中理解地方文化的变迁。立足于异文化研究，人类学的任务之一便是提供一种对西方的"文化批评"，揭示表现在文学、艺术、学术、传媒等领域占统治地位的意识形态的人为性以及自我吹捧的本质（赵旭东，2003）。受后殖民思潮影响的人类学学者，采取自下而上的视角，将文化看作日常生活实践，避开空洞的讨论，关注全球霸权在地方的表现形式以及地方对于全球化的反应等（杨小柳 等，2012）。因此，关于他者的文本叙事以及西方学者所固有的"话语体系"的形成过程，不仅仅要注重当地人的观点，还要将其放在更广阔的政治、经济、国际环境的视野中进行反思和批判，而文本呈现上则强调以反身性、科学性、关系性以及生活性为主要特征的民族志叙事范式（李银兵 等，2019）。

（三）身体、性别与情感的人观批判视角

社会建构研究在很长一段时间里强调了社会结构和个人的主体性，对"活生生"的人的身体问题讨论较少。社会法国哲学家和历史学家米歇尔·福柯最早提出了"生命政治"（biopolitics）的概念，关注了生命政治对人的身体的治理（Lemke，2010）。在对身体的反思上，福柯借用了边沁的"全景敞视监狱"概念，指出现代资本构建了一个无孔不入的、宏大又细微精致的现代灵魂监狱，监狱对人的身体与生命进行"无肉体痛苦"的、自律性奴役状态的监控（福柯，1999）。在这样的监控策略之下，权力通过精致的自律与纪律的规训技术得以隐秘地布展，从而深入人的身体、布控人的灵魂，进而达到形塑个人的肉体和灵魂的

目的，通过自律的规范性的"正常人"来达到维护社会秩序的作用。对人的身体的规训还体现在对个体生命的规训过程中。现代制度对人口优生学、人口健康水平、国家公共卫生、社会疾病预防等方面进行生命扶植性干预，从而实现人口规划的安全，其背后是标榜为"人权""民主""自由"的资本主义权力的治理逻辑，其目的是保证资本积累所需要的劳动力数量（彭树涛 等，2017）。

在福柯的批判下，社会运动将注意力转向了身体，包括身体对个人主体性的作用，以及精英文化和通俗文化对身体的言语构建（勒普顿，2016）。后结构主义和后现代主义批判性地指出，身体不再被视为既存真实，而是某类容易发生变化的知识和话语产物。建立在批判解剖学的身体的还原主义的基础上，建构论者则认为，"无器官的身体"（body-without-organs）不仅是医学的身体，还是身体本身，是具有认知、潜意识和情感的，并且是可以通过肉体体验到的。个体具有特异性，个体间的境遇及生发出来的情感和具身状态处于流动和变化之中，因此，身体永远处于制造和再造的过程中（勒普顿，2016）。身体不仅受到政治、历史、文化及社会关系关系的影响，还参与到这些关系的建构之中。具体到生命政治上，则是国家如何对身体实施监控，以及个人如何自我调节和规训自己的身体行为。具体到家庭上，家庭的性别分工则是基于女性的生理性身体以及生物性情感而展现出来的一种男强女弱的权力不平等状态（李银河，1997）。在劳动力市场，工厂内部通过层层的权力运作，通过规训、惩罚和乡缘控制等方式对流水线女性进行身体的驯服，从而达到性别身份的认同以及更好的控制（李银河，1997）。

而从性别角度，女性主义用"社会性别理论"来分析社会在劳动和日常生活中如何建构起一套性别规则，重新审视女性的身体和情感体验。传统观念将理性与情感对立起来，认为情感有着深刻的生物学基础，并将女性、儿童及穷人与非理性、本能或没有责任感等具有负面特征的东西顺理成章地结合起来（李银河，1997）。人类学家卢兹考察了太平洋岛屿伊伐卢克（Ifaluk）居民自17世纪以来的情感发展状况，指出以生物学为基础而产生的情感概念不仅是错误的，而且更大程度上是一种潜在的西方式的性别歧视，认为女人因为其生物学特征而天然比男性更加多愁善感，男人生来就比女人更加理性（Lutz，1988）。因此，许多学者用"社会性别"作为重要的批判视角，试图从女性的角度，用女性的经验来重新书写和叙述她们的生活、劳动和婚姻的历史。

三、批判人类学视角下的卫生与健康

人类学的分支——医学人类学具有很强的应用性，主要关注与卫生和健康相关的问题，其批判性视角深受政治经济学的影响，注重把社会群体的卫生健康问题放在更大的地域性、国家性和全球性的视野中进行考察。这种批判的视角与医学人类学专业相结合，产生了一些颇具影响力的概念和意义深远的研究。社会当中的不平等现象和各个阶级力量的不平衡对人们的医疗健康、保健方式和医疗护理等方面都会产生重要的影响（辛格，2000）。人类学通过批判性视角，揭示这些方面的不平等现象的发生过程及其深层原因。有学者指出，用批判的眼光来解决医疗健康问题之所以有意义，不仅是因为它关注医疗当中出现的各类问题，更重要的是，它把这些问题放在政治经济的背景下，用历史文化的眼光来看待。这样做的目的在于全面考察健康、疾病和治疗与文化、社会地位的联系（Morsy，1996）。因此，通过分析人类学在医疗健康领域的批判研究议题，可以为照护人类学的批判研究提供更好的研究思路。

（一）疾病、健康与空投医疗

对于什么是疾病，凯博文将"疾病"（disease）与"疾痛"（illness）区分开来的做法具有开创性的意义（Kleinman，2013）。从批判医学人类学立场看，离开社会背景而仅从生物医学的角度来讨论特定的健康问题会弱化基于环境、职业、营养、居住和际遇状况的社会联系（辛格，2000）。批判的视角让人类学将疾病视为缺乏部分生理性免疫能力，但更注重全面考察健康、疾病和治疗与文化、社会地位，乃至更大的社会群体、社会组织之间的联系，探讨其社会根源。

那么什么是健康？世界卫生组织（WHO）在 1948 年的《宪章》中指出，"健康不仅是没有病和不虚弱，而且是身体、心理、社会功能三方面达到完满状态"。在 1990 年，世界卫生组织进一步阐释道，"健康是在躯体健康、心理健康、社会适应良好和道德健康四个方面皆健全"。从批判的立场来看，障碍健康的因素主要包括社会地位的不平等、阶级、性别、种族和其他的歧视、贫穷、结构性暴力、社会疾病、被迫在有毒环境中居住或工作以及其他相关因素。因此，在批判医学人类学中，健康被定义为可以得到并控制基本的物质和非物质资源，在较高的满意度上维持和促进生活，必须在更广的社会文化情景中去评判（辛格，2000）。

而席卷全球的"全球健康"，也成为人类学批判的对象。现有的全球卫生治理体系以发达国家为中心，导致治理体系严重失衡，共同体意识薄弱，跨国集体行动困难重重，卫生援助常常附加政治性要求（晋继勇，2011；邱泽奇 等，2017；史本叶 等，2020）。比较常见的例子是通过派遣医疗队来进行跨国卫生援助。这一模式因为缺乏对当地社会的认知与理解，被批评为"空投医疗"（冯珠娣，2015）。"空投医疗"的卫生援助模式秉持线性的历史观，认为只有引入西方的制度与文化，才能实现医疗卫生的现代化。这种单向度的全球卫生治理实践实际上只是向发展中国家"输出健康"。"空投医疗"未能准确认识到不同国家或地区在发展程度上的差异及其在世界体系中的劣势地位如何影响了它们在卫生健康方面的表现，因而难以实现"全球人人享有健康"的目标（Farmer，2001）。另外，当前的全球卫生治理偏重对需要卫生援助的发展中国家提供直接的物质支持，包括现代制药、医疗技术和其他西医的快速治疗手段，而相对忽视了当地的政治经济结构和文化多样性，对疾病和社会苦难的认识脱离了本地人的生活情境；而且单边输出援助逐渐被多方共同参与的新模式所取代。

（二）叙事医学

近年来，医学人类学的叙事医学（narrative medicine）理论对于分析医学人文的相关问题有着重要的意义。疾病叙事（illness narrative）常常被理解为生病的人对他们的疾病以及疾病对他们生活的影响的叙述，也包括患者家属关于疾病对家人生活影响的叙述、关于疾病对家人与患者关系的影响的叙述。

对于人类照护的研究，叙事医学可以从两个方面来体现：患者体验与医护叙事。患者体验可以被理解为一个社会产物，它在形成日常生活的政治 - 经济力量和由社会决定的各类意义的"行为场"中被构建和重构（辛格，2006）。疾病叙事不仅是患者对个人身体变化的描述，由于当患者在叙述其生病经历时，是根据其社会角色、社会地位、个人过去的经验及对未来的期望构建疾病叙事的（Good，1994），也就是说，患者的疾病叙事体现在特定历史情境下对身体经验的诠释，这些诠释除了受到其所处内部文化因子的影响，还受到政治、经济及制度等外部因子的影响（日宏煜，2017）。批判医学人类学认为，针对患者的疾病叙事进行分析，可以了解患者在面对政治、经济与制度性力量时的认知过程（cognitive process）及人类行为（human behavior）。另外，医护叙事也十分重要。自20世纪90年代开始，用叙事方法对疾病进行的研究也在医学领域大量出现。医学领域的这一变化，与后现代文化中"医学—科学"这一宏大叙事的权威被削弱有关（Bury，2001）。西方医学实践从18世纪晚期开始就长期基于一套单纯的经验科学知识，简单地把疾病症状当作客观事实来对待（Foucault，2003）。20世纪70年代以来，医学人类学家与社会学家对这一套生物医学模式进行批判，指出生物医学用还原主义的方法把患者的情况简单化。他们试图理解疾病及其痛苦如何被患者体验，以及患者的日常生活如何被疾病影响。这与医生和医疗机构对疾病的理解视角非常不同。叙事医学让医护人员理解患者在生病过程中经历了什么。通过叙述提供医疗照护的经历，叙事医学也让医务人员理解在照看患者过程中自己经历了什么。这种通过对"异文化"的反身性反思与体验，批判了简单而机械的生物医学模式。

（三）结构性暴力与医疗霸权

约翰·加尔通首次提出"结构性暴力"这一概念，它是指由社会、经济和政治结构的不平等而造成资源分配和权力分配上的不公正，是直接暴力的根源（Galtung，1969）。他将结构暴力又分为政治暴力、压制暴力、经济暴力、剥削暴力，具体体现为父权制、种族主义、阶级、帝国主义等（加尔通，2006）。遭受结构性暴力的群体，由于社会结构与制度的发展对他们产生社会排除的现象，常常因为无法获得足够的社会资本而面临日常生活难以为继的问题。结构性暴力的施暴者并不是个人或群体，而是特定的社会结构或社会制度。从经济学的角度分析，结构性暴力本质上是资本主义对资源的掠夺和对劳动的剥削。因经济结构而形成的体制化的官僚主义、民族主义、宗教偏执、贫富差距、种族歧视、性别歧视、同性恋歧视、年龄歧视等，往往不被视为暴力。全球化经济是全球多种暴力现象的结构性根源之一。经济全球化冲破了民族和地区经济发展的藩篱，同时也加强了国际政治和社会生活的联系，使世界发展出现了"一体化"趋势。但是，全球化背景下的世界政治经济结构是不对称的，西方发达国家拥有经济强势和政治霸权，主导着全球化进程，影响甚至控制着后发展国家的经济和政治生活；而后发展国家在事实上被边缘化或半边缘化，其独立性被削弱，使得许多后发展国家的人民处于严重的暴力强制之下（汪幼枫，2009）。人类照护同样受到全球化的影响，在很多地区，照护者遭受到严重的结构性暴力，这些结构性暴力进一步加深了照护者及其所在地区的社会不平等。因而，运用批判的视角对人类照护的结构性暴力进行揭露是行之有效且十分必要的。

医学人类学Farmer的一个研究可以说明这个问题。在美国，结核病在无家可归者的临时收容所和监狱中的比例很突出。一旦感染，这些穷人更有可能成为活动性结核病患者，因为他们更有可能成倍地暴露在结核分枝杆菌中（这使得细菌由潜伏状态转为活跃），一方面，由于住处拥挤、通风条件差，生活于贫困之中的人增加了接触结核分枝杆菌的可能性；另一方面，贫穷和营养不良让他们的身体长期性地处于免疫系统破坏状态，从而增加了感染的可能性。而从社会文化上看，贫穷和歧视把患者置于不利的处境。由于他们已经弱化的免疫系统，他们可以得到的治疗的效果有限；由于贫困，结构性的居住不稳定、经济崩溃、社会危机使他们能坚持结核病治疗的可能性更小。正是由于社会性的因素，诸如贫穷、种族主义、性别歧视、放逐、结构性暴力等，导致了结核病在临死收容所和监狱中流行（Farmer，1999）。

被照护者由于遭受贫穷、种族歧视、性别歧视、政治弱势等结构性暴力，使得他们更加无力反抗这些结构性暴力，也使得他们的权利被剥夺，健康得不到保障，更容易遭受疾病的袭击，从而导致进一步的"因病致穷"问题而陷入不平等的恶性循环之中。

医学人类学批判的一个重要的现象就是医疗霸权。医疗霸权的研究主要关注两个方面：一个是医疗群体之间的权力不平等，另一个是地区之间的医疗资源争夺与控制。前者更为关注医生与患者之间的不平等互动、医生与护士之间的等级关系，批判了生物医学模式下医生话语权的绝对权威；后者注重的是在全球化语境下的西方强权国家对发展中国家的医疗资源掠夺与控制而导致的健康问题的批判，其中最为尖锐的当属西方医疗体系对非西方医疗体系的压制，也就是现代生物医学的主导话语权对传统医学实践的影响。

 ## 第二节　批判视角与照护人类学

一、照护人类学需要批判视角

有学者指出，用批判的眼光来解决医疗健康问题之所以有意义，不仅是因为它关注医疗当中出现的各类问题，更重要的是，它把这些问题放在政治经济的背景下，用历史文化的眼光来看待。这样做的目的在于全面考察健康、疾病和治疗与文化、社会地位的联系（Morsy，1996）。从这个意义上讲，在照护活动卷入全球的生产链之时，全球化视角对于全面理解各类社会照护的性质、特征、变迁以及与此相关的不平等现象有着重要的作用。因而，人类学政治经济学派的理论视角有利于将人类照护问题放在宏观的政治经济背景下，展示人类照护活动的历时性变化，从而展现人类照护的完整图像。

因此，人类学的批判视角与人类照护是相互契合的。通过人类学的批判，我们一方面可以看到人类照护活动中隐藏的政治经济不平等，这有助于凸显照护者的主体地位，让照护者发声，从而改变照护者的弱势地位和不平等待遇，进而提升照护的质量；另一方面还可以揭示出照护在历史发展过程中被政治、文化和经济建构的过程，从而看到照护者和被照护者所卷入的复杂权力关系。总之，从批判人类学的视角来看待人类照护，将有利于照护实践的运行更为良性和谐。

要想对照护进行批判，首先需要理解照护。作为应对社会苦难的方式，照护（care）从人类社会开始之初便体现出重要的意义。人类尊严的实现依赖于我们所受到的照护的质量（Wilkinson et al.，2016）。照护质量的高低，决定了我们人类能否有尊严地活着。人类社会自产生之始便存在着照护活动。照料是人类应对社会苦难的有形反应，它是爱的仪式、恢复力和修复服务，有助于重新理顺地方的道德世界，是最接近关于"人意味着什么"的生存定义的（凯博文 等，2017）。

然而，随着照护活动的日益丰富和人类社会经济的发展，人类照护活动出现诸多照护异化问题和不平等现象。一方面，从情感道德的角度出发，有学者指出，照顾活动无法被家庭外的同性质服务所取代（Finch et al.，1983）。照顾行业对情感与道德的弱化影响了照顾的质量（Balbo，1987）。

另一方面，伴随着照护的市场化，照护活动中的不平等现象随处可见。从资源分配的角度出发，"谁来照顾""谁能获得照顾"以及"照顾者与被照顾者之间呈现何种社会关系"这几大问题，将社会照护所涉及的议题推向了更广的社会层面。一些研究表明，照顾资源分配背后涉及了性别、族群、阶级、移民等社会议题，并与当地社会的文化脉络和制度结构相互交织在一起（蓝佩嘉，2009a；Boris et al.，2010）。"照顾"（care）成为一个三棱镜，折射出宏观的政治经济结构及社会历史变迁及其如何与私人家庭中的日常生活安排相联结（吴心越，2019）。照顾不仅仅是家庭私人领域中的日常生活安排，它同时折射出性别、阶级、市场、社会福利制度等多个层面的宏观社会议题。

又比如，伴随着全球化而产生的全球照护已经出现在全球各地的诸多方面，而这种照护的商品化并不是纯粹的经济形态变动，而是包含了复杂的国际、国内政治因素，与国际、国内政治格局密不可分。

因此，面对照护的异化问题以及不平等现象，学者不仅仅需要聚焦于微观层面的个体因素，更需要从更为宏观的视角来看待这些问题，结合政治、经济、社会文化、社会制度、全球化等角度来分析。具有强烈的反思性与批判特征的人类学，无疑是照护这一社会议题的最佳分析工具。

就传统意义而言，照料被认为由女性所具有的母性本能所决定。19 世纪以来，家庭照护与经济生产相分离，理性化的市场成为男性的领域，而女性的领域是家庭、爱与照料（Cancian et al.，2000），照护工作被认为是无偿的，由女性承担。然而，随着女性主义的崛起，女性逐渐进入劳动力市场，出现了如霍克希尔德等所谓的"第二次转变"（the second shift）（Hochschild et al.，1989）。因而，照护工作从私人领域向公共领域转变。照护出现在市场之中，变成一种有偿的工作时，出现了不同于其他类型情感劳动的特征。

在经济报酬上，照护的市场化使得照护工作变成了一种单纯的消极护理，而照护主体的报酬水平也因为其情感和道德特性而变得难以衡量（Davies，1995；Himmelweit，1995）。有研究者指出，当传统意义上归属于家庭中的照料工作遭遇市场时，由于只能用即时产出来衡量照顾工作的社会价值，照料工作中的情感照料（emotional care）价值被低估，照顾行业从业者通常无法获得与其付出的精力和时间相匹配的报酬（England et al.，1999）。这一方面是因为较高的收入一般被界定为对于专业化知识和技能的奖励，而照料性被认为是女性的本能性能力，并不需要专业知识；另一方面则是在男性主导的市场体系中，"照料工作被界定为女性的工作，因而价值被低估"（Cancian et al.，2000）。而且，在无限制地追求最大化利益的资本主义本性下，所有者和管理者会通过雇佣较低报酬的照料者和提供低工资的方式来实现工资成本最小化，这也会进而降低照料的质量和恶化照料工作者的工作环境，因而照顾行业对情感与道德的弱化影响了照顾的质量（Balbo，1987）。

二、照护人类学的批判三维度

每个个体在生老病死的生命过程中都离不开他人的照顾，可以说照顾是人类延续的基石。劳动是照护的基本特点，一般指事务性的实质性照顾劳动，与此同时，照护也意味着互动，尤其体现在照护者与被照护者的关系上，强调情感与面对面的互动（Abel et al.，1990；Duffy，2005）。凯博文指出，照护包括"实际行动（身体照料）、情感行动和道德行动"三个层面（Kleinman，2012）。我国学者吴心越提炼出照顾的三大研究主题——"照顾的性别框架""照顾工作的阶层化""亲密关系劳动"。实际上，人类的照护普遍存在着三个特征：劳动、性别、情感道德。因此，结合学者们的分析，本书将"劳动""性别""情感道德"作为照护人类学批判的三个维度。

（一）劳动

照护最基本的特点是劳动，具体体现在行动实践上，既包括事务性的照顾劳动（如洗衣做饭、打扫卫生、护理身体等实质性工作），也包括关系性互动。不同于一般服务业，照护的劳动过程包含着身体和情感的投入，同时又是一种亲密关系劳动，蕴含着公共与私人、经济活动与亲密关系、专业主义与情感依恋的多重张力（吴心越，2019）。

1. 照护公共化　随着社会经济的发展，原本属于私人领域的活动逐渐公共化，照护不仅走进市场，还进入了国家福利政策规划的范畴。照护的市场化使得照护工作变成了一种单纯的消极护理，而照护主体的报酬水平也因为其情感和道德特性而变得难以衡量（Davies，1995；Himmelweit，1995）。由于只能用即时产出来衡量照顾工作的社会价值，照顾行业从业者通常无法获得与其付出的精力和时间相匹配的报酬（England et al.，1999）。实际上，即使照护走上市场化道路，照护仍然被视为家庭内照顾劳动的一种衍生，这种衍生主要体现在照护的内容依然以照护弱小者和协助工作为主，如照顾婴幼儿和老年人、协助照顾家庭（如打扫清洁、做饭、洗衣等）。

随着全球化的劳动力迁移和区域经济发展不均衡，第一世界的富有国家越来越多地雇佣来自第三世界国家的移工承担照顾劳动。低度发展地区的贫穷女性流动到发达国家的富裕家庭中充当女佣和保姆等家庭服务工作者的角色，领取少量的薪水。Arlie Hochschild 针对这一现象提出了"全球照顾链"（global care chains）的概念[1]，指出照顾资源分配背后的全球政治经济不平等。Rhacel Parreñas（2015）则提出了"再生产劳动的国际分工"（international division of reproductive labor），她发现占据阶级优势的欧美国家女性从菲律宾家务移工那里购买低价的家务劳动，而后者又从菲律宾当地的贫穷女性那里购买更为低价的家务劳动，这里出现了两个国家女性之间的三层转包。

在"全球照顾链"下，第三世界的女性远离家庭加入到发达国家的家政服务市场当中，成为发达国家的家庭帮佣以赚取较高薪水来改善自己的家庭状况[1]。实际上，全球照顾链是发达国家继殖民时代从发展中国家掠取原材料后，在当代再次进行的情感剥削，这一灰色劳动力市场的无序化可能会威胁到照料的质量（Ehrenreich et al.，2004）。所谓情感的剥削，一方面，低发展地区的女性无法给自己的家庭提供良好的照护，另一方面，照护的情感劳动特性又使得照护的女性对发达国家富裕家庭的被照护者投入感情，这一感情联结阻碍她们对更高薪资待遇或工作环境的选择，因而进一步加深了不平等的照护结构（England，2005；Parreñas，2015）。

2. 照护阶层化　不同文化对洁净的不同定义，造成了工作的高低优劣之分，进而导致了照护的阶层分化。阶层化即社会阶层地位越来越明确，阶层边界越来越清晰，阶层利益越来越凸显。阶层化是基于"社会结构分化"这一概念提出的，指在社会变迁过程中结构性要素产生新的差异的过程，包括社会异质性增加和社会不平等拉大两种基本形式（孙立平 等，

---

[1] Arlie Hochschild. The manny chain [EB/OL]．2001-12-19. https://prospect.org/features/nanny chain/

1994）。阶层化的过程受到制度、权力、经济、全球化等力量因素的影响。照护工作阶层分化主要体现在，照护工作被视为一种"苦脏累"的工作，一种照护"不正常的人"的工作。有学者使用"阶层化的他者"来形容照护主体的阶层化现象（蓝佩嘉，2009a），指出性别、阶级与国族界线从结构到行动层面的互相缔结。

照护是"苦脏累"的劳动。"肮脏"作为一种社会建构，反映了主体对洁净与污秽的分类与划界。老人、病患和残障人群容易遭到社会的歧视和排斥，甚至被视为需要隔离的"污染源"，因此对这类依赖人群的照顾往往被视为"肮脏工作"（dirty work）的一种，从事这类工作的人也被社会污名化（Hughes，1962；Anderson，2000；吴心越，2018）。尤其当现代医学确立了"健康"与"正常"的身体样态，这些有缺陷的、衰弱的身体不仅被病理学化、异常化，其主体身份也往往遭到贬抑。照顾工作者需要面对疾病、衰老甚至死亡等"身体负面性"（nagativities of body）（Twigg，2000），与被照顾者的亲密接触也让他们蒙受社会歧视。

因此，照顾依赖人群的工作往往由社会结构中的底层和边缘女性群体承担，如中国内地的下岗女工和农村进城务工者，港台地区的东南亚移民，欧美社会中的亚裔、非裔、拉美裔移民，他们扮演的角色往往被社会忽视，却是整个社会体系运行不可或缺的一部分（吴心越，2019）。这种因为工作内容的文化建构而导致照护者被歧视的情况，实质上是社会文化观念、制度设计以及经济霸权相互交织而形成的结构性暴力。如在台湾社会，"外劳"往往被建构为一个次等阶级的"他者"，被大众媒体标记了"道德低下""卫生不佳""具有犯罪倾向"等污名化标签。而在种族区隔下，白人女性一般承担精神性的、互动性的照顾工作，或扮演监督管理者的角色，包含较多的露面机会，而少数族裔女性从事的则是肮脏、枯燥、繁重的身体劳动，而且往往在隐蔽的空间内进行，即"后台劳动"（back-room jobs），获得的报酬也相对更低（Glenn，1992；Roberts，1997）。随着全球化浪潮的出现和加剧，照护的阶层化更为突出。全球资本主义在多种不平等体系之间创造联结，而这些阶级化、种族化的照顾转包既源于宏观尺度上的全球不平等，同时也在日常生活中维系和再造了这种不平等结构，进一步加剧了照护的阶层化（吴心越，2019）。

此次新冠病毒感染疫情中，不同文化对口罩的态度反映出"肮脏"的社会建构。新华每日电讯2020年3月22日报道了欧洲人的口罩"脱敏"文化逻辑及其转变（桂涛，2020）。报道称，过去几个月，德国、英国、意大利等欧洲多国都曾出现过华人因戴口罩遭受歧视、谩骂的事件。70多岁的英国人尼尔德告诉记者："在英国，戴口罩的只有3种人——医护人员、建筑工人、抢劫犯。"欧洲是外科手术口罩的诞生地，但大多数欧洲人从小受到的教育是只有病人需要戴口罩，以防传染他人，从而形成了"戴口罩的人是病人"这样的刻板印象。在这样的刻板印象下，甚至连一些医务人员都因为口罩的"肮脏"隐喻而放弃佩戴口罩。欧洲对于口罩"肮脏"的文化建构加剧了疫情的蔓延，使其成为新冠肺炎疫情的"震中"，欧洲一些国家因未能采取最佳的预防措施而付出了极大的社会经济代价。"戴口罩"与照护的内容——病人、建筑等——相关，这些照护工作被视为苦脏累以及不健康的，是一种文化建构下的照护工作阶层化。而在这则报道中，我们也可以看到帝国主义的傲慢情绪，正是因为长期的殖民政治霸权、资本主义经济霸权以及文化霸权，使得西方发达国家对中国人的看法停留在"文明—野蛮"与"进步—落后"的偏见之中，从而对戴口罩的华人进行歧视和谩骂，无视病毒感染与蔓延的社会事实。人类学的批判视角不仅有助于解释照护工作阶层化的形成，还有利于我们理智地应对社会事件。

照护是照顾"不正常的人"的劳动。被照护者往往是自我照顾能力缺乏与缺失者，如婴幼儿、刚刚生育的产妇、刚刚手术后的患者以及老年人和残疾人。在这些群体中，有一种人是"不正常的人"。这一概念脱胎于历史上的"畸形人"（monstre）。福柯指出，畸形人的概念"主要是一个法律概念而不完全是生物学或医学的概念……是因为它对法律提出了挑战，构成了法律的障碍，引起了法律的混乱"，是由医生、精神病学家、法官、法学家、教师操持着划分的权力而建构出来的一个污名化标签（福柯，2003）。这些"不正常的人"本身就遭受着来自社会、体制、家庭等的歧视，而这些污名化的标签又反过来给他们的成长、生活、工作和学习带来很多障碍，这些障碍加剧了他们的心理压力和消极情绪，使其成为结构性暴力的重要受害者。对于这类人群的照护者而言，其工作因为污名化的标签而遭到社会的歧视，长此以往，这类照护者与其他工作者形成明显的差别，从而导致了照护阶层的固化。有学者指出，照顾资源的阶层分化一方面因照顾的商品化而加剧，另一方面也与中国长期以来的城乡二元体制，以及建立在身份和地域区隔基础上的碎片化的社会保障体系有关（吴心越，2019）。这些结构性因素共同导致了照护主体的阶层分化及固化。

（二）性别

照护的另一个特点就是鲜明的性别差异。长期以来，照护被认为是女性的天性或禀赋，女性是天生的"照护者"——这一观念深入人心，也被女性群体自身所内化，大部分照护工作都是由女性来承担，如家庭弱势成员的照护、月嫂、保育员、护工、护士等。

正是这种照料女性化的传统观念，将照料视为女性的家庭生活体验，它塑造了女性以照料（care）为中心的生活经历和自我认同（Graham，1983；Finch et al.，1983；Waerness，1984；岳经纶 等，2017）。女性主义学者特别指出这种家庭照料模式带来的性别不平等。女性对家庭照料的无偿付出导致了性别分工的出现，并由此带来了女性在社会权力与资源分配上的弱势情况（Parker，1981；Graham，1991；Thomas，1993）。针对女性的弱势权力，一些福利国家将照料纳入福利范畴，但是女性主义学者认为，以现金补贴的形式支持家庭照料者的形式，会导致女性陷入"强制利他主义"（compulsory altruism）的困境，实际上是把照料的责任又推回到女性身上，对女性构成了再次剥夺（Land et al.，1985）。由于女性主动或被动地承担照料的责任，女性更容易成为社会救济项目的申请者而被污名化（Orloff，1996）。

尽管有相关福利（比如产假、哺乳假、亲子假期）是为了补偿女性的照料付出，但这种补偿相对于男性而言，对女性的职场发展更为不利（Duvander，2008；Evertsson et al.，2011）。因为企业为了盈利和效益，不愿意为员工提供长时间的假期和福利，他们更愿意提拔没有照护负担的男性作为管理层。从这个层面来说，不管是女性主动退出职场而选择照护工作，还是女性放弃照护工作而选择职业发展，或者想要兼顾二者，都是困难重重的。

除了女性在照护市场上的弱势地位，她们的身体本身也成为照护的批判维度之一。照顾工作是一种特殊的"亲密关系劳动"（intimate labor）（Boris et al.，2010），需要付诸身体的行动。护士行业是一种服务行业，行业的特殊性要求护士与患者近距离接触。护士在工作的过程中，需要以自己的身体去感知和照护对方弱小、衰老或患病的身体，即"身体工作"（body work）。照顾必然包含直接的肢体接触，甚至需要直面对方裸露的身体和生理过程，这往往让照顾工作者感到抗拒和不适（Twigg et al.，2011；Buch，2013）。近距离接触，包括肢体接触与语言表情接触，使得护士难以拒绝或逃离可能来自患者的威胁，尤其是性骚扰，而这种威胁往往发生在女护士的身上。

从权力的角度来看，女护士遭受性骚扰的比例远高于工作职责相同的男护士，而这一现象同样存在于大部分职业场所内，即女性相对于男性更容易遭遇性骚扰，其根源在于男女权力的不平等，而这一不平等又追溯到两性的社会经济地位不平等，后者造就了男权社会的事实。在男权文化中，女护士更容易遭受性骚扰（Lee et al.，2011）。从职业等级来看，在封闭的、等级森严的医疗体系中，护士作为高层管理者的情况较少，而在科室内部，由于医疗技术的话语权主要集中在医生手上，医生的权威往往高于护士，使得处于权力弱势地位的护士容易成为被医生骚扰的对象（Cogin et al.，2009）。因此，只有揭示出女护士遭遇性骚扰的结构性暴力，才能从根本上解决这一恶劣的现象。

（三）情感道德

照护还涉及情感的付出。安格森首先提出，照料是一种情感（Ungerson，1990）。照料包含着爱的情感和道德色彩，塑造了女性在照料工作当中的道德优越感，强调照料者的个人责任、承诺、信任和忠诚（Graham，1983；Finch et al.，1983）。照料不仅仅是一种劳动，还具有情感与道德特性，因此照料行业并不能代替家庭照料，且无法实现同样的照料质量（Balbo，1987）。对于照护的情感道德性，凯博文特别强调照护的面对面互动与身体的"在场"（be present）（Kleinman，2012）。照料接近于两个联系紧密之人的礼物交换，交换的过程是双方的道德责任、情感体验和社会资本的体现（程瑜 等，2017）。可以说，照料发生在人与人之间、人与社会之间以及人与自然之间，实际上，照料是一系列社会关系的凝结。

随着照护的市场化，在无限制地追求最大化利益的资本主义本性下，所有者和管理者会通过雇佣较低报酬的照料者和提供低工资的方式来实现工资成本最小化，这也进而会降低照料的质量和恶化照料工作者的工作环境，因而使照顾行业对情感与道德的弱化影响了照顾的质量（Balbo，1987）。

批判人类学力图尊重被研究者对人的看法的人观与情感研究。批判人类学认为，所有的文化都有其自身的立场，而人类学者如果将自己置身于外，将难以获得当地人的真实想法，因此，对于异文化的他者，人类学者需要不断地倾听，并投入自己的感情去理解他们的处境和遭遇，唯有如此，才能显示人类学的现实价值（Fabian，2001）。在后殖民的批判思潮下，人类学开始反思自身的角色，不再努力声言自己观察与阐释的客观中立，而是把自己当成卷入所发生事情之中的一员，投入自身的情感。一方面，照护属于一种情感道德劳动，需要投入个人的感情，需要身体的践行；另一方面，在照护市场化的过程中，由于情感的存在，照护常常出现伦理失序和道德冲突的现象。因此，注重照护的情感道德特性，将有利于人类在照护活动中的社会关系正常化。

第三节　批判视角下的照护人类学案例研究

对照护的研究需要对照护者、被照护者、照护者与被照护者的社会关系、照护内容、照护质量以及围绕照护而产生的一系列问题进行分析，各种因素也往往交叉存在，因此，本节将通过麻醉护士与养老院的护理员两个群体，沿用人类学的批判三维度——劳动、性别、情感道德，对人类照护进行综合批判分析，并在这个过程中融入情感道德、性别不平等、全球化等内容，以展现批判人类学如何看待人类的照护行为。

一、台湾麻醉护士的边缘化

台湾学者吴净宁聚焦于手术室的"隐形天使"，分析麻醉护士在台湾医疗体制与职场上的边缘处境（吴净宁，2009）。在台湾历史上，麻醉护士维系着台湾百年的麻醉工作，但尚未加入专业的竞争行列，却已先被曾是亲密战友的麻醉医师摈弃在专业之外，从原先的把脉者、指导者、麻醉主力变成麻醉医师的辅助人力，而这一过程全都是在麻醉医师的论述中逐渐形塑而成的。在台湾，成为麻醉护士的正常渠道是通过考试，考上后从麻醉学员 1 年，麻醉技术员 1 年，然后再晋升为麻醉护理师，才能享有正常的核薪标准。除了这个渠道，还有一个重要的渠道，就是通过麻醉师的推荐。因为有麻醉医师的一纸推荐，可以略过紧张的遴选过程，直接成为正式的麻醉护士。这样的"包含"策略，不但可以让麻醉护士因为感恩而唯命是从，更强化了麻醉医师的权威地位。因此，麻醉护士为了能被"选中"，需要应对高压的临床实习过程，既要保证手术患者生命的安全，又要让自己完美地衔接麻醉医师的需求而取得他们的信任。因此，"抗压""积极""主动"这些特质成为一个麻醉护士所具备的阳刚形象，与此同时，具备忍受、顺从（by order）特质的麻醉女护士就成为了麻醉医师的优先选择。

鉴于此，吴净宁反思了麻醉女护士在医学科层制中的弱势地位的结构性原因。一方面，医学中心为一个庞大的科层组织，专业分工在医疗组织中并非是以性别中立的方式进行的，而是以医师专业为主、护理专业为辅的模式出现。有学者进一步指出，这种模式的出现，在于医生们通过学历与治疗（cure）构建自身的知识权力，通过经济效益来展现自身在市场化过程中的权威，通过"专业性"劳动让自己的劳动增值，这种专业化还通过医院科层制中根据专业而掌握相应的组织资源的方式来保证更大的权力权威和资源获取（马冬玲，2019）。因此在手术室中，占据组织中的优势位置和人事决策权力的麻醉医师对于麻醉护士的任用资格有着极大的影响力。

麻醉界的重医轻护模式在父权制意识支配下而得到进一步的加强。医疗组织结构仍倾向于以复制阳刚、忽略阴柔的方式来呈现权力关系。医护关系本质上是父权制思维，女护士在男性主宰的医疗劳动分工中占据从属的、非专业性的角色[1]，在科层组织中成为一种受支配和附属的群体，而男性则合理地享受着女性所做的一切。在麻醉界，这种性别区隔导致的权力差异十分微妙且隐蔽。首先，护理主管在选拔和征用护理人才时，重男轻女的意识形态主导着麻醉护士的性别"分工"，在高科技科室场域中优先录用男性护士；其次，护士长与护理部领导通过建构职场的强势形象来为护理团队争取利益，这反而巩固了专业和科层的阳刚主流优势。关注患者的保暖、介绍注意事项、减轻患者焦虑等"嘘寒问暖"的具有阴柔特质的支持与表达，既是组织对麻醉护士工作的规范要求，也是建构麻醉护士"照护"角色的最具体方式。医师希望麻醉护士能够按照他们的要求做事而成为良好的辅助对象，强调麻醉护士的顺从与"听话"，而她们正确与可行的建议往往不被重视。所以，麻醉护士的护理被建构成具有女性特质的工作，她的知识与能力也很难得到应有的尊重。简而言之，想要成为一名出类拔萃的麻醉护士，既要付出巨大的努力去抵抗女性特质并树立阳刚的形象，同时又要

---

[1] 马冬玲．"软"技术的社会建构及其不满：对护士劳动过程的质性研究 [J]．武汉理工大学学报（社会科学版），2019（5）：33-40.

在具体的工作过程中满足阴柔特质的照护要求，展现去技术化的照护者角色。

即使当护理人员经历层层考核进入麻醉界成为一名护士界的精英——麻醉护士，其在医疗科层制的升迁及获得好的待遇上仍然是困难重重且机会奇缺的。一方面，麻醉医师将自己认为不重要的工作推出去，同时也将认为重要的以界限包围了起来，不许麻醉护士碰触，从而麻醉师的"被允许"或"不被允许"成为其创造阶层差异的方式之一。尽管麻醉护士学会了很多技术性的知识与能力，但在麻醉医师刻意的"去技术"之下，无法被转换为控制与权力，所以她们的麻醉技术还是会不断地遭到质疑。这种质疑最大的证据在于一张"医师证书"。就因为如此，她们与"挂名"却从来不做麻醉的麻醉医师薪资有很大的差别。即使她们因为出类拔萃而成为麻醉界护理长，但部或科主任仍是以男性为主，成为护理长的上级领导。另一方面，麻醉护士处于一套完备的监督和控制系统之中，从事着繁杂而劳累的工作。从一早的麻醉医疗仪器检修开始，到结束一天的麻醉，麻醉护士的角色虽然重要，却没有受到重视，是一种"重"而"不重"的工作。有不少医院的麻醉护士工作职责涵盖的范围很广，从术前访视、术中监测到术后恢复照顾全都要自己完成。麻醉护士被设定在如此的角色之下，不仅被紧紧地局限在麻醉机旁边随时"监测"患者的状况，还宛如生产线上的女工一样，在其背后更有着一套完备的监督与控制系统。精密的高科技监测仪器，正是提供快速、全天候、确保被手术患者安全的技术物。管理者在麻醉组织中就是麻醉医师，他们去监督那些遍布各手术室的麻醉护士，从而造就了一个易于管理且有效率的麻醉医疗部门。但是对麻醉护士来说，她们则被视为与麻醉技术物连接的"被监视者"与"被管理者"。当麻醉护士每天进到不同的手术室中，接触不同的麻醉监测仪器时，就要学习如何去"适应"机器。而作为重要的医疗责任者，麻醉医师能够"理直气壮"地指责麻醉"麻"得不好。当手术过程中外科医师遇到问题"总要找个人怪"时，这个被迁怒的对象往往就是守在手术患者旁边的麻醉护士。

麻醉护士在操作高科技仪器时，他们不只是麻醉医师与被手术者之间的"中间者"而已，她们还是麻醉安全品质的实践者。因此，通过麻醉医生对麻醉护士形象的"阐释"形塑，政治人物与机构以及媒体的多方运作，强调了安全麻醉的重要性，并特意建构了麻醉护士等同于高风险的不良印象，使之呈现在大众媒体上的形象往往是负面与污名的。

吴净宁用批判的视角阐释了台湾麻醉护士在医疗领域的边缘地位的深层机制。这种机制不仅仅在于医护知识权力的差异导致其在医疗组织中的权力格局的差别，更在于根深蒂固的父权制意识形态进一步加强了这种权力格局的牢不可破。这种重医轻护的权力格局又反过来加深了医护间的阶层差异、劳动区别以及薪资待遇的不同。

二、养老院的情感劳动

"情感劳动"（Hochschild，1983）作为劳动研究和性别研究的重要概念，是在 20 世纪末第三产业逐渐凸显、服务行业从业人员不断增加的背景下提出的。它是指劳动者将"情感"作为劳动力出售给资本并进行管理以满足工作要求的过程，包括抑制消极情绪、表达积极情绪，以及进行适合给定情境的情绪展示等。

已有研究通过引入关系向度，将情感劳动中的劳客关系区分为"泛泛之交""拟亲属关系"以及处于两者之间的"熟人关系"三种类型（施芸卿，2016；张杨波，2022）。其中，"拟亲属关系"在照护劳动中体现得尤为明显，如家政工、医院护工、养老院护理员等岗位均在劳动实践中体现着丰富的情感劳动。

在当前老龄化程度持续加深、家庭观念与家庭结构不断转变的社会背景下，养老照料劳动的重要性被大大凸显，其中蕴含的情感劳动与情绪价值也成为亟需探索和研究的领域之一。已有研究表明，养老护理员的情感劳动既会受到宏观社会文化因素的影响，也会在具体的照料实践中被其他主体所形塑。

一方面，养老护理员的情感劳动会受到宏观社会结构与文化价值的影响。吴心越（2019）指出，照料劳动天然地内涵了"性别"与"阶层"议题（吴心越，2019）。崔昌杰[1]在养老院的田野调查也中发现，养老护理员几乎都是来自农村社会且缺乏养老保障的低龄老年女性，即便男性参与到养老护理实践中，也多是出于某种原因而不得已退出了普通男性的竞争圈。因此，无论在家庭中还是在社会化养老的背景下，女性依旧被期待着去承担主要的照料工作，并在其中付出着大量的情感劳动。与此同时，在照料的城乡格局上也呈现出一种"乡村服务城市"的特征，养老照护工作在既有的二元社会结构中被置于了职业底层，护理员们的情感劳动原先作为养老行业中一种不可替代且对服务供给至关重要的工作，在现实中其价值却被大大低估了。她们从事着繁忙的体力劳动与情感实践，却只能获得较低的酬劳。此种低收入与低社会地位的职业体验会导致养老护理员感到被边缘化和被贬低，从而引起负面情绪。这说明她们的情感劳动体验背后存在着结构性不平等和权力失衡。

社会文化价值体系对于老年人及相关工作的评价也会影响到护理员的情感体验。在一些文化中，老年人常常被视为健康问题和社会地位下降的象征，同时也被认为增加了家庭和社会的负担，而养老机构内的老人更意味着在家庭和社会中被边缘化甚至被放弃了。崔昌杰将养老机构比喻为一个"漏斗"，其"中空"的构造可以被联想为沟通"生者世界"与"亡者世界"的桥梁；其"大小口"设计，就好似老人从"大口"（原先正常的生活世界）进入"狭长的管道"（暗喻机构内生活的逼仄灰暗与不引人注目），最后从管道通向"小口"外的另一空间（亡者世界）。养老院作为衰老和死亡的象征之一，在其中工作的养老护理员无疑也在陪伴老年人一同"行走在边缘"，因此社会的文化价值体系将老年人连同其护理人员一并想象为负面、肮脏的形象，使其在社会中遭遇歧视和忽视，这无疑加重了护理员在情感劳动中的负面情绪体验。

另一方面，养老护理员的情感劳动也在具体的照护实践中被形塑与感受。崔昌杰[2]在田野调查中发现，养老机构存在"轮岗制"和"包干制"这两种管理体制，前者不论被照护者需要与否都必须值夜班、定时换班与巡房，而后者是将一片区域内的被照护者"承包"给护工，她们可以自由安排时间照护院民，不存在轮班与值夜班制度。实际上，多数低端民办养老机构出于成本考量实行了"包干制"，虽然在某种程度上意味着护理员的照护劳动更自由了，但同时也意味着护理员必须时刻关注老人的生命状态，并及时回应需求，这无疑是将照护需求的不确定性贯穿在了她们情感劳动过程的始终，从而加重了护理员的照料负担，引起了工作倦怠。

与此同时，在"边缘"行走过程中，老人的生理状态和情感交流能力也在不断下降，护理员在劳动过程中不仅要面对因失能而产生的繁重、肮脏的照料工作，也要面对老年人因社交隔离和认知能力下降而带来的大量情绪变化，譬如在养老院会出现"老人为了找人说话，

---

1 https://m.huxiu.com/article/668294.html.

2 https://m.huxiu.com/article/644557.html.

专门和护理员吵架来引起关注"的现象。由于照料负担过重，部分护理员会因为无法完全满足老人的需求而出现内疚、沮丧和无助感。但护理员并不只是需要面对和满足老人的照料需求，也要面对老人家属的照料要求和机构所有者的管理，在此过程中往往面临着家属的不信任投诉和资本的盘剥，"有的家属不理解我们，投诉说我们凶老人，老板就要扣你工资，他也是光说大话用小钱"。由于不断暴露在养老院这个充斥着衰老、疾病、疼痛、死亡和压力的场所，使得护理员在从事照护劳动的过程中极易产生情感疲劳。

从以上两个方面来看，可以发现养老护理员的情感劳动既受到了宏观社会结构和文化因素的影响，也受到工作场所中繁重、肮脏劳动和精神压力的影响。这些社会结构和工作经历加剧了情感疲劳和护理工作的污名化，对护理员的职业认同产生了负面影响。"我真是不想做，太脏了，我们就是为了混口饭吃，这个比讨饭的还臭，说的一点都不过分，回家都不敢和别人说"。

在社会的想象与期待中，照护工作应该是耐心、温情甚至是奉献的，但在实际的养老照料过程中却也充斥着许多负面情绪，如愤懑、不满、怨怼等。正如吴心越指出的，大众常常会将这些负性情绪或事件的原因归结为护工的低素质，而忽视了具体照护实践过程中情景的复杂性（吴心越，2021）。实际上，护工在照料过程中付出的情感劳动面临着来自被照料者、家属、资本甚至是国家等力量的介入和干预。苏熠慧通过将"管辖权"视角引入"情感劳动"，从而将养老护理员的情感劳动与国家、市场等更为宏观的力量建立了联系，但这些护理员并不是外部力量的被动接受者，而是在和各种力量互动中开展着"边界工作"，她们会依照具体情境对"专业"和"情感"进行重新划界，从而避免过度的情感卷入（苏熠慧，2022）。这实际上是一种自我保护的策略与手段，在有序安排好照护工作的同时，也能避免自己陷入无尽的情感付出与高标准道德要求中。

实际上，不只是养老护理员，医院护工、护士、家政工、殡仪馆里处理与死者身体相关工作的照护者等群体也都在实际工作中付出着大量的情感劳动，有着丰富的情绪体验。但这些照护工作却因为与被照护者的"肮脏"标签挂钩而被污名化，因为不被社会支持和尊重而让照护者产生疲倦感，因为繁琐的、累人的照护工作而引发照护者的情绪崩溃等负面情绪。而如果长期从事照护工作却没有从中获取工作价值，或者说这样的工作价值不为主流社会所承认，那么照护者在长期的照护活动中更有可能输出负面的情感体验，而这也会带来照护工作的高流动性。

第七章　日常生活与社会照护

《"健康中国2030"规划纲要》确立了"以促进健康为中心"的大健康观，全方位、全生命周期保障人民群众健康。"大健康观"反映了照护需求的增加。党的二十大报告推进健康中国建设。人民健康是民族昌盛和国家昌盛的重要标志，把保障人民健康放在优先发展的战略位置，完善人民健康促进政策。因此，关注日常生活中的社会照护已经成为新时代人类健康发展的必然要求。

第一节　日常生活研究的哲学回归与人类学取向

"生活世界"是20世纪初胡塞尔（Edmund Husserl）现象学中的一个重要概念，由此开启了现代西方哲学回归生活世界的重要转向（董彪，2012）。胡塞尔在《欧洲科学的危机和超越论的现象学》中系统地阐释了生活世界理论，他认为欧洲社会之所以陷入"危机"，是因为在追求纯客观、纯实证的科学时，"遗忘了"本来的生活世界以及其中的理性、人性和意义。因此要解决这个危机，就是要"回到实事本身"（回到事情本身），回到科学世界之前的"生活世界"（邵卉芳，2012）。所谓"生活世界"有两层含义：作为经验实在的客观生活世界和作为纯粹先验现象的主观生活世界（朱刚，2003）。对于这种客观实在的、可经验感知的、人参与其中的世界，胡塞尔有时候又称其为"日常的生活世界""日常的经验世界"和"周围世界"（胡塞尔，1988）。主观生活世界是一种相对的意义世界。尽管胡塞尔不否认作为经验实在的生活世界，但他重点讨论的是先验的生活世界。

把生活世界作为直接研究对象的还有维特根斯坦（Wittgenstein）、海德格尔（Martin Heidegger）、列斐伏尔（Henri Lefebvre）、哈贝马斯（Jürgen Habermas）、赫勒（Agnes Heller）等。维特根斯坦同胡塞尔一样，试图把生活世界当成自在的价值和意义世界，从而应以回归。海德格尔和列斐伏尔则将生活世界认为是一个全面异化的领域，进而加以批判（衣俊卿，2012）。哈贝马斯关注人与人之间的日常交往与现实互动对社会化过程、社会整合与文化再生产的重要意义（张彤，2015）。匈牙利哲学家赫勒开启了现代科学向日常生活的转向，她从哲学层面把"日常生活"从抽象的"生活世界"中剥离出来（李向振，2017）。她认为人类活动的本质是实践自觉，那么完全可以把日常生活定义为人类的"类本质活动"，自在性、既定性是迄今为止人类日常生活的特点，在不断重复的日常生活思维与实践中，人们不仅实现着自身的个体再生产，同时也实现着整个社会的再生产，因此，可以把"日常生活"界定为那些同时使社会再生产成为可能的个体再生产要素的集合（赫勒，2010）。她同时又从对日常生活的界定出发，对日常生活进行批判（武胜男，2017），她认为对日常生活的分析不能只强调衣食住行等具体的活动，而是应探索日常生活的内在图式。对于学者们对日常生活的论述，衣俊卿从中国社会特有的非历史感的文化模式和异常发达的传统日常生活世界的角度出发，认为我们在某种意义上更加接近赫勒对于日常生活的认识。同时他还在赫勒的基础上对日常生活和非日常生活作了区分："一般来说，所谓日常生活，总是同个体生命的延续，即个体生存直接相关，它是旨在维持个体生存和再生的各种活动的总称。与此相关，我们同时可以获得非日常活动的概念。非日常活动总是同社会整体或人类的存在相关，它是旨在维持社会再生产或类似的再生产的各种活动的总称"（衣俊卿，2005）。也即，日常生活研究关注的是个体的人，而非整体的社会或者人类。

20世纪中期以来，哲学社会科学从宏大结构性研究转向关注人们日常生活的研究。日常生活是社会宏观结构的基础，对日常生活的关注应该重视行动者的微观日常生活。阿尔弗雷德·许茨（Alfred Schütz）强调日常生活的主体性意义，认为个体经验是日常生活的基础。日常生活由于其主体性意义而成为社会实在，而且是人的多种实在中的最高实在，是其他各种实在的基础（李霞，2011）。个体"生平经验"在日常生活中具有决定性意义，因此在日常生活中应注意个体性与差异性。人类学家克利福德·格尔茨（Clifford Geertz）强调文化是意义之网，并运用"深描"等方式来阐释文化内涵。在人类学家对于日常生活的研究中，真正的文化并非来自哲学家们的建构，而是普罗大众的日常生活惯习，如布尔迪厄（P. Broudieu）所提出的惯习（habitus），是日常、平常的行为（张珣，2011）。人类学研究文化关注人们的日常生活。

日常生活问题是当代中国社会发展的核心问题和基础问题（郑震，2013），是我们不得不面对的问题，很多学者也对此展开研究。如常建华主编的《中国日常生活史读本》收集了海内外学者对中国日常生活史的研究，呈现了不同时期、不同区域的古人的日常生活（常建华，2017）。又如王笛在对成都茶馆的研究中，看到了国家是如何逐步深入人们的日常生活之中的（王笛，2010）。

在所有日常生活中，健康、疾病、衰老不是任何个人或者社会可以缺席的。因此，日常生活中关于生老病死等的研究显得尤为重要。余新忠从历史学的角度，认为应从社会文化史和日常生活史的双重角度出发来探究中国历史上的生命与健康（余新忠，2012）。人类学的研究则更加侧重个体微观层面的日常生活，如费侠莉（Charlotte Furth）在《繁盛之阴：中国医学史中的性（960—1665）》一书中，从医学妇科入手探讨女性生活，强调在日常生活中把握医学（费侠莉，2006）。余成普从身体研究的角度（抗拒的身体、被管理的身体、隐喻的身体、全球化下的身体）关注了器官移植病人的移植后生活，他认为无论是从身体的生物面向来说，还是从身体及其器官的社会文化面向来看，移植者依然处于一个无法被治愈的状态，依然终生携带着病人的身份，依然面对着因移植而破坏的生活世界（余成普，2011）。对于病人而言，移植体现在后半生每天的日常生活之中。

对于回归"日常生活"研究，我们发现人们日常生老病死的自然现象越来越被医学所控制，"自然"生命现象开始变得不那么自然。笛卡尔将身心二分，追求理性至上，而这成为了医学科学的哲学基础。医学以科学为原则，将身体当作被研究和治疗的客体。身体在医学领域的客体化体现在身体器官的对象化、身体的生化指标化和身体的影像化三个方面（张庆宁 等，2014）。身体的客体化过程消解了人的多元性，将活生生的人当作物来看待，是将人身体物化的过程。医学将疾病从病人身体中里剥离出来，只见疾病不见病人，更谈不上"看见"病人的生活。最经典的例子便是凯博文（Arthur Kleinman）对于疾病（disease）和疾痛（illness）的区分。在医学人类学领域，疾病和疾痛的概念区分具有里程碑式的意义。他认为"疾痛指的是种种鲜活的经验，是病人对疾病引起的身体异常和不适反应的切身感受"，疾病则是"医生根据病理理论解释和重组疾痛时提出或发明的"（凯博文，2018）。这两个概念的划分不仅仅展示了疾病的两种不同状态，即生物医学所定义的疾病与患者自身感受到的疾痛，同时还体现在医生和病人对于病本身和意义的认知。一般说来，经过生物医学训练的医生，往往从病人疾痛经验中看到的是疾病。在生物医学模式下，疾病被"客体化"和"科学化"，疾病的意义在于功能的正常与否、生命的延续抑或终止。而疾痛则是患者自身的患病经验，疾痛的意义相较疾病的意义而言要广得多，患者在忍受疾病的基础上，更要理解：为什么是我？患者的解释模式常常超越生物医学对疾病的狭隘理解（涂炯 等，2016）。患者自身将疾病"合理化"的过程，便是疾痛的意义。对自身境遇的意义的把握直接影响到患者的求医过程、心理状态、他对患者角色的接受与否，以及他和医生、家人、社会的互动方式，并最终影响到疾病的结局（高永平，2005）。医学人类学将疾病与疾痛区分开来，也为生物医学模式向生物 - 心理 - 社会医学模式转换提供了理论依据。

尽管医学模式在改变，但是仍然未能改变生物医学模式的主导地位。在现有医疗环境中，医学把疾病从日常生活中剥离出来。例如，某慢性病医院长期住院患者 F 婆婆（女，88 岁，以高血压 3 级极高危[1]收治入院）夜间吵闹。第二天查房的时候护工 X 姐跟 T 医生反映这个情况，T 医生立马问："她的睡眠药吃了没？"得知吃过之后，T 医生一直在思考如何调整治疗方案。经过深入了解 F 婆婆的日常生活后，发现 F 婆婆每天晚上 7 点就睡觉了，睡到凌晨两三点的时候就睡不着了。她的睡眠已经很充足，经常都会半夜醒来，但并不总是会让其他人[2]知道她醒着，只有当她白天有什么事不如意（诸如与子女或护工等有摩擦的情况）的时候，晚上才会吵闹[3]。所以，如果只从疾病的角度来看待睡眠问题是不能解决根本问题的，照护者应当关注患者的日常生活。

日常生活中的疾痛是带来困扰的根源。要了解疾痛，必须要关注患者的日常生活。近年兴起的叙事医学解释了生物医学话语体系与患者日常生活话语体系之间的张力。医者通过疾痛叙事看到医学以外更广泛世界，从而更加深刻地理解和帮助患者。在日常的就医行为中，"凯博文九问"则能有效地帮助医生了解患者的疾痛。"你怎么不舒服？""如何命名这种不舒服？""你觉得你是怎么得病的？""为什么你觉得它开始发作？""有多严重？长期还是短期？""对于这个病，你最害怕的是什么？""主要的症状有哪些？""你觉得应该如何治疗？""你希望从这个治疗中得到怎么样的效果？"[4]这样的询问方式，从主位的角度更加理解患者的疾痛，而并非在询问中抽离出疾病。疾病不仅在人的身体之中，也在人们的生活之中。疾病不只涵盖医学知识，更是潜藏着社会文化信息。

对日常生活的关注要注重它的情境性，郑震认为所谓在日常生活中即总是在特定的社会时空中，这也就意味着特殊的空间性和时间性的整体，亦即特殊的关系性（即空间性）和可能性（即时间性）的总体（郑震，2007）。人类学家埃文斯 - 普里查德（Pritchard）从时间和空间的角度展示了努尔人的生活（埃文斯 - 普里查德，2002）。我们应关注具体时空下的个人，关注他们的日常生活。

---

[1] 由于老年人多病共存的状态，此处入院的病因仅代表当次入院的情况，不能完全展示老人的疾病状态。

[2] 病房里住着三个人，两个病人和一个护工。

[3] 李海燕在某慢性病医院的田野记录，编号：20190813.

[4] Arthur Kleinman. Models for promoting culturally competent patient-provider communication. Kleinman's Nine questions model.

第二节　日常生活中的社会照护

一、日常生活中的照护

众所周知，人类的婴儿比其他任何物种的婴儿都需要更多的照护，以满足他们的基本生存需要。不仅如此，在之后的很长一段儿童期里，还要给予教育、情感等方面的照护，以确保他们作为个体有效参与到社会关系之中。恩格斯特（Engster）认为人类生存依赖于照护，照护是人类的基本需要（Engster，2007）。事实上，普遍的照护并不局限于婴儿和儿童时期，在生命过程中，我们可能经历的疾病抑或身体、情感的创伤，都意味着我们需要他人的照护（Barnes，2012）。照护广泛存在于日常生活之中，以至于我们常常忽视它的存在，出现"日用而不知"的局面。照护的范围很广，包括对婴幼儿、儿童、病人、老年人或残疾人以及垂死之人等群体的照护；照护的形式也多种多样，包括对身体健康、日常生活能力、心理情感、社会关系等全方位的照护。

人们在日常生活中，通过照护实践着人与人之间的关系。首先，照护是一种将个人和社会的关系概念化的方式（Barnes，2012）。人们通过照护形塑着与他人的关系，包括利用照护实践家庭角色、朋友身份、社会关系等。其次，照护涉及一系列价值观。人们如何认识照护深刻影响着照护行为。不同社会对照护有不同的定义，提供的照护也不尽相同（Leira，1994）。最后，照护是发生在一定情境中的实践活动。在具体的情境中，照护者经由照护行为实践着与被照护者之间的关系。

在日常活动中，人们通过照护实现着个人与社会的需要。美国心理学家亚伯拉罕·马斯洛（Abraham Harold Maslow）提出需求层次理论，将人类需求从低到高分为五种：生理需要、安全需要、归属与爱的需要、尊重的需要和自我实现的需要（马斯洛，2007）。生理需要指日常生活中衣、食、住、行的需要，是维持生存和种族延续的最基本的需要；安全需要包括预防各种物理、化学、生物等因素引发的伤害和经济灾难等的需要；归属与爱的需要是指被他人和群体接受、关注、爱护的需要；尊重的需要包括自尊和他尊的需要；自我实现的需要指个体渴望最大限度发挥潜能、实现理想和抱负的需要。他的需要层次理论基于两个出发点，一是人人都有需要，在某层需要被满足后，另一层需要才会出现；二是多种需要都待满足时，优先满足迫切需要，该需要被满足后，再满足后面的需要。这五种需要被分为两级，生理需要、安全需要、归属与爱的需要属于低级需要；而尊重的需要和自我实现的需要属于高级需要。人可能同时存在几种需要，但每一时期总有一种需要起支配作用。

马斯洛的需要理论主要强调的是个体需要，对人的社会性认识不足。默里（Murray）的需要理论弥补了马斯洛需求层次理论的不足。他把需要分为第一需要和第二需要两类：第一需要是指生理需要，具体包含对水、食物、排泄、避免伤害等12种需要；第二需要是指心因性需要，包括与学习任务相关的需要和与人际关系相关的需要两大类。他认为同一个人的不同需要是相互关联的。默里的需要理论是一种动机理论。童年的经验产生了心因性需要，不同人的不同需要是由个人的内部活动与外部世界相互作用而成的。照护的过程是人们需要被满足的过程。

人们在日常生活中实践照护，满足需要。日常生活为我们提供了照护的土壤和理解照护的途径。摩尔（Mol）认为需要在日常生活中来理解照护的逻辑，即什么是需要，以及给予和接受照护（Mol，2008）。Tronto 则认为在最普遍的层面上，我们应该将照护视为一种活动，为维持、延续和修复我们的"世界"所做的一切活动（Tronto，1993）。这个"世界"包括我们的身体、我们自我、我们的环境，所有这些试图编织成一个复杂的、维持生命的网络。

二、基于"互惠"的照护

照护是人类生存的一个基本条件，是一种互惠。在日常用语中，互惠是指两个群体或个人互赠给对方的东西，这种东西可以是具体的物质，也可以是精神层面的情感慰藉。在人类学中，互惠有着更具体、更深刻的含义。从霍布斯（Thomas Hobbes）开始，互惠被视为人类社会之基本原则的观念（赵丙祥 等，2011）。互惠长期存在于日常生活之中，是人类学家一直关注的问题。人类学家马林洛夫斯基（Malinowski）在《西太平洋上的航海者》中描述了库拉交易中纯馈赠的礼物交换关系。库拉贸易是一个区域交换系统，是建立在美拉尼西亚众多岛屿上关于贝壳臂镯（mwali）和贝片项圈（soulava）的交换。这种交换的物质不具备明显的经济价值，被认为是纯馈赠的礼物交换（马林诺夫斯基，2009）。莫斯（Marcel Mauss）对此提出质疑，礼物交换中是否真的存在纯馈赠、不期待任何回报的形式？后来，马林诺夫斯基吸纳了莫斯的批判，收回了最初的"纯馈赠"概念，转而提出互惠理论。互惠是连续的，是一系列的交换，也是一种社会义务。

莫斯认为太平洋的其他地区也存在着类似的、错综复杂的象征性商品交换制度，这种制度使得区域一体化，也为其他有形和无形的交换提供了渠道。莫斯的"礼物"包含三个要素：赠与的义务、接受的义务和还礼的义务。礼物交换理论上是自愿的，但实际上又是必需的。当一个人赠送礼物（可以是物质的，也可以是非物质的），接受者通常在一段时间后提供一些东西作为回报。他认为礼物有一种被称为"豪"（hau）的东西，它蕴藏着礼物之灵、礼物赠与者之灵。因此，在交换过程中，"豪"有一种魔力，总是试图回到原来的地方，它同时赋予和控制着赠与者和受赠者的力量。莫斯的互惠概念：礼物以对称的形式规范着转移运动、给予 - 接受和回赠 - 接受，这种对称就是互惠。莫斯认为波利尼西亚古代社会互惠是兑换荣誉与信任的手段。他认为从"互赠交换"的行为开始，互惠性既出现在社会层面，也出现在人际交往活动之中（茹科夫斯基，2014）。

经济历史学家卡尔·波兰尼（Karl Polanyi）在《大转型》中提出互惠与再分配、市场交换构成了人类历史上三种社会整合模式。波兰尼认为"互惠的交换"指的是以社会义务作为物品和劳力交换的基础，其交换目的是非物质性、非赢利性的（王铭铭，1997）。波兰尼认为经济活动是通过互惠与他人建立联系的手段。不遵守规则的人通常会被排除在关键的社交网络之外，付出的代价太高。他的互惠概念较马氏的互惠概念而言，范围更宽泛了，也更具有跨文化意义（格雷戈里，2001）。互惠广泛存在于社会之中，是社会关系的基础。互惠是人类生活的一个基本方面，它在信任和相互义务的基础上建立了持久的社会联系。

在许多文化中，人们会期待成年子女照护年迈的父母，这种照护责任隐藏着亲属关系的互惠逻辑：父母在子女年幼时给予了照护，孩子们应该在父母年老时照护他们（Engster，2007）。这种养老方式也就是费孝通提出的"反馈模式"（费孝通，1985）。"反馈照护"依赖于责任，依赖于所属文化之中的责任，而不是具体的规则或要求。当然并非说所有的照护行为都是基于先前已得到或是预期得到的照护，在整个生命过程中存在多种形式的照护关系。

标准的基于照护双方的二元互惠模式，以及简单的交换给予与接受的照护并不能解释所有的社会照护，需要通过社会和个人的关系来理解照护（Barnes，2012）。社会照护中的互惠是一套相互联系、相互嵌套的社会关系。萨耶尔（Sayer）认为人们的生活质量在很大程度上取决于他们所生活的社会关系的质量，以及人们如何对待彼此（Sayer，2011）。人们在照护中回应他人的苦难，也加深对道德、对社会的认识，这便是另一种形式的互惠。

凯博文在行医中接触了诸多医疗场域的照护，但这种把照护等同于护理工作的认识，并不能促使他深入理解照护概念，反而在照护患病妻子的过程中发现了照护是一种道德实践（Kleinman，2012）。医疗场域中的照护需发扬"互惠"的照护传统。护理是医疗场域中的重要的照护行为。在护理活动中通过护患双方的"互利"而互惠。护患双方相互作用、相互依赖。患方依赖护理活动实现身体的康复，护方经由护理活动掌握职业技能，并获得关爱他人的能力。最终，护理活动得到社会认同，实现价值。

另一位哲学家基塔伊（Kittay）因照护残疾女儿的经历发展了自己关于护理伦理的理论（Kittay，2010）。照护者通过照护他人的实践获得关爱他人的能力。照护以"做"的形式，或者"行动"的模式，存在于不同的层次和不同的领域（Kleinman，2015）。在"做"的过程中，照护作为道德经验开启了相互交换的过程（Kleinman，2013），形构着照护双方以及与社会之间的互惠关系。在此基础上，方能深入理解和回应他人的身体痛楚及社会苦难。

三、社会照护

社会照护的含义很广，包含的内容很多。从提供照护的方式来看，社会照护可以分为非正式照护和正式照护；从照护的主体来看，社会照护可分为家庭照护、社区照护、机构照护；为满足多元的照护需求，上述照护方式又整合形成了居家照护、地域综合型社区照护等。非正式照护依赖家庭成员、朋友、邻居等提供，以家庭成员所提供的家庭照护为主。正式照护则以机构照护为主，依靠专业人员提供照护。诚然，照护是一个整体，并不能截然分开。这些分类也并非绝对，以家庭照护为主的非正式照护，因疾病等问题也需要机构提供的正式照护。机构照护在提供专业护理的同时，也依赖家庭成员或亲友提供的非正式照护。下面将具体阐述每一类别的照护以及它们之间的关系。

（一）家庭照护

家庭照护依赖家庭成员提供照护，照护的场所发生在家庭。从世界范围看，家庭照护是社会运行的基本保障之一，社会中绝大多数个体的日常生活靠家庭照护维持（毛建平，2019）。日常生活中，家庭成员承担了主要的照护责任。通过家庭成员间的照护，照护者的身体、心理、情感等得到满足。家庭照护并不仅限于幼年、老年、疾病期间的照护，也包括健康人之间的照护。身体健康的家人之间，由于社会关系、社会矛盾引发照护需求，其他家庭成员给予照护。

（二）社区照护

社区照护以社区为依托，通过政府扶持、社会多主体参与，由社区组织等力量向社区照护需求人员提供生活照护、医疗保障、心理辅导、情感慰藉等服务。社区照护中，被照护者可选择在家中居住或者在社区提供的场所居住。社区提供比家庭照护更加专业化的照护服务。社区照护提供服务的主体更加多元，包括了社区专业机构、社区组织、志愿者组织、医疗服务点等。当前，工业化、城镇化、人口老龄化等社会问题使得社区照护也成为照护中必不可少的组成部分。

（三）机构照护

机构照护是被照护者居住在机构，接受国家、社会组织或个人通过机构提供的正式照护服务。这种照护方式的特点在于，被照护者一般集中居住在机构中，由机构专职人员、医护人员对入住者提供专业化的照护服务。机构照护有短期照护和长期照护之分，也有部分照护与全部照护之分。如医疗机构提供治病期间患者的疾病护理服务，患者的生活照料仍由家人（或聘请护工）负责；养老机构提供"全天候、全方位"的长期照护服务。

（四）居家照护

居家照护以家庭照护为核心，依赖社区力量，为需要照护者提供生活照料、专业护理、情感慰藉、社会交往等服务。居家照护对家庭照护内容的扩展和延伸，体现在以下两个层面：①提供照护的主体不再是单一的家庭成员，也包括社区、志愿者以及其他组织；②照护的内容更丰富，不仅有家庭成员提供的生活、情感照护，而且有社区专业人员提供的医学护理、心理疏导等专业照护。居家照护较家庭照护而言内容更多，较机构照护而言形式更灵活。居家照护与社区照护的相同之处在于，两者都同时依赖家庭和社区。但是两者依赖的程度不一样，居家照护更多依赖家庭，以家庭照护为主，借用社区力量弥补家庭照护的不足；而社区照护则更依赖社区，以社区力量为主，家庭力量只是其中需要整合的一部分。

照护的"照"有照顾、照料之意，是对生活层面的照护；"护"侧重于护理，是对身体、情感等层面的护理。照护概念应超越护理的概念，凯博文强调家庭照护，反对那种提到照护就认为是专业机构照护的观点（凯博文，2016），更多的照护是在家庭和社区中进行。照护（护理）应走出医疗机构，走进社区和家庭，关注照护的社会文化属性，形成一种全社会关注的、超越生物学护理范畴的、以互惠为基础的社会照护模式。照护弥补市场的局限性，不仅是人类道德世界的基础，也是社会实践的基础，是人类社会的基石。社会照护关乎多群体日常生活中的方方面面，所以对日常生活中的社会照护显得尤为重要。

第三节 日常生活中的全人、延续、社区护理

从人类学的角度讲，照护是为他人的健康需要而投入的个人的、本能的、情感的工作。在照护实践中，我们成为了一个整体，我们构成了一个社会，我们作为"人"而存在。社会照护在人类社会秩序和生命历程中至关重要。生老病死都是需要照护的，从这个意义上说，社会照护是人类社会的基石，日常生活是社会照护的土壤。当今社会，医学化使得人们生老病死的生命历程与疾病相关联。因此，我们将以与疾病相关的照护案例阐释日常生活中的社会照护。

疾病是日常生活的一部分，疾病的认知、诊疗等影响着照护行为。疾病不仅是生物性的，而且是生物性与文化性的交织。疾病照护也不仅仅是医学护理，更是超越疾病的全人护理。疾病照护也并非仅限于家庭照护，而是医院、家庭、社区等的延续护理。

一、全人护理

简单来说，"照护"一词包含生活层面和身体、情感等层面的护理。但人是复杂的个体，照护并非限于上述简单二分。人类学强调人是一个整体，相应地，照护应是基于身体、情感、行为、环境、关系等的整体性照护。照护应是对"整体人"的照护，也即"全人护理"。

全人护理的基础是人文护理。人文护理是由美国学者华生（Watson）提出的，她认为护理实践的核心和本质体现在人文护理中（Watson，1979）。她坚信专业的护理活动有赖于科学性和人文性的结合，而这种结合恰恰体现在护患之间的照护活动中。华生认为护理的本质是照护，护理中的人文关怀实际上是一种充满爱的人际互动，以此帮助他人实现生理、精神、社会文化等全面的健康。

1979 年，华生在《护理：照护的哲学与科学》中首次提出关于照护的假说。1985 年，她的第二本专著《护理：人文科学与人文照护》丰富了人文护理理论，更清晰地阐述了照护的概念，提出人文照护的假说（Watson，1988）。华生关于照护的核心假说如表 7-1 所示。

表 7-1　华生人文护理理论中关于照护的假说（Watson J.，2008）

《护理：照护的哲学与科学》（1979）	《护理：人文科学与人文照护》（1985）
• 照护必须通过人与人之间的互动才能得到有效实施 • 照护包含关怀性要素，以满足人们的需求 • 有效的照护可促进个体和家庭的健康与发展 • 照护者需用发展的眼光看待个体 • 照护性的环境为个体潜在发展提供可能，同时允许个体为自己选择最佳行动 • 照护将生物学知识与人类行为知识进行整合，以促进健康，帮助患病者 • 照护是护理的核心	• 照护是最普遍、最巨大、最神秘的心灵能力 • 照护与关爱是人性的基石，但常常被忽视或遗忘 • 人类社会的生存发展依赖照护与爱 • 护理是一种照护职业，它所承载的关怀理念、伦理道德和职业实践的哲学理念，将影响人类文明的发展以及护理在社会中的使命 • 学会关爱自己是学会照护他人的前提 • 护理总是以照护的立场对待人们的疾病与健康问题 • 照护是护理实践的核心 • 照护只有通过人与人之间的互动才能得到有效实施 • 照护的价值观、知识、临床实践是本体论、认识论和临床共同作用的结果；实践活动是专业维持和推动的动力

华生非常强调护理实践中的人文性。她认为照护是护理实践的核心，人们在学会关爱自己的同时照顾好他人。华生认为以往对于健康照护的认识存在着许多误区，其中最普遍的是将健康照护等同于医疗照护，涵盖疾病诊断、治疗等内容，而实际上健康照护的内容要广得多，包括生活方式、社会条件、环境等。健康照护活动、经验、问题和过程都超越了单纯的疾病照护。影响健康的主要因素是与人们的生存环境、社会条件和生活方式相关的。因此，照护也与之相适应，不同社会存在自己特有的照护方式。

护理结合关于健康和疾病的情感、认知等领域的理论，要求对健康、疾病和康复的生态、社会和家庭等各类环境以及个体心理的综合考虑。人文护理范畴本就是对人类健康的整体研究。人文护理关注整体健康，强调在整体社会文化环境中理解护理实践。整体观视角下的护理实践认为不能将患者作为一个独立的个体，而应该放置在相应的原生文化、家庭、职业背景之下理解，实现真正意义上的全人护理。

下面将以重症监护病房这一特殊医疗场域以及普通病房的医疗场域的全人护理案例阐述全人护理。

（一）重症监护病房中的全人护理

全人护理要关注到病患的身体、心理、社会以及灵性等方面的完整护理照护。在重症监护病房，全人护理是一个综合的、整体的又有阶段性的多维照护。一方面，重症监护病房患者多为疾病或脏器受损的重、急、危患者，他们与家属在面对患者身体状况的突然变化时，极易产生创伤后应激障碍（post-traumatic stress disorder，PTSD），需要心理精神上的抚慰。另一方面，重症患者病情危重、变化快，有的病患即使经历了艰苦的抢救，仍然可能面临疾病无法治愈、死亡不可避免的生命胁迫。对于重症患者这一特殊的病患群体，该如何实现对他们的全人护理呢？下面将通过吴杏兰关于重症监护病房的愿望研究中的案例，阐述重症监护病房的全人护理。

个案一　　从愿望看住院患者的全人护理需求（吴杏兰，2022）

进入重症监护室治疗意味着进入生命的灰色地带，患者的治疗往往陷入混乱、胶着的状态之中。此时的医疗决策将变得十分困难，而沟通则变得非常重要。疾病叙事意味着医护需要明白患者家属的治疗意愿，这些意愿将决定着医疗决策的走向，意味着患者的生死抉择，意味着医患关系的下一步走向以及可能的医患纠纷。

在这里，患者家属所处的文化、经济及家庭背景，以及社会环境（医患关系、医保政策、社会对技术及死亡的态度）与医疗体制实践纠缠在了一起，相互影响。医疗决策共识的达成，不仅需要多阶段的螺旋叙事，还需要从多重叙事中凝结出共同的愿望，从而指导医疗决策的进行。

而通过多次医患沟通过程，可以发现患者及家属基于他们自己的条件表达了各种各样的愿望。患者及家属不仅有医疗上的愿望，还有非医疗性的愿望。这些愿望并不是单一的、无联系的，而是多元而庞杂的。本研究将愿望从身体、心灵与社交、经济和文化习俗四个方面加以概括总结。

关于身体方面的愿望，主要体现在两个方面，一个是生命体征的维持，另一个是症状的控制。生命体征的维持往往与重症监护室的救治原则相吻合，也是最常见的愿望表达。在症状控制上，愿望则是尽可能地减少患者的痛苦，最大程度地提高患者的舒适度。具体而言，患者与家属希望能够减少创伤性的治疗，以及使用镇静镇痛药物和措施以减轻痛苦；在护理方面，希望能够改善患者的卧床环境和病房环境，并给患者翻身、按摩、擦洗等护理，让患者感到舒适。对于意识清醒的终末期患者，其表达的关于身体方面的愿望会更为细致而多元，会增加喝水、润唇、安静、保温或降温、洗漱、洗头等具体的愿望。

关于心灵与社交的愿望，重症监护室的封闭环境和高密度治疗护理情况，以及创伤性治疗，让很多患者产生心理问题，因而对心理疏导和精神抚慰的愿望较为强烈。这方面的愿望包括期待有人能与之沟通交流、能得到安慰、有亲友的陪伴、有熟悉的声音、有温暖的画面等。对于那些没有意识的终末期患者而言，这方面的愿望往往由家属提出，如有的家属会要求在病房使用患者平时用的收音机、音频播放器等，创造温暖而熟悉的氛围。

患者的经济状况也是一个重要的关照层面。不同类型的医疗保险往往意味着患者对于医疗卫生资源的可及性大小，在重症监护室则意味着患者的经济资源能支撑患者在其中进行何种程度的治疗以及多长时间的治疗。在本论文中，经济的愿望更常见于经济支持能力不足的情况。重症监护室高昂的医疗费用很容易吓退经济能力较差的病人。现代医疗体系是一种道德经济体系。医生被视为资源分配的守门人，其工作对患者及利益相关者的健康计划负有财务义务[1]。医生需要与患者及家属进行反复的协商，必须更加关注患者在经济方面的愿望。而积极治疗的愿望往往发生在健康社会阶级的上层之中，而在地方医院的重症监护室中，放弃治疗的情况比较常见。

文化习俗的愿望也十分常见。在重症监护室，最常见的文化愿望则是对长寿的表达，这也促使了积极治疗的进行。有的患者和家属从传统文化的"圆满"要求出发，让患者努力度过重要的人生节点或国家传统喜庆节日，从而实现"善终"。而医护人员也深谙此道，明白这些愿望的文化意涵。医患沟通过程中，笔者常常听到家属要见患者一面，这种愿望往往与传统文化中对于临终患者的风俗习惯的具身表达有关。此外，还有一种文化期待，则是落叶归根。家属想要让老人得到善终，满足宗族认可的文化规则，让老人死于家中。因此，这样的文化规训影响着重症监护室老年临终患者最后的医疗决策走向。

通过愿望叙事，展现了患者家属所处的文化、经济及家庭背景，以及社会环境（医患关系、医保政策、社会对技术及死亡的态度）与医疗体制实践纠缠在了一起，相互影响。本研究指出，不同的愿望叙事体现了患者及家属的治疗态度和治疗需求，患者及家属的愿望是患者一系列社会关系的凝结，展现了政治的意图和经济的考量，带有浓厚的社会文化意涵指涉。重症监护室通过对患者及家属愿望的重视，综合评估患者的治疗状况，制订一系列愿望计划和清单，努力实现对患者及家属的全面照护。

在重症监护室这一特殊场域中，患者除了生理症状外，还有许多心理、灵性、家庭、社会的问题，是身、心、灵及社会层面复杂的"整体苦难"煎熬。如何实现对患者及家属的全人护理，该文章提出的愿望为照护人类学研究健康、医疗与文化提供了一个临床考察的有效路径，使医护人员能在疾病治疗的不同阶段对患者进行跟踪调查，收集疾痛叙事，了解他们的愿望诉求，并结合已有医疗护理条件和患者的治疗状况，整合这些愿望诉求，充分理解患者的主体诉求和话语的问题指向，及时做出判断，努力实现愿望清单，照护患者及家属，实现全人护理。

（二）普通病房中的全人护理

全人护理应是从人类学的主位角度来了解患者的需求，掌握患者对于治疗的认知，从

---

[1] Rie M A. The Oregonian ICU: multitiered monetarized morality in health insurance law [J]. The Journal of Law, Medicine & Ethics, 1995, 23（2）: 149-166.

而提供相应的解决措施，使得护理效果更佳。以主位的视角，运用人际关系学、护理心理学等多种人文知识去认识患者、理解患者、关心患者，明白患者如何看待治疗，需要怎样的治疗，从而提供相应的护理。了解每位患者的照护需求，患者的满意度会更高，护理人员的工作也会去除传统的程式化，更加贴心，才能实现人性照护，实现全人护理。但是在实际状况中，只从客位视角为患者提供机械化诊疗护理的情况仍然十分常见，这种状况可从医患知情同意沟通中加以分析。下面以龚霓等人发表的《知情同意在中国广东的实践：一项基于住院患者视角的质性研究》一文中住院患者知情同意的案例，阐述全人护理中患者的自我照护需求。

个案二　从知情同意看住院患者的全人护理需求（龚霓 等，2018）

随着经济的发展，中国深化医疗卫生体制改革以提高医疗卫生服务的质量。然而，由于信任问题导致医患关系恶化，进而使得伤医杀医事件层出不穷。知情同意被认为是一种建立医患互信的有效方法（Nie，2002）。知情同意权让患者自主决策，与医生在医疗决策上进行对话，解决医疗专业人员和弱势患者之间的权力失衡。在这种范式下，医生的义务是提供适当和充分的关于患者病情和可用治疗方案的医疗信息、知情同意书，并考虑患者的自愿选择和决策能力（Fields et al.，2015；Petrila，2002）。知情同意的概念起源于西方自由主义精神，但在儒家模式中，个人自主权让步于家庭利益，患者的医疗决策往往由家庭做出（Chen，2009）。为保障患者自主权，知情同意被纳入了法律法规并实践于临床当中。尽管医学院增加了知情同意的教育培训，但技术技能教育培训仍然是重中之重，道德伦理培训得不到重视（Liu，2016；Shi，2012；Zhao，2011）。临床环境中持续存在高度不信任状况，那么患者又是怎么看的呢？

龚霓团队于2014年2—8月在中国广东省三家医院选取了18岁以上的71名术后住院患者进行深度访谈。该团队从知情同意这一内容出发，考察日常医疗实践活动中住院病患对全人护理的需求和认知。

所有参与者均表示，他们已签署通知手术的同意书。然而患者是按照医院的规定签署了这些表格。这表明患者在医疗信息获取上存在困境，从而导致做出基于不完整信息的同意。从实证数据中可发现，知情同意过程的障碍在于信息提供不完整、医患间存在医疗知识差距，以及医疗信息获取过程中医患缺乏互动。

在医学实践中，患者获取信息的权利是参与临床决策的先决条件，医生应该给予患者关于其病情的必要信息，充分告知治疗选择方案及潜在的风险。然而，完整的医疗信息提供没有嵌入医生的日常工作中。一是体现在临床决策上。医生与患者在临床决策上的时间十分短，导致患者无法从医生那里得到充足的信息。即使医生有足够的时间，也会漏掉很多信息，往往用"不用担心""常规治疗"等话语搪塞患者，并让患者按照医院常规程序签署知情同意书以保证治疗顺利开展。二个是关于账单信息。患者每日收到账单，却未得到相关项目的解释，导致患者认为医方存在以赚钱为目的的过度治疗。

医学知识差距是导致知情同意不顺畅的另一个原因。由于医学知识差距，患者无法完全理解医生提供的信息。有医生表示这是因为患者的理解能力有限。实际上，在医患沟通过程中，医生使用了大量的医学术语和缩略语，这在无形之中增加了理解的难度，最终使得患者无法清楚医生给出的治疗方法是怎样的，只能被动接受医生的临床决策建议。当他们感到无能为力时，求助于非正式渠道（如亲友与搜索引擎等）是一种常见的策略。医生既没有试图了解患者的价值观和看法，也没有积极研究这些价值观和看法对于医疗实践的意义。

当患者得到的解释不足时，误解将会进一步产生。患者可以就诊断及治疗的疑问再次咨询医生，但是医生未必能够提供咨询的机会。患者想要寻求其他更舒适的场合来咨询信息，如走廊或者咨询室，但是医生一整天都在病房、诊室里忙碌。当患者提出咨询时，常常感觉医生通过肢体语言和语气诋损他们，或对患者的诉求并不感兴趣，表现出不耐烦。这背后的原因与整个医疗卫生系统资源分配不均衡有关。中国的医疗资源向大城市大型医院集中，大量病患涌入大医院就医，导致医疗挤兑，大型医院必须应对繁重的工作量，导致医生可能没有时间和精力与患者一一沟通互动，这进而给患者一种不友好的体验。

这篇文章从患者的视角出发探讨了患者的知情同意困境。从力量动态论的角度出发，传统的医患关系是以医生为中心的和家长式的，而知情同意则是为了重塑医患之间的权力结构，通过限制患者的权力而增强患者的自主决策权。但知情同意的关键之处是信息的充分沟通。患者认为医生只提供了很少的信息，对关键内容也未提供详细的解释。这一方面可能是医生缺乏沟通技能的培训，另一方面是在中国复杂的医疗环境中医疗体系的资源不均衡分配导致的。反观西方发达国家的做法，他们已经将人性化护理以及以患者为中心的照护嵌入医学教育培训和临床实践当中，从而实现良好的医患关系。因此，本研究建议：①医疗政策制定者需提高医学院教育课程中沟通技巧、医学伦理道德技能等方面的人文训练；②医院应该确保知情同意书的签署及过程监督；③安排相关机构介入以改善医疗服务。

知情同意强调以患者为中心，以患者的需求为核心，实现人性化照护。尽管相关法律法规已经确保了知情同意执行的程序，但是在实践过程中却并未发挥它对于患者赋权的作用。那么，其根源是什么呢？为了回答这个问题，需要从患者的角度来探讨。从访谈材料中可以看出，患者对于知情同意的签署过程十分不满。知情同意在医疗实践中沦为一种形式，作为医院的常规程序被应付了事。从患者的角度出发，医生未积极传达医疗信息，信息也未被患者有效接收。医生在诊疗的过程中并未提供完整的信息，而医患间巨大的医疗知识差距以及医生对于患者咨询的不友好肢体语言和语气导致误解的产生，当进一步的解释被繁忙的医生拒绝或忽视时，误解和矛盾将会积累。这一文章从患者的主位视角出发，明晰了基于知情同意签署过程而积累的医患矛盾产生的原因。在生物医学治疗的实施过程中，只有医护人员充分关注并理解患者的主体诉求和话语的问题指向，只有充分尊重被照护者的主体性，才能实现真正意义上的全人护理。

二、延续护理

延续护理（continuity of care）是一种新型护理模式，强调护理内容的连续性和一致性（刘敏杰　等，2015）。这种模式将医院护理服务延续至家庭或者社区，从整体上关注患者的健康需求，并提供延续服务。延续护理是根据患者的健康需求提供的住院期间和出院后无缝衔接的护理（Haggerty et al.，2003）。2003 年，美国老年病协会（American Geriatric Society）将延续护理定义为：通过系列的护理活动设计，确保患者在不同的健康照护场所之间以及不同层级健康照护机构之间转移时得到协调性和连续性的健康照护服务。通常通过医院制订的出院计划指导患者回归家庭或社区的护理活动（Coleman et al.，2003）。延续护理实现患者在医院内和医院外之间生活的平稳过渡（Schaefer et al.，2006），同时帮助患者及其家属或照顾者提高其自我护理和疾病管理的能力（钱春荣 等，2010）。延续护理是将护理活动延续到患者生活的时空之中，是一个延续的服务体系。延续护理从治病的医院到患者的家中，既解决了患者疾病急性发作期的治疗护理问题，也解决了患者出院后的康复甚至再发疾病等问题。这种方案逐步运用到慢性病治疗中，如脑卒中、高血压、糖尿病、慢性阻塞性肺疾病、肿瘤、心血管病等众多威胁人类生存的慢性疾病（杨倩蓉 等，2014）。

延续护理的重点是强化照护者与被照护者之间的关联。也即强调护理人员与患者、出院后照护者之间的关联。出院后的照护者为患者提供的照护至关重要，直接关系到患者的身体恢复和心理健康、社会关系的重建等。在非医院照护场所中，照护者是否具备医护知识、了解患者各方面情况非常重要。延续照护强调医护人员和家庭成员（或聘请的照护者）共同照护，亲情陪伴对于治疗和减小患者心理压力、重建患者社会关系具有重要意义。但是很多照护者缺乏医学常识，使患者得不到有效护理。并且照护者因工作等原因，不能及时监控患者病情发展，不能和医护人员有效沟通病情变化，影响康复效果。因此，延续照护显得尤为重要。

延续护理包含信息的延续、关系的延续、管理的延续等。信息的延续是指患者入院前、入院以及出院后的信息是延续的，患者的护理信息并不因出入院而断裂。关系的延续是指护理关系不因护理场所的变化而终止。患者和照护者形成长期的护理关系，建立持续性联系。管理的延续是指对疾病、患者的管理是延续的，根据患者的情况做出实时调整。下面以阿尔茨海默病患者的延续照护来具体阐述。

阿尔茨海默病（Alzheimer disease，AD）又称老年痴呆，是持续性的老年患者智力损害，表现为情感障碍，思维、计算、记忆、定向力及人格改变而出现日常生活能力丧失和社会适应能力减退（盛树立，2006）。阿尔茨海默病是一种与家族遗传和年龄增长相关的退行性疾病，多发于 70 岁以上人群。阿尔茨海默病患者初期表现为短期记忆受损，逐渐发展会导致记忆力减弱，语言、运动、感知觉变差，情绪不稳定，最后发展为患者失去身体和思维控制能力，最终死亡。

目前对阿尔茨海默病患者的护理，仍以家庭照护为主，家庭照护者是主要的护理人群。阿尔茨海默病患者生活自理能力下降，同时伴有多种身体、精神疾病，使得照护者压力大，负担重，严重影响照护效果以及照护者自身的生活质量。延续护理能有效减缓阿尔茨海默病患者的病情发展，减轻照护者压力。

延续护理是通过一系列的照护方案，使患者在不同场所都能够得到有效照护的护理方式。一般来说，主要是指从医疗机构到家庭照护的延续。在医院中，延续照护强调了解患者的疾病史、生活史、家庭关系等，掌握患者发病的整个过程，以及疾病对患者生活的影响等。出院时，医院的护理人员应与患者、家庭照护者一起制订护理计划。出院后，医院护理人员和家庭照护者建立合作机制，共同关注患者情况，共同照护患者。

具体说来，阿尔茨海默病延续照护的内容包括：建立延续护理团队、制订延续护理方案、评估延续护理效果。

延续护理团队一般由患者本人、医护人员、患者家属或其他照护者组成。不同时期，护理团队成员发挥不同作用。比如，医护人员在住院期间往往从事直接护理活动，而在康复期则处于指导地位；住院期间，家庭照护成员提供生活照护，医疗护理则主要依赖医护人员；在家康复期间，家庭成员直接承担了生活、疾病、心理等多项照护活动，医护人员则采用评估、指导等方式间接参与照护。

延续护理方案是由延续护理团队共同制订的。针对阿尔茨海默病患者的个人和家庭情况，定制适合他们自己的护理方案。患者入院后医护人员为患者建立个人档案，根据治疗效果为不同病情的患者设计不同的出院计划。出院后，医护人员叮嘱家属记录患者每日病情变化情况，并定期随访，根据不同的状况做好相关护理指导。

延续护理方案既包括对饮食、运动、回忆疗法、预防性护理、激越行为护理等具体护理内容的约定，也包括各项护理工作安排和进度的制订。具体说来，护理内容包括如下几个方面：在饮食上，要均衡营养，少食多餐。以优质蛋白食物为主，减少油炸、高盐、高糖食物。可选择专用餐具，方便进食。同时，鼓励患者自己进食。食物的温度要适宜，进食要缓慢，避免噎呛。进食后，要注意口腔护理，防止口腔感染。在运动上，要辅助患者做好功能锻炼，以提高生活自理能力，从而改善生活质量。在心理护理上，可采用心理疗法等方法改善患者的精神状况，预防脑老化。同时，还能减轻照护者压力，形成良好的照护关系。回忆疗法是通过患者对生活往事的回忆，改善患者的认知，从而使患者得到幸福感和满足感的一种治疗方法。通过对阿尔茨海默病患者远期记忆的多次刺激，改善患者的思维活动，长期训练能帮助患者延缓记忆丢失，改善认知功能，避免病情持续恶化。预防性护理是指对患者可能出现的症状的预防。如阿尔茨海默病患者发展到长期卧床阶段，就可能导致压疮、坠床、肺部感染等风险，严重影响患者的生活质量。如果在患者出现这些症状前就采取有效措施，会极大提高患者的生活质量。因此，在阿尔茨海默病患者照护中，应提前预防，减少感染、跌倒、坠床、误吸等的发生率，提高护理效果。激越行为护理是针对阿尔茨海默病患者无法控制自己的行为对照护者可能造成伤害的护理。阿尔茨海默病患者会因病情发展表现出某些不恰当的语言和行为，这些言语和行为并不能用他们的特定需求或者意识混乱来解释，因此被称为激越行为。其激越行为具体表现为咒骂、烦躁不安、行为诡异、尖叫等（Cohen-Mansfield et al., 2015）。应尽量由患者熟悉、喜欢的人承担照护工作，尊重患者的生活习惯，满足患者的生理需求。照护者可做患者感兴趣的事情，转移患者的注意力。同时，结合音乐疗法、回忆疗法等减少患者的激越行为。

阿尔茨海默病患者延续护理的具体工作安排如下：医护人员向家属讲解阿尔茨海默病相关知识，家庭照护者告知医护人员患者的个人爱好、家庭情况、工作经历等信息。双方做好及时有效的沟通。医护人员在提供用药指导的同时，向患者、照护者详细讲述药物的用法、用量，以及可能出现的不良反应，确保患者安全用药。医护人员和照护者还需约定各项记录的具体内容和时间，以及每次沟通的时间、方式，确保患者的疾病、心理、生理、情感等各方面需求都得到充分的关注。

延续护理效果评估：护理团队在延续性的护理中，充分尊重患者需求，采取多种方式满足患者的各项需求。通过网络、电话、入院等方式对阿尔茨海默病患者的病情进展、生活质量做评估，并修改后续护理方案。

三、社区照护

日常生活出现越来越多与慢性病长期共处的现象。从人类学的角度来说，慢性病具有以下特点：一是慢性病对于患者来说既是个人身体的，也是家庭的；二是慢性病是患者在日常生活中与疾病相处的一系列主观体验，难以量化；三是慢性病的患病过程包含了多种求医问药行为，包括求助现代医疗体系、民间药方、神灵等，也包括自我对身体的管理实践；四是慢性病的患病率不均衡，因生活方式、资源不均等原因导致一些群体比另一些人群更易患某种慢性病。与慢性病的长期共存过程既是对患者身体造成痛苦的过程，也是影响着照护双方关系的过程。慢性病漫长的发生发展过程，其疗愈过程也具有长期性与不确定性，因此，慢性病的治疗需求对健康照护模式提出了拷问：比如"坐等病人来"的传统医疗模式及照护方法已明显不适用；以及在慢性病整体的防治链条中，院前管理与出院后康复管理均对基层医疗体系提出了进一步的发展要求。对具体的医疗配置而言，患者需要延伸到社区的基层医疗服务，并从治疗向护理转变（程瑜 等，2019），需要提供医院、家庭、社区的延续护理。

方静文在对乡村慢性病患者的日常生活研究中认为：对于乡村的慢性病患者而言，与从医疗保健体系或其他家庭之外的团体获得的社会支持相比，家庭本位的支持体系对于患者而言更为基础、更易获得，也更为有益。患者在熟悉的家庭环境中，受到家人的照顾和护理，能够减轻心理上的疏离感和失去控制的感觉，有利于病痛和心理失序状态的改善（方静文，2011）。然而，家庭照护也不能完全满足慢性病患者诸如疾病治疗等的需求。因此，以家庭为基础的社区照护显得尤为重要。政府、社区组织、家庭等主体共同提供社区照护成为社会照护的重要组成部分。

如何将社区照护融入日常生活，给患者提供基于"生活"的照护？杨国霞、平力群等分别介绍了美国、日本等发达国家的经验。美国构建持续型照护社区，可为患者提供生活照料与专业医疗护理（杨国霞 等，2015）。日本通过地域综合照护体系提供社区照护，使需要护理的老人能依然生活在自己住惯了的地方，并根据老年人的生活能力提供医疗、预防、生活等照护服务（平力群 等，2016）。以下以一个关于城市社区独居老年人不向外界求助的案例，进一步解释社区照护融入日常的重要性。

> **个案三**　城市社区独居老年人不求助的原因（杜芊芊 等，2021）
>
> 79 岁的 H 婆婆独自居住，她是一位梅尼埃病患者，这一疾病最典型的症状是突然发作的旋转性眩晕，伴耳聋、耳鸣、耳闷胀感、恶心呕吐、腹泻等，且发作时患者意识始终清楚。梅尼埃病给 H 婆婆的生活带来了诸多不便，甚至是风险。她向我们详细描述了最让她印象深刻的一次发病：
>
> > 我中午正在炒菜，突然感觉天旋地转，整个人就摔倒在地上，头晕得不敢睁眼睛。做饭的两个炉子都开着，我很害怕，不关炉子的话很危险啊！但是家里只有我一个人，我就只能用尽所有力气，终于把煤气的阀给关上了。这个病发作起来晕得恶心，我就想去厕所吐，但是我站不起来，只能从厨房爬到厕所（约 3 米的距离）。上吐下泻了好久，我担心这样下去可能要出问题。因为我家的门一

般都开着，我就只能从厕所再爬，一直一直（强调的语气）爬到门口（约5米的距离），喊邻居来帮忙。幸好他们听到了，赶紧给我女儿打电话，又叫救护车，把我送去了医院。

在长达一个小时的访谈过程中，H婆婆数次提及这次发病让她"每每想起都心有余悸""感到后怕"，以及担心未来还会面临同样的险境。可尽管如此，H婆婆仍然拒绝了女儿邀请她同住的建议，也不愿意聘请保姆，而是选择以自己的方式解决独居过程中的风险：

> 不怕你们笑话，我自己想了一个解决的办法。我有老人卡，坐公交车是免费的，而且我坐电梯下楼了就是车站。所以我经常随便坐一辆车，坐到终点站，再坐回来，反复坐。我是这么想的——在公交车上，肯定有司机、乘客，只要旁边有人我就不怕了。因为就算我（疾病）发作了，只要有人的地方，就有人帮我……坐在公交车上，我就觉得心理上有依靠，有安全感。

上述个案是诸多老年人，尤其是独居老年人生活的缩影。日渐衰退的身体、无人照料的窘境、独处的孤独、疾病发作难以得到及时救治的风险是城市独居老人必须直面的困境，但即便困难与风险重重，他们依旧坚信自己可以独居，表现出一种"艰难的独立"。

基于此，我们在广州市的两个社区中，通过参与社区举办的活动、协助社工处理个案咨询等方式获取研究对象，对29位独居老年人进行了访谈，以期了解为何城市独居老年人在有明显照护需求的情况下，仍不向家庭及社会寻求照护帮助。

家庭被视为中国社会关系的基本单位，以"孝"为核心的儒家传统文化也强调了家庭中老人的地位，因此家庭照护仍是老年人的理想选择。但我们大多数访谈对象提及，自己曾拒绝过子女同住的邀请，原因是"我的孩子说过要接我去一起住，我坚决不去！我还不如住在我自己家……我住在这里，不管怎么说，这是我的家呀，我干嘛去人家家呢？""我女儿有自己的家庭，有下一代要照顾，我不想去打扰他们啊。""我的儿子也有小孩，也有工作，忙着竞争。没办法，我也是被逼成这个样子，凭自己力量做咯。"在短短40年内，中国"计划生育"与全面开放二孩、三孩政策在全国的铺开，造成"4-2-1"甚至是"4-2-2""4-2-3"的倒金字塔家庭结构模式的出现，不可避免地使得如今的中年人（家庭的顶梁柱）一方面需要承受家庭结构向少子化转变中带来的养老压力激增，另外一方面，又必须承担日益增加的养育负担。而这带来的直接后果是让家庭照料不仅需要面临地理空间的阻碍，人力资源亦是棘手的难题。加之新家庭主义背景中下行式家庭主义（即家庭资源和重心都向后辈转移）成为普遍现象，城市独居老年人的子女既要妥善处理自己的工作、生活，还要向下提供代际支持、实现隔代抚育，这势必会在一定程度上削弱他们作为养老与照护的支柱作用。由于不想成为子辈的负担，老年人也只能被迫接受无法依靠年轻一代养老的事实，无奈地选择默默忍受生活的不便和苦楚。在以上原因的合力作用下，家庭照护的作用已然受到前所未有的冲击，这意味着老年人获取来自家庭甚至子女的照护可能性的削弱，这也是其不愿向他们寻求照护帮助的原因所在。

传统的家庭养老模式由于上述原因而受到挑战之际，理性且符合独居老人的选择应该是寻求外界的帮助，但这对保守、传统的老人而言，依旧困难重重。一方面，中国持续

40 年的改革开放在为中国带来巨大的社会 - 经济成就的同时，也使城市越来越脱离传统"熟人社会"的范畴——而在独居老年人的具体情境之下，所呈现出来的则是邻里关系的疏远，新生社会资源的不熟悉、不理解、不使用。我们的被访者提到"现在的人就是这样的，合并同类项。住你隔壁的人，大家的门都是上锁的……他们不想同我交流，他们说的东西我都不太懂，我和他们都没什么交往，怎么让人家来帮我的忙？""我接到过社区的电话，说想来家里陪我聊聊天、了解我现在有什么需要帮忙的地方，我拒绝了……我这么大年纪，又是一个人住，不敢让陌生人来我家里。"另一方面，老年人，尤其是独居老年人的自我价值认同感严重下降，当外界给予帮助，而自感无以回报之时，他们往往担心自己成为负担，被人耻笑，而不敢轻易麻烦别人。就有被访者提到"人家不是不肯帮我，但是我接受了他们的帮助，就欠了一个人情嘛，所以还是不要麻烦人家"。也正因如此，独居长者难以对外界提出帮助需求。

（一）持续型社区照护

老人居住问题已成为全球共同关注的问题，发展持续照护社区成为了国际社会的普遍共识。20 世纪 90 年代，国际社会发现老年人在生活能力和健康状况不断下降的情况下，还需变换养老场所以获得养老照护。因此，针对养老机构和服务项目相分离的情况，国际社会提出了"持续照护"理念（Campbell et al.，1999）。持续照护的核心强调关照老年人生命历程中不同方面的需求，尽可能使需要不同程度照顾的老人长期持续地居住在熟悉的环境中，获得良好的持续照顾服务（桂世勋，2001）。持续照护社区源于美国持续照护退休社区（continuing care retirement community，CCRC），是一种将家庭和社区的生活照料服务与机构化专业护理服务相结合，提供连续性、综合性养老服务的新型混合社区（杨国霞 等，2015）。持续照护社区与机构式养老社区、普通社区的，不同之处体现在居住方式、住宅类型、配套设施、功能特点等方面，如表 7-2 所示。

表 7-2　持续照护社区与现存机构式养老社区、普通社区的比较 [1]

类型	持续照护社区	机构式养老社区	普通社区
居住方式	各种年龄层次居民混合居住、老龄人口在一定空间层次上集中、整体上混合居住的方式	不同年龄阶段的老年人集合居住	各种年龄层次的居民混合居住
住宅类型	通用住宅，多种类型的专用老年住宅，机构化的老年公寓、护理院等住养设施	老年机构、护理院、养老单元等	普通住宅
配套设施	既有满足住区常态任何老龄人口共同使用的社区基本公共服务设施，也有满足不同阶段老人养老需求的各种专用设施	专为老年人设立的配套设施，服务内容针对性较强	满足常态人口的一般生活需要配套的基本公共设施
功能特点	融合居家、社区、机构等多种养老功能，功能复合，实现居住者持续照护功能	功能分割、独立，提供集居式养老老人的专业服务功能	具备满足常态年龄居住者生活需求的基本功能

---

[1] 表格来源：杨国霞，沈山，孙一飞. 持续照护社区养老设施构成体系与其配建研究 [J]. 城市规划，2015，39（12）：73-79.

持续照护社区在居住方式上强调多种年龄层次上的集中与整体上的混合居住，以保持居住人群的多样性，如图 7-1 所示；住宅类型也是家庭为主，机构为辅；配套设施上以满足老年人群需要为核心，兼顾其他人群需要；功能特点上，实现居家、社区、机构等多种功能复合，从而实现持续照护的目标。

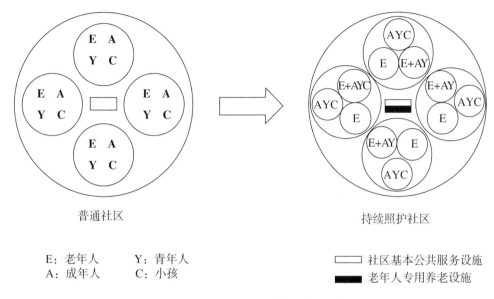

E：老年人　　　Y：青年人　　　▭ 社区基本公共服务设施
A：成年人　　　C：小孩　　　　■ 老年人专用养老设施

图 7-1　持续照护社区居住空间格局示意图 [1]

持续照护社区为居住者提供多样化的持续照护服务，但它的建立依赖于居住格局的整体设计、养老设施的建设等，较难实施。如何建设持续照护型社区，还需在实践中深入探究。

（二）地域综合型社区照护

20 世纪 70 年代，日本广岛县御调町公立医院的山口医生发现许多脑血管病患者在医院手术治疗、康复治疗出院后，常常在 1～2 年间瘫痪在床并再次入院，并且这些患者还出现了压疮，甚至痴呆程度也加重了。究其原因是家庭成员护理能力不足。山口医生为解决此问题，开始开展家庭医疗服务，即医生去患者家进行治疗，并进行康复训练等活动。20 世纪 80 年代，日本医院增设了健康管理中心，推动保健、医疗、护理一体化建设（平力群 等，2016）。保健医疗护理一体化建设成为地域综合服务体系的先驱。

"地域综合照护体系"的"区域"强调地域性，以服务利用圈、基础自治体、日常生活圈及邻居所构成的以区域为基础的共同体；"综合"考虑到生活整体性，强调了"支援的综合化"（多层次的支援与具有连贯性的综合性看护）、"对象的综合化"（老年人、残疾人、抚养儿童者、生活困难者）、"支援资源的综合化"（不同职业的合作、区域居民的参加、无缝化支援）等，对与诊断、治疗、护理、康复、健康增进相关服务的投入、分配、管理与组织

---

[1] 图来源：杨国霞，沈山，孙一飞. 持续照护社区养老设施构成体系与其配建研究 [J]. 城市规划，2015，39（12）：73-79.

统筹进行综合性支援；"照护"强调了在看护过程中的自立支援与陪伴支援及保持尊严与自己决定的被看护者的主体化；"体系"强调了可持续性的目的的统一、多元主体组织化的合作统一、纵向合作与横向合作、财源与制度的统一等（平力群 等，2016）。总的说来，地域综合照护体系是在被照护者日常生活的地方，根据他们的需求和能力提供生活支援、看护、医疗、居住、预防等全面照护。地域综合照护体系由"护理、康复""医疗护理""保健预防""福利、生活支持""住所与居住的人"5 个要素领域构成，并通过"自助""互助""共助""公助"等方式提供区域照护服务[1]。地域综合照护体系中的自助、互助、共助、公助的具体内容如图 7-2 所示。

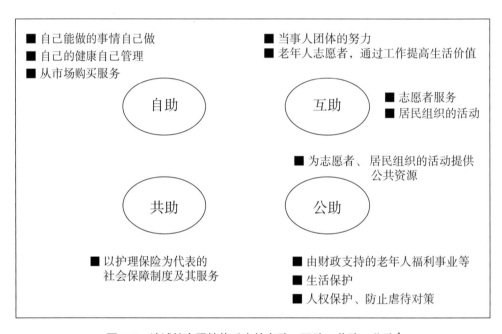

图 7-2　地域综合照护体系中的自助、互助、共助、公助 [1]

"地域综合型照护"以区域（30 分钟的照护服务圈）为基础，通过互惠方式（自助、互助、共助、公助等），提供医疗、护理、康复、生活、保健等全面照护服务。地域综合型照护融合了全人护理与延续护理的理念，提供基于"人"的全面的、延续的照护。因此，构建地域综合型社区照护很有必要，值得推广。

早期社会科学研究关注社会问题，后来逐渐走向"科学化"的道路，导致社会科学研究的是"纯学术"问题，缺乏对现实问题的关照。20 世纪中期以来，社会科学从宏大结构性研究转向人们日常生活的研究，关注"微观生活"。人类社会的繁衍与维系依赖日常生活中普遍存在的"照护"活动。照护伴随着人们的生老病死，是日常生活不可少的部分。人类学提供了理解照护行为的途径。人类学强调作为"整体"的人的需求与照护多样性，同时也

[1] 图来源：平力群，田庆立. 日本构建"地域综合照护体系"政策理念的提出及其制度化 [J]. 社会保障研究，2016 (5)：98-104.

提供整体观、文化相对观、主位客位观等视角去理解人类照护行为。人类社会的照护以"互惠"为基础，实践人与人之间的关系，也实现个人与社会的需要。社会中的"人"有身体、情感、心理、生活、社会关系等需要，单靠家庭、医疗机构、组织等往往难以满足。鉴于人的"整体性"，应通过提供全人护理、延续护理、社区照护等方式，满足人们生活、疾病、心理、身体、情感等多项需求，最终形成"我为人人，人人为我"的照护局面，实现社会照护的意义。

第八章　护理专业与临床实践

人类学对于照护和护理实践的价值，不仅体现在对广义的社会照护以及日常生活中的护理与照料的关注上，同时对于医疗领域中的临床护理实践也具有启发和借鉴意义。因此在本章中，我们将通过人类学的视角来考察临床护理专业人员——护士群体，以及他们在临床中的护理实践。人类学不仅可以为护理事业提供新理论和视角，同时也能成为护理专业的一面镜子，帮助护理从业者更好地了解自身，实现主位与客位结合的反思。我们先简述人类学视域下的护理专业研究的意义、路径和内容，接着，我们从"护理作为专业"和"护理作为工作"两个方面来介绍人类学如何思考和分析护理专业及其临床实践。

第一节　人类学视域下的护理专业

一、护理专业的研究意义

在前面几章中，我们介绍了人类学的诸多理论视角和分析框架及其在照护和护理现象中的意义和价值。在上一章，我们进一步聚焦日常生活中的照料问题，例如长期慢性病患者或者身体残疾人士的居家照料等。随着人口老龄化和疾病谱的改变，日常生活的照护与护理变得越发重要。然而，不能否认的是，仍有大量的照护实践发生在医院等医疗机构中。改革开放以来，政府和民营资本加大对医疗服务市场的投入。2018 年，我国的医院数量增加到 3 万多所，医疗机构更是接近百万所[1]。这意味着人民获得医疗服务的机会增多，在医院内接受治疗、康复出院或者在医院死亡的人数也增多（景军 等，2016）。即便是长期慢性病患者，也需要时常回到医院进行检查，获取其他医疗服务。医疗场域的照料是人类照料不可或缺的重要组成部分，也是照护人类学必须重视的环节。

此外，此类照料实践具有不同于日常生活照护的几个特征。首先，照料的地点由家庭和社区变成医疗机构；其次，照料的主体从家人变成专职的专业人员；最后，临床照料涉及更多的医学和护理的科学知识与实践。这些特别之处自然也需要我们运用人类学的视角来加以分析和理解。在这里，我们可以区分出广义的照料或照护（caring），以及发生在医疗场域中的护理（nursing）。前者泛指一切的人类照料行为，承担照护的主体可以是各种各样的，照料方式以及场所也是非常多元的。相比之下，护理则是照护中的一个有机组成部分，它是由特定的人群（通常是具有执照的护士群体）在医学和护理学理论的指导下所进行的临床照护行为。为了充分地理解人类的照料和照护行为，照护人类学也必须进入医疗机构，去接触承担护理职责的护士群体，去观察和理解临床护理实践。研究护理专业及其工作，是照护人类

---

[1] 2019 中国卫生健康统计年鉴 [M]．北京：中国协和医科大学出版社，2019．

学的题中之意 [1]。

照护人类学对护理专业具有两层重要的意义。首先，照护人类学能为护理专业提供新的视角和理论，以作为实践的工具。在现代的医疗体系中，医疗服务早已不再是医患之间一对一的沟通和互动。医疗服务已经发展为多种专业群体共同合作，为病患提供全面服务的过程。其中，护士扮演了不可或缺的角色。同时，不但医疗服务提供者变得多元化了，患者群体也变得多元了。寻求帮助的患者来自不同的社会群体，拥有不同的文化背景，遵循不同的价值理念。这就意味着，护士群体需要更好的文化敏感度和文化胜任力，才能够适应不同的工作情境，为多元的患者提供优质的服务。其次，护理专业发展至今，不但自身高度制度化，同时也形成了独特的专业文化和价值体系。在这个意义上，护理专业也成为人类学眼中现代社会的一个"他者"，成为一种可供分析的文化现象。因此，照护人类学能够为这个行业提供借鉴和反思的镜子。透过人类学对护理专业的制度和文化的考察，护理专业能够更好地了解自身，实现主位与客位结合的反思。

二、护理专业的研究路径

在上述的照护人类学对护理专业的两层意义的启发下，人类学与护理学的结合产生了两种护理专业的研究路径。在第一种路径中，人类学的理念与方法被引介到护理专业的工作中，并演变为新的护理工作模式。人类学为护理专业提供了崭新的理论视角和实践工具，从而帮助护理专业及其从业者建构新的护理服务标准，培养的新的临床能力。这种路径在早期的护理学与人类学的结合中较为明显。例如，我们在第五章讨论过的跨文化护理实践，就是将人类学的跨文化比较与分析的思路带入护理专业中，并逐渐发展成自 20 世纪 70 年代以来在护理界兴起的跨文化护理的浪潮。秉承这一路径的研究者相对来说更重视人类学为护理学所能提供的新的认识论和方法论，因此这种传统的跨学科合作路径也被称作"为护理服务的人类学"（anthropology for nursing）。人类学的价值在于推动更优质的临床护理服务，更好地满足病患的需求。在人类学与护理学的第一种结合路径中，因为不同文化背景或者不同价值理念的人们往往对于疾病和照护有不同的理解，人类学的理念和方法成为了护理专业及其从业者用于理解多元文化中的病患需求的工具箱。

人类学除了为护理专业服务之外，同时也会将护理专业本身视为一种值得研究的"异文化"和"他者"，从而将人类学的视角反过来运用在护理专业自身上。这是人类学与护理学交叉所呈现出来的，是第二种学科融合的路径。在英国，较早推动人类学与护理学结合的学者们在 20 世纪 80 年代组织了一系列的工作坊，开始推动所谓"研究护理的人类学"（anthropology of nursing）。在这些工作坊集结而成的专著中，学者们将护理专业视作社会人类学的研究对象，剖析护理专业中的文化、仪式和实践（Hopkins et al., 1991）。他们将不同国家的护理专业视为嵌入不同的政治、经济和文化的场域中，从而揭示了它们之间迥异的发展逻辑。此外，他们还探讨了护理专业作为一种社会建构是如何诞生的、护理背后的性别的刻板印象等问题，从而批判性地反思了护理工作的性质。专业期刊《实践中的护理教

---

[1] 这里并不是说医院的其他工作人员（如医生）就没有照护患者的行为。特鲁多医生的墓志铭"有时去治愈，常常去帮助，总是去安慰"至今还在激励着医生和医学生为患者提供治疗之外的关怀与照料。不过在当代医疗机构中，临床照料和护理在医疗分工中，已经成为护士群体的制度化的责任。因此在本章中，我们会更关注护理专业及其工作。在后面的介绍中，我们也提到了医护关系和医护合作。

育》（*Nurse Education in Practice*）的主编 Karen Holland 在人类学与护理学的交叉领域耕耘长达 40 年，她对第二种研究路径，即"研究护理的人类学"或者"照护人类学"（nursing anthropology）给出了一个尝试性的定义：

> 照护人类学试图描述护理专业这样一个文化群体（cultural group），以及他们身处的医疗服务体系的过去、现在与将来。照护人类学关注护士、患者和其他行动者之间的关系，以及其中的文化、社会、政治和历史的议题。最核心的是护士的角色、他们如何维持患者的健康，以及他们的工作体现了什么样的文化情境。护理工作中的时间、组织和空间因素也需要通过人类学视角来加以考察（Holland et al.，2019）。

简单归纳来说，"为护理服务的人类学"是把人类学视角当作工具送给护理学，让护理人员在实践中加以运用；"研究护理的人类学"则是把护理专业及其实践放在人类学的显微镜下，把镜头对准了护理自身。应该说，这两种路径并不是矛盾的，也不是互斥的。实际上它们互为补充，互为参照。表面上看，"研究护理的人类学"似乎是为了发展人类学事业而不是护理事业。实际上，第二种研究路径也许并不是直接服务于护理专业，但是却对护理专业的自我反思具有重要的价值。"研究护理的人类学"帮助护理专业搭建一种外部或者客位的视角，为护理人员提供一种新的眼光来审视自己的工作经验和职业生涯。正是在主位和客位视角的切换中，原本熟悉的事物变得陌生了，而护理人员逐渐对护理事业和临床工作产生了新的理解。本章的讨论和案例，大多数是从"研究护理的人类学"的角度出发。我们希望呈现人类学独特的整体观、文化相对观和主位客位观，为护理职业和临床护理实践打开一扇新的窗户。

三、护理专业的研究内容

除了研究路径的差异，我们也可以从研究内容来理解人类学对于护理专业及其实践研究的不同侧重点。Karen Holland 认为护理的文化意义可以进一步区分为"护理作为专业"（nursing as a profession）和"护理作为工作"（nursing as work）（Holland et al.，2019）。所谓"护理作为专业"，就是指对护理专业的发展历程，以及在这个过程中所面对的社会文化环境的分析。因此，"护理作为专业"首先侧重于护理从业者所面对的结构性和制度性约束、护理行业自身的文化和符号系统，以及护士的集体认知方式等。相比之下，"护理作为工作"则是以微观的行动作为切入点，分析护士在临床工作中的行动方式、社会互动、文化模式等不同面向。这方面的研究通常会探讨护士如何完成自己的本职工作，他们如何与医生沟通，如何与患者打交道。如果说"护理作为专业"为我们描绘出了护理行业的宏观景象，"护理作为工作"则让我们跟随护士，在他们的一举一动中体会这份工作的辛劳与成就。

"护理作为专业"和"护理作为工作"构成了人类学对护理专业研究的两个核心的主题。近年来，相关的研究呈现出几个特点。首先，学术界对于"护理作为工作"的兴趣逐渐增加。这一方面是源于 20 世纪 90 年代以来社会科学界从制度主义向实践研究的范式转换；另一方面也是因为在医疗体系转变的影响下，临床护理的工作也发生了很多的变化，有待进一步的分析和讨论。因此越来越多的新近研究开始着重观察和描述临床护理工作中的某些具体的细节。正如我们在下面会看到，护士在临床工作中的"身体工作"（body work）和"情感劳动"（emotion labor）等问题正在成为人类学界和护理学界很多研究者所关注的主题。

其次，研究者越来越重视两个主题的结合。在关注"护理作为工作"的同时，研究者并不是将护理与其所处的社会环境隔离开来，而是充分考察护理所受到的社会、文化和制度的影响。我们只有首先从宏观的结构上理解护理专业和护理事业，才能为临床的护理实践提供解释的基础。自 20 世纪 90 年代以来，全球医疗体系都在发生急剧的转变，各种新的制度、理念和模式层出不穷。在中国，新医改从启动至今已经有十年的时间。面对社会转型和医疗体制变化，临床护理专业及其工作模式必然也不能独善其身，而是牵一发动全身。因此，将"护理作为专业"与"护理作为工作"两种研究内容加以结合，已经成为许多护理与社会科学研究的主流。事实上，这正是人类学的整体观，以及主位与客位结合的学科思维的体现。从整体上把握护理专业，意味着需要同时考察护理事业的宏观和微观面向，比如涉及护理的顶层设计与制度安排，以及具体的临床实践。而前者同时也代表着人类学从客位的角度对护理专业进行分析，而后者则是邀请护士群体来发出自己主位的声音，描述真实的工作状况。

因此在本章的第二节和第三节，我们将会分别从"护理作为专业"和"护理作为工作"两个角度，介绍相关的人类学研究成果和分析思路，并搭配中国情境下的案例，尝试为人类学视野下的护理专业勾勒一个基本的轮廓。

第二节　护理专业化与社会化

一、护理专业化的历史进程

"护理作为专业"的研究是人类学的整体观与相对观的体现。因为只有将临床护理工作放置在这项事业的历史发展的进程中，并结合当时的社会文化环境，我们才能对护理专业的诞生与演变有更全面的理解。护理不仅仅是一份工作，更是现代社会中制度化的一种专业。什么是专业呢？它和普通的工作又有什么区别？在社会科学研究中，专业指的是一类特殊的工作，这种工作需要从业者具备特殊的知识才能为客户提供服务，同时这种工作具有利他主义的动机，他们的工作会强调服务理念以及客户利益（刘思达，2006）。历史上典型的专业群体就包括医生、律师、会计师等。但是一种类型的工作并不是天生就能成为一种专业，它需要经历一系列的专业化（professionalization）的进程，才能发展成为一个成熟的专业。这个过程就包括建立培训体系、成立专业团体、订立规章制度、设立职业标准等。当一个专业群体做到这些事情之后，他们就建立了制度化的专业地位。

护理专业也不例外。在人类历史上，很早就有照护相关的工作。在传统社会中，这种职能通常由女性来承担。西方社会中，护士最初的形象就是母亲的化身，护理等同于履行母亲的职责。这种意义上的护理更多是一种家庭和社区义务，还没有成为具有独特知识体系和培训过程的护理专业。随着基督教的兴起，在 19 世纪逐渐出现具有宗教性质的医院，而在其中有大量的修女专门对穷苦的信众提供照顾。19 世纪中期，弗洛伦斯·南丁格尔改变了护理工作的性质。南丁格尔认为，护理要成为一个受人尊敬的职业，必须要建立正式的培训计划。此外，她率领 38 名护士参加了克里米亚战争前线的护理工作，收纳了大量的伤员，并且将死亡率控制在 2.2% 以下（马冬玲，2011）。护理的重要性由此得到了社会的认可。随后，南丁格尔通过著书立说和创办学校等方式，建立了现代护理教育的样本。到 20 世纪初期，参与护理学校的人数越来越多，护理教育模式也在世界范围内得到扩散。再加上医学知识和护理技术的发展，护理逐渐从一项非正式的照护工作发展成为一门独立的学科和一项专业化的事业。如今，现代护理事业的从业人数不但增加，工作范围和影响力也都有了长足的发展。当然，护理专业仍然存在着许多问题，在许多发达国家还存在着劳动力短缺、工作满意度低、工作压力大、离职率高以及工作安排不合理等问题（Aiken et al.，2001）。

随着护理专业的稳步发展，护理制度、教育模式和护理技术的演进，护理专业在医疗体系中逐渐扮演不可或缺的角色，成为对人类的医疗事业具有重要意义的专业。但是护理专业在医疗领域仍然在很大程度上从属于医学专业。医疗服务的组织管理通常都围绕着医生的工作来进行，而护士、药剂师及其他辅助医疗专业，需要在医生的要求和控制下来完成工作，而不能取代医生完成诊断和治疗（Freidson et al.，1970）。不过，近年来，在西方国家，护理专业和医学专业之间的界线逐渐变得模糊。随着医疗体系转向重视效率的逻辑，护理专业被赋予更多的职责，也逐渐拥有更多的权力。最典型的例子就是具有处方权，且能够诊断和处理常见病的"开业护士"（nurse practitioner）或者"专科护士"（nurse specialist）的出现。在美国，已有 50 个州允许"开业护士"开处方，有 46 个州允许他们开出受管制的药物（考克汉姆，2012）。在中国，关于护士是否应该有处方权的讨论和试点也已经出现。虽然医生在可预见的未来内仍然会主导医疗体系和医疗服务，但是我们也在见证医生垄断性权威的衰落。护理事业的专业化过程仍然在进行当中，我们需要以发展的眼光来看待护理专业和护理事业。下面的案例，就是对中国护理专业发展现状的一次诊断性回顾。

个案一　　中国护理专业与专业标准的差距[1]

护理事业已经在现代医疗体系中建立了属于自己的知识体系和工作范围，并成为医疗工作中不可或缺的组成部分。护理作为一门专业，不同于普通工作的地方在于需要高级的训练，涉及精神活动，经过专业训练才能成为从业者，且在工作中要承担一定的义务和责任。中国的护理专业也跟随国外同行的步伐稳步发展，在专业化过程中取得了可喜的成绩，但是也留有不少问题。研究者对比目前普遍接受的护理专业或专业的八条标准，发现目前我国护理专业的发展与国际标准仍然有一定的差距。

第一，护理专业提供的服务是对人类重要的、能够造福于社会的。目前我国政府规划和推动护理事业的整体发展，能够满足社会的需求。第二，护理专业有自己的知识体系，并且重视科学研究。目前国际护理学界已经摆脱借用其他知识体系的状况，而发展出自己独特的理论与工作程序。然而遗憾的是，我国的护理专业的大部分理论都是借鉴西方国家，具有中国特色的护理理论的建构和运用是当前护理事业的一个短板。在科学研究方面，国际护理学界应开始推动循证护理的发展，而我国护理研究的科学性和规范性还有欠缺。第三，专业服务需要智力活动，也需要从业者承担责任。在这一点上，我国的护理工作仍然存在形式化和机械化等问题，还不能够自觉地运用自身的批判性和创造性的思维来

[1] 刘可，张美芬，颜君. 中国护理专业与专业标准差距的分析 [J]. 中华护理杂志，2002（4）：17-19.

支持临床工作。在临床责任上，也还需要进一步推动护理职责的明确，建立"独立做出临床决策的权威"。第四，护理专业需要接受高等教育。是否具备高等教育体系是专业工作与普通工作最重要的区别之一。然而，目前我国大部分护士的学历层次在本科以下，研究生教育还在初级阶段，有必要继续发展护理高等教育。第五，专业成员工作有独立性和自主性，能够控制行业相关的政策和活动。在国外，这种独立性最佳的表现就是"开业护士"的出现。但是国内的护理专业主要还是附属于医生或其他医疗管理机构。第六，从业者愿意为他人服务，重视利他主义精神。在这一点上中国的护理工作者是完全合格的，具有高度的专业精神和风险精神。第七，专业有伦理法规指导。中国虽然也颁布了《中华人民共和国护士管理办法》以及《中国护士伦理准则》，但是护理法规的建设仍然不够健全。第八，专业有专业组织和学术群体的支持。我国在1909年就成立了中国护士会，后演变为中华护理学会，但是专科领域的学术团体还比较少。表8-1总结了中国护理专业与国际专业标准的差距。

表8-1　中国护理专业与国际专业标准的对比

国际专业标准	中国护理专业现状
专业所提供的服务对人类是重要的，能造福社会	符合
专业有特殊的知识体系，通过科学研究不断发展	薄弱，起步阶段
专业涉及智力活动，个体要承担应负的责任	基本符合，仍有不足
专业成员在大学里培养，接受高等教育	薄弱，有待加强
专业成员工作时有相对独立性和自主性	薄弱，理念保守
专业成员愿意为他人服务，把工作看作生命的重要部分	符合
专业有伦理法规指导其成员的决策和行为	基本符合，还有缺陷
建立专业组织和学术团体，鼓励高标准的实践	基本符合，继续完善

这个案例对中国护理专业的专业化程度进行了系统的剖析。通过逐条对比国际普遍认可的专业化程度的八条标准，我们发现中国的护理专业在专业化程度上既有成就，也有缺陷。在表现比较好的方面，我国的护理专业和从业者对于护理对社会的意义和价值有着较为明确的认识，同时执业的护士群体也有较好的专业理念和奉献精神，他们是护理事业的主心骨。在有待发展的方面，我国的护士群体在工作中相对缺乏自我反思的能力，相关的法律法规和专业团体的建设也还需要继续完善。在薄弱的方面，主要是对护理事业的科学性、独立性和教育投入还不够。未来中国护理事业的发展，需要保持优秀的传统，同时推进护理事业的理论探索和制度建设。这个案例也告诉我们，专业热情和价值理念（也就是第一条和第六条标准）虽然很重要，但是空有热情不看制度，并不能让护理事业自然而然就成为一门受人尊敬的专业。护理事业的发展需要专业化的眼光，以及整体性的思维方式，仍然需要各界人士继续努力。

二、护理教育与护士社会化

建立培训体系和教育制度是护理迈向专业化过程中的重要环节。南丁格尔于1860年在英国伦敦的圣托马斯医院创办了第一家护理学校。她的教学理念也成为美国第一批官方认可的护理学校的基础。不过在这些国家，早期的护理学校因为师资和经费的问题，未能为护理学生提供科学化的培训，而是常常将她们当作廉价劳动力。在随后的历史中，护理专业增加了学生们在学校学习的时间，而减少了她们在医院工作的时间，护理教育步入正轨。不过，护理教育一直以来都具有另一个特征，那就是学位项目复杂繁多，而且完成不同的学位都能获得执业资格。在美国，培养注册护士的有三种学位项目：①大专或者社区学院提供的两年制课程；②护理学校提供的2～3年的课程；③大学本科4～5年的学位教育（考克汉姆，2012）。中国的情况也类似，护理教育体系由中专、大专、本科和研究生四个层次组成，同时还有普通学位和成人教育两种类别。不同学位项目毕业的学生都认为自己是护理专业的从业者。

不过，护理教育体系的多样性并不妨碍护理专业培养护理事业的新人，护士群体也就得到了不断的再生产。年轻学生进入护理的学位项目之后，既要接受护理知识和技能的培训，同时学校和教师也会为他们灌输护理专业的价值理念。完成训练后获得的学位证书，既是准入这个行业的"敲门砖"，同时也象征着护理学生对于专业理念的认可甚至内化。这个过程就是护士群体的社会化（socialization）过程。换句话说，就是护理学生学习护理的知识和价值，并逐渐融入且成为护理行业中的"局内人"的过程。这种专业理念的内容过程最明显地体现在护理学生的临床实践中。在临床中，师徒式的教学方式既为学生们提供了可供模仿的对象，也让他们有机会将书本上的护理知识加以实践。

护理学生的社会化过程有一些相似的特征。首先，学生在进入护理教育体系之后会经历从理想主义（idealism）到现实主义（realism）的转变过程。很多护理学生在选择专业的时候是抱着一些略显纯真的理想和信念，例如为社会服务、为患者提供照料等。这种外行对护理事业的刻板印象会被逐渐颠覆。例如，指导老师可能会更强调工作的效率以及完成度，而不是与患者的接触等。这种理想与现实不一致的体验会让一些学生退出护理事业。而留下来的学生则会开始模仿老师的行动，并尽量去满足老师的期望以获得老师的赞许。此时，他们的行为举止也就越来越像自己的老师。最后，当他们把这种行动及其背后的价值理念内化的时候，他们就培养了自己对护理专业的认同，他们终于在行动和心理上都成为了一名护士（Davis et al.，1972）。

其次，护理学生的社会化也并不是一帆风顺的。在这个漫长的学习过程中，护理学生会发现护理专业和护理文化内在的一些矛盾之处，他们会变得不知所措。例如，在护理专业中，科学与照护之间的矛盾构成了一种持续性的张力。护理之所以不同于日常照护，就在于它建立在科学的研究方法和知识体系的基础上。与此同时，对于患者的照料和关怀又是内在于护理专业的本质之中的（Apesoa-Varano et al.，2007）。而这两种价值有时候并不能和谐共处。例如，护理学生在实习的时候可能要忙于掌握新的技术，而相对忽视了与患者的交流。在护理学生学习的过程中，他们要体会科学和照护的重要性，并在实践中领悟如何做到两者之间的平衡。这种切身体会只有在实习和工作中才能慢慢培养。下面我们用一个案例来展示护理学生在社会化过程中的自我反思。

个案二　　　　护理学生的专业社会化与反思[1]

华西护理学院自 1995 年开始，就要求护理专业的本科生在临床见习和实习期间每周完成 1 篇反思日记，记录临床工作中的所见所闻。反思日记既是对护理学生自身经历的记录，同时也加入了他们对于临床工作的反思，以及对护理事业的理解。因此，反思日记是很好的分析材料，能够充分地体现出人类学结合主位与客位的要求。研究者为了解护理学生在临床见习和实习中遇到的问题以及他们的心理状态，从在校的二、三年级护理学生中随机抽取 20 本反思日记，运用诠释现象学的研究方法进行主题提炼。

虽然被抽取的护理学生在性别、年龄和性格等个人因素上差别较大，但是他们的反思日记却有非常相似的主题。经过比较分析和归纳总结，研究者提炼出六大主题。第一，护理学生在反思日记中不同程度地涉及了生死问题。他们不同程度地感受到死亡所带来的悲伤和无助。刚刚进入临床的二年级学生，更倾向于用情绪化的语言来表达自己的感受。例如，有学生在日记中写下："我去医院的时候，很注意寻找上周的两位老婆婆，可是，她们都去世了，我心里一阵凄凉与不舍"。相比之下，三年级的学生更沉稳一些，在日记中开始有更深入的思考，包括对生命与死亡意义的讨论，以及医学在其中的作用。可见，护理学生慢慢适应了临床上的生死离别，甚至有的学生还担忧自己参加工作后是否会"对生死变得麻木"。第二个主题是对基础操作的反思。部分学生在日记中记录了他们完成的每一项操作，尤其是描绘了小心翼翼和忐忑不安的心态。不过，随着时间的推移，护理学生对于基础操作也有更多的学习需求，他们渴望掌握新的操作，同时对学习的效果也开始有疑问："自己似乎学会了很多东西，又似乎什么都没有学到"。第三个主题是对护士专业的反思。护理学生初入临床，第一次亲身体验自己未来的工作，对真实的护理事业有了切身体会。有的人看到了护理事业辛苦的一面："我的将来也会如此匆忙吗？"有的人则看到了信念与热情："只有经历过、努力过、付出过的人才会懂得"。第四个主题是对护患关系的反思，护理学生普遍坦陈自己还不善于与患者交流，研究者认为这是因为学生们还未掌握人际沟通技巧，对自己的知识技能也不够自信。第五个主题是对带教老师的反思。最后一个主题则升华为对人生的反思。护理学生在临床中体会到，护理教育也是一种人生的教育。即便将来不一定从事临床工作，但是护理学生也已经从中学到了"有担当""尽职责""不功利"这些人生价值观。护理学生的反思日记，为我们呈现了一个"色彩缤纷"的世界。

研究者认为护理学生书写反思日记，既是一种自我成长的过程，也能够帮助老师理解护理学生的心理状态，并为他们提供更有针对性的支持。从反思日记中，我们可以认识到护理专业的社会化过程的一些特点。首先，社会化不等于知识和技术的学习。护理教育不只是学习临床操作，同时也是对护理文化的习得和融会贯通，包括对护理事业的理解，对护理价值观的体会，以及对人生的感悟。有时候，恰恰是后者，对护理学生的成长具有更重要的作用。知识和技能可以随时学，但是专业价值只有在临床上摸爬滚打之后才能有所体会。其次，护理学生的社会化过程并不是线性的，而是不断往返、不停思考、螺旋上升的过程。当

---

[1] 王艳，李小平. 护理本科生反思日记的质性研究 [J]. 护理学杂志，2008（1）：5-8.

然我们可以看到，三年级的学生比二年级的学生更成熟，也更现实，而二年级的学生还带有理想主义的特征。但是从理想主义到现实主义的转变并不是线性的，而是在学生不断的书写和思考中，对护理事业的精神追求和临床工作的真实体验有更全面和更均衡的理解。当然，他们的思考可能是片面的，这就需要护理教师引导和帮助他们正确认识护理专业的真实情况，建立专业的认识框架和内在激励。

三、中国护理专业的现状

中国护理事业的发展起步很早，但是经历了跌宕起伏的发展历程。前面说到现代护理事业起源于 19 世纪中叶南丁格尔的一系列创举。19 世纪末 20 世纪初，现代护理的理念经由传教士传入中国。美国护士麦克奇尼最早在上海创办护士培训班。1888 年，美国人约翰逊在福州建立了中国第一所护士学校。不过当时的护理教育条件简陋，缺乏标准。直到 1920 年协和高等护士专科学校成立后，中国才有了本科水平的护理学院（王颖 等，2017）。随后护理事业快速发展，出现了自己的专业学会、官方主管部门以及统一的注册登记制度。新中国成立以后，护理事业继续快速发展，并且着重建立中等教育制度。在 20 世纪六七十年代，高等护理教育被取消，护理事业发展受阻。

改革开放以来，政府着手重建护理专业的职称和管理制度，高等护理教育也得到了恢复。1993 年，国家颁布了《中华人民共和国护士管理办法》，2008 年又颁布了《护士条例》，这些规章制度在立法层面上维护了护士的合法权益、明确了护士的权利、规范了护理行为。改革开放以来，我国护理队伍的人数不断增长。从图 8-1 可以看出，新中国成立以来我国的注册护士人数不断增加，并在 2005 年前后开始出现更高速率的增长。截至 2022 年底，全国注册护士总人数超过 520 万人，占我国卫生专业技术人员的一半以上。根据《全国护理事业发展规划（2021—2025）》，全同注册护士到 2025 年预期达到 550 万人，每千人口注册护士数预期达到 3.8 人，并且培养 120 万在基层医疗机构工作的护士（2022）。

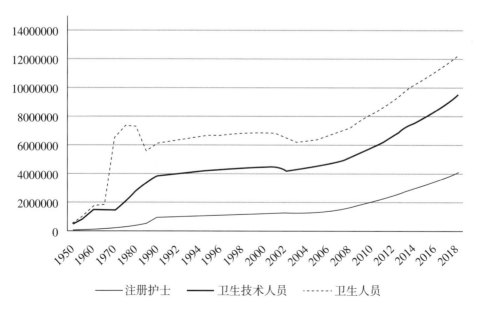

图 8-1　我国注册护士、卫生技术人员与卫生人员的增长情况

在中国护理专业不断发展完善的过程中，仍然存在着许多问题。这些问题构成了中国护士的群体特征。首先，正如个案一所讨论的那样，中国护士的学历层次比较低。大部分的护士年龄较为年轻，学历较低。虽然注册护士的人数节节高升，但是根据调查，在2007年全国招收的39.1万名护理学生中，中专的比例为71.09%，大专为22.23%，而本科仅有6.68%（尤黎明 等，2010）。自20世纪90年代以来，中专层次的护理学生比例有所下降，但是中专和大专仍然是护士群体的主要学历层次。未来还要进一步优化护理队伍的学历结构。

其次，护士群体工作压力较大。有调查显示，护士严重缺编是各个医院普遍存在的现象，在受调查的126家医院中，有88%的医院存在护士缺编情况，各医院普通病房的实际床护平均比为1∶0.36（刘华平 等，2005）。缺编问题导致护士的工作量增大，不得不允许患者家属陪伴，或者招募非正式聘用护士，进而影响了病房的护理质量。工作时间和工作量的分配已经成为国内护士工作压力的主要来源之一，处理不当会使得护士进一步产生疲溃感（burnout）。

最后，护理专业的社会声望和社会地位较低。当前中国社会对于护士群体的专业性和"技术含量"有所质疑。在建国初期，因为整体教育水平低，医护人员缺乏，彼时护理知识和技术得到承认，在官方的主流话语里，护士属于知识分子，护理是科学技术工作的一种（马冬玲，2018）。然而，在改革开放以后，护士的专业地位不断下降，人们倾向于将护士理解为一种服务性职业，类似于保姆或者护工的角色。

相比于国外对于护士专业丰硕的研究成果，国内关于护士群体的社会科学研究尚在起步阶段。人类学界也尚未有对护理专业的系统的民族志成果。不过，我们可以从一些零星的研究中去窥见护士群体的专业现状。下面让我们从一项关于中国护士的社会支持的研究，来进一步探讨护士群体的生活和工作现状。

个案三 社会转型中护士群体的社会支持 [1,2]

在一项关于护士群体的个案研究中，研究者将护士专业及其社会支持状况放在中国社会转型的整体背景下进行考察。作者认为，青年护士群体在经济收入、专业声望和关系网络资源等方面处于社会的中等水平。但是因为传统上中国女性处在相对弱势的性别结构中，她们在参与工作的时候并不是一帆风顺。那么她们在工作与生活中，面临什么样的困难？能够获得什么样的社会支持？又是谁为她们提供了社会支持？带着这些问题，研究者对南京市某著名医院不同科室的青年护士的日常工作进行了参与观察和深度访谈，了解她们遇到困难时如何寻求帮助与支持。

研究者发现，护士群体所面临的工作和生活困难既有物质上的，也有精神上的。经济上，她们有过经济拮据、住房紧张等问题。好在这家医院的经济效益不错，护士们对于收入较为满意，但是她们也有过经济紧张的时候。虽然物质条件相对较好，但是护士群体普遍反映精神压力较大。某位急诊科护士的说法应该是许多护士的心声："我很累，病人太多了，不停地巡回、挂水、打针，根本没有时间坐一会儿歇歇，还有抢救插管、上呼吸机、导尿、心电监护，这边正忙得不可开交，那边普通病人不停地催，你说烦不烦？告诉

[1] 聂春雷，童星. 社会转型、职业女性与社会支持——护士群体个案研究 [J]. 思想战线，2005（2）：13-18.
[2] 聂春雷. 困域与希望——青年护士群体社会支持的个案研究 [J]. 青年研究，2004（9）：19-26.

他没事的等一下，有的病人不满意，脏话连篇，还有动手的。上面要求是打不还手，骂不还口，只好自己小心些"。即便是护士长也表示工作压力太大："原来做护士时感到很辛苦，尤其是三班倒，搞得家庭生活没有规律。当了护士长，反而比当护士时更忙了。原先只管按时上班，现在还要到岗检查夜班情况，晚上要拖到七点才能离开"。工作压力不单来自护理本身的工作性质，同时也源于护士在医院内部的弱势地位。护士的心理健康时常受到工作压力的影响。此外，护士群体还会面临一些生活不便，包括家庭关系、亲子照料、求职信息等。

那么在面对这些困难时，护士们是如何寻求解决的？研究者发现了三种类型的解决方式。第一种是自力更生，尽可能少求助于他人。实在忙不过来的时候，她们会选择市场化的服务获取方式，例如聘请保姆来解决孩子的照护问题，而不是依赖家属。第二种是依赖核心家庭和关系密切的亲友，这也是大多数护士获得社会支持的方式。尤其是在繁忙的工作中，大多数的情感支持都是来自于护士们的亲友团。但是随着社会转型和市场化的推进，人情和关系也变得更加复杂。这时候她会寻求来自"扩大网络"的支持，也就是第三种方式——由熟人组成的"次级支持系统"。不过，并不是每个人都有时间精力来维持人际网络。研究者因而认为，未来护士群体的社会支持需要多元整合，发挥不同模式的综合作用。

这个案例在一定程度上印证了前面所描述的中国护士专业的现状，并且着重突出了其中的工作压力较大的问题。工作压力大不但让护士们疲于奔命，同时也影响了他们的心理状况。好在他们还能从亲朋好友那里获得社会支持，在一定程度上缓解了他们在工作中的压力。前面提到的忙不过来的护士，就是因为男朋友的支持，让她的工作压力有了一个舒缓的出口。事实上，国内也有大量的研究印证了本案例的发现，即护士的工作内容繁重，工作压力大。除了仰仗护士自身的社会支持网络，医疗机构也应该对护理员工的压力和精神健康状况予以充分的关注，并利用院内医疗资源提供适当的服务，如免费的心理咨询和精神卫生服务。同时，医院可以对护士群体予以组织化的关注与支持，让他们发出自己的声音，参与到医院的行政和规章建设中。但是要全面地认识临床护理专业的工作困境，必须将其放置在医疗体系及其转型的高度上，以人类学的整体观的视角，结合政治经济学的分析思路，才能真正洞察护理专业工作困境的结构性和制度性根源。解决问题的方案也必须是系统性的。例如，我们可以分析和讨论护理工作的压力是如何从制度设计中萌发的，我们能否通过增加护理人手或者调整工作方式，让护士群体更安心地投入工作。

第三节　临床护理实践与挑战

一、护理日常工作及其转变

在记者的报道中，以及在互联网的分享中，我们都能了解到护士的日常工作。例如，每天早上要交班，完成病房的晨间护理和特殊护理。接着是根据长期医嘱和临时医嘱，为患者打针、发药、换药等。如果有新入院的患者，护士还要为患者安排床位，评估和测量基本信息。护士们要将当天的护理情况进行整理记录，还要第一时间参与抢救。我们相信有过临床经验的护士和护理学生对这样的日常规律都不会陌生。那么，人类学的视角如何将这样习以为常的日常工作陌生化？透过人类学的观察和分析，我们对临床护理实践能产生什么新的认识？人类学视角下的临床护理实践具有三个主要特征。

护士的日常工作的第一个显著特征是高度重复性。在"三班倒"的过程中，工作规律高度相似，有些护士还会产生一种日期错乱的感觉，甚至会变成一种机械化的应对。然而，正是在这样的重复性工作的过程中，医疗机构将原本属于人类社会中的例外事件（生病和死亡）变成了普通事件，使得护理群体能够较为坦然地接受这些生死变故。当护士们习惯了医院的种种情况，这些对于普通人来说难以接触的事情，就像背景音乐一样成为了他们的习惯，他们也就能够超然于近在咫尺的生死事件，变得抽离（detached）、不关注（unconcerned），甚至感觉乏味（bored）（Chambliss et al., 1996）。即便突发紧急事件，他们也能够抛开个人的心理反应，集中于手头的工作。而不太成熟的护理学生往往不能做到第一时间抢救或帮助患者，会产生诸如害怕或者恶心的反应。

第二个特征是护士在临床工作中常常扮演润滑剂的角色，临床护理具有衔接性的特征（articulation）。虽然临床护理的直接目的是照料患者的身体，安抚他们的情绪，但这只是临床护理工作的一部分，甚至不是最重要的部分。当我们从人类学的整体观出发，考察护理工作在整个医疗服务中的作用的时候，我们就会发现护士在日常工作中承担了很多的"组织工作"（organizing work）（May, 2015）。实际上，护士的日常工作中的很大一部分内容，就是在不同群体之间传递信息，促进协同合作，跟踪管理流程等。正是通过护士，医生的医嘱才得以执行，患者的需求得以反馈，基础信息得以汇集，床位得到合理分配。甚至可以说，在医院里没有哪一件事情是没有让护士经手的。从这个角度来看，护士要照顾的不仅仅是患者的身心，还要"照顾"整个临床服务的运作。

护理工作的最后一个特征是复杂性。首先，护士群体本身就有多重身份，他们在医疗机构中的角色是复杂的。护士至少有四重身份，首先他们是一个关心体贴他人的个体，其次他们是护理专业的从业者，再次他们是组织内地位较低的从属职业，最后他们大多是女性（Chambliss et al., 1996）。多重身份和角色使得他们常常要满足不同的社会期望。其次，护士的专业理念是复杂的。前面提到护理教育中科学和照料之间的张力，在临床工作中，这种张力导致护士的工作具有一定的模糊性，他们跨立在医生和患者之间，既要尊重医生的生物医学观点，也要听取来自患者的呼声。换句话说，护士需要同时考虑和协调"疾病"（disease）和"疾痛"（illness）两种解释模式（Dougherty et al., 1985）。最后，护理的实际行动是复杂的、模糊的、多变的。护理实践并不是刻板地遵照操作指南的要求。在临床护理实践中，护士的临床工作就像编舞的艺术一样，在遵循基本规范的基础上，他们能够借助自身的经验，根据当下的时间、空间和一系列因素，选择更合适的临床护理方式（Navne et al., 2018）。

当然，护理工作也并不是一成不变的。近年来，随着全球医疗体系的调整、各国医疗制度的不断演变，临床护理工作也随之发生改变。在英美等发达国家，影响最大的是医疗体系的控费措施导致工作量增大，而护士短缺导致工作人手不足的问题。医疗体系对于效率的强调给护理工作带来了新的挑战。护士面对更多的工作量，以及更高的工作风险，使得西方社会一度遭遇医疗护理的危机（Gordon et al., 2005）。其实，同样的变化在中国也在逐渐出现。

下面我们以某医院关节外科开展的"加速康复模式"（ERAS）来讨论制度和技术转型下临床护理所面临的新的挑战。

个案四　关节外科患者的住院护理与出院准备[1]

　　随着医疗改革的推进，医疗体系服务提供模式也在不断革新。其中很重要的一点就是对于效率的重视，体现在增加病床周转率和提高医疗效费比等理念上。基于这样的转变，很多医院都采用了新的护理模式和技术，以期实现更有效率的医疗服务。在这项研究中，研究者考察了某三甲医院关节外科"加速康复模式"的实际效果及其局限性。这项技术诞生于 20 世纪 90 年代的丹麦，本意就是为了提高医疗机构的运转效率，减少患者的住院时间，已经被医疗界认为是减少并发症发生率和再入院率的有效管理模式。这项技术正是应因医疗体系提升运转效率和经济效益的社会背景下而诞生并推广的。近几年来，国内许多大型三甲医院的外科专业陆续引进这种新的理念。那么这种新型的住院模式的实际运作情况如何？医护人员和患者能否适应住院时间缩短带来的新的挑战？

　　在研究者所观察的关节外科，大多数患者是来进行髋/膝关节置换术的治疗的。患者由主管医师收治入院，然后到科室报到，管床护士马上会进行相关情况的介绍。手术前患者要完善所有的相关检查，完成术前谈话，签署同意书，接受护士的宣讲和讲解。这些工作会在 1 ~ 2 天内完成。手术后的第一天，患者就要开始下床进行康复训练。一般来说，在手术后 4 天左右，患者在没有并发症的情况下就可以出院回家。换句话说，从患者入院到出院的整个过程被压缩到 1 周左右的时间内完成。

　　可以想见，"加速康复模式"带来的患者增多和病床周转加快，使得临床护理面临较大的工作压力。首先，术前宣教的效果大打折扣，因为患者在手术前的 1 ~ 2 天内必须完成大量的检查，在忙碌的安排下，他们往往对术前宣教的内容不理解也记不住。有患者就表示，即便发了指导手册也没用，因为"入院后有那么多事情要做，忙得很，哪里来的时间看"。其次，患者的住院天数缩减使得医护人员在同样的时间内的工作量增加，因此分配到每一位患者身上的时间就相应地减少了。这使得原本就紧凑的医患沟通或者医护沟通的时间进一步被压缩。很多患者发现，护士虽然做过基础的讲解，但是因为时间限制，讲解不够深入，解释不够清楚，也难以照顾到个体化的需求。比如有位患者表示，他与邻床的患者恢复进度不一样，但是护士"还是按照那一套动作"来指导他们。最后，在出院程序中，"统一标准、一概而论"的康复和出院指导，也无法缓解患者提前出院的不安全感。上述种种问题都表明在新的制度环境下，临床护理需要寻找更好的方式来平衡效率的要求、工作的压力以及患者的感受。

　　虽然研究者访谈的对象是患者而不是医护人员，但正是在患者的客位视角下，突显出当前的临床护理所面临的新的挑战。提升医疗体系的运转效率是当前全球医疗改革的整体趋势，由此而衍生出的类似"加速康复模式"的新的护理技术和管理模式，未来将会成为临床工作的主流。临床护理并不是封闭的场域，它必然与社会整体的结构与变迁紧密相连。面对

---

[1] 邓波，龚霓，谭杏贤，等. 加速康复外科关节置换患者出院准备度的观象学研究 [J]. 中华现代护理杂志，2021，27（15）：2014-2019.

新的技术和理念的冲击，我们的医疗机构和护理人员能否适应新的工作模式，我们的患者能否得到更为有效的救治，这些问题都需要我们进一步反思和讨论。而当制度变迁转变为个人的工作压力的时候，医护人员可能会产生难以应付的感觉。这就需要我们在引进新的技术和理念之前，提前做好充足的准备，预判可能会出现的问题。医院需要为医护人员提供培训，帮助他们适应新的工作模式，提升新制度的运行效果。同时，我们也要积极听取患者的反馈，在此基础上进行调整与完善。所有的制度都有利弊，我们只能尽量做到取长补短，尽量实现"以患者为中心"的临床照护。

二、临床中的医护沟通与分歧

在临床护理中，医护关系是相当重要的一个部分。在现代医疗体系中，医生占据着较为权威的地位，他们负责指挥其他医疗专业人员共同为患者提供医疗服务。因此，在医疗机构中，临床护理常常是一种辅助性或者衔接性的工作。用通俗的话来说，护士的职责是扮演好医生的"眼和手"。一方面，他们是医嘱的主要执行者，需要为患者打针换药，为患者提供特定的护理服务；另一方面，他们和患者有长时间的直接接触，熟悉患者的情况，并且监控患者的身体数据和心理状况，如果患者出现异常，他们会第一时间发现并且通知医生。

这种工作安排实际上已经固化为医疗服务中的一种社会结构。因此，在临床工作中，护士很少会直接反对医生的命令，尤其是当他们配合的是有经验的高年资医生的时候。如果他们发现医生的指令中有问题，他们也会选择以一种迂回和委婉的互动方式来提出自己的看法，尽量避免直接挑战医生的权威。在这种"医护游戏"（doctor-nurse game）中，护士在提建议的时候要让自己看起来并不像是在提建议，医生在寻求帮助的时候，必须看起来不像是在请求帮忙（Stein et al.，1967）。这种微妙的沟通模式在一定程度上维持了医护之间的权力和地位的差异。不过，在临床工作中也有另外一种情况，那就是医生和护士在沟通的过程中，他们之间的地位差异反而被消解了。护士之所以能够"挑战"医生的指令，是因为慢性病变得越来越常见，而护士更擅长处理医疗中的社会因素；此外，工作方式的转变也让护士有更多和医生直接沟通的机会（Svensson，1996）。

进一步的问题在于，在临床工作中，为什么医生和护士在同样的科室工作，为同样的患者服务，但是却会形成截然不同的看法和临床决策？这个问题一方面源于医护之间的教育经历和知识背景的差异。但是另一方面，我们也要在具体的临床工作情境中来理解医护之间的分歧。在 Renee R. Anspach 关于新生儿重症监护病房的经典的田野调查中，她考察了医生和护士为什么会对患儿做出不同的临床决策。例如，医生和护士通常会对患儿的预后有不同的判断，护士倾向于做出比医生更悲观的判断，认为患儿很难生存下来。她认为这是因为医生和护士在工作中所依赖的决策证据是不同的。医生更重视技术和认知上的线索来进行理性分析；而护士则会注意互动性的线索，比如患儿的意识水平和响应能力，他们更重视患儿与护士进行互动时的感性体验。因此，医护的分歧往往与他们在临床工作中接触到的不同信息有关，而这又取决于他们在组织中的不同的社会位置。护士处在与医生截然不同的"知识的生态系统"（ecology of knowledge），因此他们会观察到不同的临床现实。医生和护士从自己的角度出发所看到的都是现实，只不过是现实的不同侧面。良好的医护沟通需要双方能够跳出自己的既定位置，站在对方的角度来思考问题。人类学的主位和客位结合的观点，能够让医护更好地看到自己的认识盲区，尊重其他人员的观察和发现。

总而言之，临床工作中的医护关系在很大程度上仍然复制了社会上医生和护士之间的不平等的关系模式。在可预见的未来，这样的医护合作方式仍然会是主流的选择。但是我们也看到，在一些新兴的医疗服务中（例如慢性病防控和临终关怀等），医护之间会以更平等的方式来进行合作。我们期待医学界对于护理专业以及护士群体能够给予更多的理解和尊重，也鼓励护士们积极表达自己的观点，发出自己的声音，就像我们在个案五中所见到的那样。

个案五　医护合作中的权力关系与知识建构[1]

医生如何理解护士的工作？为什么护士的工作价值没有得到医生的认可？护士又是如何为自己的专业和工作辩护的？在一项关于护士的劳动过程的质性研究中，研究者分析了医生和护士对于临床护理的不同理解。通过对32名医护和患者的访谈，以及近5年的田野调查，研究者发现很多医生将临床中的护理工作视为一种"软"技术，但很多护士认为她们的工作并不"软"，而只是"不一样"。这种差异性的解读是如何产生的呢？研究者认为，问题还要回到医生与护士之间多维度的权力与等级差异中去加以理解。换句话说，护士的工作之所以被认为是"软"技术，并不是工作本身的性质决定的，而是当前的社会、文化与制度因素影响的结果。

首先，医护双方存在着学历上的差异，被医生强化为知识和能力上的差异。受访的医生指出，很多护士是初中毕业后在护理学校获得大专甚至中专的文凭之后就参与工作，而相比之下，医生基本上都是研究生学历。同时，即便是获得了本科甚至研究生学位的护士，在知识的深度和广度上还是得不到医生的认可，因为医生普遍认为治疗性的知识在科学性上要强于照顾性的知识。其次，护理工作在医疗机构中并不是核心的工作，因为它无法转化为经济效益，因此在市场化的背景下被医院和医生所忽视。没有处方权的护士的工作往往被贬低为"换不来钱的工作"。再次，在医疗机构中，护士缺乏话语权，在领导层中往往很难看到临床护理出身的领导。最后，传统的男女性别分工结构也使得护理劳动的技术性无法得到认可。不少男医生在访谈中谈到，他们期望中的护士就应该具备更多的传统女性气质。例如有的医生就直言不讳："其实医院应该找一些性格温柔、老实、没有很多事儿的那种护士"。这样的"辅助和顺从的女护士"做的工作，自然只能属于"软"的技术。

显而易见，护士面对的是多种社会结构所构成的权力关系。在临床工作中，她们被要求尊重和服从医生的安排，扮演好辅助的角色。而她们的护理知识和技术，也被置于医学知识的控制之下，在医护关系中属于从属地位。然而研究者也发现，护士并不全然接受这样的解读。相反，她们在工作中会尝试将医护之间的关系转变为更平等的互补关系。例如，她们虽然承认自身的学历不足，但是会强调医护专业之间的差异。在护士眼中，两种专业知识并无软硬之别，而仅仅是"不一样"，因为很多技术问题仅仅是"注重的方向不一样"。有时候，护士常年积累的经验使她们能够做出比医生更及时的临床判断。正如某

[1] 马冬玲."软"技术的社会建构及其不满：对护士劳动过程的质性研究 [J].武汉理工文学学报（社会科学版），2019，32（5）：33-40.

个受访护士说的那样，"一些年纪大的经验比较丰富的护士，比年轻的大夫还知道怎么开药，只不过她们没有这个权力"。在医护合作中，护士也并不总是顺从的。如果医生不能做到平等对待护士和护理工作，那么她们就会在工作中采取消极怠工和不配合的方式来表达自己的立场。

这个案例非常有意思。首先，它同时考察了医生和护士对于临床护理工作的看法。医生和护士在医疗体系中所扮演的角色不同，权力和地位也有差异，所以单纯考察任何一方都会有所偏颇。因此，我们才得以看到医护之间对于护理专业和临床护理的不同认识。虽然医生仍然是具有优势的一方，但是护士也不是完全被动和无力的。护士对自身工作的解读，以及她们灵活运用日常反抗的小策略，都是在尝试建立更为平等的医护关系。文中也特别提到，女医生往往更能和护士建立平等的朋友式关系。这篇文章同时还指出，医生的观点其实是由深刻的社会因素影响的，包括文凭主义的教育观、市场化的价值体系以及性别结构等。医生所强调的护士和护理存在的问题固然是现实，但是我们也可以保持一种批判和质疑的态度，去反思我们对于临床护理的理解是否有局限性，是否能够更宽容也更多元。未来如果要推动更积极且更有成效的医护合作，不但要跳出单一的立场，从主位与客位交织的角度来理解临床护理；同时也要运用第六章提到的批判视角，来审视我们习以为常的看法是否来自某种深层的社会结构和制度安排，有必要从顶层设计来解决护理事业的一些问题。

三、临床护理中的身体与情感

前面我们讨论了临床护理的日常工作以及医护互动的问题，现在我们对于临床护理已经有了更多的认识。但是人类学的社会生物视角提醒我们，在关注护理实践的时候，不能忽视护理工作的物质性和心理性。而这两个角度常常构成了护士群体在日常工作中的直接经历或者所谓的"真实体验"。近年来，临床护理中的身体和心理问题得到了越来越多的关注。

在临床护理的物质性方面，我们需要强调身体及其生理性质在临床护理中的意义。身体为临床护理带来明显的张力。一方面，临床护理的对象是患者的身体；另一方面，护士是通过自己的身体去完成对另一具身躯的清洁、整理和照料。同时，改善患者的身体状况的技能为护士带来职业成就感，但是患者的身体，尤其是那种"不受控制"（unbounded）的身体，经常为护理人员带来困扰与不适[1]。即便是面对正常的身体，经验不足的护士同样会觉得非常具有挑战性，因为护理工作中的观察、触碰甚至抚摸身体的行为，在医疗情境之外都是社会禁忌。因此，很多临床护理实践都会心照不宣地在"背地里"（behind the screens）悄悄完成，特别是涉及两性的性征的时候，护士会快速地完成操作，然后遮盖裸露的皮肤或者性器官（Lawler，1993）。这些实践技巧是在临床中逐渐习得的，目的是减少双方的尴尬。在短暂的护理操作之后，双方都快速地而有默契地避而不谈刚才的事情。

在完成这样的护理工作的时候，年轻护理学生往往会感到不好意思，而在更为老练的

---

[1]"不受控制"的身体指的是患者的身体界线被不受控制而流出的体液、血液、排泄物破坏的情况。此类情况在终末期患者身上较为常见。参见 *Lawton J. The Dying Process：Patlents' Experience of Palliative Card* [M]. London and New York：Routledge，2000.

护士手里，这样的事情已经习以为常、视而不见了。在生物医学的解释范式的霸权下，患者的身体往往会成为医疗凝视的物品（object），而不是具有主体性的人。而护士会配合医生完成这样物化的过程，患者被收治、分类、管理、检查，仿佛就像"流水线上的一辆汽车"（Chambliss et al., 1996）。患者的物化让护理工作变得轻松，护士们不用去考虑患者的体验和整体感受，不用担心身体接触时候的文化禁忌，只关注患者的症状是否得到改善，或者当日的工作是否完成。以至于有研究者指出，医学专业或者护理专业越发达，专业地位越高，它们离人的身体就越远，转而依赖间接的高科技监测和干预手段（Twigg et al., 2000）。

然而，将身体及其生物属性隐藏在专业知识和高科技的幕布后面，是否就让科学淹没了护理中的人文价值？是否就会消除护士与患者接触时候的切身体验和情感反应？答案是否定的。无论护理事业如何发展，临床护理的本质都是"身体工作"，就是对他人身体的评估、诊断、处理、治疗、控制和监控（Twigg, 2011）。出色的"身体工作"，首先需要护士在临床实践中积累各式各样的"感受性"（sensory）知识。他们要学习如何去感受患者的身体变化，以及如何使用正确的力道来完成护理操作。如果只是把患者视为物品，是不可能掌握这样的临床护理的"隐性知识"（tacit knowledge）的。其次，人类学的社会生物视角提醒我们，身体和精神并不是相互对立的，而是相互缠绕、相互构成的。身体不仅是活生生的，而且永远是"精神性的身体"（mindful body）（Scheper-Hughes, 1987）。"身体工作"会涉及情绪体验和"情感劳动"的问题。例如，护理学生在培训过程中，首先就要学习如何应对患者的身体，如何与患者接触，如何为患者提供护理服务。而在身体的接触中，护理学生会产生不同的情感体验，他们可能会感到害羞和沮丧，也有可能会感到对自己专业价值的肯定。再有经验的护士，也不可能完全隔绝这种感受，无论是消极的还是积极的。

总而言之，临床护理中的身体接触或"身体工作"是具有双重含义的。它既是对患者身体的物化，通过科学和理性的手段寻求生理问题的解决方案；同时也是将患者的身体重新视为主体，建立照护者与被照护者之间物质的与情感的交流（Dongen, 2001）。临床护理始终是模糊而复杂的，就是因为它必然是在"身体工作"的两种维度中寻找可能的平衡。同时我们也要看到，除了患者的身体及其物质性之外，医护人员身体的物质性也会对临床工作产生影响，进而对他们的工作带来积极或者消极的心理体验。接下来，我们将以一项新冠肺炎防控中医护人员的感觉体验和心理反应的研究，来讨论中国的医务人员在临床护理工作中的身体与情感问题。在新冠肺炎防治期间，医务人员不但处于高强度的工作压力之下，同时也面对着沉重的心理压力。防疫工作中的身体体验是如何使得医务人员产生负面的心理刺激的，是下面这个案例的研究主题。我们以这个案例来致敬在新冠肺炎疫情期间为我们做出伟大贡献的医务人员，也由此结束本章关于护理专业及其临床实践的讨论。

个案六　新冠疫情防控中医护人员的身体与心理 [1]

这项研究讨论的是在抗击新冠肺炎疫情期间，医护人员的工作经历与心理体验。之所以这样的体验值得特别关注，是因为在疫情期间，医护人员的工作内容和他们所身处的物质环境都发生了很大的变化。最明显的就是在临床工作中，医护人员必须做到不同级别

---

[1] 周殿华，张欣，方婵. 感觉剥夺视域下新型冠状病毒肺炎防控中医护人员心理应激反应研究［J］. 中国医学伦理学，2020, 33（3）：273-278.

的医学防护，这使得他们长时间处于身体环境封闭的状态中。即便是轮班期间或者结束工作后，他们还要持续单人隔离的生活一段时间。这种相对特殊的工作环境，对他们造成了一种"感觉剥夺"的环境，从而对他们的心理状况也产生了负面作用。

研究者通过深度访谈的方式，对某市级重点发热门诊医院的防疫一线医护人员进行访谈，收集了43名医护人员的经验资料。他们发现，新冠疫情期间，工作场所的物质环境的变化对他们造成诸多感觉受限的状况。长时间穿着防护服和护目镜等防护设备，使得参与防疫工作的医护人员的视觉、听觉、动觉等各方面都处于高压状态。例如，最明显的是视觉受限。因为护目镜和面罩容易因热空气和水蒸气而起雾，医务人员经常发现看不清手上的操作，也认不出其他的队友。其次，身着防护服让他们感觉动作受限。为避免防护服破裂，他们的动作必须小心谨慎，甚至讲话都要提高分贝。

不过，对于医护人员来说，最为难的还是触觉受限。穿着防护服工作，无论是完成临床操作还是资料录入，难度都大大提高了。因为戴着手套的双手失去了平时灵活的感觉，很多需要双手操作的工作的效率都大打折扣。这一点对于护理人员来说就更是如此了。前面我们提到，临床护理工作需要大量的"身体工作"，护士需要接触患者的身体来完成护理服务。但是在触觉受限的情况下，原本能够轻松完成的护理工作，也增大了难度。正如某位护士对比平时和防疫中的采血工作的差别时提到："我们平时为患者采血的时候，一般先用手指摸到血管然后才进行静脉穿刺；但在发热门诊我们要戴着2～3双乳胶手套，无法靠触摸找到静脉，所以工作难度大了很多。"

因为物质环境和切身体验的改变，医护人员的心理状态也发生了变化。一方面，防护服虽然为他们提供了必要的保护，但是却无形地构成了工作中的压力。防护服带来的种种不舒服的感觉，时刻提醒他们当下的风险。例如某医生在访谈中提到："穿上防护服会给人带来心理暗示，周围的环境是不安全的。好比在隔离区里站久了想坐下来，马上就会想到如果坐在这张椅子上，那这张椅子就被污染了，下次是坐还是不坐呢？"很多医护人员都有类似的感觉，有些人甚至出现了情绪失控、烦躁、食欲不振、难以入睡和睡眠质量不高等心理应激情况。

这项研究通过分析新冠疫情期间的医护人员的工作情况，把握他们在工作中所感受到的与日常工作的差异，以及这种差异对于他们的心理状况的影响。正是通过新冠疫情防控这样的特殊状况，让我们进一步理解临床工作，尤其是临床护理中的身体感受和心理体验的重要性。正是因为原本可以轻松完成的"身体工作"在疫情防控中因为防护服的存在而变得困难，让我们有机会感受到触觉以及身体接触对于临床护理的重要性。这种感受性知识原本就是在实践中通过言传身教学会的。如何触摸静脉，如何判断采血的合适位置，这些基础性的护理知识在疫情中出现了暂时的断裂。这个案例同时还告诉我们，工作环境和物质的变化如何导致医护人员的心理应激反应。疫情防控中的医护人员的心理暗示或心理不适是源于他们身穿防护服的陌生体验。因此，心理感受并不是无源之水，它时常发源于具体的工作安排和身体感受。目前国内已有较多研究关注到护士群体的"情感劳动"的状况，不过这个案例提醒我们，对于护理工作的理解，需要同时考虑物质性和心理性的双重因素。这也是人类学视角的启示：只有从整体性出发，兼顾生理与心理，才能全面地认识临床护理实践。

第九章　照护人类学研究个案

个案一　**不宜妊娠女性坚持生育的原因分析** [1]（代坤　广东省妇幼保健院）

本研究采用质性研究的方法，以半结构式的开放性访谈问卷对9例不宜妊娠女性患者进行深度访谈，并运用内容分析法对资料进行分析和归纳。深入探讨不宜妊娠女性对疾病、生育的认识与理解，并探讨不宜妊娠女性坚持生育的背后折射出怎样的个人、家庭、社会、文化逻辑。通过资料分析共提炼出7个主题：公婆压力、婚姻危机、自身对孩子的渴求、对完整家庭的渴望、社会及周围对自身的压力、"男孩偏好"思想在个别家庭与农村社会中依然根深蒂固、个人婚育观的影响等方面的原因。

本研究中研究对象的学历从没有文化至研究生不等，农村和城市患者都有，他们的婚育观念差异也较大。对于生育观念，张树栋在《中国婚姻家庭的嬗变》一书中提到，生育观可分为四个方面：对生育目的和意义的看法、性别偏好、理想子女数、对子女质量的期望。

（一）男孩偏好

中国2000多年的农耕社会，农村地区生产力相对落后，农村妇女只能参加少量的生产活动间接获得劳动成果，没有直接的经济收入，所以她们在家庭中经济不独立，也没有独立的话语权，需依附男性而存在。农耕社会需要大量的男性劳动力，因此形成了根深蒂固的"重男轻女"思想，在20世纪80年代即"改革开放"前，这种思想在整个中国盛行。在"改革开放"后，为调节人口的增长速度，使之与经济发展水平相适应，我国开始实行"计划生育"政策：提倡一对夫妇只生一个孩子，提倡晚婚、晚育、优生、优育，以降低人口出生数量，提高人口素质。"计划生育"政策控制了中国总体人口基数，为中国的经济发展做出巨大的贡献，为国家的富裕和富强做出了不可磨灭的贡献。

同时期，中国经济快速发展，城市化进程加快，在城市，尤其是经济发达的大城市，"重男轻女"的观念逐渐削弱，"男女都一样"的观念逐渐深入人心。在农村地区，随着中国农村城镇化的发展，农业逐渐转向集约化和机械化，人力不断被解放出来，大多数年轻夫妻需外出务工以满足家庭生活需求。女性通过工作有了独立的经济来源，已经不是完全需要男性劳动力的农耕社会，客观上已经削弱了对男性劳动力的需求。但是中国经济发展极度不平衡，一些贫穷的农村地区"男孩偏好"思想，尤其是父母老一辈的"男孩偏好"思想依然比较严重。调查显示，在只能生育1个孩子的前提下，农村居民偏男系数为72.16%，偏女系数为27.84%，由此可见，农民男孩性别偏好表现明显。既往研究表明，不少女性通过生育来证明自己的价值，生育一个男孩被认为是家族血脉和自我的延续；同

---

[1] 代坤. 泰和结项报告《生育的苦与乐：不宜妊娠女性坚持生育的原因分析》，2019.

时，生育男孩对贫困地区农村妇女家庭决策权的提升有正向影响，第一胎生育男孩或最终育有男孩均会提升妇女在家庭主要事务中的决策权。这也是城市人口生育观区别于农村人口生育观的重要特征。在本研究中，两位患者冒险生育的行为也说明这一点，她们纵然已经育有两个女孩，但是"男孩偏好"的思想促使她们不顾及自身安危冒险生子。

（二）"一男一女"

2015年，为促进人口均衡发展，完善人口发展战略，我国实施"全面二孩"政策，即一对夫妇可生育两个孩子，积极开展应对人口老龄化行动。在中国，无论在城市还是农村，大多数的家庭理想的子女性别结构为"一男一女""儿女双全"。在"全面二孩"政策实施后，在二孩愿望中，有"一男一女""儿女双全"思想的人占大多数。在本研究中，患者表示："我有一个儿子，以前受'计划生育'政策限制只能生一个，现在'全面二孩'，想要再生一个女儿。"为实现儿女双全的愿望，促使患者在高龄且多次流产的情况下再次生育。

（三）"根"文化

中国人普遍重视家庭的传承，也就是我们传统文化中的"根"文化。中国近三成的家庭生育目的是"传宗接代"。2002年城乡居民生育意愿调查显示，在生育目的方面，选择"传宗接代"的占35%，满足经济需要的占22.4%，满足情感需要的占19.9%，认为生育是义务和责任的占11.5%，选择顺其自然的占5.2%。如果一个家庭没有孩子，会被认为"断了后"，这在中国传统文化中是非常忌讳的。例如在本研究中，患者描述道："如果自己不能生育，丈夫宁愿代孕，也不愿领养一个孩子，因为代孕还是自己的。"另外，中国家庭关系复杂，公婆会干涉年轻夫妻的生育意愿及婚姻，如果一个女性患者不能生育，父母会怂恿自己儿子与妻子离婚，再娶他人。所以患者要面临来自家庭和社会等各种各样的压力，同时也陷入焦虑、自责和与愧疚中。在本研究中，有4位患者均表示经过试管婴儿或者积极治疗后，依然不能顺利生育一个孩子，自己会主动与丈夫离婚，其根本原因也是无法完成家庭的传承，即"传宗接代"的任务，无法面对公婆及丈夫。中国家庭普遍认为孩子是家庭的纽带，有了孩子能够让家庭结构更加稳定，夫妻关系更加和谐。以往研究表明，生育子女能够给父母带来主观上的满足感，与没有孩子的父母相比，有孩子的父母对于生育拥有更多的积极感受，生育孩子可以延续家族的血脉，能给父母带来成就感。本研究中的6位患者虽然面临着自身疾病带来的各种各样的痛苦，但是只要能有一个孩子，一切都值得，因为有了孩子，家才完整。

因此，对于医务人员来说，既要治疗疾病，同时还要关注不宜妊娠女性坚持生育背后的生育观念，做好科学生育观的宣传；对于社会来说，既要发展医疗技术和科学水平，同时也要更多地理解和尊重女性。

不宜妊娠女性坚持生育的行为背后潜藏着深层的个人、家庭、社会与文化逻辑，与中国社会传统文化语境关系密切，尤其是男孩偏好、"一男一女"理想结构和"根"文化带来的传宗接代要求。

专家点评

为什么有的女性会在高龄且有多次流产史的情况下，坚持接受人工辅助生殖？换句话说，为什么有的女性会在明知自己不宜妊娠的情况下坚持生育？为了理解此类患者的行为选择和价值理念，本案例对 9 位不宜妊娠的女性患者进行了深度访谈，并运用内容分析法对访谈资料进行整理与归纳。这些患者的教育背景和社会经济地位虽然存在较大的差异，但是研究者普遍发现，这些女性在生活中常常要承受来自家人和朋友的催生压力，有时她们自己也会出于类似的原因而产生生育意愿。但是这些女性普遍面临较高的生育风险（比如高龄或有多次流产史），在医学或护理学看来坚持生育是"不理性"的。我们要如何理解她们的行为选择？

研究者发现，女性所感受到的生育压力有着深刻的社会文化根源，具体表现为类似"男孩偏好""儿女双全"以及"传宗接代"等的传统观念。首先，在经过计划生育和改革开放之后，原本根深蒂固的"重男轻女"观念逐渐转变为"男女都一样"。但是在农村地区，以及老一辈父母心中，男孩的地位仍然要高于女孩。长辈的施压往往让不少女性不顾自身安危也要冒险生子。其次，在放开二孩的政策调整之后，很多家庭回归传统的"儿女双全"的理念，希望获得理想的家庭子女的性别结构，也就是"一男一女"。最后，在"传宗接代"的文化观念下，家族血脉中如果一个家庭没有孩子，会被认为是家族"断后"。有至少 4 位受访者指出，如果她们通过辅助生殖技术仍然无法生育孩子，她们会选择主动与丈夫离婚，因为她们无法完成"传宗接代"的任务。在这样的文化观念的影响下，女性倾向于认为"有了孩子家才完整"，因此她们无论承担什么样的代价也要坚持生育。

在临床医疗和护理中，我们经常会遇到"高风险"的患者，他们做出的一些选择往往对他们的身体有害，但是他们却很难听从医护人员的劝阻，执意要求或拒绝特定的医疗介入。在临床上，我们很容易将这样的"高风险"患者归类为"偏执"或者"焦虑"的类型。但是，当我们从人类学的跨文化视角出发，尝试站在这些患者的主位角度来理解他们的生活的时候，我们会发现，他们的行为选择可能并不是个人意志的结果，而是受到不同的社会制度和文化逻辑的影响。不宜妊娠女性坚持生育的案例给我们的启示就在于，人们面对医疗与健康问题所做出的行为选择，往往有着深刻的社会文化根源。不了解中国社会的生育和家庭文化，就难以理解这些"高风险"女性坚持怀孕的行为选择。

在这个案例中，人类学的跨文化视角指出了普遍性的生物或生理问题背后的文化和价值的因素。正如第五章所示，跨文化视角和跨文化护理的出现，主要是针对美国这样的移民社会中不同族裔和不同文化背景的人群在一起生活的现状而提出的。在中国情境下，跨文化视角提醒我们理解和尊重不同民族或族群的传统文化和民间习俗，其中比较常见的是传统汉族社会所信奉的文化习俗和地方性知识。这个案例中所提到的"重男轻女""儿女双全"和"传宗接代"等说法就是典型的汉族社会的文化理念。类似的文化理念常常会与现代医学或者护理学的科学和理性的价值有所冲突。在这个案例中，从科学的角度看，我们并不建议这些女性继续生育，因为她们本身有很多高风险的因素。但是对于她们自己来说，能不能生是一回事，愿不愿意尝试是另一回事。跨文化视角背后的文化相对主义告诉我们，要站在他者的立场来理解他们的行为，这样才能更有针对性地满足他们的医疗和护理需求。

那么，我们如何为这些不宜妊娠但是坚持要怀孕的女性提供照护服务呢？首先，我们要真正了解她们的选择背后的压力与无奈，理解她们的行动逻辑。在此基础上，我们要对她们的观念表示尊重，不要轻易将其贬低为迷信或者落后的思想。跨文化视角对我们最重要的启示，就是对不熟悉的文化和观念保持尊重，避免过多的价值判断。因为每一种文化观念的诞生都有其独特的社会背景，不要对患者的选择做过多的个人归因，认为她们文化水平低或者个人比较偏执等。当然如果经过科学评估认为她们的生育风险太高，医护人员应该尝试以

"同情的理解"的方式进行沟通，在科学分析之外对患者的文化观念给予更多的尊重。同时，也有必要对其家人做好宣教。文化观念是很难改变的，医护人员能做的，是在坚持安全的原则下，给予患者更多的鼓励和支持，在适当的时候转介社工介入或心理干预。医疗和护理当然要建立在科学的基础上，但是理解患者选择背后的人生追求和心理缺憾，也许能更好地改善医患沟通的效果和依从性行为。

个案二　　被遮蔽的性困扰与性教育[1]（张一恒　中山大学护理学院）

中国每年的新发乳腺癌病例约 27.89 万例，居于女性肿瘤发病率的首位。随着治疗的进步，患者的生存率不断提高，生命得以延续，但是治疗引起的并发症和不良反应却难以避免，其中性功能障碍对患者的夫妻关系、生活质量等影响较大，但在现实生活中却被医护人员和患者忽视——患者希望获得医护的性相关专业建议，但少有患者主动咨询医生；医护人员普遍认为患者需要性健康教育，但却少有医护人员主动开展性健康教育。乳腺癌患者的性相关困扰与性健康教育就在医护避之不谈中被忽视、被遮蔽。通过对乳腺科医护人员、乳腺癌患者的访谈，发现性在中国文化语境中的特点与属性是造成性相关问题被遮蔽的最主要原因。

（一）医院空间与性的私密性相悖

性在中国这一文化语境之下，被认为是极其私密的话题，被古人称为"闺房之乐""床第之欢"，性话题被限制在特定场所，不适合在公共场合进行讨论。医院病房的空间设计会优先考虑治疗和最大程度地容纳患者，而非优先考虑隐私。性相关问题难以在医院这样开放的环境中进行，限制了患者的问题表达与医护人员的健康教育。在调查中也发现患者与医护人员的这一困扰：

某位乳腺全切术后的乳腺癌患者，45 岁，夫妻关系良好，在访谈过程中表达自己的性健康需求与困扰，但当问到其是否向医护人员咨询性相关问题时，她说道："关键是没有机会去问医生，因为在病房这样的环境里不是一个人，病房里有很多其他患者和家属，医生查房也是一群人，我也不好意思去问，我之前想去医生办公室悄悄问问，但是医生办公室也不是只有我的主治医生一个人，还有很多其他医生、病人，这么多人在，我肯定说不出口啊，就转了一圈又回来了。我让我老公去问，他也不好意思，到现在快出院了也没问过。"

某位工作 3 年的年轻护士也表达了类似的困扰，当问到她为什么不主动进行性健康教育时她说道："我觉得应该是环境影响比较大，本来中国人在这方面也是比较含蓄的，聊'那个'比较少，而且病房很少有机会提起，特别是我们有 6 个人的房间，男的女的、老的年轻的家属都在那里，可能也就比较介意，不想说，我公开谈论也不太好吧……一对一跟她们聊天的时候就会有人问，但这样的机会比较少。"

在中国传统文化的语境之下，"性"向来只是隐藏于幕后的话题，普遍不会把性问题放到公开场合进行讨论。在病房这种开放的环境，有患者、家属、来来往往的探病人群，实在是不适合谈论性相关问题，因此在一定程度上限制了临床开展性相关的健康教育。

[1] 张一恒. 泰和结项报告《羞——被遮蔽的乳腺科性健康教育》，2017.

（二）女性被压抑的性表达

乳腺癌是以女性为患病主体的恶性肿瘤，女性的性表达本身受着文化的隐性约束。在社会规范中，女性应该是含蓄内敛的，这使得女性在表达性需求时感到害羞甚至是羞耻，或者担心提及性时别人的看法。在访谈过程中也发现几乎所有护士和患者都不会说性，而用"这个""那个"代替。说出性都如此困难，谈论性相关话题也更加困难。

某位乳腺全切术后的乳腺癌患者，47岁，小学文化程度，当问到她是否担心治疗对性生活的影响，她说道："我们老实人不讲究这些……"因为该患者表示自己正在接受内分泌治疗，出现了性欲下降、类似更年期的症状，性生活受到一定影响，当问她是否咨询过医生，她认为不会有人去咨询医生，说道："我没有跟护士、医生说过，这么敏感的问题谁会说呢？谁会说这个呀？"

某位患者的男性主治医生在被问到有无患者向他咨询过性相关问题时，他说道："也有过，但都是那些性格比较女汉子型的，性格直爽的，她们敢讲这些东西，有些比较传统的含蓄的患者她肯定不愿意讲，这样的我们也不敢主动跟她们提，怕她们会觉得你在性骚扰她。"

在中国传统文化下，女性的性别角色应该是委婉、含蓄的，这种标签使得女性不能直接表达自己的想法或意愿，对性相关问题更是闭口不谈。在乳腺科室中，护患都为女性，双方都因此避之不谈。而对于病房中的少数男性医生，也担心提及性相关问题给患者带去困扰。

（三）被生育替代的性

性生活是生育的基础，所以在许多人的观点中，性是为了生育而存在的，生育是性生活的唯一目的。当提及性健康教育问题时，患者也会说自己已经不打算生孩子了，性不再重要；医生、护士表示会向年轻患者宣教生育问题。性问题被等同于生育问题。而对于年龄集中在40岁以上的乳腺癌患者，多数都已完成了生育，不再生育也就不再需要性，讨论性问题被认为没有意义。

某位完成乳腺全切的乳腺癌患者，45岁，生育了三个孩子，当问她对乳腺癌影响性生活的看法时，她说道："这个（性生活）有没有都无所谓了，我已经生了三个孩子了，年龄也大了，不打算再生了，就不太关心这个问题了，无所谓了。"

此外，为了预防乳腺癌的复发与转移，有些患者还需要持续服用内分泌药物，在服药期间是不允许生育的。一位服用内分泌药的患者说："我正准备生二胎时，检查出来这个病了，但是我现在吃那个内分泌药，医生已经说过5年之内都不能要小孩，我还有什么好问的，有没有性生活对我没什么影响。"

当问一位医生进行性健康教育的情况时，他说道："对于女性患者，生育的影响肯定会跟她说的……乳腺癌患者经历了疾病之后，她们可能只关注能不能生小孩而已，就好像变成性只是为了生小孩，而不是享受或者愉悦。没有人会关心性生活这块。"

在中国传统的性观念中更多强调其生育功能，性行为被看作以纯粹的生育为目的，所以当乳腺癌患者的生育被限制时，性的需求也就不再重要。性相关的问题可能被当成脱离生育而对性快乐的单纯追求，单纯地追求性快感在传统观念中被认为是羞耻的，因此，这样一种不以生育为目的的性需求表达和健康教育也被限制。

由于在中国传统文化中性的私密性与生育属性相关，性问题的表达被限制，当这一问题在以女性为主的乳腺科浮现时，更加被忽视与遮蔽，造成了患者不主动表达其性健康需求、医护人员不主动进行性健康教育的现状，也导致了现阶段临床性健康教育的空白。这提示我们性健康教育的开展应该根植于适宜的文化土壤，基于人们的性观念发展合适的性健康教育模式，易于被患者接受，也易于医护人员宣教。性健康教育在我国的发展不能操之过急，要循序渐进，从无到有，从寡到众。

本研究关注乳腺癌患者的性相关困扰与性健康教育，发现中国传统文化语境是造成性相关问题在乳腺癌患者康复过程中被遮蔽的主要因素，包括性的私密性、女性性表达被压抑、性的生育属性等。

专家点评

在对癌症患者的治疗和照护中，生存率和生存质量是两个重要的指标。随着医疗科技的进步，许多癌症患者的生存率得到了提升，而如何保障他们的生存质量也逐渐成为人们关注的焦点。然而，本案例发现，在人们越发重视生存质量的同时，在社会文化和传统观念的影响下，癌症患者日常生活中的某些面向往往会被忽视，其中就包括性功能障碍所带来的影响。本案例通过对乳腺科医护人员和乳腺癌患者的访谈，发现在临床医疗和护理中，性困扰和性教育往往会成为被忽视和被遮蔽的话题。这具体表现在两个悖论中：患者希望获得与性生活有关的专业建议，但是患者很少主动咨询医生；而医护人员普遍认为患者需要性相关的生活指导，但是他们很少主动开展性健康教育。

为什么会形成这样的局面？为什么在癌症护理中的医护人员和癌症患者同时对性困扰和性教育三缄其口，避而不谈？本案例通过研究发现，这种回避来源于中国文化情境中围绕性的观念和习俗。首先，医院的空间设计使得病房需要容纳多位患者，因而成为公共空间。在这样的环境中谈论性的话题，挑战了人们对于性是私密话题的认知。有患者表示，无论在病房还是在医生办公室，总是有很多人在场，性的问题总是"不好意思去问"。其次，乳腺癌患者以女性为主，女性谈论性话题也违背了传统文化对于女性角色的规范。尤其是病房中的男医生会担心谈论性话题会对女患者带来困扰。最后，传统观念中的性是为了生育而存在的，性愉悦和性快感往往被忽略，所以医生们会发现对已经生育子女的患者来说，"没有人会关心性生活这一块"。

在本案例中，我们再一次遭遇传统文化观念对于医疗和护理工作的挑战，只不过挑战的来源从家庭和生育相关的传统习俗变成了与性有关的文化观念。从人类学的跨文化视角来看，本案例再一次表明，文化观念和传统习俗对于人们的行为具有强大的塑造能力。本案例从性的私密性、女性性表达被压抑、性的生育属性三个角度揭示了传统文化观念是如何遮蔽临床中的性困扰与性教育的。当我们长期生活在一种文化情境中，容易将常见的事物视为习以为常，默认它们的存在，而缺少对它们的反思。实际上，对于性话题的回避，不仅仅发生在乳腺癌患者的照护中，在其他临床科室以及其他类型的患者身上也很常见。只不过乳腺癌患者的病痛与女性的第二性征有关，因此性话题的挑战也表现得更为明显。当我们跳出自身的文化立场，在主客位的交换中，能够更好地理解性话题规避这种现象背后的文化逻辑。

通过进一步的分析可以发现，本案例揭示出文化观念对于人类行为塑造作用的几个特征。首先，文化具有很强的韧性。事实上，因为临床工作必然要涉及身体的接触，医疗情境中互动和交往往往是"去性化"的。换句话说，性别差异和性意识等要让位于身体和疾病的科学问题。临床中自然会涉及与性相关的话题，但是医患双方都明白话题的意义并不是为了探究隐私，而是为了解决医学问题。即便如此，本案例中的医患双方仍然会为性困扰和性教育而感到尴尬。这说明文化往往构成人们行动的"深层结构"，即便是受过多年临床培训的医护人员，仍然倾向于认为性话题不适合公开讨论。其次，文化的影响是普遍的。在前一个例子中，受到生育文化影响的是患者；但是在这个案例中，患者和医护人员同时遵循了性文化所设定的行为规范。不仅是患者不愿意问，医护人员也不愿意主动说，从而在病房中共同建构了对于性话题的回避。最后，文化的影响是多维度的。社会文化对于性的规范是多方面的。回避性话题，既与公共场所的话语规范有关，又与女性所处的性别规范有关，同时关乎性的实用与愉悦之间的价值判断问题。

跨文化视角为我们洞悉行为背后的文化性或观念性因素提供了必要的工具。发现盲点之后，跨文化视角也让我们更有针对性地调整实践的方式。要改变乳腺癌患者的医疗和护理中性困扰及性教育被遮蔽的问题，需要针对上述文化观念的特点有的放矢。首先，因为文化具有韧性，很难一次性改变，因此需要我们设计稳定的长效机制，循序渐进，滴水穿石。例如，在乳腺科室可以对性议题建立特殊的物质和制度支持，如安排封闭房间进行医患沟通，以及住院期间由同性医护进行一次性话题宣教等机制。没有长效的机制，是很难改变文化韧性的。其次，虽然文化的影响具有普遍性，但是因为医护人员在医疗情境中的主导性地位，应该鼓励医护人员更主动地与患者沟通性话题。医院和科室需要为医护人员提供相关的培训，建立他们的性别与隐私的文化敏感性，做到既尊重患者的隐私，也重视他们的需求。最后，文化的多维度意味着每一个患者所在意的问题可能是不同的。医护人员可以通过与患者交流，了解他们对性话题的芥蒂来自何处，从而提供更有针对性的指导。总之，应该尽量提升医护人员的文化敏感度，在尊重隐私的情况下鼓励患者积极表达，解决他们的性困扰，使其享受更优质的生活。

个案三　　儿童近视与家长的健康期望和亲职压力 [1]（蒋丹彤　中山大学人类学系）

孩子的健康无疑受到家长的高度重视，他们对孩子健康的关注之下暗含着"孩子犹如萌发阶段的嫩芽，他们是全新的、生命力旺盛的，不太可能与疾病和问题产生关联"的信念，因而在日常生活中不惯于讨论疾病。家长的角色更像是保护伞，帮助孩子抵御一些外部风险。这些风险可能是马路上飞驰的汽车、不适宜观看的暴力色情内容、食物里过量的添加剂，但如果风险存在于日常生活的行为方式中，对他们而言却是难以承受的。这意味着问题并非来自外部，而是内部的教养方式出了问题。当这个问题发生在低年龄阶段的孩子身上时，父母往往更加难以接受，因为年幼的孩子并非完全的行为主体人。于是，当知道孩子近视时，"自责"通常是家长的第一反应。

杨树妈妈是两个孩子的母亲，9岁的大儿子杨树近视300度。我初到 W 社区时，杨树妈妈已经是爱眼户外活动活跃的志愿者了，但当她跟我讲起三年前哥哥杨树刚被发现近视时的情景，还是难掩当时突如其来的打击和无措之感。

[1] 蒋丹彤. 儿童近视预防营造实践：从治理到回归日常 [D]. 广州：中山大学，2020.

"一年级时他（杨树）突然从学校拿回来一个单子，说视力不良要去医院检查，我带他去医院检查的时候，已经近视一百多度。我当时就非常自责啊，他还这么小，我还问医生这么小怎么会近视呢，当时班上也没几个小朋友是戴眼镜的。我跟我老公就商量说，我们也没有经常看iPad那种电子产品，会不会是小的时候我爱给他看绘本？还有就是我自己本身就是高度近视，因为医生说眼睛度数也是会遗传的嘛，我就很担心是因为我的原因让他这么早就近视了。"（杨树妈妈）

近视的成因复杂，即便是专业眼科医生也只能检测近视状况，无法获知成因。家长的自责迫切需要一个合理的出口，却得不到相应的解答。一方面，他们会回顾过往生活方式中潜在的不当因素，通过自我反省式的归因来给自己一个相对个体化的答案。另一方面，他们也会尝试去改善现状，"既然发现尚早，总是有办法的"。这种对孩子健康的"希望"却极有可能在亲职压力之下转变为"侥幸"。杨树妈妈告诉我，在检查到杨树有100度近视的时候，她也想过给杨树配镜，但是想到这么小就配镜，担心他被其他同龄的小孩嘲笑。不仅是孩子可能会承受这种压力，她也非常担心来自身边熟悉的家长朋友的询问："怎么这么小就戴眼镜了呢？"可能仅仅是打招呼时的一句问候，在杨树妈妈心里却意味着在无声地控诉她没有尽到一个妈妈应尽的职责。

"其实刚开始也是抱着可能会恢复（的想法），其实没有科学概念，我觉得很多家长就是没有这个概念的。他们第一反应就是近视了，是想着去网上查一些资料，但是经常查到的是带一些广告性质的，就是说通过什么方式是可以恢复的。我们一开始查到100多度的时候就没有给他配（眼镜），就想着说我控制他的用眼时间，矫正他的坐姿，多带他去户外，就希望他可以恢复，觉得是不是假性近视，当时就是抱着可以恢复的心态。我后来才知道，其实散瞳之后查出来的度数就不是假性近视了。但我感觉很多家长面对这种情况他先是不愿意接受的。然后到直到三个月以后再查发现200多度了，我就觉得不行，这个眼镜不配的话就不断往上涨，这个时候才配的眼镜。"（杨树妈妈）

L机构常在周末举办儿童近视干预科普讲座，在讲座上我也接触到很多跟杨树妈妈类似，在发现视力问题之初抱有侥幸心理的家长。即便眼科医生明确表示近视的不可逆，许多家长仍然不愿意接受近视无法恢复、只能抑制其进展的现实。在西方医学体系下求解无果时，一些家长转向良莠不齐的眼部保健市场，以期求得恢复视力的办法。

我在科普讲座上认识了鱿鱼妈妈，她在讲座结束之后跟主讲的医生详细咨询儿童近视干预与保健的注意事项。我在一旁感叹她如此耐心又细致，但是鱿鱼妈妈后来告诉我，她最开始在医生对于恢复视力的"否定判决"之后，曾经尝试带儿子去做眼部视力恢复推拿，但是效果反复。叙述的言语中带着对那个盲目选择的歉疚。

"我就是在他三年级的时候，感觉他握笔姿势不对，他握得很低，他这样子是看不见笔尖的，他就会歪头。久了我发现他看电视也要歪着头，讲也不听，他说两只眼睛看得不一样清楚，当时就把我吓了一跳。就马上带他去医院检查了，有一边度数都快200度了，但是医生说没有办法降低这个度数。我当时就是非常难受，不愿意去相信，我就说现在医学技术这么发达，怎么可能没有办法呢？我想他以后还要念初中、高中，那时学习比现在紧张多了，再弄个高度近视那就麻烦了。我当时就看到他们学校那边有一家推拿按摩的，说是可以治疗近视，我想西医没办法，可能中医推拿可以，反正是要试一下的。我当时都准备付钱了，我老公就不同意，说这种都是骗人的。当时就是走投无路了，什么都愿意试一下，所以后面我又悄悄报了名，有一个学期做那个推拿。一开始好像有一点点用，看得清楚一点，也不知道是不是心理作用。后来我来这边（科普讲座），才知道通过推拿什么的表面上度数是提升了，但是实质上它只是眼底其他功能提升了……近视还是一直在增长，只是不表现出来。如果一直这样不干预，反而更是耽误他。"（鱿鱼妈妈，儿子9岁，近视200度）

面对突然"宣判"的近视问题，在对孩子的健康期望和亲职责任带来的强烈道德压力之下，家长宁愿"怀抱信念"也不愿意"接受现实"。近视干预的医疗系统环节给出的建议是"承担风险并进一步改变日常用眼习惯"，而家长在风险和不确定的情境里，需要的却是寻求归因和具体的解决之道。多重焦虑之下，他们转向其他途径寻医问药，往往会导致孩子视力进一步恶化或延误有效的干预时机。

专家点评

此个案以田野调查方式生动地描述了两位母亲发现自己的孩子患近视后，由于对孩子的健康期望和亲职责任而导致的自责心理的变化过程及在日常生活中为治疗孩子近视而努力并逐渐提高有关近视防治知识的故事。因此，本文从侧面探讨了中国年轻父母对孩子的关爱和教养方式、健康期望程度、低龄儿童疾患与亲职压力所致的父母行为等现实问题。

现代社会的城市化和信息化使人与大自然的距离越走越远，使儿童的天性逐渐褪去。低龄儿童的过早社会化、食品的农药污染、日常生活的电子化以及中国父母的"望子成龙"心理和教养行为影响着儿童的健康成长，引发厌学和逃学等不良行为，导致网络、游戏和电视成瘾症、自闭症等精神疾患和近视等器官疾患的发生。在此社会文化背景下，父母角色与家长功能和亲职压力程度也不断改变。在中国知网学术数据库中检索有关亲职压力的研究，几乎都围绕自闭症、身心障碍或智力残疾儿童与父母亲职压力的关系等问题讨论父母心理变化过程、低龄儿童健康成长和幸福感低下等问题，但很少有研究讨论儿童近视与亲职压力互动关系等问题。从这一点看，本个案选题新颖，具有研究意义，能够丰富相关研究内容。

家长角色对每一位父母来说是终生的职责，直接影响着家庭和睦共处和孩子健康成长。正如本个案中指出的那样，家长角色"更像是保护伞，帮助孩子抵御一些外部风险"。如果家长角色偏向于保护孩子抵御外部风险而疏忽对孩子身心健康的培养和陪伴在场，那么有可能会导致孩子在身心成长方面出现一些问题。在本个案中讨论的低龄儿童突如其来的近视问题使年轻妈妈对孩子的健康期望和亲职责任受到道德压力，亲子系统内部和亲子互动性质由此改变。在众多影响父母亲职功能和家长角色发挥的因素中，亲职压力是一个关键的内在因素；同时亲职压力状况也往往反映出一个家庭的教养品质，是预测儿童行为的有用指标。因此，在孩子成长过程中其身心出现异常时，家长自然会自责，认为自己没有扮演好家长角色，在照护孩子的某一个环节上出了问题，日常生活中疏忽了某种教养方式。虽然本个案中指出，"近视的成因复杂，即便是专业医生也只能检测近视状况，无法获知成因"，但年轻家长仍然想得到与其相对应的具体解答。

美国著名的心理学家理查德·阿比丁在 20 世纪末对亲职压力等亲子系统因素实施心理学实验和数据分析后指出，亲职压力（parenting stress）是家庭压力的一种，是指父母在扮演亲职角色时，在亲子系统里受到父母自身的特质、亲子互动、子女特质及家庭情境因素的影响所感受的一系列压力。儿童行为健康问题与父母对孩子的健康期望的互动过程失调更会导致一系列亲职压力问题。即当父母对孩子的健康期望和望子成名的愿望越高时，亲职压力越大。有研究认为，当亲子体系中的压力过大时，可能导致亲职功能失调，直接影响家庭和睦和孩子幸福感。在本个案中，当杨树妈妈和鱿鱼妈妈发现他们的孩子过度近视时，他们从低龄儿童的家庭护理或教养方式中寻找缘由，进而参加"爱眼户外活动"或听"儿童近视干预科普讲座"，试图以行为健康达到防治和纠正孩子近视的目的，积极寻求子女近视的"归因和具体的解决之道"。

本个案以家庭内部教养方式出问题或其他某种原因如遗传因素引起低龄儿童近视为例，从健康期望和亲职压力视角阐释中国都市年轻妈妈在低龄儿童得近视而主动寻求解决问题的方式方法等过程。这反映了儿童近视及其带来的家长对孩子的健康期望以及复杂的亲职压力已成为现代社会新居城市家庭中普遍存在的问题，也是在亲子互动功能中出现的一种危机。对低龄儿童的健康成长而言，家庭、学校和社会三方联合的行为健康教育尤为重要，它既能够实现家长对孩子的健康期望，又能够减轻亲职压力。

个案四　"要干粮，更要猎枪"的照护 [1]（李菲菲　上海交通大学中国医院发展研究院）

癌症易复发转移的特征使患者的未来充满不确定性，即便是长期幸存者亦需要持续地自我照顾。然而自我照顾的过程经常伴随着患者角色与其他社会角色的冲突，尤其对于女性而言，从习惯照顾他人到如今照顾自己，经历着角色转换带来的诸多不适应。本研究尝试通过报道人查良锜的故事，探讨女性癌症幸存者如何在日常实践中协商各种角色以进行自我照顾。

331 路公交车上，一位留着短发、气质干脆利落的女教师神情黯淡，显得心事重重。车窗外寒风依旧，她的世界却已天翻地覆。这一切都源于她收到自己确诊患右侧乳腺癌的那一纸诊断书。尽管当时对这一疾病尚且知之甚少，但她已经预感到，自己的人生将变得不同。

那是 1990 年 1 月 10 日。

她叫查良锜，我们称她查教授。她生于 1935 年冬的北京，作为海宁查氏家族的一员，接受了良好的家庭和学校教育。在清华大学学习工作了 20 年，她接受了双肩挑的培养教育，深谙当年蒋南翔校长"猎枪之说"强调授之以渔的道理，困难时期甚至被派去办学生食堂。确诊前，她刚调入北京大学分校半年，满怀着对工作的激情与新环境的憧憬，患者角色却不期而至，她正在向前冲的人生踩下急刹车。

面对即将失去控制的生活，查教授没有乱了阵脚。她没有让自己五味杂陈的心情持续

[1] 李菲菲. 泰和结项报告《"幸存者不孤独"：民间癌症互助组织的社会支持研究》，2019.

太久，利用住院手术前难得的空闲时间，在病床上反思患癌的原因。"一直将工作放在首位，认为工作是关系到集体和他人的大事，忙起来占用锻炼时间，不时地开夜车，养成生活不规律的习惯，甚至废寝忘食。另外，追求完美、争强好胜的性格有时也带来太大的压力……"查教授认为对过往生活方式的反思让她面对真实的自我，转向更利于抗癌的健康理念和生活方式，由此不再纠结于"为什么是我得癌症"的问题，转而寻求"既已患癌，如何自救"的自我照护策略。

生病后，从来都是好学生、好战士的查教授也努力做一个好患者。看病前做好充分准备，看病时主动与医生沟通交流，遵医嘱配合治疗，同时还多方学习求教，摸索与癌抗争的规律。乳腺癌根治术容易造成手臂功能受损的后遗症，手术前，她曾用左手在本子上写下："查良锜要学习用左手写字"，我们不难从中读到她对回归工作与正常生活的向往。经历了乳腺癌根治术和放化疗，她一方面尽力恢复右手功能，另一方面，查教授也做了最坏的打算，积极开发左手功能，最终得以在两年后重返讲台。

幸运总是眷顾有准备的人。经过不断努力，查教授的右手功能在手术之后得到了很好的恢复。但治疗的副作用在多年后仍然逐渐显现。加之前两年的一次摔伤，导致她的右手几乎使不上力，幸亏当初便已尝试开发左手功能，如今用左手写字、吃饭、打字都不成问题。生活在家人的关爱与支持下，查教授尽量不麻烦别人。比起接受他人的直接帮助，查教授更愿意尽量生活自理，这在她看来便是"猎枪之说"的照护方式，她将其视作一种自我锻炼。查教授保持达观知足的心态，30 年来癌症没有复发转移，除手术住院外一直坚持工作。右手功能退化是患癌幸存的代价，她提醒自己不忘癌症患者的身份，长期坚持抗癌健身。

然而，查教授并不满足于自己的幸存者身份，她自认身为一名知识分子需承担更多的责任，为病友们多做些事。她决心运用现代科学技术探索康复的奥秘，申请了国家自然科学基金的课题，提供科学的检测数据和实验依据，以期帮助更多癌症患者运用有效的康复手段自主抗癌。将自己的研究设想和对群体抗癌的看法同病友们分享之后，病友们纷纷鼓掌，表示在需要时会全力参与查教授的科学研究。甚至有一位病友留给查教授一封信和一沓拼凑的 10 元钱，表示要捐助查教授的研究。这份信任极大地鼓舞了正处于"与癌抗争、病有所为"的查教授。

就此，查教授的研究蓬勃开展起来，其成果先后在国内外多个学术会议上发表，并获得多种荣誉。即便如今耄耋已至，她依旧奔忙于这项事业。跟病友们"谈心话疗"，为他们解答抗癌路上的疑惑，整理宝贵的抗癌研究的资料，查教授从年轻时候便拥有的对于事业的热情似乎从未消减，这份事业也帮助她自己学到了很多于自己健康有益的知识。她称自己"从来不做美容，不吃特殊的保健品""得癌以后抗癌，是人生的新起点，开启新的征程。真正明白，要怎样珍重生命，怎么真正去珍爱当前的生活，进一步去发挥自己，实现在社会上应该有的价值"。

在查教授看来，这种价值要在群体中实现。她把这种群体抗癌的新形式称为"抗癌新路"。初患癌时，她在抗癌明星们身上见证了"癌症≠死亡"，学习"得了癌怎么办"的一套综合了心理、锻炼、求医等要素的方法。随着病情的稳定，自己成了"老癌"，便以这些方法帮助那些尚处于迷茫之中的新病友。查教授自觉有幸走在这样一条道路上，认识到癌症是一种整体性的身心疾病，与生物、心理、社会多种因素相关。她调整了生活方式，为病友们解惑，为别人做一做事情亦是她自我照护的一种方式。

作为一个"80后"，查教授拥有一颗年轻的心，经常会感到时间不大够用，好像总有干不完的事儿。当然，生活中也有一些沟沟坎坎，包括意外摔跤后的自我康复、风寒感冒的自我调理等。如此这般，恰恰反映出人应对癌症与衰老的日常生活以及自我照护的策略，而这种策略的核心在查教授看来便是"要干粮，更要猎枪"和为他人做一做事的执着。

通过查教授的故事，研究指出，除了应对身体上的麻烦，女性幸存者还对自我照顾带来的"关系"上的问题进行修修补补，希望让自己看起来像个"好人"。同时，也正是因为对于"关系"的重视，使得"为自己活"终究只是说说而已。

专家点评

个案《"要干粮，更要猎枪"的照护》通过描述一位文化人癌症患者在日常生活中自我照护的故事，探讨女性癌症幸存者在日常实践中如何克服自己患病后所面临的一切不确定性因素，冷静而积极地接受治疗，提高自我照护的能力，以患者角色回归一个"正常"知识人的日常当中，发挥其各种社会角色的功能，包括他人照护。全文以平和而清晰的文笔讲述着一位报道人的病痛经历和以一种顽强的生命力抗癌的体验，告诉患癌抗癌的人们，除了接受医学治疗，也要提高日常生活中自我照护的能力，给读者传递一种正能量，即"要干粮，更要猎枪"这种中国式自我照护。从这一点看，本个案所关注的问题具有研究价值和创新意义。

照护伴随着疾痛和苦难而生，是一种道德体验在场的表现。哈佛大学精神病学家、著名的医学人类学家凯博文借用牛津字典解释道，照护是一种有意识地关心和帮助无法照顾自己的那些受困之人的行为。他认为，照护是一种关怀他人或事物的过程，在医疗健康领域里它指的是照顾患者。照护包括专业照护、家庭照护、精神照护等他人照护和自我照护。在医学人类学和医学社会学领域里，自我照护的个人行为很少受关注，人们谈论的主题似乎围绕在他人照护行为，将它捆绑于伦理道德的在场。然而，在与疾病抗争的行为中，自我照护一直伴随他人照护发挥其主观能动性。在查良锜的故事中，照护贯穿着她的患者角色和社会角色，她的中国文化式自我照护行为代表着千万个癌症患者的抗癌情景。他们的抗癌行为中隐含着中国文化的深厚底蕴。应该说，中国文化固有的互惠在癌症患者的自我照护中呈现出来，就像查教授通过自我照护和行为健康行动走出患者角色，发挥其社会存在的价值。

现代医学上认为病痛是对生物学规范上的健康和安适（well-being）感的越轨行为（deviance）。传统医学，特别是中医学经典《黄帝内经》中指出的健康观和疾病观为"正气存内，邪不可干""邪之所腠，其气必虚"，说明患者的人事违反了天地的阴阳变化，或超过了机体能力所及，导致机体的正气削弱，因而生病，或因此受邪气侵扰而生病，也就是中医学理论中常说的疾病是由阴阳失衡、气血失调所致。在本个案中，当查教授被确诊乳腺癌后，她反思自己患癌的原因，并坦然接受已成为患者的现实中的自己，寻求自我照护的策略。她积极配合治疗，战胜西医治疗所致的身体的弱点。患者对治疗的完全的依从性行为和"猎枪之说"的照护方式，使她步入科研和教学双挑的新的社会角色中，同时也以自身的抗癌经历照护他人。正如个案中所说的，"为病友们解惑，为别人做一做事情亦是她自我照护的一种方式"。

　　美国社会学家塔尔科特·帕森斯在他的《社会系统》（1951）一书中提出了"患者角色"的概念。他认为，患者被免于承担正常的社会角色；不用为自己的情况负责；应该做出努力使自己康复；应该寻求技术上可行的帮助，并积极地和医生合作等。在查良锜的个案里，要康复并努力回到正常的社会角色中的动机战胜了她对乳腺癌的消极和恐惧心理，在多年与癌症抗争的实践中她认识到"癌症是一种整体性的身心疾病，与生物、心理、社会多种因素相关"的道理。这既说明报道人的疾痛和抗癌体验能够诠释患者角色对个人、家庭、社区乃至社会的影响，又能够解释医患互动的积极性、医疗体系的社会化、文化涵养塑造的个体病痛和抗病的经验。

参考文献

（一）中文著作

[1] 埃文斯 - 普理查德，2014．阿赞德人的巫术、神谕和魔法 [M]．覃俐俐，译．北京：商务印书馆．

[2] 贝克，贝克 - 格恩塞姆，2014．全球热恋：全球化时代的爱情与家庭 [M]．樊荣，译．北京：北京大学出版社．

[3] 博厄斯，1999．人类学与现代生活 [M]．刘莎，谭晓勤，张卓宏，译．北京：华夏出版社．

[4] 陈邦贤，1967．中国医学史 [M]．台北：台湾商务印书馆．

[5] 池田光穗，2010．看护人类学入门 [M]．东京：文化书房博文社．

[6] 福柯，1999．规训与惩罚：监狱的诞生 [M]．杨远缨，刘北成，译．北京：生活·读书·新知三联书店．

[7] 福柯，2001．临床医学的诞生 [M]．刘北成，译．南京：译林出版社．

[8] 哈里斯，1989．文化唯物主义 [M]．张海洋，王曼萍，译．北京：华夏出版社．

[9] 霍克海默，1989．批判理论 [M]．李小兵，译．重庆：重庆出版社．

[10] 加尔通，2006．和平论 [M]．陈祖洲，等译．南京：南京出版社．

[11] 姜安丽，2009．护理理论 [M]．北京：人民卫生出版社．

[12] 考克汉姆，2012．医学社会学：第 11 版 [M]．高永平，杨渤彦，译．北京：中国人民大学出版社．

[13] 克莱曼，2010．疾痛的故事：苦难、治愈与人的境况 [M]．方筱丽，译．上海：上海译文出版社．

[14] 蓝佩嘉，2008．跨国灰姑娘：当东南亚帮佣遇上台湾新富家庭 [M]．台北：行人文化实验室．

[15] 乐普顿，2016．医学的文化研究：疾病与身体 [M]．苏静静，译．北京：北京大学医学出版社．

[16] 李银河，1997．妇女：最漫长的革命：当代西方女权主义理论精选 [M]．北京：生活·读书·新知三联书店．

[17] 马尔库斯，费彻尔，1998．作为文化批评的人类学：一个人文学科的实验时代 [M]．王铭铭，蓝达居，译．北京：生活·读书·新知三联书店．

[18] 潘孟昭，2005．护理学导论 [M]．北京：人民卫生出版社．

[19] 萨义德，1999．东方学 [M]．王宇根，译．北京：生活·读书·新知三联书店．

[20] 王铭铭，2005．西方人类学思潮十讲 [M]．桂林：广西师范大学出版社．

[21] 王素珍，2017．社会医学 [M]．北京：中国中医药出版社．

[22] 夏建中，1997．文化人类学理论学派：文化研究的历史 [M]．北京：中国人民大学出

版社.

[23] 杨念群，2013. 再造"病人"[M]. 北京：中国人民大学出版社.

[24] 云丹贡布，1983. 四部医典[M]. 李永年，译. 北京：人民卫生出版社.

[25] 周大鸣，2009. 中国田野大调查[M]. 北京：社会科学文献出版社.

[26] 庄孔韶，2015. 人类学概论[M]. 2版. 北京：中国人民大学出版社.

（二）中文期刊

[1] 阿瑟·凯博文，涂炯，2017. 寻找智慧与意义：解决全球精神健康问题之核心[J]. 广西民族大学学报（哲学社会科学版），39（1）：2-10.

[2] 曹春玲，2011. 现代护理模式中的多元文化护理[J]. 中国误诊学杂志，11（35）：8763-8764.

[3] 曹旸，李安州，许迎喜，等，2021. 2016—2018年郑州市城市人群结直肠癌筛查流行病学分析[J]. 中华肿瘤防治杂志，28（23）：1780-1784.

[4] 陈丽萍，彭幼清，张莉萍，等，2011. 多元文化护理理念在世博护理保障中的应用[J]. 解放军护理杂志，28（7）：68-69，71.

[5] 陈琳，韩世范，2015. 生物-心理-社会医学模式的发展对护理学科建设的启示[J]. 全科护理，13（31）：3097-3100.

[6] 陈妮，程云，胡三莲，2013. 住院老年痴呆病人喊叫行为背后意义的民族志研究[J]. 护理研究，27（32）：3610-3614.

[7] 程瑜，龚霓，张美芬，2019. 人类学在护理中的应用与思考[J]. 中华护理杂志，54（8）：1276-1280.

[8] 程瑜，胡新宇，2020. 人类学在护理学中的应用[J]. 护理学杂志，35（3）：90-93.

[9] 程瑜，黄韵诗，2014. 被遮蔽的妇科病：广西柳州侗寨妇女的就医选择[J]. 民族研究，6：69-75，125

[10] 程瑜，谢操，2017. 从道德体验到关怀照料：医学人文的理论与实践路径[J]. 中国医学伦理学，30（6）：676-681.

[11] 邓波，龚霓，谭杏贤，等，2021. 加速康复外科关节置换患者出院准备的现象学研究[J]. 中华现代护理杂志，27（15）：2014-2019.

[12] 范家莉，孔悦，殷婷婷，等，2015. Leininger跨文化护理的研究进展[J]. 护理研究，29（12）：1409-1411.

[13] 冯珠娣，白志红，钟小鑫，等，2015. 从中国看全球健康[J]. 西南边疆民族研究，17（2）：70-77.

[14] 龚霓，方芗，2016. "造口"患者的社会互动及文化意涵[J]. 广西民族大学学报（哲学社会科学版），38（3）：40-44.

[15] 郭洪花，付伟，2009. 我国护理研究现存问题分析[J]. 护理学报，16（8）：4-6.

[16] 何良安，罗秋立，2007. 从政治经济学批判到人类学研究：马克思唯物史观方法论形成及运用过程中的两次转变[J]. 湖南行政学院学报，5：22-24.

[17] 洪菲菲，胡燕，刘芷汐，2017. 叙事医学教育的研究进展及启示[J]. 中华护理教育，14（7）：530-534.

[18] 侯惠勤，2002. 马克思关于意识形态虚假性之判断与当代意识形态之争论[J]. 河南

大学学报（社会科学版），42（2）：1-6.

[19] 黄志辉，2018.《江村经济》与《禄村农田》：民族志的政治经济学 [J]. 思想战线，44（2）：51-60.

[20] 计惠民，白小嘉，张媛，2012. 多元文化护理基础理论概述 [J]. 白求恩军医学院学报，10（4）：322-324.

[21] 晋继勇，2011. 美国全球卫生治理的战略、实质及问题 [J]. 美国研究，25（1）：90-109，4.

[22] 景军，袁兆宇，2016. 在医院去世与在家中去世：有关中国公民死亡地点的社会学辨析 [J]. 思想战线，42（2）：14-18.

[23] 蓝佩嘉，2009. 照护工作：文化观点的考察 [J]. 社会科学论丛，3（2）：1-27.

[24] 李道娟，李倩，贺宇彤，2015. 结直肠癌流行病学趋势 [J]. 肿瘤防治研究，42（3）：305-310.

[25] 李海燕，2023. 科学、情感与经验：医疗机构养老的多重照护逻辑 [J]. 社会科学研究，6：137-146.

[26] 李海燕，程瑜，2022. 疾病展演：一种医学化下的医患互动 [J]. 贵州社会科学，4：110-115.

[27] 李丽娜. 护理模式发展研究 [J]. 中国科技纵横，2018，17：198-199.

[28] 李小芳，王梓安，唐钱华，2021. 神药两解的"斯觉都"：凉山彝族民俗医疗仪式与治疗机理 [J]. 民族学刊，12（4）：69-79，118.

[29] 李银兵，曹以达，2019. 民族志的三重叙事与实践反思 [J]. 云南社会科学，1：139-146.

[30] 李泳集，1987. 浅谈人类学的整体观 [J]. 中山大学学报（哲学社会科学版），3：84-88，106.

[31] 刘华平，巩玉秀，么莉，等，2005. 护士人力资源现状分析和配置标准研究 [J]. 中国护理管理，5（4）：22-25.

[32] 刘静，王洁贞，刘云霞，2004. 从量变到质变：浅谈经验医学到循证医学的转变 [J]. 医学与哲学，2：25-27.

[33] 刘可，张美芬，颜君，2002. 中国护理专业与专业标准差距的分析 [J]. 中华护理杂志，37（4）：17-19.

[34] 刘思达，2006. 职业自主性与国家干预：西方职业社会学研究述评 [J]. 社会学研究，1：197-221.

[35] 马冬玲，2011. 进步与妥协：西方护理职业化中的性别建构 [J]. 妇女研究论丛，4：84-91.

[36] 马冬玲，2018. 护士形象的再现：对《人民日报》1949年以来文本的分析 [J]. 山东女子学院学报，4：65-72.

[37] 马冬玲，2019. "软"技术的社会建构及其不满：对护士劳动过程质性研究 [J]. 武汉理工大学学报（社会科学版），32（5）：33-40.

[38] 莫瑞·辛格，林敏霞，2006. 批判医学人类学的历史与理论框架 [J]. 广西民族学院学报（哲学社会科学版），28（3）：2-8.

[39] 聂春雷，2024，困惑与希望：青年护士群体、社会支持的个案研究 [J]. 青年研究，9：

19-26.

[40] 聂春雷，童星，2005．社会转型、职业女性与社会支持：护士群体个案研究 [J]．思想战线，31（2）：13-18.

[41] 彭树涛，李建强，2017．从福柯的"治理术"到阿甘本的"原始结构"：生命政治现代性构序的暴力双曲线 [J]．上海交通大学学报（哲学社会科学版），25（6）：21-28.

[42] 彭幼清，俞海萍，张晓莉，等，2015．问题管理模式在外籍患者跨文化护理中的应用 [J]．护理学杂志，30（1）：4-8.

[43] 邱泽奇，庄昱，马宇民，等，2017．从对非洲卫生援助中解读中国符号 [J]．非洲研究，10（1）：49-69.

[44] 全国卫生健康委员会．全国护理事业发展规划（2021—2025 年）[J]．中国护理管理，2022，22（6）：801-804.

[45] 日宏煜，2017．国家发展与原住民族的健康不均等：以太鲁阁族肝病为例 [J]．台湾原住民研究论丛，22：105-129.

[46] 申森新，仵恒立，杨双双，等，2021．藏医药与中医药基础理论及病因理论的异同浅析 [J]．湖北民族大学学报（医学版），38（2）：68-70.

[47] 施芸卿，2016．制造熟客：劳动过程中的情感经营：以女性美容师群体为例 [J]．学术研究，7：60-68，177.

[48] 史本叶，马晓丽，2020．后疫情时代的全球治理体系重构与中国角色 [J]．东北亚论坛，29（4）：60-71，127-128.

[49] 苏熠慧，2022．管辖权视角下的"专业化情绪劳动"[J]．中国社会科学评价，3：42-51，158.

[50] 孙立平，王汉生，王思斌，等，1994．改革以来中国社会结构的变迁 [J]．中国社会科学，2：47-62.

[51] 唐金陵，2020．流行病学：疫情之下的医学智慧：《临床研究基本概念》第 2 版推荐 [J]．协和医学杂志，11（4）：500.

[52] 汪幼枫，2009．经济全球化背景下的结构性暴力及其表现 [J]．世界经济与政治论坛，6：32-37.

[53] 王斌全，苏琳，2008．整体护理的发展史 [J]．护理研究，22（4）：1033.

[54] 王建新，赵璇，2016．疾痛叙事中的话语策略与人格维护：基于病患主位的医学人类学研究 [J]．西北师大学报（社会科学版），53（4）：31-38.

[55] 王平，2005．后殖民主义视野中的东方学 [J]．上海交通大学学报（哲学社会科学版），13（1）：47-50.

[56] 王艳，李小平，2008．护理本科生反思日记的质性研究 [J]．护理学杂志，23（1）：5-8.

[57] 王颖，曾铁英，2017．中国现代护理沿革对人力资源发展的启示 [J]．护理研究，31（10）：1156-1159.

[58] 吴心越，2018．"脆弱"的照顾：中国养老院中的身体、情感与伦理困境 [J]．台湾社会研究季刊，110：1-36.

[59] 吴心越，2019．市场化的照顾工作：性别、阶层与亲密关系劳动 [J]．社会学评论，7（1）：75-86.

[60] 吴心越，2021．照料劳动与年龄困境：基于养老机构护理员的研究 [J]．妇女研究论丛，4：83-96．

[61] 夏巍，2019．法兰克福学派政治经济学批判研究概览 [J]．理论视野，7：87-92．

[62] 肖倩，2005．后现代社会理论对现代性/现代化的批判：以福柯为例 [J]．江西农业大学学报（社会科学版）[J]．4（1）：154-156．

[63] 谢永康，2013．理论批判与改变世界：从康德到阿多诺的哲学实践 [J]．马克思主义与现实，6：105-112．

[64] 徐丽华，2006．应用关怀理念于护理教学与实践 [J]．上海护理，6（1）：71-72，15．

[65] 徐义强，2012．医学的文化视角：基于医学人类学的理念 [J]．南京医科大学学报（社会科学版），12（1）：6-10．

[66] 杨小柳，詹虚致，2012．作为文化批评的后殖民思潮：人类学的反思与实践 [J]．广西民族大学学报（哲学社会科学版），34（6）：58-64．

[67] 杨亚明，顾月，胡静，等，2013．慢性病常见干预模式的研究进展 [J]．上海预防医学，25（8）：477-480．

[68] 仰海峰，2009．《政治经济学批判》中的资本逻辑批判与历史唯物主义的建构 [J]．江海学刊，2：38-42．

[69] 仰海峰，2010．政治经济学批判中的历史唯物主义 [J]．中国社会科学，1：4-16，221．

[70] 尤黎明，2004．试论整体护理观 [J]．中国护理管理，4（6）：5-8．

[71] 尤黎明，罗志民，万丽红，等，2010．中国护理教育资源现状及发展趋势的研究 [J]．中华护理教育，7（4）：147-151．

[72] 余成普，2016．地方生物学：概念缘起与理论意涵：国外医学人类学新近发展述评 [J]．民族研究，（6）：102-115，126．

[73] 余成普，姚麟，2016．糖尿病人的临床境遇、家庭伦理与依从性问题 [J]．广西民族大学学报（哲学社会科学版），38（5）：90-97．

[74] 岳经纶，方萍，2017．照顾研究的发展及其主题：一项文献综述 [J]．社会政策研究，4：38-56．

[75] 曾商禹，赵文卓，程黄佳瑾，等，2021．民族医药对体质辨识思维的研究进展 [J]．世界中医药，16（15）：2234-2239．

[76] 张丽梅，胡鸿保，2012．没有历史的民族志：从马凌诺斯基出发 [J]．社会学研究，27（2）：182-203，245-246．

[77] 张庆宁，蒋睿，2014．临终关怀：身体的医学化及其超越 [J]．思想战线，40（5）：23-28．

[78] 张瑞平，2008．浅谈增强护士人文修养 [J]．中国医药指南，6（13）：191-192．

[79] 张杨波，2022．情感劳动理论的贡献、局限与拓展：引入关系向度理论的分析 [J]．中国社会科学评价，3：32-41，157-158．

[80] 赵旭东，2003．从质疑秩序到质疑文化 [J]．民俗研究，3：5-24．

[81] 赵璇，2017．医患间两种叙事模式互动与调适机制研究：基于银川 X 医院的田野调查 [J]．北方民族大学学报（哲学社会科学版），2：21-24．

[82] 周大鸣，2012．关于人类学学科定位的思考 [J]．广西民族大学学报（哲学社会科学

版），34（1）：79-83.

[83] 周殷华，张欣，方婵，2020. 感觉剥夺视域下新型冠状病毒肺炎防控中医护人员心理应激反应研究［J］. 中国医学伦理学，33（3）：273-278.

[84] 朱红侠，王习胜，2008. 意识形态批判研究述评［J］. 理论建设，4：18-21.

[85] 朱丽，张丽萍，2009. 20世纪医学整体论与护理整体论的区别与联系［J］. 中国病案，10（12）：39-40.

[86] 朱晓丽，张惠婷，张丽娟，等，2020. 乳腺癌幸存者重返工作现状及其影响因素研究［J］. 中华现代护理杂志，26（20）：2702-2710.

（三）英文著作

[1] Abel E K，Nelson M K，1990. Circles of care：work and identity in women's lives［M］. New York：SUNY Press.

[2] Allis C D，Jenuwein T，Reinberg D，et al.，2007. Epigenetics［M］. New York：Cold Spring Harbor Laboratory Press.

[3] Anspach R R，1993. Deciding who lives：fateful choices in the intensive-care nursery［M］. Oakland：University of California Press.

[4] Balbo L，1987. Crazy quilts：rethinking the welfare state debate from a woman's point of view［M］. London：Routledge.

[5] Bill A，Gareth G，Helen T，2006. The post-colonial studies reader［M］. 2nd ed. New York：Routledge.

[6] Brewer J，2000. Ethnography［M］. Philadelphia：McGraw-Hill Education.

[7] Bridget A，2000. Doing the dirty work？ The politics of domestic labour［M］. London：Boombury Academic.

[8] Chambliss D F，1996. Beyond caring：hospitals，nurses，and the social organization of ethics［M］. Chicago：University of Chicago Press.

[10] Charmaz K，2006. Constructing grounded theory：A practical guide through qualitative analysis［M］. Thousand Oaks：SAGE.

[11] Creswell J W，2009. Research design：qualitative，quantitative，and mixed methods approaches［M］. Newbury Park：SAGE Publications.

[12] Davies C，1995. Gender and the professional predicament in nursing［M］. Buckingham：Open University Press.

[13] Donner H，2008. Domestic goddesses：maternity，globalization，and middle-class identity in contemporary India［M］. Burlington：Ashgate Publishing Ltd.

[14] Ehrenreich B，Hochschild A R，2004. Global woman：nannies，maids，and sex workers in the new economy［M］. New York：Henry Holt and Company.

[15] Foucault M，2003. The birth of the clinic［M］. New York：Routledge.

[16] Fred D，1972. Illness，interaction，and the self［M］. Belmont，CA：Wadsworth.

[17] Glaser B G，Strauss A L，1967. The discovery of grounded theory［M］. Chicago：Aldine Publishing Company.

[18] Gold R L，2017. Roles in sociological field observations［M］. //Social method. New

York：Routledge.

[19] Good B J，1994. Medicine，rationality and experience：an anthropological perspective [M].
New York：Cambridge University Press.

[20] Hammersley M，2007. Ethnography：principles in proctice [M]. New York：Routledge.

[21] Helman C G，1984. Culture，health，and illness [M]. Boston：Butterworth-Heinemann
Ltd.

[22] Holloway I，Wheeler S，2010. Qualitative research in nursing and healthcare [M].
Oxford：John Wiley & Sons.

[23] Ingold T，Palsson G，2013. Biosocial becomings：integrating social and biological
anthropology [M]. Cambridge：Cambridge University Press.

[24] Jablonka E，Lamb M，2005. Evolution in four dimensions：genetic，epigenetic，
behavioral，and symbolic variation in the history of life [M]. Cambridge，MA：MIT
Press.

[25] Johannes F，2001. Anthropology with an attitude：critical essays [M]. California：
Stanford University Press.

[26] Karen H，2019. Anthropology of nursing：exploring cultural concepts in practice [M].
New York：Routledge.

[27] Kroeber A L，Kluckhohn C，1952. Culture：a critical review of concepts and definitions [M].
Cambridge，MA：Peabody Museum Press.

[28] Kuper A，1999. Culture：the anthropologists' account [M]. Cambridge：Harvard
University Press.

[29] Land H H，1985. Rose compulsory altruism for some or an altruistic society for all [M] //P.
Bean，Ferrise J，Whynes D. In defence of welfare. London：Tavistock.

[30] Lawler J，1993. Behind the screens：nursing，somology，and the problem of the body [M].
Sydney：Sydney University Press.

[31] LeCompte M D，Preissle J，Tesch R，1993. Ethnography and qualitative design in
educational research [M]. San Diego：Academic Press.

[32] Leira A，1992. Welfare states and working mothers：the Scandinavian [M]. Cambridge：
Cambridge University Press.

[33] Lemke T，2011. Biopolitics：an advanced introductiion [M]. New York：New York
University Press.

[34] Lock M，2010. An anthropology of biomedicine [M]. Malden：Wiley-Blackwell.

[35] Lutz C，1988. Unnatural emotions：everyday sentiments on a micronesian a toll and their
challenge to western theory [M]. Chicago：University of Chicago Press.

[36] Maturana H R，Varela F J，1992. The tree of knowledge：the biological roots of human
understanding [M]. London：Shambhala.

[37] Morse J M，Field P A，1996. Nursing research：the application of qualitative approaches
[M]. London：Springer.

[38] Morsy S，1996. Politcal economy [M] //Jonhson T M，Sargent C F. Medical anthropology：
contemporary theory and method（revised edition）. New York：Bloombury Publishing.

[39] O'Reilly K，2009. Key concepts in ethnography [M]．London：SAGE.

[40] Patton M Q，1990. Qualitative evaluation and research methods [M]．Newbury Park：SAGE Publications.

[41] Paul F，1999. Infections and inequalities：the modern plagues [M]．Oakland：University of California Press.

[42] Spradley J P，1980. Participant observation [M]．Chicago：Holt，Rinehart and Winston，Inc.

[43] Strauss A L，1987. Qualitative analysis for social scientists [M]．New York：Cambridge University Press.

[44] Strauss A，Corbin J，1998. Basics of qualitative research techniques [M]．Thousand Oaks，CA：SAGE.

[45] Turner B S，1984. The body and society：explorations in social theory [M]．Oxford：Blackwell.

[46] Tylor E B，1958. Primitive culture：religion in primitive culture [M]．New York：Harper Torchbooks.

[47] Wilkinson I，Kleinman A，2016. A passion for society：how we think about human suffering [M]．California：University of California Press.

（四）英文期刊

[1] Aamodt A M，1982. Examining ethnography for nurse researchers [J]．Western Journal of Nursing Research，4（2）：209-221.

[2] Aiken L H，2001. Nurses' reports on hospital care in five countries [J]．Health Affairs，20（3）：43-53.

[3] Anderson R J，Freedland K E，Clouse R E，et al.，2001. The prevalence of comorbid depression in adults with diabetes：a meta-analysis [J]．Diabetes Care，24（6）：1069-1078.

[4] Apesoa-Varano E C，2007. Educated caring：the emergence of professional identity among nurses [J]．Qualitative Sociology，30（3）：249-274.

[5] Atkinson P，Pugsley L，2005. Making sense of ethnography and medical education [J]．Medical Education，39（2）：228-234.

[6] Benoliel J Q，1996. Grounded theory and nursing knowledge [J]．Qualitative Health Research，6（3）：406-428.

[7] Brody G H，Yu T，Chen E，et al.，2013. Is resilience only skin deep? rural African Americans' socioeconomic status-related risk and competence in preadolescence and psychological adjustment and allostatic load at age 19 [J]．Psychological Science，24（7）：1285-1293.

[8] Brown E L，Wolf A D，1936. Nursing as a profession [J]．The American Journal of Nursing，36（11）：1180.

[9] Buch E D，2013. Senses of care：embodying inequality and sustaining personhood in the home care of older adults in Chicago [J]．American Ethnologist，40（4）：637-655.

[10] Carol T, 1993. De-constructing concepts of care [J]. Sociology, 28: 649-669.

[11] Charmaz K, Olesen V, 1997. Ethnographic research in medical sociology: its foci and distinctive contributions [J]. Sociological Methods & Research, 25 (4): 452-494.

[12] Chrisman N J, 1988. The role of anthropology in nursing education [J]. Practicing Anthropology, 10 (2): 6, 19.

[13] Cohen S S, 2006. Nursing against the odds: how health care cost cutting, media stereotypes, and medical hubris undermine nurses and patient care [J]. Journal of Health Politics, Policy and Law, 31 (4): 867-871.

[14] Daly M, Lewis L, 2000. The concept of social care and analysis of contemporary welfare states [J]. British Journal of Sociology, 51 (2): 281-298.

[15] Diamond T,1986. Social policy and everyday life in nursing homes: a critical ethnography [J]. Social Science & Medicine, 23 (12): 1287-1295.

[16] Dongen E, Elema R, 2001. The art of touching: the culture of 'body work' in nursing [J]. Anthropology & Medicine, 8 (2-3): 149-162.

[17] Dougherty M C, Tripp-Reimer T, 1985. The interface of nursing and anthropology [J]. Ann Rev Anthropology, 14: 219-241.

[18] Duvander A Z, 2008. Family policy in Sweden: an overview [J]. Stockholm University Linnaeus Center on Social Policy and Family Dynamics in Europe, Working Paper.

[19] Elmir R, Schmied V, Wilkes L, et al., 2010. Women's perceptions and experiences of a traumatic birth: a meta-ethnography [J]. Journal of Advanced Nursing, 66 (10): 2142-2153.

[20] Everett H, 1962. Good people and dirty work [J]. Social Problem, 10 (1): 3-11.

[21] Field P A, 1983. An ethnography: four public health nurses' perspectives of nursing [J]. Journal of Advanced Nursing, 8 (1): 3-12.

[22] Flemming K, 2007. The knowledge base for evidence-based nursing: a role for mixed methods research? [J]. Advances in Nursing Science, 30 (1): 41-51.

[23] Freidson E, 1986. Knowledge and the practice of sociology [J]. Sociological Forum, 1 (4): 684-700.

[24] Fry M, 2012. An ethnography: Understanding emergency nursing practice belief systems [J]. International Emergency Nursing, 20 (3): 120-125.

[25] Galtung J, 1969. Violence peace, and peace research [J]. Journal of Peace Research, 6 (3): 167-191.

[26] Golden S H, 2008. Examining a bidirectional association between depressive symptoms and diabetes [J]. JAMA, 299 (23): 2751-2759.

[27] Gong N, Du Q, Lou H, et al., 2021. Treatment decision-making for older adults with cancer: A qualitative study [J]. Nurs Ethics, 28 (2): 242-252.

[28] Gong N, Zhang Y, Suo R, et al., 2021. The role of space in obstructing clinical sexual health education: a qualitative study on breast cancer patients' perspectives on barriers to expressing sexual concerns [J]. Eur J Cancer Care (Engl), 30 (4): e13422.

[29] Goodman A H, 2013. Bringing culture into human biology and biology back into

anthropology [J]. American Anthropologist, 115: 359-373.

[30] Gravlee C C, Dressler W W, Bernard H R, 2005. Skin color, social classification, and blood pressure in southeastern Puerto Rico [J]. American Journal of Public Health, 95 (12): 2191-2197.

[31] Hammersley M, 2006. Ethnography: problems and prospect [J]. Education, 1 (1): 3-14.

[32] Himmelweit S, 1995. The discovery of 'unpaid work': the social consequences of the expansion of 'work' [J]. Feminist Economics, 1 (2): 1-19.

[33] Hu L, Jin X, Li Y, et al., 2023. A mixed methods assessment of self-management needs and preferences of people with type 2 diabetes mellitus in China [J]. Patient Prefer Adherence, 17: 653-666.

[34] Hughes L A, Nihoul-Fekete C, Thomas B, et al., 2007. Consequences of the ESPE/LWPES guidelines for diagnosis and treatment of disorders of sex development [J]. Best Practice & Research Clinical Endocrinology & Metabolism, 21 (3): 351-365.

[35] Julia T, Wolkowitz C, Cohen R L, et al., 2011. Conceptualising body work in health and social care [J]. Sociology of Health and Illness, 33 (2): 171-188

[36] Julia T, 2000. Carework as a form of bodywork [J]. Ageing & Society, 20 (4): 389-411.

[37] Kari W, 1984. Caring as women's work in the welfare state [J]. Patriarchy in a Welfare Society, 67-87.

[38] Kim-Cohen J, Caspi A, Taylor A, et al., 2006. MAOA, maltreatment, and gene-environment interaction predicting children's mental health: new evidence and a meta-analysis [J]. Molecular Psychiatry, 11 (10): 903-913.

[39] Kleinman A, Eisenberg L, Good B, 1978. Culture, illness, and care: clinical lessons from anthropologic and cross-cultural research [J]. Ann Intern Med, 88 (2): 251-258.

[40] Kleinman A, 2012. Caregiving as moral experience [J]. The Lancet, 380 (9853): 1550-1551.

[41] Kleinman A, 2013. From illness as culture to caregiving as moral experience [J]. The New England Journal of Medicine, 368 (15): 1376-1377.

[42] Leininger M M, 1971. Nursing and anthropology: two worlds to blend [J]. The American Journal of Nursing, 71 (10): 2023-2024.

[43] Leininger M, 1984. Care the essence of nursing: cultural care diversity and universality [J]. Nursing Science Quarterly, 1 (4): 175-181.

[44] Leininger M, 1997. Overview of the theory of culture care with the ethnonursing research method [J]. Journal of Transcultural Nursing, 8 (2): 32-52.

[45] Lock M, 2015. Comprehending the body in the era of the epigenome [J]. Current Anthropology, 56: 151-177.

[46] Marie E, 2011. Parental leave-possibility or trap? Does family leave length effect swedish women's labour market opportunities? [J]. European Sociological Review, 27 (4): 435-450.

[47] McCabe J, Holmes D, 2014. Nursing, sexual health and youth with disabilities: a critical

ethnography [J]. Journal of Advanced Nursing, 70 (1): 77-86.

[48] McCann T V, Clark E, 2003. Grounded theory in nursing research: part 1-methodology [J]. Nurse Researcher, 11 (2): 7-18.

[49] Meoded-Danon L, Yanay N, 2016. Intersexuality: on secret bodies and secrecy [J]. Studies in Gender and Sexuality, 17 (1): 57-72.

[50] Mignon D, 2005. Reproducing labor inequalities: challenges for feminists conceptualizing care at the intersections of gender, race, and class [J]. Gender & Society, 19 (1): 66-82.

[51] Morgan D L, 1996. Focus groups [J]. Annual Review of Sociology, 22 (1): 129-152.

[52] Morgan D L, 1998. Practical strategies for combining qualitative and quantitative methods: Applications to health research [J]. Qualitative Health Research, 8 (3): 362-376.

[53] Mouriquand P, Caldamone A, Malone P, et al., 2014. The ESPU/SPU standpoint on the surgical management of disorders of sex development (DSD) [J]. Journal of Pediatric Urology, 10 (1): 8-10.

[54] Mueller M R, 1996. Beyond caring: hospital nurses and the social organisation of ethics [J]. Social Forces, 26 (4): 511-515.

[55] Nakano G E, 1992. From servitude to service work: historical continuities in the racial division of paid reproductive labor [J]. Signs, 18 (1): 1-43.

[56] Orloff Ann, 1996. Gender in the welfare state [J]. Annual Review of Sociology, 22: 51-78.

[57] Paula E, Folbre N, 1999. The cost of caring [J]. The Annals of the American Academy of Political and Social Science, 561 (1): 39-51.

[58] Ragucci A T, 1972. The ethnographic approach and nursing research [J]. Nursing Research, 21 (6): 485-490.

[59] Roberts D E, 1997. Spiritual and menial housework [J]. Yale Journal of Law and Feminism, 9: 51-80.

[60] Robertson M H, Boyle J S, 1984. Ethnography: contributions to nursing research [J]. Journal of Advanced Nursing, 9 (1): 43-49.

[61] Rosenthal T T, 1989. Using ethnography to study nursing education [J]. Western Journal of Nursing Research, 11 (1): 115-127.

[62] Rothman B K, 1989. Woman as fathers motherhood and child care under a modified patriarchy [J]. Gender and Society, 3 (1): 89-104.

[63] Sandelowski M, 2000. Combining qualitative and quantitative sampling, data collection, and analysis techniques in mixed-method studies [J]. Research in Nursing & Health, 23 (3): 246-255.

[64] Savage J, 2000. Participative observation: standing in the shoes of others? [J]. Qualitative Health Research, 10 (3): 324-339.

[65] Scheper-Hughes N, Lock M M, 1987. The mindful body: a prolegomenon to future work in medical anthropology [J]. Medical Anthropology Quarterly, 1 (1): 6-41.

[66] Siegel R L, Fedewa S A, Anderson W F, et al., 2017. Colorectal cancer incidence

patterns in the United States, 1974-2013[J]. Journal of the National Cancer Institute, 109(8): djw 322.

[67] Simpson G G, 1953. The baldwin effect [J]. Evolution, 7 (2): 110-117.

[68] Smith Ⅲ A C, Kleinman S, 1989. Managing emotions in medical school: students' contacts with the living and the dead [J]. Social Psychology Quarterly, 52 (1): 56-59.

[69] Srensen E E, Olsen I, Tewes M, et al., 2014. Perioperative nursing in public university hospitals: an ethnography [J]. BMC Nursing, 13 (1): 45.

[70] Stein L I, 1967. The doctor-nurse game [J]. Archives of General Psychiatry, 16 (6): 699-703.

[71] Svendsen M N, Navne L E, Gjdsbl I M, et al., 2018. A life worth living: temporality, care, and personhood in the Danish welfare state [J]. American Ethnologist, 45 (1): 20-33.

[72] Svensson R, 1996. The interplay between doctors and nurses - A negotiated order perspective [J]. Sociology of Health & Illness, 18 (3): 379-398.

[73] Taira B R, Hsieh D, 2019. Advancing the biosocial perspective in the clinical training environment: surmounting the barriers and constructing the framework [J]. Acad Med, 94 (8): 1094-1098.

[74] Tranter S A, Donoghue J M, Baker J D, 2009. Nursing the machine: an ethnography of a hospital haemodialysis unit [J]. Journal of Nephrology & Renal Transplantation, 2 (3): 28-41.

[75] Tripp-Reimer D, 1985. The interface of nursing and anthropology [J]. Ann Rev Anthropology, 14: 219-241.

[76] Twigg J, Wolkowitz C, Cohen R L, et al., 2011. Conceptualising body work in health and social care [J]. Sociology of Health & Illness, 33 (2): 171-188.

[77] Twigg J, 2000. Carework as a form of bodywork [J]. Ageing and Society, 20 (4): 389-411.

[78] Weaver L J, Hadley C, 2011. Social pathways in the comorbidity between type 2 diabetes and mental health concerns in a pilot study of urban middle- and upper-class indian women [J]. Ethos, 39 (2): 211-225.

[79] Wilkins K, Woodgate R, 2008. Designing a mixed methods study in pediatric oncology nursing research [J]. Journal of Pediatric Oncology Nursing, 25 (1): 24-33.

[80] Yu H Y, Liu A K, Qiu W Y, et al., 2023. 'I'm still young... it doesn't matter' -a qualitative study on the neglect of prodromal myocardial infarction symptoms among young- and middle-aged adults [J]. J Adv Nurs, 79 (1): 332-342.

[81] Zhang X, Gong N, Li N, et al., 2023. Why breast cancer patients avoid communicating disease-related information to their dependent children: a qualitative study [J]. J Clin Nurs, 32 (7-8): 1230-1239.

（五）学位论文

[1] 邓波. 膝关节置换患者术后恐动症与疼痛信念、应对方式的相关性研究 [D]. 广州: 中

山大学，2020.

[2] 郭瑜洁. 护理人文关怀教学模式的理论构建与实验研究 [D]. 上海：第二军医大学，2011.

[3] 蒋丹彤. 儿童近视预防营造实践：从治理到回归日常 [D]. 广州：中山大学，2020.

[4] 谭继平. 农村留守老人健康照护民族志研究 [D]. 济南：山东大学，2016.

[5] Weaver Lesley Jo. When family comes first：Diabetes，social roles，and coping among women in urban North India [D]. Atlanta：Emory University，2014.

[6] 吴净宁. 手术室中的隐形天使：麻醉护理专业在台湾的建构及职场处境 [D]. 高雄：高雄医学大学性别研究所，2009.

[7] 谢操. 失序与重建——农村老年中风患者的照护研究 [D]. 广州：中山大学，2018.

[8] 严暄暄. 人类学视角下的中医药跨文化传通 [D]. 长沙：湖南中医药大学，2017.

[9] 周俊鑫. 一个护理之家的民族志研究 [D]. 南投：台湾暨南国际大学，2011.